U0746517

中药经皮给药与功效性化妆品

主编　冯年平　朱全刚

中国健康传媒集团
中国医药科技出版社

内 容 提 要

本书将经皮给药与功效性化妆品有机串联起来，对中药经皮给药与功效性化妆品的理论、技术和相关产品的设计、制备、评价、注册与管理等，进行了系统、深入的总结与介绍，指引了一个新的经皮给药技术应用领域，为国内首部著作。本书力求做到技术前沿，案例引导，希望能给从事经皮给药和化妆品研究及相关产品开发与生产的同行和专家学者提供帮助和指引。

图书在版编目（CIP）数据

中药经皮给药与功效性化妆品 / 冯年平，朱全刚主编 . — 北京：中国医药科技出版社，2019.5

ISBN 978-7-5214-1180-5

Ⅰ . ①中… Ⅱ . ①冯… ②朱… Ⅲ . ①中药制剂学－帖剂 ②中草药－化妆品－研究 Ⅳ . ① R283.69 ② TQ658

中国版本图书馆 CIP 数据核字（2019）第 088045 号

美术编辑 陈君杞

版式设计 也 在

出版　**中国健康传媒集团** | 中国医药科技出版社

地址　北京市海淀区文慧园北路甲 22 号

邮编　100082

电话　发行：010-62227427　邮购：010-62236938

网址　www.cmstp.com

规格　787×1092mm $\frac{1}{16}$

印张　30

字数　654 千字

版次　2019 年 5 月第 1 版

印次　2019 年 5 月第 1 次印刷

印刷　北京市密东印刷有限公司

经销　全国各地新华书店

书号　ISBN 978-7-5214-1180-5

定价　**118.00 元**

获取新书信息、投稿、为图书纠错，请扫码联系我们。

编　委　会

序

中医药历史悠久，具有独特的理论和技术方法体系。在人类医学发展的历史上，中医药学曾经创造了很多世界第一，如首次使用"麻沸散"进行全身麻醉施行剖腹手术，首次用含碘药物治疗甲状腺疾病，首次用狂犬脑组织外敷伤处（免疫疗法）治疗狂犬咬伤，首创用水银膏治疗皮肤病，以及首创人痘接种术预防天花等，为人类健康做出了重大贡献。

中医外治法是中医学的重要组成部分。在包括针灸、按摩、针刀等在内的中医外治方法中，外敷药物经皮给药是最常用的手段之一。采用经皮给药途径进行局部或整体治疗的医学实践，早在甲骨文中就已有记载，表明中医药学很早就认识到经皮给药可以达到全身治疗作用。历代以来，众多医家对中药经皮给药的理、法、方、药有大量的阐述与发挥。被称为"外治之宗"的清代著名医学家吴师机，在其外治专著《理瀹骈文》中，对中药经皮给药治疗内、外疾病进行了丰富而详尽的论述，收载了大量用于经皮给药的中药方剂和剂型，并提出了"外治之理，即内治之理，外治之药，亦即内治之药。所异者，法耳"的观点，对中药经皮给药理论进行了系统阐释。

相比于其他给药途径，经皮给药有着十分明显的特点和优势，如给药方便、副作用小，对某些不便于采用口服、注射等方式的药物或患者也可适用等。经穴给药等中医独特的治疗方法，因其确切疗效仍广泛应用于临床。近年来，中药经皮给药技术发展迅速，而且进一步拓展应用于功效性化妆品领域，提升了化妆品的科技内涵，促进了中药化妆品的发展。

冯年平教授和朱全刚教授领衔主编《中药经皮给药与功效性化妆品》，结合多年的工作实践和该领域的最新进展，对中药经皮给药与功效性化妆品的理论、技术和相关产品的设计、制备、评价、注册与管理等，进行了系统、深入的总结与介绍，具有较高的学术价值和很强的专业性与实用性。

当前，我国经济社会正在快速发展，中医药事业面临着难得的历史机遇。中药经皮给药需要在坚持中医药特色的基础上，积极借鉴现代科技的新成果，尽快提升自身水平，为中药及相关产业的发展提供技术支撑。

期待本书的问世为中药经皮给药的发展与应用发挥积极的促进作用。属望殷殷，爰为之序。

陈凯先

中国科学院院士

2019 年 3 月

序

我国拥有几千年的中医药历史和丰富的中药资源。作为中医学的重要组成部分，中药经皮给药源远流长，与口服给药有异曲同工之妙，更有口服和注射等给药方式所不及的诸多优点。

经过历代医家的临床实践和不断提炼，中药经皮给药已经形成了系统的理论体系，积累了丰富的应用成果，近年来的发展更为迅速。中药经皮给药方法也在传统的敷、贴、涂、洗等基础上逐渐发展了离子导入、微针辅助等新方式，中药经皮制剂也从黑膏药等传统剂型发展为纳米脂质体等现代新型经皮给药系统，同时，中药经皮给药技术的应用也不断地拓展至化妆品等相关领域。

目前，中药经皮给药研究主要集中在经皮给药系统及其机制、透皮促进技术及其应用等方面，并取得了显著进展。另一方面，在返朴归真、崇尚自然的今天，基于中医药理论指导的中药功效性化妆品正越来越受到广大人民群众的欢迎，预计未来三到五年，中药功效性化妆品市场将保持 15% 以上的年平均增长率，发展空间非常大。但尚未见将中药经皮给药与功效性化妆品进行系统介绍的专著出版。

冯年平教授和朱全刚教授等专家针对行业发展的需求与学科发展的趋势，编写了《中药经皮给药与功效性化妆品》这部著作，正当其时。全书从中药经皮给药与功效性化妆品的基本理论、实验方法、产品设计、评价、注册与监管等诸多方面展开，在保持中医药特色的同时，反映了本领域最新研究成果，具有较高的学术水平。

该书的编写人员来自于相关高校、三甲医院、企业和政府管理机构等，在经皮给药制剂与化妆品研发、生产和管理等方面具有丰富经验，他们年富力强，既具有传统医药学的基础理论，又掌握现代科学知识与技术，是中药经皮给药和功效性化妆品领域的骨干力量。

我从事经皮给药研发三十四年，主编了三部经皮给药专著，其内容均未涉及到功效性化妆品。本书将经皮给药与功效性化妆品有机串联起来，指引了一个新的经皮给药技术应用领域，填补了国内现有相关著作的空白。对从事经皮给药研究和化妆品研发与生产的同行和专家学者，《中药经皮给药与功效性化妆品》无疑是一本很有价值的参考书。

　　特以为序！

世界中医药学会联合会经皮给药专业委员会会长

世界中医药学会联合会中药养颜产业分会名誉理事长

梁秉文

2019年元月3日

前　言

中药经皮给药属于中医外治法范畴，是中医药学的重要组成部分。20世纪50年代以来，随着现代药剂学的发展以及应用，对中药经皮给药理论与技术的研究取得了丰硕的成果。中药经皮给药制剂已从膏药等传统剂型发展至现代经皮给药系统，制剂的质量和使用的方便性以及患者的依从性都有显著提高。另一方面，为满足迅速增长的美容需求，中药经皮给药技术正越来越多地应用于功效性化妆品领域，提升了化妆品的内涵与品质。

目前，关于中药经皮给药的专著甚少，更未见将中药经皮给药与中药功效性化妆品进行系统介绍的专著。为了使读者更好地了解中药经皮给药的研究方法与发展现状，以及以中药经皮给药为基础的中药功效性化妆品的研究状况，我们联合了相关高校、三甲医院、企业、政府机构等在经皮给药与化妆品研发、生产和管理等方面具有丰富经验的专家学者，编写了《中药经皮给药与功效性化妆品》。全书共分10章，第一章概要介绍了中药经皮给药与功效性化妆品的基本情况，第二至第四章，对药物经皮吸收的过程、研究方法、促渗技术进行系统介绍，涵盖了中药经皮给药研究的各种方法、原理，以及经皮给药研究的新技术和新方法；第五章与第六章，详细介绍了不同经皮给药制剂的特点、制备方法，与新型给药系统如脂质体、微乳、脂质纳米粒等在中药经皮给药中的应用；第七章，根据现行政策、法规与规范文件，全面介绍了中药经皮给药制剂的设计、开发与注册；第八章至第十章，深入探讨了功效性化妆品配方的设计原则、评价方法，详细分析了中药功效性化妆品人体功效评价的方法与手段，以及临床上皮肤状况评价的各种新型仪器设备的特点与应用，最后对中药功效性化妆品的监管法规与注册办法等进行了介绍。

本书既可作为从事中药经皮给药与化妆品相关工作的人员与医药专业学生的参考书，也可供有兴趣了解该领域的读者阅读。编写过程中，陈凯先院士和梁秉文教授给予了热情的鼓励并欣然作序，在此向两位先生表示最诚挚的谢意。

由于时间和编者水平有限，书中难免疏漏或不足，敬请读者不吝指正。

编者

2019年3月

目录
contents

第一章　绪论

第一节　中药经皮给药的历史

一、中药经皮给药的含义

中药经皮给药是指以中医药理论为指导，采用适宜的基质材料，将中药制成固体、半固体或液体等各种剂型，施用于皮肤，使有效成分渗透进入皮肤各层，作用于皮肤局部或进入体循环，从而产生局部或全身治疗作用的给药方法。中药经皮给药属于中医外治法范畴，是中医药学的重要组成部分[1]。中医理论认为，人体皮肤腠理与五脏六腑相贯通，药物可以通过体表、腠理到达脏腑，起到调节机体、抗病祛邪的作用。另外，将中药施用于经穴部位，还可通过经穴效应发挥特殊的治疗作用。

中药经皮给药方法众多，传统方式包括了贴、敷、涂、洗、浴、淋、浸渍、点、围、裹、熏、熨、药压等外治法，涉及外治方剂有千余首。目前应用于经皮给药的中药制剂有中药糊剂、搽剂、洗剂、膏药、软膏剂、硬膏剂、橡胶膏剂及凝胶剂等多种剂型，广泛应用于内、外、妇、儿等各科疾患的治疗。

二、中药经皮给药的历史沿革

（一）中药经皮给药的奠基时期

在殷商至秦汉时期，中药经皮给药方法与外用制剂已有应用，并初步形成了相关的中医药理论。如《殷墟卜辞》中就记载了20余种外治法，其中涉及灸法和药物外治内容，是目前能够考证到的中药经皮给药的最早文字记录。

我国现存最早的医学方书《五十二病方》（作者不详，成书年代：约战国时期）中，收载了众多用于外敷给药的方剂，且记录了熏、浴、洒、沃、傅、涂、膏、封等不同的经皮给药治法，对敷法的用途、敷药的剂型、方法及注意事项作了较为详细的描述[2]。本草专著《神农本草经》，收载了诸多药物的外用治疗方法，如苦参消痈肿、硫黄主妇人阴蚀、雄黄杀百虫毒等。《山海经》（作者不详，成书年代：先秦）中记载了30多种可供外用的药物，还记载了佩、服、浴、席、养、搽等外治方法[3]。

秦汉时期，出现了有关外治理论的记述。《黄帝内经》（作者不详，成书年代：先秦至汉）的《素问·至真要大论》篇首次提出了中药外治法的重要理论："内者内治，外者外治"。在其《灵枢·痈疽》篇中言及"发于腋下赤坚者，名曰米疽。治之以砭石，欲细而长，疏砭之，涂以豕膏，六日已，勿裹之。"，此为膏剂制作和临床应用的最早论述，被后世誉为膏药之始，开创了膏药应用之先河[3]。东汉医圣张仲景在《伤寒杂病论》中，用雄黄熏治狐惑病、用百合方洗身治百合病、用矾石汤浸足治脚气，并强调"膏摩"在预防保健中的运用，将经皮给药应用于临床各科的外治法。据《后汉书》载，与张仲景同时代的名医华佗（约公元145~208年）在施用外科手术后，常"敷以神膏"促进伤口愈合。儿科专著《颅囟经》（[疑]东汉·卫汛）中亦有采用外敷、药浴等中药经皮给药法治疗小儿内、外、五官科诸病的记载[2]。

这一时期，中药经皮给药从初步形成到逐步应用于临床，是中医外治法理论框架形成初期，为中药经皮给药的治疗思想和临床应用奠定了基础，对后世经皮给药理论体系的构建与完善起到重要作用。

（二）中药经皮给药的发展时期

晋魏至隋唐时期，中医学理论框架基本形成，中药经皮给药的应用和理论也得到了发展。

东晋葛洪（公元284~364年）《肘后备急方》首次记载用生地黄或栝蒌根捣烂外敷治伤，也将渍法、涂法、洗法等不同中药经皮给药方法应用于临床，如创伤及脓肿采用黄柏清洗疮口；治霍乱转筋，用"浓煮竹叶汤五、六升，令灼已转筋处"，或"取盐一升半、水一斗，煮令热灼灼尔，渍手足"；治寒热诸症"临发时，捣大附子，下筛，以苦酒和之，涂背上"；治疗水肿"用赤小豆一斗，煮令极烂，取汁四、五升，温渍膝以下"。书中收录了大量供敷贴、熏洗、佩带等的经皮给药制剂，对续断膏、丹参膏、雄黄膏、五毒神膏等膏药的制法及应用方法也作了详细描述[3]。同时代的龚庆宣（生卒年不详）所著《刘涓子鬼遗方》，被称为我国第一部外科专著，专门论述金疮、痈疽、疮疖、瘰疬、疥癣及其他皮肤疾患的治疗方法，计有处方140多首，对外伤治疗有止血、止痛、收敛、镇静、解毒等法，还有用黄连、大黄、水银等多种药物配成软膏、膏药治疗痈疽的记载。南北朝时期南朝齐·褚澄编撰的《褚氏遗书》中，对皮肤科用药方面有较多阐述，其中还有多种有关"薄贴"的记载，将动物脂肪作为软膏基质，应用于经皮给药。隋代医家巢元方（生卒年均不详）的《诸病源候论》记述了涂、洗、傅、膏导等多种经皮给药外治法，在治疗骨伤中强调"当以生丝缕系，绝其血脉，当令一宿，乃可截之，勿闭其口，膏稍导之"，此即为内外等法合参，综合运用，并善用生猛之药佐以芳香走窜药物外用，以利于中药成分的经皮吸收[3]。

唐朝时期有众多本草著作问世，外治疗法在此时期有较快发展。孙思邈（约公元541~682年）在《千金方》中收载了大量外治方药，以及数十种外治方法，如在其《千金要方》中所载"五物甘草生摩膏"，以甘草、防风、白术、桔梗、雷丸为药，用猪脂熬制成膏，用以治疗小儿"肌肤幼弱，喜为风邪所中，身体壮热，或中大风，手足惊"等症，"取如弹丸大一枚，炙手以摩儿百遍，寒者更热，热者更寒，小儿虽无病，早起常以膏摩囟上及手足心，甚辟风寒"。王焘（公元670~755年）所著的《外台秘要》中亦有大量经皮给药治疗的描述，如用青木香、白檀香散粉治疗小儿壮热，用桂心、薤白等外敷治疗痈肿等。隋唐时期还发明了脐疗膏药，如紫金膏、太乙膏、阿魏化痞膏等，可见经皮给药方法与制剂在隋唐时期已有了很大发展，外治剂型的不断发展也一步扩展了中药经皮给药的临床应用范围[3]。

宋金元时期，政府对医药的重视，以及众多医学家学术流派的形成，有力推动了当时医学的发展，经皮给药的内容也进一步丰富充实起来。公元1080年由宋代太医院颁布的第一部制剂规范《太平惠民和剂局方》中收载了用于外治的丸剂，如"治卒中恶暴闭，用灵宝丹五粒，以醋调，摩脐中千余遍，从脐至四肢渐暖"。钱乙（约公元1032~1117年）的《小儿药证直诀》中将中药经皮给药用于发搐、丹瘤、胎怯、胎热等各种小儿疾病的治疗。此外，还有朱丹溪（公元1281~1358年）用炒盐热熨小腹治疗小便不通，李东垣（公元1180~1251年）用朱砂、黄连、生地黄、生甘草、兰香叶、铜青、轻粉研末外敷治疗心惊怔忡，《太平圣惠方》（北宋·王怀隐、王祐等）用沐浴方治疗骨蒸，《济生方》（南宋·严用和）用地龙、猪苓、绒砂为末，擂葱涎调膏治疗水肿等。

随着中药经皮给药临床应用范围的不断扩展，对其作用机理的探讨进一步的深入。《圣济总录》（北宋·太医院编）云："治外者，由外以通内，膏熨蒸浴粉之类，藉以气达者是也"，指出外治经皮给药以通气行气为先，如渍浴法能"疏其汗孔，宣导外邪"，熨法"因药之性，资火之神，由皮肤而行血脉"[3]。元代齐德之所撰《外科精义》则研究了经皮给药在外科治疗中的机理，指出浸渍法作用原理"夫渐渍疮肿之法，宣通行表，发散邪气，使疮内消也……此调疏导腠理，通调血脉，使无凝滞也"。

（三）中药经皮给药的成熟时期

明清时代，中药经皮给药的应用全面发展，中药经皮给药理论体系也趋于成熟。

明代朱橚（公元1361~1425年）等编撰的《普济方》中包含有脐疗、熏洗、手足心疗法等大量经皮给药方法，仅在"风门卷"中对于风瘙痒的外治方药就有犀角竹沥膏、乌蛇膏等10余首。李时珍（约公元1518~1593年）的《本草纲目》注重内外并治，在临床各科的治疗应用中融入了大量的经皮给药治疗方式，如涂、扑、擦、吹、敷、摩背、贴囟、指蘸药摩擦、浴沐、导下、坐药、热浴等数十种中药外治法。此外，该书中记载了众多穴位敷药疗法，并为后人所采用。

清代名医徐大椿（公元1693~1771年）在其《医学源流论》中论述"今所用之膏药，古人谓之薄贴，用大端有二：一以治表，一以治里。治表者，如呼脓去腐，止痛生肌，并撮风护肉之类，其膏宜轻薄而日换，此理人所易知。治里者，或驱风寒，或和气血，或消痰痞，或壮筋骨，其方甚多，药亦随病加减，其膏宜重厚而久贴，此理人所难知，何也？盖人之疾病，由外以入内，其流行于经络脏腑者，必服药乃能驱之。若其病既有定所，在于皮肤筋骨之间，可按而得者，用膏贴之，闭塞其气，使药性从毛孔而入。其腠理通经贯络，或提而出之，或攻而散之，较之服药尤有力，此至妙之法也。故凡病之气聚血结而有形者，薄贴之法为良。但制膏之法，取药必真，心志必诚，火候必到，方能有效。否则不能奏功，至于敷熨溻，种种杂法，义亦相同，在善医者通变之而已。"，阐述了中药经皮吸收的机理。程鹏程（生卒年不详）编撰的《急救广生集》（又名《得生堂外治秘方》）收集了清代嘉庆以前千余年的外治经验和方法，所载诸方"为救急而设"，不少方剂被后世沿用至今。

清代吴师机（公元1806~1886年）编著了我国历史上第一部外治法专著《理瀹骈文》，阐述了外治法的基本理论："外治之理即内治之理，外治之药亦即内治之药，所异者法耳。医理药性无二，而法则神奇变幻"、"病先从皮毛入，药即可由此进"，提出了"内病外取，须分三焦论治"的外治法治疗原则。《理瀹骈文》共收录外治方药达1500余首，总结了敷、熨、熏、浸、洗、擦、坐、嚏、缚、刮痧、火罐、推拿、按摩等数十种外治方法，还记载了各种膏药的制法、用法和治疗作用等，认为"膏可统治百病"，是中医外治学的重要著作，对中医学的发展有重要贡献。

此外，还出现了《串雅内外编》《外治寿世方》《外科证治全生集》《外科证治全书》《疡医大全》《石室秘录》《外科医镜》《鲟溪外治方选》等大量有关外治法的著作。

由于历史条件的限制，中药经皮给药主要局限于临床应用，缺乏实验的科学的研究。另外，尚缺乏对古典医籍中所载的中药经皮给药相关内容系统的挖掘与整理。

第二节 中药经皮给药的现代研究

20 世纪 50 年代以来，随着现代药剂学的发展以及应用，对中药经皮给药技术与理论的研究取得了丰富的成果。

我国先后整理出版了《膏药方集》《中国膏药学》《中医外治法简编》《内病外治》《内病外治精要》《中医外治经验选》《当代中药外治临床大全》《中药经皮给药制剂技术》等众多中医药外治与中药经皮给药专著，推动了中药经皮给药的发展。学术期刊《中医外治杂志》也于 1991 年创刊发行，对传统外治方法及新方法的普及应用起到积极作用。根据国内外的研究状况，可将中药经皮给药的现代研究归纳为以下方面。

一、中药有效成分的经皮吸收

药物的经皮吸收是一个复杂的过程，其经皮渗透性能受药物的分子量大小、油水分配系数、熔点、溶解度等影响较大。

目前对于中药成分的经皮给药研究主要集中于对其体内外经皮渗透行为的考察。表 1-1 列举了部分中药有效成分的经皮渗透试验研究实例。

表 1-1　中药有效成分经皮给药研究举例

经皮给药功效	中药有效成分
镇痛抗炎	辣椒素、乌头碱、草乌甲素、高乌甲素、马钱子碱、雷公藤甲素、青藤碱、苦参碱、秋水仙碱、姜黄素、小檗碱、番茄红素、甘草次酸、儿茶素、京尼平苷、白藜芦醇、穿心莲内酯、丹皮酚、芒果苷、芍药苷
促进皮肤修复	喜树碱衍生物、黄芪甲苷、积雪草苷、甘草素
抗肿瘤活性	蟾毒灵、鬼白毒素、全缘千里光碱、紫杉醇、农吉利碱、麝香酮、藁本内酯
抗银屑病、抗真菌	补骨脂素、骆驼蓬碱、蛇床子素、黄芩苷、槲皮素
抗 UV 损伤、修复 DNA 损伤、抗氧化及皮肤美白等	阿魏酸、葛根素、丹参酮 II_A、肉桂酸、松萝酸、薄荷醇、石榴多酚

多数中药单体成分难以透过皮肤，有些还具有较大的皮肤刺激性以及皮肤局部

应用不方便等缺点，可采用适宜的方法与剂型，以改善其经皮吸收、减少皮肤刺激，提高使用方便性等[4]。

中医临床应用以复方为主，一般而言，经皮给药的中药方剂中大多配有辛香走窜和引经活络之品（如冰片、麝香、丁香、花椒等），刺激性较强的药物（如白芥子、姜、葱、蒜、韭等）及味厚力猛和有毒之品（如南星、半夏、甘遂、巴豆、斑蝥等）。

中药复方中所含化学成分复杂，其经皮渗透行为各异，且成分间的经皮渗透可能存在相互影响。通过对临床疗效确切的中药复方的经皮给药研究，对于阐明中药经皮给药的科学内涵有重要意义，这方面的研究还有待加强。

二、经穴透皮给药

中药经穴给药是传统且重要的中医外治方法，涉及内、外、妇、儿等各科疾病的治疗。"三伏贴"、穴位离子导入等疗法已在中医临床中广泛应用。

（一）中药经穴透皮给药的作用机理

中医学理论认为，人体经络能沟通表里内外、贯通上下，内与五脏六腑相接，外与皮肤肌腠相连。穴位是人体经络脏腑之气聚集和出入体表的部位。根据中医经络理论提出的经络穴位贴敷疗法，具有药物的经皮吸收以及经络穴位效应的双重治疗特性。中药敷贴疗法一方面通过间接作用，即药物对机体局部经络穴位的刺激，激发全身经气，调整阴阳平衡，以改善和增强机体的免疫力，从而达到降低发病率和缓解症状的目的。另一方面即药物的直接作用，药物敷贴于相应穴位之后，在局部产生较高的药物浓度，透过皮肤穴位，循经络运行，到达脏腑经气失调的病所，发挥特定的功能效应[5~7]。

（二）脐部给药

在经穴透皮给药中，敷脐给药是最有代表性的方式之一。脐部给药是独具特色的中医药外治疗法，源远流长，早在春秋战国时期的《五十二病方》中即有脐部给药的记载，汉代张仲景所撰《金匮要略》对温脐、熨脐等疗法的记载，隋唐时期发明的紫金膏、太乙膏等脐疗膏药，明代李时珍的《本草纲目》对多种病症脐疗方法的记载，清代吴师机的《理瀹骈文》对脐部给药理论与实践也有撰述。

中医经络学理论指出，脐部神阙穴属任脉、督脉，与诸经百脉相通，又为冲脉之经所行之域，为经络之总枢、经气之总汇。脐部为神阙穴所在部位，中医认为其通过奇经八脉而统属全身经络，通过各经气之循环，交通于五脏六腑，四肢百骸，五官九窍，皮肉筋膜，无处不到，其功有"上至泥丸，下到涌泉"的效力。从解剖和生理学观点看，脐部在经皮给药方面具有得天独厚的优点：凹形的脐窝适宜盛药；脐部表皮角质层菲薄，无脂肪组织，与腹膜直接相连，容易渗透；脐下腹膜的静脉网丰富，浅部和腹壁浅静脉、胸腹壁静脉相吻合，深部和腹壁上下静脉相连，腹下动脉分支也通过脐部，有利于药物从脐部穿透后直接扩散到静脉网或腹下静脉分支而进入体循环；脐动脉壁结构特殊，为髂内动脉的内脏分支终端，药物经脐部皮肤吸收比较迅速。

传统的脐疗既可直接将鲜药外敷脐部使用，如《本草纲目》记载："（商陆）治肿满、小便不利者，以赤根捣烂，入麝香三分，贴于脐心，以帛束之，得小便利即肿消"，又可在药物中加入适宜的辅料制备成丸剂、糊剂、黑膏药等剂型给药。临床应用的中药脐部给药制剂既有散剂、糊剂、丸剂、膏药等传统剂型，也有凝胶膏剂、贴剂、膜剂等现代剂型，适用于各类患者，临床应用范围广。我国已经批准上市的脐部给药制剂近 30 个品种，如表 1-2 所示[8]。代表制剂如亚宝药业生产的"丁桂儿脐贴"、荣昌制药的"肛泰"等。

目前脐部给药上市制剂多用于治疗内科与儿科消化系统疾病，妇科、男科、外科与呼吸系统疾病，剂型以传统膏药、贴膏剂、软膏剂为主。

表 1-2　国内批准上市的脐部给药中药制剂

中成药名称	用法用量	剂型	规格
银胡感冒散	外用，贴于脐部。先用手轻揉脐部约一分钟，后将小瓶药油倒进药包对准脐眼贴上即可。每日一贴（重症加一贴在大椎穴）。对儿童效果更佳	散剂	药粉：每袋装 2.2 g 药油：每瓶装 0.2 ml
复方丁香开胃贴	外用，置药丸于胶布护圈中，药芯对准脐部（神阙穴）贴 12 小时以上，一日 1 贴，3 贴为一疗程	丸剂	每贴（药丸）重 1.2 g
贴积膏	加温软化，贴于脐腹上	膏药	每张净重 9 g、12 g
温胃止痛膏	外用，一日 1 贴。第一天贴神阙穴（肚脐），第二天贴中脘穴（心窝上边正中到肚脐正中二分之一处），以后两穴交替贴敷，痛重可贴患处；两周为一疗程	橡胶膏剂	每片 7 cm × 10 cm
暖脐膏	外用，加温软化，贴于脐上	膏药	每张净重 3 g、15 g、30 g
十香暖脐膏	生姜擦净患处，加温软化，贴于脐腹或痛处	膏药	每张净重 6 g、12 g
倍芪腹泻贴	脐部洗净后贴敷，一次 1 片，一片可贴敷 1~2 日	贴剂	每贴重 1.5 g
肠胃散	外用，一次 1 袋，一日 1 次；贴肚脐处	散剂	每袋装 2 g

中成药名称	用法用量	剂型	规格
便秘通软膏	外用，涂擦肚脐内，按摩 30 秒，每次使用挤出药膏 0.5 g（约 1 cm），一日 2~3 次	软膏剂	每支装 20 g
阿魏化痞膏	外用，加温软化，贴于脐上或患处	膏药	每张净重 6 g、12 g
甲鱼软坚膏	加温软化，贴于脐腹部	膏药	每张净重 6 g、12 g
舒腹贴膏	揭去贴面隔衬，根据病情按穴位贴敷：（1）胃疼恶心呕吐者，贴中脘、上脘、足三里、胃俞。（2）腹痛腹泻可贴神阙、下脘、天枢、足三里。（3）食欲不振，脾虚胃弱者常贴足三里。成人每次选贴 2~3 个穴位，2~4 小时换一次。儿童每次选贴 1~2 个穴位，每穴 1/4~1/2 张，每 2 小时换一次，或遵医嘱	橡胶膏剂	5 cm × 6 cm 4 cm × 5 cm 4 cm × 6.5 cm 6.5 cm × 10 cm
麝香暖脐膏	外用，温热化开，贴于肚脐上	膏药	每张净重 5 g
丁桂儿脐贴	外用。贴于脐部，一次 1 贴，24 小时换药一次	软膏剂	每贴重 1.6 g
儿泻康贴膜	外用。将膜剂表面护膜除去后，贴于脐部。一次 1 张，一日 1 次。5 天为一疗程	膜剂	每张重 0.23 g
消食贴	外用，贴于脐上，一次 1 片，一日 1 次	凝胶膏剂	直径 4.5 cm 圆形片状药膏
小儿敷脐止泻散	外用，贴敷肚脐。一次 1 袋，一日 1 次	散剂	每袋装 0.3 g
小儿腹泻贴	贴于脐部，一次 1 贴，48 小时换药一次	软膏剂	每帖重 1.2 g
小儿暖脐膏	加温软化，贴于肚脐上，未满月小儿贴脐下	膏药	每张净重 5 g
小儿止泻贴	外用，贴于患儿神阙穴（肚脐），每次一贴，每贴可以贴敷 12 个小时，一日 1 次，连用 3 天（每次须间隔 8~12 小时）	橡胶膏剂	每片 5 cm × 7 cm
助消膏	外用，一次 1 片，一日 1 次；贴于肚脐，再用胶布固定，贴 2~4 小时	软膏剂	每片净重 1.5 g
养血调经膏	外用，加温软化，贴于脐腹和腰部	膏药	每张净重 15 g
痛经软膏	外用，一日 2~3 次；取药膏适量涂入脐部，再粘上贴剂；其他患处可直接涂敷	软膏剂	药膏每支装 2 g、5 g 贴剂直径 3.5 cm
温经止痛膏	经前二日开始用药，贴于下腹神阙、关元穴及两侧归来穴各 1 片，24 小时换药 1 次，每周期贴 2~3 次	橡胶膏剂	4 cm × 6 cm

续表

中成药名称	用法用量	剂型	规格
月泰贴脐片	外用，先将患者脐部（神阙穴）周围的皮肤用温水洗净、擦干，然后将无纺胶布与 PVC 片分离，弃去 PVC 片，将药片对准脐部，粘贴牢固，即可一日 1 次，一次 1 贴，于经前 3 天开始使用，持续至来经 3 天为止。连用 3 个月经周期	贴剂	每片重 0.55 g
安阳固本膏	加温软化，贴于脐部	膏药	每张净重 25 g
保真膏	外用，一日 1 贴；冷天用温水浸泡，热天用凉水浸泡，揭去纸，捏扁放于布块当中，贴脐腹或肾俞穴（后腰）	膏药	每张净重 15 g
肛泰	外用。用温水洗净脐部后贴用	贴剂	每片 7.5 cm×7.5 cm，药片重 0.5 g

中药脐部给药制剂具有安全、使用简便、疗效确切、患者易于接受等优点，在临床上得到了广泛应用，并取得了巨大的经济效益与社会效益，但存在给药剂量与疗程的不明确，以及缺乏严格的质量标准等问题，制约了中药脐部给药制剂的发展与推广。

三、中药经皮给药系统

药剂学发展自 20 世纪末进入了给药系统时代。经皮给药系统（Transdermal Drug Delivery System, TDDS），是指通过在皮肤表面给药，使药物以恒定速度（或接近恒定速度）通过皮肤各层，以达到局部或全身治疗作用的新制剂。传统的中药黑膏药可以视为一种初级的经皮给药系统。自 1981 年美国上市第一个用于治疗晕动病的经皮给药制剂——东莨菪碱贴剂以来，现已有多种经皮给药制剂应用于临床，如：硝酸甘油、雌二醇、芬太尼、可乐定、睾酮、尼群地平、噻吗洛尔等。

中药经皮给药系统可分为两类：第一类为中药复方制剂，如骨通贴膏（桂林华润天和药业股份有限公司）、消痛贴膏（西藏奇正藏药股份有限公司）、通络祛痛膏（河南羚锐制药股份有限公司）等现代复方制剂。

第二类为以中药中提取的有效成分为主药的经皮给药制剂，如已有将凝胶、乳剂、脂质体纳米粒等应用于青藤碱、川芎嗪、丹参酮、阿魏酸、雷公藤甲素、麝香酮、苦参碱、丹皮酚、千里光碱、黄芩苷等的经皮给药系统的研究中。

中药经皮给药制剂已从传统的散剂、膏药等传统剂型发展至现代经皮给药系统，提高了使用方便性以及患者的依从性，尤其是脂质体、乳剂、脂质纳米粒等具有更强经皮渗透能力的新型载体系统也逐渐应用到中药经皮给药中。另一方面，离子导入、超声波促透、电致孔、微针等各种物理促透技术也得到广泛应用[9]。对于来源于中药的天然促透剂，如薄荷醇、桉叶油、冰片、桂皮油等的研究也逐步深入。

制剂技术的发展，为中药经皮给药的研究提供了良好的借鉴，但中药经皮给药的发展还存在诸多问题，如传统中药经皮给药制剂的剂型改革、适合中药复方经皮给药的载体材料研究、中药经皮给药评价方法、中药在皮肤内的酶解动力学研究、中药经皮渗透的数学模型研究、中药经穴透皮给药机制研究等。需要充分考虑中药的特点，在中医药理论指导下，开展适合中药的经皮给药技术、制剂与理论的研究探索。

第三节　中药功效性化妆品

皮肤是化妆品的主要应用部位，因此，化妆品与经皮给药有着天然的联系。

一、化妆品与功效性化妆品

我国《化妆品卫生监督条例》将化妆品定义为：以涂擦、喷洒或者其他类似方法，施用于人体表面（皮肤、毛发、指甲、口唇等）、牙齿和口腔黏膜，以清洁、保护、美化、修饰以及保持其处于良好状态为目的的产品。

一般来说，人们使用化妆品的直接目的，主要是两个方面：一是美化，二是护理。美化就是产品对人体表观、体味等具有修饰作用，突出优点、掩盖缺陷，产品本身对人体的生理机能不产生直接的积极影响，而主要通过愉悦心情、提高自信心等，对人体产生间接的积极影响，如染发剂、眼影、胭脂、眉笔等。护理就是产品本身能对人体的生理机能产生直接的积极影响，如各种护肤品，包括所谓的功效性护肤品。

功效性化妆品（Cosmeceutical），又称功能性化妆品[10]、药妆品[11]、特殊用途化妆品、活性化妆品等，尽管"药妆品"在化妆品市场上的比重越来越大，但我国和美国都还没有关于药妆品的相关标准和规定，因此"药妆品"并非正式使用的术语。美国 FDA 规定，凡是具有美白、祛皱功效且可以改变人体机能的化妆品，都要作为药物来通过审查，这类产品的配方表中也会显示药物配方。在我国，对于以化妆品名义注册或备案的产品，宣称"药妆"、"医学护肤品"等"药妆品"概念的，属于违法行为。

功效性化妆品不再是传统意义的化妆品简单地在皮肤表面形成一层油水保护膜，防止皮肤因水分过度蒸发而干裂，起到护肤作用，而是通过添加能够影响和调整皮肤结构、性状、功能等的成分，达到保湿、增加皮肤弹性、美白、防止紫外线损伤等效果的化妆品。

功效性化妆品是包含"活性成分"的、具有功效的化妆品，而不仅仅具有修饰或遮掩等基础功能。功效性化妆品成分的作用及含量都非常明确，既能维持皮肤原有的健康状态，又能对各种皮肤问题予以辅助治疗及护理。

二、中药功效性化妆品

（一）中药功效性化妆品的含义

中药功效性化妆品是指以中医药理论为指导，由中药制成或是添加中药或中药有效成分，以达到清洁、消除不良气味、美白、抗皱、紧致肌肤、抗衰老等目的的化妆品。

中医药在养颜护肤方面的实践历史悠久。《五十二病方》就收录了除疣消瘢之类的美容药方；《肘后备急方》载有"令面白如玉方"等；唐代孙思邈的《备急千金要方》《千金翼方》辟有"面病"、"妇人面药"，共收载美容方剂130首；王焘在《外台秘要》中设美容专卷，分28类，收方200多首；宋代《太平圣惠方》和《圣济总录》收美容方剂300余首；明代的《普济方》不但汇集了明以前的大量美容方剂，而且创制了"白面方"等美容新方；《本草纲目》对有关美容药物的记载更加丰富，包括药物外用对护肤、祛皱、增白、消斑等美容保健及治疗方法等；清代以来，中药化妆品已逐渐形成为祛污洁净类、滋养润泽类、增白染色类和芳香除臭类等类型[12, 13]。

（二）中药功效性化妆品的分类

中药提取物或活性成分作为添加物已被广泛应用于化妆品中[12]，并发挥各种作用。已引入化妆品的中药原料药材非常广泛，常用的中药有：白芷、白附子、茯苓、川芎、细辛、杏仁、防风、麝香、玉竹、白僵蚕、当归、白术、桃仁、天花粉、白瓜子和白及等。由于中药的成分十分复杂，且其有效成分往往不止一种作用，因此一种药物可以同时兼具多重功效。

根据目前的应用情况，中药功效性化妆品按其功效可分为清洁类、保湿和抗老化类、防晒类、美白祛斑类、抗痤疮类、敏感皮肤类和毛发用类等。

1. 清洁类

此类化妆品是使用具有祛除污垢作用的药物，用以清洁皮肤、须发、牙齿等，通常还会添加兼有治疗或保健补益的成分。常见药物以具有起泡、洁净作用的为主，包括各种米、豆类、面粉、皂角等。

2. 保湿和抗老化类

此类化妆品主要能够滋润皮肤、保护皮肤屏障、清除氧自由基、增加皮肤弹性、减少皮肤皱纹等。具有此类作用的中药多为补益药，其成分中含有大量的蛋白质和氨基酸、脂类、维生素以及微量元素等。其中蛋白质及水解后的氨基酸能够给皮肤增添营养，防止皮肤干燥脱水，增加皮肤弹性，从而能够保护皮肤屏障，维持光泽柔嫩；脂类物质可以滋润皮肤、毛发，保护皮肤屏障，使其保持柔软光滑，抵御外界刺激；各种维生素及微量元素能够加强活性氧化自由基的消除，阻止体内有害物质的产生，改善机体的代谢，能延缓皮肤衰老，防止和减少皮肤皱纹。常见的中药主要包括人参、麦冬、灵芝、天冬、枸杞子、黄芪、当归、三七、益母草、茯苓、白芷、杏仁、珍珠、天花粉、丹参、薏苡仁等。

3. 防晒类

具有防晒功能的中药通常含有一些特殊的化学成分，具有显著的防晒作用，可以有效保护皮肤，防止皮肤被阳光晒黑，并能预防日晒性皮炎和剥脱性皮炎。如黄芩中含有的生物活性成分黄芩苷，可以吸收紫外线、抑制酪氨酸酶从而减少黑素的生成，同时还可以抗菌、消炎、清除自由基、抗过敏、抗氧化和促进 DNA 修复。此外，丹参提取物对 280~400 nm 的紫外线也有很强的吸收性能，可用作防晒剂。目前研究发现能够吸收紫外线的中药包括黄芩、丹参、鼠李仁、白芷、三七、母菊、芦荟、薏苡仁、芦根、灵芝、红花等；而能够屏蔽紫外线的中药有滑石、石膏、牡蛎壳粉、钟乳粉等[14]。

4. 美白祛斑类

此类化妆品中的中药成分可通过多种作用机制达到美白祛斑的效果。这类药物多为祛风、除湿、补益脾肾和活血化瘀的药物，其含有的有效成分可以抑制酪氨酸酶活性、促使黑色素还原和阻碍黑素形成。此外，有些中药含有大量微量元素，有抗氧化和清除自由基的作用，从而有效地淡化脸部的色斑、美白肌肤、改善肤色。还有些药物含有有机酸，对皮肤角质层有轻微剥脱作用，也可以美白。常见的可用于美白类的中药包括乌梅、桂皮、蔓荆子、山茱萸、川芎、红花、防风、丹参、甘草、人参、珍珠、白芷、白茯苓、苦参、桃仁、白僵蚕、薏苡仁、桃花、灵芝等。

表1-3列举了具有美白作用的常用中药及其机制[12]。

表1-3 具有美白作用的常用中药及其机制

中药（美白活性成分）	美白机制
芦荟（芦荟苦素）	抑制酪氨酸酶活性
当归、红花、桃仁	活血，可治疗黄褐斑
人参（熊果苷）	抑制黑色素的还原性能
白芷、白鲜皮、白蔹	抑制酪氨酸酶活性
盐角草（水提物）	抑制酪氨酸酶活性，抗氧化
白芷、白术、白及、白附子	活血
红花（红花黄色素，红花黄酮）	竞争性抑制酪氨酸酶
槐花（总黄酮）	竞争性抑制酪氨酸酶
丁香（丁香酚）	抑制酪氨酸酶
金银花	抗氧化和抑制酪氨酸酶
番红花［crocusatin H（3），crocin-1（5）］	抑制酪氨酸酶
旋覆花（绿原酸、芦丁、槲皮素、木犀草素和山奈酚）	抗氧化和抑制酪氨酸酶
玉米须	抑制酪氨酸酶
辛夷	抑制黑色素细胞增殖
莲花	抑制酪氨酸酶
当归	抑制酪氨酸酶
乌梅、柠檬（有机酸）	对皮肤角质层有轻微剥脱作用
川芎（川芎嗪）	抑制黑素细胞增殖、酪氨酸酶活性
人参（皂苷）、白茯苓	清除多余超氧自由基，减少黑素形成
甘草（甘草酸）、当归（阿魏酸）	甘草和当归对酪氨酸酶有抑制作用
槐米	抗氧化作用
薰衣草	治疗痤疮，酪氨酸酶活性抑制
薄荷、艾叶、黄荆、柠檬草、高良姜、姜黄、生姜、柚子、罗勒	抑制酪氨酸酶活性
柑橘属植物精油（柠檬醛和月桂烯）、佛手挥发油	抑制酪氨酸酶活性
薏苡仁、珍珠、赤芍、赤小豆、牵牛子、绿豆、冰片	活血化瘀
白蔹	强烈的抑制黑色素细胞

中药（美白活性成分）	美白机制
虎杖（虎杖苷）	可减少黑色素的含量
锁阳	对酪氨酸酶有抑制
桑（桑叶、桑葚、桑白皮和桑枝）（黄酮类）	对酪氨酸酶有抑制
沙棘	治疗黄褐斑有效
银杏（银杏叶提取物）	抑制黑色素生长
茶（茶多酚）	抑制酪氨酸酶和过氧化氢酶的活性
牡丹花	阻止酪氨酸羟化以及多巴氧化，减少黑色素的生成
益母草	抑制酪氨酸酶活性和B-16黑素瘤细胞的增殖
青果	使深色氧化型色素还原成浅色还原型色素，抑制黑色素
黄芩（黄芩苷）	抑制酪氨酸酶活性
地榆（鞣质）	抑制酪氨酸酶活性
石榴（石榴多酚和花青素）	酪氨酸酶抑制剂
灵芝	美白抗皱

5. 抗痤疮类

痤疮，又称青春痘，属中医学"肺风粉刺"、"酒刺"等范畴。痤疮是皮肤科常见病，是一种发生于毛囊及皮脂腺的炎症性皮肤疾病，多发于头面部、颈部、胸背等皮脂腺丰富的部位。现代医学认为痤疮的发生主要与皮脂分泌过多、毛囊皮脂腺导管堵塞、细菌感染和炎症反应等因素密切相关。中医上将痤疮分为肺经蕴热型、热毒型、脾胃湿热型、血瘀痰凝型、肝郁气滞型五种类型，基本对应于痤疮的发病不同表型，包括寻常型和脓疱型等。目前常见的可用于抗炎抗痤疮的中药包括蒲公英、槿皮、连翘、地肤子、桂枝、侧柏叶、赤芍、冰片等。

6. 改善敏感性皮肤类

敏感性皮肤是近年来化妆品消费者关注的一个热点问题。中医理论认为敏感性皮肤是中医所谓风邪致病"善行而数变"的典型反映，皮肤敏感的表现与外风致病的表现相似，因此具有祛除外风功效的中药，以解表药为主，以祛除风邪、疏调气机为主要功效，如荆芥、防风、薄荷、辛夷、苍耳子、蝉蜕、徐长卿、生姜等都具有抗敏作用。此外，中医认为血热壅肤、热毒入侵、湿热内蕴也为引起皮肤敏感的重要原因。因此清热解毒、清热利湿、清热凉血类中药也具有抗敏功效，主要包括甘草、黄芩、黄连、黄柏、金银花、连翘、野菊花、牡丹皮、银柴胡、石膏等。部分补肝益肾类中药可以通过调节机体免疫力，提高皮肤对外界污染的抵抗力，增强皮肤屏障功能，减少皮肤敏感现象的发生。而活血化瘀类中药可以促进血液微循环，增加毛细血管张力，从而减少瘙痒及红斑等皮肤敏感现象的发生。

7. 毛发用类

此类化妆品中的中药多为解表药，其次为清热药、补益药和活血药，还有一些为收涩药。其中解表药和清热药通过祛邪、补益和活血，促进毛发的正常生长，并使发色由灰、黄、白转黑。收涩药多富含鞣质和有机酸，与美发方剂中的铁和铜等元素合用，主要起染发作用。主要包括川芎、银杏、何首乌、五味子、牛膝、桑白皮、桑叶、黑芝麻、熟地黄、女贞子、杜仲、桑椹、皂角、胡桃仁、三七、侧柏叶等[15]。

三、中药功效性化妆品的发展

中医药理论是中华民族数千年来用药、诊治过程中积累的经验和智慧结晶，具有丰富的内容，在中药功效性化妆品方面的应用受到越来越多的关注，但尚存在诸多值得探讨的问题。

1. 目前的研究注重有效成分和活性物质的提取和分离，往往忽略了药物之间的合理配伍及协同作用，有悖于传统中医药理论。

2. 传统中药的功效成分多为混合物，其作用机理需要进一步深入研究。

3. 对于"中药功效性化妆品"还存在一些认识上的误区，如"纯天然"、"不会引起过敏反应"、"植物性成分含量越多越好"等，需要正确的宣传引导、科学的实验证明以及政策法规的监管。

4. 功效评价规范有待完善。

随着消费者的日益成熟，市场对功效性化妆品的要求越来越高。部分中药功效性化妆产品对于其"功效"的宣称，可能并没有充分依据。中药功效性化妆品功效评价规范方法有待进一步建立和完善。因此，有关中药功效性化妆品的研究，尚处于初级阶段。

随着美妆行业的迅猛发展，中药功效性化妆品的前景十分广阔。如何进一步整理、挖掘中药及其复方中的精华，同时在合规的前提下开发中药功效性化妆品是需要考虑的关键问题。

参考文献

［1］梁秉文, 刘淑芝, 梁文权. 中药经皮给药制剂技术［M］. 北京: 化学工业出版社, 2017.

［2］朱庆文. 论中医外治的发展道路［J］. 中医外治杂志, 2003, 12: 38.

［3］古正涛, 沈鹰. 中药经皮给药史略［J］. 中华中医药学刊, 2008, 26: 1771–1773.

［4］王霞蓉, 王毅, 程翼宇, 等. 中药单体成分局部给药及其促进吸收方法的研究进展［J］. 中国药科大学学报, 2016, 47: 368–376.

［5］刘斌, 王红, 韩俊泉, 等. 中药经皮给药及透皮吸收研究进展［J］. 中国中西医结合外科杂志, 2012, 18: 641–643.

［6］张维波, 庄逢源, 李宏, 等. 一种改进的 Guyton 流导测定法及对动物经脉流导的测量［J］. 北京生物医学工程, 1997, 16: 199–204.

［7］谢洋, 余学庆. 试述穴位贴敷的作用机理及其临床运用［J］. 中国医药指南, 2008, 6: 320–322.

［8］张恺, 张永太, 冯年平. 中药脐部给药制剂的研究进展［J］. 中国中药杂志, 2017, 42: 1652–1658.

［9］杜丽娜, 金义光. 经皮给药系统研究进展［J］. 国际药学研究杂志, 2013, 40: 379–385.

［10］Zoe Diana Draelos. 功能性化妆品［M］. 王学民, 译. 北京: 人民军医出版社: 2007.

［11］Zoe Diana Draelos. 药妆品［M］. 许德田, 译. 北京: 人民卫生出版社: 2018.

［12］谢艳君, 孔维军, 杨美华, 等. 化妆品中常用中草药原料研究进展［J］. 中国中药杂志, 2015, 40: 3925–3931.

［13］黄霏莉. 中药化妆品的特色与发展对策［J］. 中国医药科学, 2001: 86–89.

［14］卓然. 中草药的美白防晒功效［J］. 日用化学品科学, 2011, 34: 43–46.

［15］董银卯, 孟宏, 何聪芬. 中医药理论与技术在化妆品中的应用［J］. 日用化学品科学, 2009, 32: 14–18.

第二章 药物的经皮吸收过程

皮肤位于人体的表面，是人体的第一道屏障，同时皮肤也具有吸收外界物质的能力。经皮给药正是基于皮肤吸收作用的一种给药方法，具有维持血药浓度平稳、避免肝脏首过效应、改善患者顺应性与安全性等优点。

第一节 药物经皮吸收的途径

皮肤覆盖于整个体表，由表皮和真皮组成，借皮下组织与深部的组织相连，是人体最大的器官[1]。皮肤内含有丰富的血管、淋巴管、神经和皮肤附属器，如毛发、皮脂腺、汗腺和指（趾）甲等（图2-1）。不仅具有防止体内水分、电解质和其他物质的丧失以及阻止外界有害的或不需要的物质入侵等屏障作用，而且能够通过毛囊、皮脂腺或汗腺以及角质层细胞间隙、表皮细胞本身发挥吸收作用。

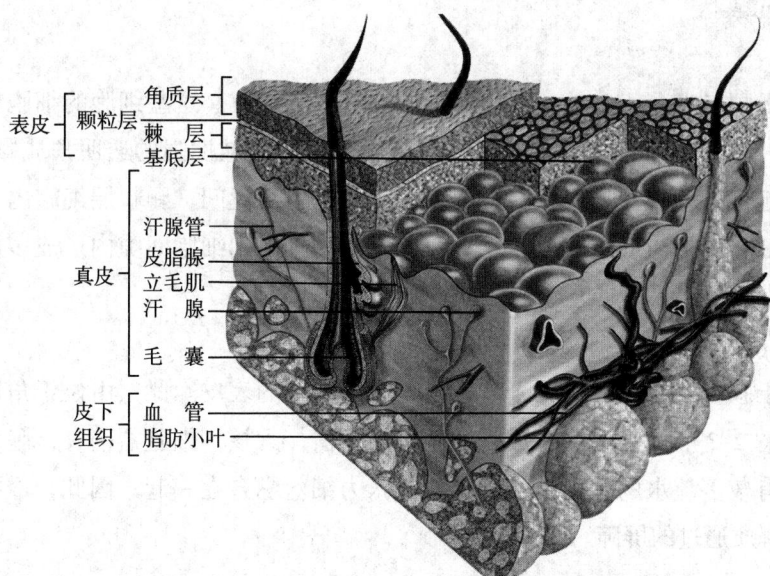

图 2-1　皮肤结构示意图

一、皮肤的解剖结构

（一）表皮

表皮位于皮肤的浅层，由角化的复层扁平上皮构成，主要由角质形成细胞和黑素细胞、朗格汉斯细胞、梅克尔细胞等非角质形成细胞组成。根据角质形成细胞的分化阶段和特点，表皮由内向外依次分为基底层、棘层、颗粒层、透明层和角质层（图2-1），基底层借助基底膜与真皮连接，其中基底层、棘层、颗粒层和透明层组成活性表皮层。

1. 基底层

基底层位于表皮的最下层，附着于基底膜上，由一层矮柱状或立方状的细胞组成，称为基底细胞。基底细胞具有活跃的分裂能力，新生的细胞向浅层移动过程中逐渐分化形成表皮其余几层的细胞。正常表皮基底细胞分裂后由基底层分化、移行至颗粒层约需14天，从颗粒层移至角质层表面而脱落又约需14天，因此正常表皮更新时间约为28天。

2. 棘层

棘层位于基底层上方，一般由4~10层细胞组成。细胞向四周伸出许多细短的突起，故称棘细胞。相邻细胞的突起由桥粒连接形成细胞间桥。最底层的棘细胞有分裂能力，而上部的棘细胞渐趋于扁平，无分裂能力。浅层的棘细胞内可见多个卵圆形、直径100~300 nm、有膜包被的颗粒，称为角质小体或 Odland 小体。颗粒内容物主要为糖脂和固醇。

3. 颗粒层

颗粒层位于棘层之上，由2~4层较扁平的梭形细胞组成。这些细胞的细胞核和细胞器已退化，胞质中有许多大小不等、形状不规则、嗜碱性强的透明角质颗粒。颗粒没有界膜包被，呈致密均质状，沉积于成束的张力细丝间。颗粒层细胞内有较多的角质小体，它们常与细胞膜融合，进而将内容物排出到细胞间隙内形成多层的膜状结构，构成阻止外源物质透过表皮的主要屏障。

4. 透明层

透明层位于颗粒层之上，仅见于掌跖等角质层较厚的表皮。此层由位于角质层与颗粒层之间的2~3层扁平细胞构成，细胞境界不清，无核，细胞器消失，胞质嗜酸性。胞质中有较多疏水的蛋白结合磷脂，与张力细丝黏合在一起。因此，透明层是防止水和电解质通过的屏障。

5. 角质层

角质层由 5~10 层已经死亡的扁平角质细胞组成，其细胞核和细胞器已经完全消失，被称为角化细胞。角质层细胞内充满密集平行的角蛋白张力细丝，浸埋在透明角质等无定形物质中。细胞膜表面折叠不平，细胞相互嵌合，细胞间隙中充满角质小体颗粒释放的脂类物质。角质层表层细胞的桥粒消失，因而容易脱落形成皮屑。

（二）真皮

真皮位于表皮下面，由结缔组织组成，通过真－表皮连接与表皮牢固相连。真皮深部与皮下组织相连，两者之间没有清楚的界限。真皮结缔组织间可见成纤维细胞、肥大细胞、巨噬细胞、淋巴细胞和其他白细胞，以及朗格汉斯细胞、真皮树突细胞及噬黑素细胞等。真皮分为乳头层和网织层两层。

1. 乳头层

乳头层为紧邻表皮的薄层结缔组织。胶原纤维和弹性纤维细密，含细胞较多。乳头层毛细血管丰富，有许多游离神经末梢，在手指等触觉灵敏的部位常有触觉小体。

2. 网织层

网织层在乳头层下方，较厚，是真皮的主要组成部分，与乳头层无清楚的分界。网织层由致密结缔组织组成，粗大的胶原纤维束交织成密网，并有许多弹性纤维，使皮肤有较大的韧性和弹性。网织层含有较大的血管、淋巴管、神经及皮肤附属器等。

（三）皮下组织

真皮下方为皮下组织，与真皮无明显界限，其下方与肌膜等组织相连。皮下组织由疏松结缔组织及脂肪小叶组成，又称皮下脂肪层。此层内还有汗腺、毛囊、血管、淋巴管及神经等。

（四）皮肤附属器

皮肤附属器包括毛发、毛囊、皮脂腺、小汗腺、顶泌汗腺及指（趾）甲等。其中，皮脂腺是一种产生类脂的器官，由一个或几个囊状的腺泡和一个共同导管构成。

二、皮肤的屏障功能

皮肤不仅可以保护体内各种器官和组织免受外界环境中机械的、物理的、化学的和生物的有害因素侵袭，也能够防止体内各种营养物质、水分、电解质和其他物质的丧失，从而维持机体内环境的相对稳定。任何导致皮肤屏障结构蛋白、脂质代谢障碍或影响表皮完整性的因素，都可能引起皮肤屏障功能缺陷。

（一）屏障的砖墙结构

皮肤屏障从结构上可分为广义和狭义的屏障，广义的皮肤屏障主要包括与皮肤各层结构相关的屏障，狭义的皮肤屏障主要涉及皮肤角质层的物理性或机械性屏障结构，又称为渗透性屏障，常被比喻为"砖墙"结构[2]。角质细胞好比墙之"砖"，而细胞间脂质好比墙之"灰浆"，将角质细胞严密地连接起来，使皮肤屏障正常，保证既不丢失水分，又不受外界侵犯（图 2-2）。

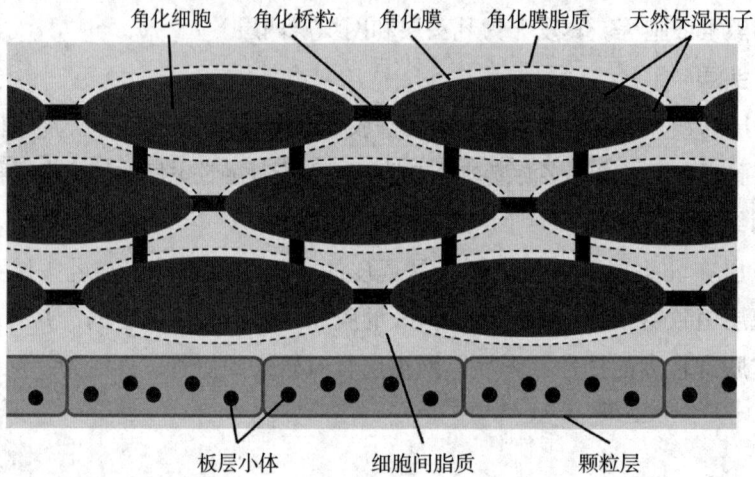

图 2-2　角质层屏障砖墙结构示意图

角质细胞作为皮肤屏障的"砖"结构，其胞质、胞膜都具有重要的屏障功能。表皮分化的最后阶段，角质形成细胞形成扁平的角质细胞，细胞内充满了致密聚集的角蛋白纤维束，而细胞核、胞质内结构，如黑素、线粒体、内质网、高尔基复合体等都已消失。这种成群排列的角蛋白纤维束，非常致密，起到了重要的屏障作用。角蛋白是表皮的主要结构蛋白，是角质形成细胞的标志成分。角蛋白的不同表达代表了表皮细胞的不同分化阶段。

细胞间脂质就是砖块之间的"灰浆"结构，又称为结构性脂质。结构性脂质含有皮脂腺脂质中较少的磷脂和固醇类，由棘细胞合成，以板层小体或 Odland 小体的形式分布在胞质内，在棘细胞向上移行分化过程中，该板层小体逐渐移向细胞周边，并与细胞膜融合，最后以胞吐的形式排出到细胞间隙。表皮细胞间脂质和参与脂质转运的板层小体是皮肤渗透性屏障的物质基础[3]。板层小体在表皮脂质转运过程中缺失或功能异常可导致皮肤渗透屏障的紊乱，从而引起多种脂质转运障碍性皮肤病的发生，表现为皮肤干燥脱屑等[4]。当皮肤屏障功能受到破坏时，板层小体及细胞间脂质参与屏障功能的修复。

表皮细胞在分化的不同阶段，其脂质组成存在着显著的差异。神经酰胺（Ceramides, CERs）、游离脂肪酸（Free fatty acid, FFAs）、胆固醇（Cholesterol, CHOL）等角质层细胞间脂质作为构成皮肤屏障的主要结构脂质成分，其总量改变或是任意一种脂质成分含量的变化都会影响皮肤屏障功能，且部分脂质结构的改变也会妨碍皮肤屏障功能的正常发挥。与基底层和棘层相比，角质层中固醇类较高而磷脂缺乏，细胞间脂质具有明显的生物膜双分子层结构，即亲脂基团向内，亲水基团向外，形成水、脂相间的多层夹心结构，是药物进出表皮时必经的通透性和机械性屏障。

（二）水脂膜

覆盖在这层砖墙结构之外还有一层水脂膜（Hydro-lipid film），和砖墙结构共同构成了皮肤的物理性屏障。此外，皮肤表面尚存在抗菌肽、活性氧和游离脂肪酸等多种物质，对入侵皮肤表面的病原微生物起到了直接杀伤的作用，是人体固有免疫系统的重要组成部分。正常的皮肤微生物可通过多种作用机制保护皮肤，多方面证据表明痤疮、银屑病、特应性皮炎、酒糟鼻以及慢性创面的延迟愈合等疾病，都与皮肤共生菌群紊乱有关。

水脂膜是皮肤屏障结构的最外层防线。其水分来自汗腺分泌和透表皮的水分蒸发，脂类来自皮脂腺的分泌产物以及角质细胞崩解的脂质，除此以外还有许多表皮代谢产物、无机盐等。水脂膜中的脂类随皮脂腺分泌脂质的量及脱落的表皮细胞数目而变化。其成分主要为鲨烯、蜡酯、三酰甘油和游离脂肪酸，而这些成分是结构性脂质所缺乏的，称为润泽脂质。润泽脂质有以下功能：润滑皮肤，减少皮肤表面的水分蒸发；参与皮肤屏障功能的形成；参与皮肤 pH 值的形成。皮肤水脂膜还有许多代谢产物或水溶性物质，在皮肤屏障结构中起到重要的保持水分功能，称为天然保湿因子（Natural moisturizing factor, NMF）。NMF 是存在于角质层内能与水结合的一些低分子量物质的总称，包括氨基酸、乳酸盐、尿素等及其他未知的物质，可减少经皮水分丢失。

皮肤作为身体与环境之间的第一道屏障，目前可通过各种技术改变角质层中的物理屏障以增加药物的经皮渗透，包括离子导入、微针、纳米载体和细胞穿膜肽等技术。另一方面，皮肤的生化屏障主要由皮肤上的细胞色素酶和转运蛋白组成，细胞色素酶和转运蛋白通过参与内源性和外源性物质（如药物、过敏原等）的代谢、转运起到屏障作用[5]。传统观点认为，治疗药物透皮主要通过被动扩散的方式，因此角质层是限制药物透皮吸收进入系统循环的屏障，但越来越多的研究表明，转运蛋白也起着重要作用。

三、药物经皮吸收的途径

药物通过皮肤吸收进入体循环的途径主要有两条，即表皮途径和皮肤附属器途径[6]（图2-3）。当药物开始渗透时，药物首先通过皮肤附属器途径被吸收，当药物通过表皮途径到达血液循环后，药物经皮渗透达到稳态，则附属器途径的作用可忽略。

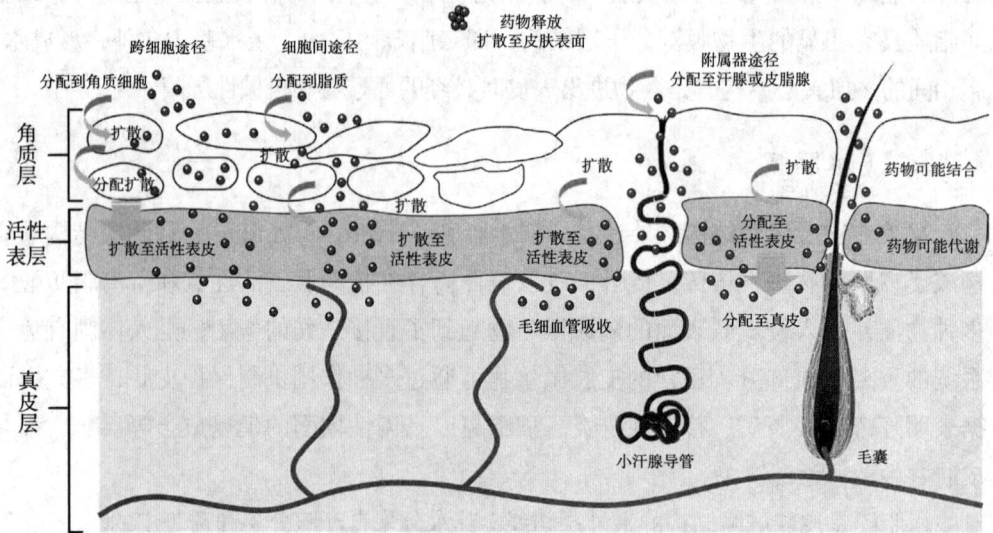

图2-3 药物通过皮肤的途径

（一）表皮途径

表皮途径是指药物通过表皮角质层进入活性表皮，扩散至真皮被毛细血管吸收进入体循环的途径，它是药物经皮吸收的主要途径。表皮途径又分为跨细胞途径和细胞间途径，前者药物透过角质层细胞到达活性表皮，后者药物通过角质层细胞间类脂双分子层到达活性表皮。由于角质层细胞渗透性低，且药物通过跨细胞途径时需经多次亲水/亲脂环境的分配过程，所以跨细胞途径在表皮途径中仅占极小部分。药物主要通过细胞间途径进入活性表皮，继而被吸收进入体循环。

（二）皮肤附属器途径

药物通过皮肤的另一条途径是通过皮肤附属器吸收，即通过毛囊、皮脂腺和汗腺吸收。药物通过皮肤附属器的渗透速度要比表皮途径快，但皮肤附属器在皮肤表面所占的面积只有0.1%左右，因此不是药物经皮吸收的主要途径。对于一些离子型药物及水溶性的大分子，由于难以通过富含类脂的角质层，表皮途径的渗透速率很慢，因此皮肤附属器途径是重要的。在离子导入过程中，皮肤附属器是离子型药物通过皮肤的主要通道。另外，皮肤附属器途径还可能是纳米粒经皮吸收的重要途径。

四、药物在皮肤中的扩散

药物从制剂或介质中释放进入皮肤，直至被毛细血管吸收进入体循环是一个复杂的过程。药物分子首先从制剂中释放到皮肤表面，皮肤表面溶解的药物分配进入角质层，扩散穿过角质层到达活性表皮的界面，药物从角质层分配进入水性的活性表皮，继续扩散通过活性表皮到达真皮，被毛细血管吸收进入体循环（图2-4）[7]。在整个渗透过程中，富含类脂的角质层起主要屏障作用。当皮肤破损时，药物很容易通过活性表皮被吸收。当角质层缺损时，小分子的水溶性非电解质扩散进入体循环的速度可增大上千倍。

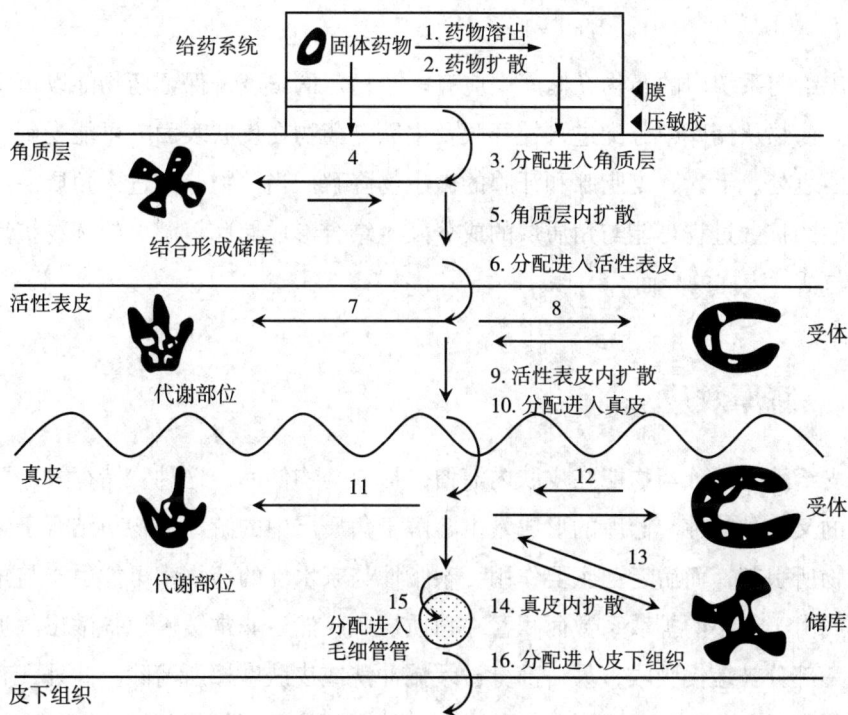

图 2-4　药物在皮肤内的渗透过程

1. 药物溶出；　　　　　2. 药物扩散；　　　　　3. 分配进入角质层；
4. 与角质层结合形成储库；　5. 角质层内扩散；　　　6. 分配进入活性表皮；
7. 在活性表皮内代谢；　　8. 与活性表皮内受体结合；　9. 活性表皮内扩散；
10. 分配进入真皮；　　　11. 在真皮内代谢；　　　12. 与真皮内受体结合；
13. 与真皮结合形成储库；　14. 真皮内扩散；　　　15. 分配进入毛细血管；
16. 分配进入皮下组织

在角质层与活性表皮界面的药物分配进入水性的活性表皮过程中，脂溶性药物的分配过程是缓慢的，药物可能会滞留在这个界面。对于脂溶性很大的药物，这个过程可能成为经皮吸收的限速步骤。活性表皮可以看作为水性的蛋白凝胶，药物的扩散系数在 10^{-6} cm^2/s。药物在角质层内的扩散速度很慢，扩散系数在 $10^{-13}\sim10^{-9}$ cm^2/s 之间。与角质层相比，药物在活性表皮中的扩散阻力可以忽略。

药物扩散通过活性表皮后进入真皮，由于真皮与活性表皮一样含有大量的水，因此这两个组织的分配系数近似于 1。毛细血管分布于真皮的上部，药物进入真皮后很快就被毛细血管吸收进入体循环。

第二节　皮肤的代谢与储库作用

经皮给药系统内的药物在储库中应有一个稳定的浓度，保证药物能以恒定的速率释放。药物从储库中分配进入控释膜及皮肤，药物在皮肤表面亦可能受到寄生在角质层浅表处、毛囊、皮脂腺和汗腺的微生物降解。当药物分配进入角质层后，通过角质层的扩散过程可能与角质层的成分发生结合形成储库，游离的药物扩散达到角质层与活性表皮的界面。

一、储库效应

经皮给药时部分药物能在皮肤内滞留，形成药物储库，这种"储存效应"是角化细胞的又一种特性。储库的形成是由溶解于角质层中的游离药物与结合于角质层中的药物所引起，而后者起主要作用。亲脂性与亲水性的药物都可能由于与角质层结合，或由于很小的扩散系数而积蓄在角质层中，然后非常缓慢地扩散出。被储存的药物一部分被缓慢吸收，另一部分被缓慢冲洗或皮肤摩擦所清除。此外，有些药物也可能积蓄在真皮而形成储库（图2-4）。这种现象可以解释经皮给药疗法的某些特性，如一次给药常可导致长期作用，这不仅对设计皮肤表面作用药物有意义，对深部作用的药物也有意义。但也有研究认为被储存的药物在储存期间一般无生物学作用，除非角质层被水化，使其重新被释放出来，才能在皮下组织引起生物学效应。随着角质层不断脱落再生，储库中的药物即渐渐被除掉。

皮肤组织的储库作用在临床上具有一定的应用意义。利用储库作用不仅能减少给药次数，并能在较长时间内使药物逐渐释放，保持相当恒定的血药浓度，这是预防性用药和长效用药的一种可供选择的手段。

二、代谢作用

皮肤作为重要代谢器官之一，表达有多种代谢酶，既可催化氧化、还原、水解和异构化等 I 相反应，也能催化结合等 II 相反应，这些酶的比活性较肝脏中的相应酶明显低，分别约为 0.1%~28% 和 0.6%~50%。药物经皮吸收过程中必然会接触到生物转化体系，如雌二醇、睾酮等激素类药物在经皮转运过程中可被相应地转化为雌酮、二氢睾酮，从而显著影响它们的临床疗效，使药物到达体循环之前经受"首过效应"。蛋白质、多肽药物在经皮转运过程中亦能被皮肤表面的微生物和皮肤中的氨基肽酶等代谢，从而使借助离子导入、电致孔等方法透过角质层的蛋白质、多肽药物的临床可应用程度大为降低。此外，皮肤疾病还可引起皮肤内酶的活性改变，如银屑病皮肤中芳香烃羟化酶的活性比正常皮肤低得多，痤疮皮肤中睾酮的分解比正常人高 2~20 倍[8]。

人体皮肤上寄生着许多微生物，它们主要寄生在角质层的浅表处，毛囊、皮脂腺口的漏斗部和汗管口等。这些微生物有降解药物的能力，特别在药物以薄层涂于皮肤表面时此作用尤为突出。当经皮给药系统贴于皮肤上长达数天至一周，有利于微生物生长，从而使药物的降解作用变得明显。

皮肤科使用的大多数药物都是细胞色素 P450s（CYPs）的底物、诱导剂或抑制剂，如抗组胺药、抗真菌药、维 A 酸、环孢素 A、皮质类固醇、氯喹、氨苯砜等，各种皮肤 CYPs 能调节它们的生物利用度，因此 CYPs 是重要的研究对象。随着重组 DNA 技术的发展，识别皮肤组织中的药物代谢酶，并通过表达重组蛋白质后鉴定其药理作用，从而为精准药物治疗提供理论依据。

皮肤的代谢作用可用来设计前体药物，以促进药物的经皮吸收。当药物的经皮渗透速率小，不能达到治疗要求时，可合成渗透速率大的前体药物。前体药物通过皮肤时被代谢成具有治疗活性的母体药物，继而被机体吸收。设计前体药物时既要考虑透皮速率，又要考虑前体药物在皮肤内的代谢速率，理想的透皮吸收前体药物的这两种速率应相同。与对透皮渗透促进剂的要求类似，制成的前体药物应不引起皮肤的刺激或损伤。

皮肤中酯酶含量最为丰富，但人皮肤中羧酸酯酶主要属于 hCE-2 型，不同于人肝脏中羧酸酯酶，因此前体药物的设计通常是利用药物分子中亲水性的羟基或羧基经化学修饰形成有机酸酯，制成脂溶性大的酯型前体药物，从而增加在角质层的溶解度，并可产生立体选择性代谢，朱全刚等[9]证实酮洛芬乙酯经离体人皮肤渗透过程中被 hCE-2 代谢成 R- 酮洛芬。对于强亲脂性药物则引入亲水性基团有利于从角质层向水性的活性皮肤组织的分配。

普萘洛尔前体药物的皮肤代谢研究较为深入，Ahmed 等[10] 比较了 10 种普萘洛尔前体药物在无毛小鼠皮肤、肝脏及血浆中的立体选择性水解。结果显示，所有药物在这些组织中的水解均呈立体选择性，水解速率大小为：肝脏＞血浆＞皮肤，但在皮肤的水解显示出更高的立体选择性，这可能与在肝脏和皮肤中，微粒体酯酶与细胞溶质酯酶的活性正好相反有关，肝脏中参与水解的酶主要为羧酸酯酶，无立体选择性抑制作用存在。在皮肤及血浆中，羧酸酯酶和胆碱酯酶都非常丰富，在皮肤中（R）异构体对丁酰胆碱酯酶更敏感，引起了（R）异构体优先水解并优先经皮渗透的对映体选择性，而在血浆中（S）异构体则对羧酸酯酶更敏感。

此外，很多皮肤外用药物是 P- 糖蛋白（P-gp）的底物，包括局部应用的免疫抑制药物、抗菌药物、抗病毒药物、抗真菌药物和皮质类固醇等，如红霉素、阿昔洛韦、地塞米松、倍他米松。在研究 P-gp 底物地塞米松透皮吸收过程中发现，P-gp 介导药物从表皮到真皮以及真皮到血液的转运过程，并提出地塞米松透皮吸收可采用二房室模型进行解释[5]（图 2-5）。皮质类固醇长期外用可能导致严重的系统性不良反应，如肾上腺抑制、高血糖和青光眼等，而转运蛋白有望作为突破口解决此难题。若炎症位于表皮层，皮质类固醇与 P-gp 抑制药联合用药有望减少药物的系统暴露量而不影响在表皮部位的药效。

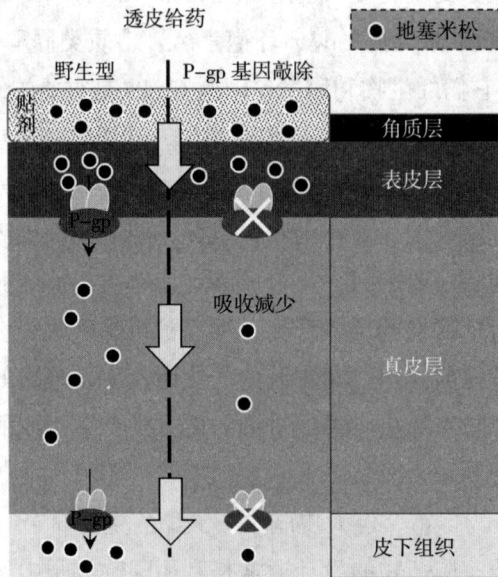

图 2-5 地塞米松透皮吸收的机制示意图

因此，研究药物在皮肤内的渗透过程必须考虑到皮肤储库作用以及皮肤代谢作用与经皮吸收的关系。但实验评价皮肤储库、皮肤代谢对经皮吸收的影响以及局部给药的经皮代谢是一个很复杂的问题，目前还缺乏一种可普遍接受的实验方法。

第三节　皮肤对药物经皮吸收的影响

药物的经皮吸收主要受到皮肤的生理病理状态、药物的理化性质以及药物剂型等因素的影响。皮肤的生理病理条件，如性别、年龄、种族、解剖部位、水化作用、炎症、创伤等都会影响皮肤的渗透特性。

一、年龄和性别

年龄不同引起皮肤生理条件的不同。新生儿皮肤很薄，真皮结缔组织的纤维较细，毛细血管网丰富。随着年龄增长，表皮细胞层数增多，角质层也变厚，真皮纤维增多，由细弱变为致密。大约在 30 岁以后，皮肤外观逐渐出现自然衰老的变化，出现表皮和真皮萎缩，以致出现皱纹，弹性呈下降变化趋势。

Roskos 等[11]考察了 18~40 岁中青年人与 65 岁以上老年人对一组不同亲脂性药物的经皮吸收差异，结果显示老年组对氢化可的松、苯甲酸、阿司匹林和咖啡因等亲水性药物的通透性显著低于中青年组，而两组对睾酮、雌二醇等亲脂性药物的吸收无显著差异，表明皮肤老化对亲水性药物的吸收影响较大，与皮肤老化使表面脂含量和水化能力降低有关。

此外，药物的经皮吸收可能存在着性别等个体差异，如女性的角质形成细胞比男性的角质形成细胞大，不同性别、不同个体的相同解剖部位的皮肤渗透性可能相差很大。采用年龄 36~76 岁的 18 例女性和年龄 42~76 岁的 13 例男性的腹部皮肤，测定硝酸甘油的透皮速率，变异范围是 4.3~36.9 $\mu g/(cm^2 \cdot h)$ [12]。

二、种族和解剖部位

（一）皮肤种类与部位

各种动物之间和动物与人之间皮肤的解剖差异很大[13]（表 2-1）。不同动物皮肤的角质层厚度、单位面积汗腺与毛孔数量等都不一样，另外皮肤的血流灌注情况也不同，因此皮肤渗透性有显著性差异。角质层厚度是决定皮肤渗透速率和渗透系数的重要因素。在各种动物皮肤中，以猪皮肤与人皮肤组织结构最相似，2~3个月龄小猪皮肤解剖生理特点最接近于人。但在体外经皮渗透实验中，无毛小鼠、无毛大鼠的皮肤容易获得，因而更常用。

表 2-1　不同物种和解剖部位的皮肤厚度差别

皮肤种类	角质层 /μm	活性表皮 /μm	全皮 /mm	皮肤部位
人	16.8	46.9	2.97	腹部
人	17	36	1.5	前臂
猪	26.4	65.8	3.43	背部
猪	10	50	1.3	耳部
小鼠	5	13	0.8	背部
无毛小鼠	8.8	18.0	0.41	背部
大鼠	18	32	2.09	背部
无毛大鼠	15.4	28.3	0.86	背部

黄小平等[14]以苯甲酸、水杨酸和甲硝唑为模型药物，采用离体小猪腹部皮肤和耳部皮肤以及20岁成年男性大腿皮肤为屏障，评价猪不同部位皮肤与人皮肤的药物渗透性比值，结果表明猪耳和猪腹部皮肤对苯甲酸、水杨酸和甲硝唑3种药物的渗透性与人体大腿皮肤都有一定的相似性（表2-2）。但以猪耳皮肤来源方便，价格便宜，因此用猪耳皮肤代替人体皮肤进行透皮吸收研究具有实际意义。

表 2-2　与人皮肤相比猪不同部位皮肤体外渗透性的比值

皮肤种类	苯甲酸	水杨酸	甲硝唑
人大腿	1.00	1.00	1.00
猪腹部	1.03	0.89	0.65
猪耳部	1.04	1.08	1.26

种族和基因因素在每个人皮肤渗透性的差别方面起着主要的作用。有文献对亚洲人与白种人在皮肤类型的相似性和差别方面进行了报告[15]（表2-3）。但目前有关不同种族人皮肤渗透性方面的比较研究仍非常少。

表 2-3 亚洲人皮肤与白种人皮肤在结构、功能方面的差别

结构	功能
角质层	基本功能，恢复或完整性没有明显差别
表皮	亚洲人色素沉着疾病发生率比白种人高
真皮	与其他亚洲人，或白种人比较，中国人瘢痕疙瘩发生率较高
皮脂腺	中国人皮脂分泌比白种人高
毛发	朝鲜族人毛发密度较白种人低

身体不同解剖部位的皮肤存在渗透性差异，这种差异主要是由于角质层细胞层数、真皮厚度、皮肤附属器密度不同引起，还有可能与皮肤的生化成分（如角质层中蛋白与类脂的组成百分比）的部位差异有关。一般认为，渗透性大小为阴囊＞腋窝＞耳后＞前额＞下巴＞头皮＞腹部＞手臂＞腿部＞胸部＞脚底。沈腾等[16]测定24岁男性5个部位皮肤和39岁女性8个部位皮肤的川芎嗪体外渗透速率。结果表明，不同部位男性皮肤渗透速率大小为：额头＞耳后、大腿内侧＞腹部＞胸部；不同部位女性皮肤渗透速率大小为：额头、耳后＞股部、大腿内侧、上臂内侧、背部＞腹部＞胸部。

在人不同部位皮肤应用煤焦油软膏后，以多环芳烃（PAH）皮肤表面消失量和尿中 PAH 代谢产物 1- 羟基芘含量为参数测定 PAH 的经皮吸收量，PAH 消失量结果显示，不同部位皮肤的吸收量依次为：肩部＞前臂＞前额＞腹股沟＞手掌＞脚踝；1- 羟基芘含量结果显示，不同部位皮肤的吸收量依次为：颈部＞小腿肚＞前臂＞手掌[17]。

（二）穴位作用

药物贴敷于相应穴位后，经皮肤渗透吸收，进而通过血液循环最终到达脏腑经气失调的病所，发挥药物的"归经"和功能效应，从而产生治疗疾病的作用。药物作用于人体穴位后，使该穴位的组织结构、皮肤、神经、血管、淋巴均发生一定的变化，某些中药能刺激穴位使局部的温度增高，毛细血管扩张，有利于药物成分通过皮肤不断地进入淋巴液、血液，从而发挥其药理作用。穴位敷贴还可能通过刺激机体局部以及药物的吸收、代谢对机体的有关物理和化学感受器产生影响，直接反射性地调整大脑皮层和自主神经系统的功能，通过细胞免疫和体液免疫增强抗病能力，从而达到防病治病的目的。

丁美红等[18]研究了神阙穴给药药物渗透机制。将参黄散在神阙穴与非穴位敷贴给药后，检测新西兰兔血浆中大黄酸和厚朴酚经时变化浓度，经神阙穴敷贴和非穴位敷贴大黄酸、厚朴酚的 $AUC_{0-\infty}$ 分别为（3 155.02 ± 657.34）、（746.12 ± 95.58）ng · h/ml

和（1 000.09 ± 134.74）、（556.75 ± 163.58）ng·h/ml，表明大黄酸的吸收程度比厚朴酚高，神阙穴给药的吸收量优于非穴位吸收。进一步利用激光共聚焦显微镜技术和病理组织学方法研究药物渗透机制，发现经穴位渗透速率可能与皮肤角质层厚度、毛囊数量等因素有关。

三、温度和水合作用

（一）皮肤温度

药物在角质层中的扩散属于被动扩散，温度的改变能明显影响药物的渗透系数。皮肤温度的升高对亲水性和亲脂性药物的经皮吸收均有促进作用。其原因可能是由于升高温度，不仅使药物从制剂中释放加快，而且使血管舒张、血流增加，从而加快药物从真皮清除进入体循环；另一方面，温度上升使皮肤脂质通道的流动性提高。但是，由于皮肤温度难以严格控制，而且温度超过 43℃会引起烧伤和不适，所以研究温度影响时宜控制在 32~42℃之间。温度升高 5~10℃，其通透性可提高 1.9~3.4 倍[19]。

羟苯甲酯、羟苯丁酯、咖啡因的体外经皮扩散系数完全依赖于温度，其透过量和滞留量均随温度升高而增加。外用 5- 氨基酮戊酸溶液与光动力疗法联用可治疗多种皮肤病，在应用期间升高皮肤温度可提高疗效。

（二）水合作用

皮肤的角质层能吸收水分使皮肤水化，即皮肤的水合作用。皮肤含水量较正常状态多的现象称为皮肤的水化。角质层的水化，很大程度上归因于与角化细胞相关联的天然保湿因子（NMF），其含量高达角质层干重的 20%~30%，主要成分为氨基酸（40%）、吡咯烷酮羧酸（12%）、乳酸（12%）、糖（8.5%）、尿素（7%），以及氯、钠、钾等。天然保湿因子能在角质层中与水结合，并通过调节、贮存水分达到保持角质细胞间隙含水量的作用，使皮肤自然呈现水润状态。当角质层含水量从正常值 10%~40% 增加到 50%~70% 时，其厚度增加，细胞间隙变大，因而促进药物的透过。

水合作用能增加亲脂性分子的通透性，对亲水性分子影响不大，而大多数药物属于前一类。应用类脂性基质软膏、硬膏剂或用塑料薄膜包扎皮肤防止皮肤内水分损失，增加了角质层的内源性水化作用，从而增加皮肤的通透性。固体脂质纳米粒（SLN）作为防晒油、维生素 A 和 E、雷公藤内酯、糖皮质激素、喷昔洛韦等的经皮给药载体，能有效促进这些药物的透皮，目前认为其促透作用主要与固体脂质纳米粒在皮肤表面形成连贯的具有"闭塞效应"的膜，从而引起皮肤水合作用增强有关[20]。

四、病理因素

物理、化学、创伤等损伤，可不同程度地破坏角质层的屏障作用，从而使得药物的经皮渗透速率明显增加，用有机溶剂对皮肤预处理亦有类似效果（角质层类脂被提取形成通路）。

皮肤有明显炎症时（如湿疹、溃疡或烧烫伤，尤其是急性渗出、糜烂性皮损），皮肤血流加快，使表皮与深层组织间的药物浓度差加大，促使药物更易吸收。某些皮肤疾病如硬皮病、老年角化病等使皮肤角质层致密，减少药物的透过性。

王琳等[21]探讨了糖尿病大鼠皮肤改变及其对糖皮质激素药物氢化可的松、抗真菌药酮康唑经皮吸收的影响。与正常皮肤相比，患糖尿病后的皮肤能引起药物经皮渗透性的增加，这与糖尿病后发生一定程度的表皮组织变薄等皮肤组织学改变关系密切。因此，糖尿病患者在必要时需要调整经皮给药的剂量。

第四节　药物理化性质对其经皮吸收的影响

药物的理化性质决定了其在皮肤中的转运速率，但药物在制剂中的分散状态、基质对药物的亲和力及对皮肤渗透特性的影响都可能会改变药物在皮肤内的渗透特性。

经皮吸收候选药物的选择主要根据药物的理化性质和药理特征。理想的经皮吸收药物应具备以下理化性质和药理特征[2, 10]：①分子量小于 500；②熔点小于 200℃；③油水分配系数对数值在 1~3 之间；④无皮肤刺激性，不发生皮肤过敏反应；⑤口服生物利用度低，生物半衰期短；⑥有较强的药理活性，注射给药日剂量 < 20 mg。

随着一些化学或物理促渗透技术的广泛应用，这些限制条件不再绝对，如 Lenn 等发现由 62 个核苷酸构成、分子量 20395 的 IL-23 适配体能够透过完整人皮肤[22]，但在设计经皮给药制剂时，了解药物分子大小和形状、油水分配系数和溶解度、熔点、分子形式等理化参数对经皮吸收参数影响的规律，将有助于预测候选药物的经皮吸收特性和设计经皮给药剂型。

一、油水分配系数与溶解度

（一）油水分配系数

药物在皮肤内的转运伴随着分配过程，药物油水分配系数（$K_{o/w}$）的大小是影响药物经皮吸收的最主要因素之一。亲脂性药物有利于角质层的分配，但脂溶性过强，活性表皮和真皮的分配可能会成为其主要屏障。渗透系数与油水分配系数不呈线性关系，水溶性药物渗透系数小，而亲脂性很强的药物渗透系数也小，这可能是亲脂性很强的药物蓄积于角质层中。对氨基苯甲酸酯的正辛醇/水分配系数（$K_{o/w}$）与通过离体大鼠皮肤的渗透系数（P）的关系研究发现，随碳链增长，$K_{o/w}$增大，P开始增大，在丁酯达最大，随后逐渐减小。

时军等[23]研究了咪喹莫特油水分配系数及其与透皮吸收速率常数的相关性，咪喹莫特在pH5.8~7.4范围内，$1 < \lg K_{o/w} < 3$，表明药物亲脂性较好，水溶性较差；在pH值4.5~7.4范围内，咪喹莫特的透皮吸收速率常数（J）与油水分配系数成二元方程关系，$J=-1.47\lg K_{o/w}^2+4.15\lg K_{o/w}-1.49$（$r = 0.9752$），在pH 5.8附近，透皮吸收速率常数最大，透皮速率随分配系数增大到一定程度后，分配系数继续增大，透皮效率反而下降；因此，合理控制溶剂介质的pH值，获得适宜的油水分配系数，可提高药物的透皮效应。

油水分配系数可影响药物的透皮吸收行为。对于亲脂性的小分子药物（$r < 4$Å），更趋向于细胞间通路的自由体积扩散；对于亲脂性的大分子药物（$r > 4$Å），更趋向于细胞间通路的径向扩散；对于水溶性的大分子药物更趋向于皮肤附属器通路，水溶性的小分子药物更趋向于细胞间通路透过角质层。小分子药物或离子型化合物也可经跨细胞通路进入体内，但药物通过速率很慢，甚至被细胞吸附而消除，而在促透剂辅助下，其跨细胞转运速率可大大增加。

（二）溶解度和熔点

与通过一般生物膜相似，熔点低的药物容易透过皮肤。如镇痛药物舒芬太尼、芬太尼和哌替啶的熔点都小于100℃，它们的渗透系数为3.7×10^{-3}~1.2×10^{-2} cm/h，时滞是1.2~2.0 h；吗啡、氢吗啡酮和可待因的熔点大于150℃，它们的渗透系数为9.3×10^{-6}~4.9×10^{-5} cm/h，时滞5.2~7.6 h[7]。根据经验，分子量每增加100，最大渗透速率降低5倍，熔点每升高100℃，最大渗透速率降低10倍。大部分药物的皮肤渗透速率（J）与膜两侧的浓度梯度成正比，而其浓度梯度与介质（一般为水性）中药物的溶解度成正比，故溶解度大、熔点低的药物渗透速率大。

二、药物分子大小和形状

（一）药物分子大小

通常认为，药物分子大小对药物通过皮肤角质层扩散的影响，与药物在聚合物膜内的扩散相似，近似地遵循 Stokes-Einstein 定律：

$$D = \frac{K_B T}{6\pi\eta r} \qquad （公式 2-1）$$

式中，D 是扩散系数，K_B 是 Boltzman 常数，T 是热力学温度，π 是圆周率，η 是扩散介质黏度，r 是药物分子半径。可见，扩散系数 D 与药物分子半径成反比。

药物在皮肤内的扩散途径主要是通过皮肤角质层内曲折的非均相类脂双分子层过程，其扩散可用自由体积理论解释：

$$D = D_0 \times exp\,(-\beta V) \qquad （公式 2-2）$$

式中，D_0 是假想的分子体积为 0 时的扩散系数，β 是由膜性质决定的常数，V 是分子体积。由此可见，V 越大扩散系数 D 越小，且 D 对 V 的变化较 Stokes-Einstein 定律更敏感。

通过对乙酰氨基酚、苯甲酸、苯甲醇、咖啡因等 35 种药物的饱和丙二醇溶液经无毛小鼠皮肤的稳态渗透速率（J）结果回归，发现用在辛醇中的溶解度 S_{oct} 校正后的 J 与 V 呈负相关，相关方程如下：

$$\lg \frac{J}{S_{oct}} = 1.129 - \frac{0.0187}{2.303}V \qquad （公式 2-3）$$

式中，分子体积（V）的系数很小，只有当分子体积大时才显示对渗透速率（J）的影响[7]。

（二）分子形状

分子立体构象复杂，无法用单指标量化，需多参数联合表征。大量描述符被提出用于分子形状的定量，包括拓扑学中的分子接合度和 κ 指数、基于分子多维结构的分子形状分析（MSA）和 STERIMOL 参数，以及加权整体不变分子（WHIM）等。这些指数尚不能体现线性分子和非线性分子的差异，而研究表明线性分子通过角质细胞间类脂双分子层结构的能力明显强于非线性分子，如分子量相同、分子体积和表面积相近的正己烷和环己烷，前者透皮速率明显高于后者。

分子的形状可以通过分子的线性指数来量化。线性指数（L_i）是通过分子转动扭矩（ML）和分子量（Mw）等参数理论计算得到的。根据 Li 的大小，可将药物分子分成 5 个类别：线性小分子（4~7）；直链线性分子（3~4）；带末端支链的直链线性分子（1.5~3）；支链非线性分子（0.5~1.5）；高度的支链非线性分子（0~0.5）[12]。

三、分子形式

很多药物是有机弱酸或有机弱碱，它们以分子型存在时容易透过皮肤，而以离子型药物存在时则难以透过皮肤。由于皮肤的表皮和真皮的 pH 不同，可根据药物的 pKa 值来调节经皮给药制剂基质的 pH，使其分子型和离子型的比例发生改变，提高渗透性。选用与离子型药物电荷相反的物质作为基质或载体形成电中性的离子对也利于药物在角质层中的渗透。

当药物从经皮给药系统释放到皮肤表面时，会溶解在皮肤表面的液体中，并发生部分解离，以分子型和离子型两种形式存在，两者有不同的渗透系数（P）。总的渗透速率（J_T）与它们各自的 P、各自所占药物总量的百分数 f（由解离度决定）以及药物在溶液中的总浓度 C 有关，用公式表达为：$J_T = (f_{分子型} \times P_{分子型} + f_{离子型} \times P_{离子型}) \times C$。

以弱碱性药物为例[12]，药物总的渗透速率 J_T 为：

$$JT = \frac{P_B + P_{BH^+} \times [H^+]/K_a}{1 + [H^+]/K_a} \times C$$

（公式 2-4）

式中，C 为弱碱性药物在溶液中的总浓度；P_B 和 P_{BH}^+ 分别为分子型和离子型药物的经皮渗透系数；[H$^+$] 为氢离子浓度；K_a 为药物解离常数。

当溶液的 pH 比药物的 pK_a 大得多，即 [H$^+$]/$K_a \leqslant 1$，药物以分子型存在，则 $J_T \approx P_B \times C$；如果溶液的 pH 比药物的 pK_a 小得多，即 [H$^+$]/$K_a \geqslant 1$，药物以离子型存在，则 $J_T \approx P_{BH}^+ \times C$；如果溶液的 pH 等于或近似等于药物的 p$K_a$，即 [H$^+$]/$K_a \approx 1$，则

$$J_T \approx \frac{P_B + P_{BH^+}}{2} \times C$$

（公式 2-5）

四、药物分子结构参数

药物分子结构参数主要有物理化学参数、量子化学参数以及拓扑学参数等几种结构参数信息，包括电荷参数、分子轨道能量、偶极矩、分子摩尔质量、油水分配系数、Wiener 指数等。量子化学参数中，偶极矩是表示分子中电荷分布的物理量，其大小是分子极性大小的度量；电荷参数则被应用于反应化学反应的指数和分子间的相互作用的量度。拓扑学参数可将复杂的立体化学结构转化为简单的矢量或数字，有效地反映分子中键的性质、原子间的连接顺序、分子的性状等结构信息。Wiener

参数的计算结果与药物的透皮速率也是保持一致的，这是由于 Wiener 指数在一定程度上反映了分子的大小，在分子量较小的范围内，分子越大，透皮效果越好。在同样的制剂处方中，药物分子立体构效、静电作用、药物含量等都可能是导致不同药物经皮透过性能差异的原因。

李樑等[24]选用物理化学参数（分子量、分子体积、油水分配系数、分子表面积）、量子化学参数（偶极矩、所有原子电荷绝对值之和）及拓扑学参数（Wiener 指数）探讨二氢吡啶类钙拮抗剂分子结构与体外透皮速率的关系。从两种量子力学参数来看，药物分子偶极矩和所有原子电荷绝对值之和的计算结果与 3 种药物透皮速率的大小趋势一致，均为尼莫地平＞非洛地平＞硝苯地平。从四种物理化学参数来看，分子量和分子体积的计算结果与 3 种药物透皮速率的大小趋势一致，均为尼莫地平＞非洛地平＞硝苯地平。可能是在分子量低于 500 时，相对较大的分子量和分子体积有助于药物与皮肤组织的结合，从而使透皮速率增加。

五、药物经皮渗透的动力学特征

（一）药物经皮渗透系数的预测

使用数学模型初步筛选药物具有成本低、测量时间短的优点，是一种比较有前景的方法。数学模型用于预测药物透皮吸收能力主要是通过研究分配系数、扩散系数与药物透皮进入体内的路径长度之间的关系。近年来，随着计算机技术的发展，根据药物的不同理化特性及皮肤各层的生理特征，建立了许多预测药物经皮吸收方面的数学模型，并逐步成为经皮给药制剂研究的有用工具。但是，数学模型建立时考虑的因素越来越多，如药物本身的性质、药物在皮肤中的吸附与解吸附、角质层本身的外排性、药物在皮肤转运的机制等。另外，模型的建立方法也越来越复杂，由原来的一维模型发展到二维甚至三维模型。除此之外，模型的类型也由原来 Potts–Guy 的稳态模型过渡到瞬态模型，研究的对象也由宏观向微观过渡，因此表达药物的吸收情况也由代数方程向微分方程过渡，更加复杂。

目前研究药物经皮转运的数学模型有以下变化：①研究对象以经角质层转运的模型为主；②模型建立基于机械理论；③模型建立的范畴主要为三维微观模型；④模型的建立将主要考虑药物的扩散、吸附与代谢；⑤角化细胞将模拟为 Tetrakaidekahedron 结构（一种十四面体，表面由 6 个四边形和 8 个六边形交链围成）。随着数学模型的不断优化，预测药物经皮吸收的结果将越准确，从而有助于经皮给药药物的研究[6]。

初步确定经皮给药的药物后，可以利用该药的理化参数预测其经皮渗透系数，估算其经皮给药的可行性，目前已有多种用于预测药物经皮渗透系数的模型方程[25, 26]（表 2-5）。药物的油水分配系数、溶解度、分子量、分子体积等理化参数与药物的经皮渗透性能有一定的相关性。但需要注意的是，选用不同的预测模型方程应考虑到各方程的适用条件，这样才能充分发挥这些方程对经皮吸收药物的筛选与药物经皮渗透系数的预测的指导意义。

表 2-5 药物经皮渗透系数预测模型方程

模型	提出年份	方程式
Mitragotri 方程	2002 年	$P(cm/s)=5.6 \times 10^{-6}K_{o/w}^{0.7}exp(-0.46r^2)$
Potts and Guy 方程	1992 年	$lgp(cm/s)=0.71lgK_{O/w}-0.0061MW-6.3$
Lien and Gao 方程	1995 年	$lgp(cm/s)=0.84lgK_{O/w}-0.07(lgK_{O/w})^2-0.27H_b-1.84logMW+0.8337$
Barratt 方程	1995 年	$lgp(cm/s)=0.82lgK_{O/w}-0.0093MV-0.039MPt-5.9163$
Potts and Guy 方程	1995 年	$lgp(cm/s)=0.0256MV-1.72\sum \alpha_2^H-3.93\sum \beta_2^H-4.85$
Abraham 方程	1995 年	$lgp(cm/s)=-0.59\pi_2^H-0.63\sum \alpha_2^H-3.48\sum \beta_2^H+1.79V_x-5.05$
Abraham 方程	1999 年	$lgp(cm/s)=0.44R_2-0.49\pi_2^H-1.48\sum \alpha_2^H-3.44\sum \beta_2^H+1.94V_x-5.13$

注：P 为经皮渗透系数；$K_{o/w}$ 为正辛醇/水分配系数；MW 为分子量；Hb 为氢键数量；MV 为分子体积；MPt 为熔点；$\sum\alpha_2^H$ 为溶质氢键酸性；$\sum\beta_2^H$ 为溶质氢键碱性；π_2^H 为溶质偶极性/极化率；V_x 为 McGowan 特征分子体积；R_2 为摩尔遮光率。

Mitragotri 方程（2002 年）是相对比较简单的预测方程，其假设药物通过皮肤进入体内主要存在两个平行的途径，即亲脂性途径和水性孔道途径。认为亲脂性小分子药物经细胞间质通路进入体内并不是单纯的扩散过程，需要通过曲折的空隙，并基于菲克扩散与定标粒子理论建立了多孔扩散模型。

最常见的预测方程是 Potts-Guy 方程（1992 年），其假设药物在皮肤内的渗透过程是溶解与扩散过程。该模型方程是基于 93 个化合物结果回归得到，统计数据尚不全面。随着药物亲脂性增强，药物分配进入皮肤越容易，因此渗透系数变大；但当分子量增大时，药物扩散进入皮肤反而减少。

（二）药物经皮渗透的动力学

药物通过皮肤的渗透一般认为是一个被动扩散过程，常用 Fick's 扩散定律来描述。它将皮肤看作是一个均质膜，药物通过皮肤很快被毛细血管吸收进入体循环，因此药物在皮肤内表面的浓度很低，即符合扩散的漏槽条件[27]。假如应用于皮肤表面的药物是饱和系统，在扩散过程中药物浓度保持不变，则通过皮肤的药物累积量 M 与时间 t 的关系为：

$$M=\frac{DC_0'}{h}t-\frac{hC_0'}{6}-\frac{2hC_0'}{\pi^2}\sum_{n=1}^{\infty}\frac{(-1)^n}{n^2}\exp(-\frac{Dn^2\pi^2}{h^2}t)$$ （公式 2-6）

式中，D 是药物在皮肤内的扩散系数，单位为 cm^2/s；C_0' 为皮肤最外层组织中的药物浓度；h 是皮肤厚度；π 是常数；n 是从 1 到 ∞ 的整数，根据计算的精度要求而定。

$M-t$ 关系是一条曲线。当时间充分大时，2-6 式中的右边第三项可略去，则

$$M=\frac{DC_0'}{h}\left(t-\frac{h^2}{6D}\right)$$ （公式 2-7）

此式表达药物通过皮肤的扩散达到稳态时的 $M-t$ 关系。由于皮肤最外层组织中的药物浓度 C_0' 一般不能测得，而与皮肤接触的介质中的药物浓度 C_0 可知，当 C_0' 与 C_0 达分配平衡时，可由分配系数 k 求得 C_0'：

$$C_0'=C_0K$$ （公式 2-8）

将式 2-8 代入式 2-7，并进行微分，可得稳态渗透速率（J）：

$$J=\frac{dM}{dt}=\frac{DKC_0}{h}$$ （公式 2-9）

J 就是药物累积渗透量—时间曲线的直线部分的斜率。式 2-9 中的 DK/h 称作渗透系数 P，单位是 cm/s，它表示渗透速率与药物浓度之间的关系，即

$$J=PC_0$$ （公式 2-10）

如果皮肤内表面所接触的不是"漏槽"，则渗透速率与皮肤两边的浓度差 ΔC 成正比，即 $J=P\Delta C$ （公式 2-11）

式 2-7 中当 $M=0$ 时的时间，称为时滞 T_1：

$$T_1=\frac{h^2}{6D}$$ （公式 2-12）

实际上皮肤不是一个均质膜，它是由角质层、活性表皮和真皮组成的多层组织，每层组织的渗透性能不一样，各有一个渗透系数，将渗透系数的倒数称作扩散阻力，则皮肤总扩散阻力 R_T 是每层组织扩散阻力之和，即

$$R_T=\frac{h_{SC}}{D_{SC}K_{SC}}+\frac{h_E}{D_EK_E}+\frac{h_D}{D_DK_D}$$ （公式 2-13）

式中下标 SC、E 和 D 分别表示角质层、活性表皮和真皮。由于角质层屏障的扩散阻力比其他二层组织大得多，即角质层决定了整个皮肤的屏障性能，则：

$$P=\frac{K_{SC}D_{SC}}{h_{SC}}$$ （公式 2-14）

假如考虑药物渗透通过皮肤时有两个平行途径，即通过表皮途径及通过附属器途径，则药物总渗透速率是两个途径速率之和。因活性表皮与真皮的性质相近，可总称为活性组织，药物的稳态渗透速率 J 为：

$$J=\left[F_{SC}\left(\frac{D_{SC}D_{Vt}K_{SC}}{h_{SC}D_{Vt}+h_{Vt}D_{SC}K_{SC}}\right)+F_f\left(\frac{D_fD_{Vt}K_f}{h_fD_{Vt}+h_{Vt}D_fK_f}\right)\right]\Delta C \qquad （公式 2-15）$$

式中 F 为渗透途径的面积分数，下标 SC、v_t、f 分别表示角质层、活性组织与附属器途径。方括号内第一项是通过表皮途径的作用，第二项是附属器途径的作用，二项之和是总的渗透系数 P。

虽然药物经皮吸收动力学研究的文献较多，但一般使用微积分建立模型，且部分微积分方程无法得到精确解，只能通过计算机模拟的方式估算。此外，动力学研究所需的数据十分有限，同一皮肤样本所测数据稀少，数学模型能否准确预测还有待验证。

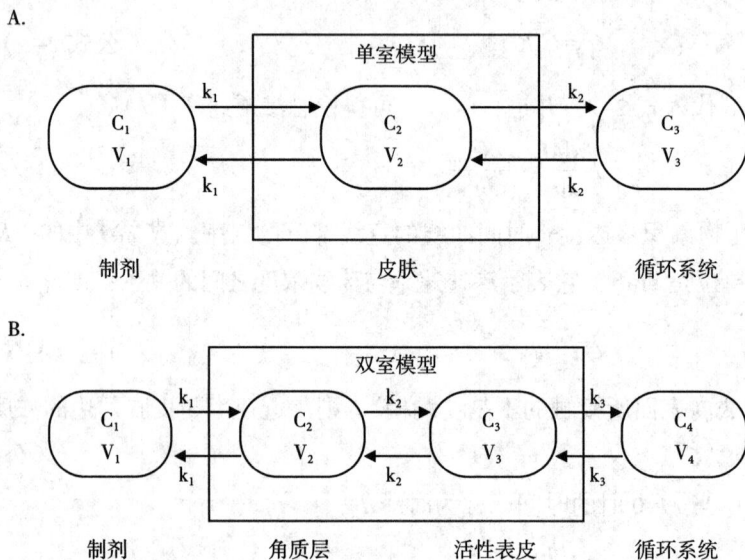

图 2-6　皮肤单室模型（A）和双室模型（B）示意图（C：药物浓度；V：室体积）

目前预测药物经皮吸收动力学特征的模型，大多是在扩散模型与室模型的基础上[28]（见图 2-6），采用菲克扩散理论、定标粒子理论、拉普拉斯转换的方法进行转换，最后通过有限差分法、直线法、有限元法、有限体积法、随机游动法等进行数值计算。根据使用范围的不同，模型的着重点也有所不同，有些针对水溶性药物的经皮给药，有些针对脂溶性药物的经皮给药。

第五节 给药系统对药物经皮吸收的影响

给药系统的组成不仅对药物的释放速率，而且对角质层的水化程度、药物与皮肤类脂的混合及皮肤的渗透性均有影响。

一、药物剂量的影响

用于经皮给药制剂的药物一般都是剂量小、半衰期短需要频繁给药的，或用常规口服或注射剂型后药效低或具有严重副作用的药物。一般药物的日剂量最好在几毫克的范围内，不超过 20 mg。药物经皮吸收是被动扩散过程，所以随着皮肤表面层药物浓度的增加，渗透速率亦随之增大，即药物的浓度或给药面积会影响药物的经皮吸收的程度。

二、剂型因素的影响

给药系统的剂型能影响药物的释放性能，进而能够影响药物的透皮速率。药物释放越快，则越有利于药物的经皮吸收。

软膏剂、乳膏剂、洗剂、凝胶剂等传统外用剂型中，凝胶剂、乳膏剂的药物一般释放较快。例如丁酸氢化可的松制成 0.25% 浓度的 O/W 霜剂和乙醇溶液两种制剂，在皮肤表面上作渗透速率试验；结果发现，乙醇溶液用于皮肤表面后，虽乙醇蒸发，但渗透通过皮肤的量大于 O/W 霜剂。时琳等[29]制备了 3 种不同基质的黄连素软膏，以小鼠离体去毛皮肤为渗透膜进行体外透皮扩散实验；结果发现，乳剂型黄连素软膏的吸收率最高，其次是水溶性，油脂型最差，说明中药外用膏剂的基质类别对药物的透皮吸收有明显的影响。

陈莉等[30]以雄性大鼠背部皮肤为渗透屏障，采用 Franz 扩散池比较不同制剂中绿原酸的透皮特性，对绿原酸溶液、微乳和凝胶的体外透皮特性进行对比研究。结果表明，绿原酸 3 种制剂的累积渗透量 Q_n 与时间 t 有较好线性关系。微乳及凝胶组 24 h 的累积渗透量 Q_{24h} 分别为溶液组的 7.71 倍和 7.49 倍，其透皮速率常数 J 分别为 7.98 倍和 7.50 倍，且累积透过百分率分别为 2.63 倍和 2.16 倍，即微乳、凝胶等新剂型有利于绿原酸经皮渗透。

三、制剂组成的影响

某些基质成分在皮肤给药的过程中与皮肤相互作用从而影响皮肤的透过性，改变皮肤的屏障作用，如处方中的表面活性剂、系统的 pH 等都会影响药物的经皮吸收。此外，基质影响药物的溶解状态，通常药物在基质中完全溶解比存在未溶固体颗粒释放得快。体内外试验证明，选择那些对穿透分子亲和力低并恰好能够溶解药物的基质有利于药物的释放。基质对药物经皮吸收影响的强弱顺序为：油 / 水型＞水 / 油型＞动物油＞羊毛脂＞植物油＞烃类，一般药物在乳剂型基质中释放、穿透、吸收最快。

姜颖娟等[31]以离体大鼠皮肤为屏障，考察了甘石青黛膏全方与拆方以及不同基质下靛蓝及靛玉红的体外经皮渗透行为，探讨不同药物配伍与不同基质对其透皮效果的影响。橄榄油基质对软膏中靛蓝的渗透效果影响较凡士林基质明显，而二者对靛玉红的影响没用显著性差异。结果表明，不同药物配伍与不同基质对甘石青黛膏中靛蓝及靛玉红的透皮吸收均有影响。

离子型药物难以透过角质层，通过加入与药物带有相反电荷的物质，形成离子对，使其容易分配进入角质层类脂。当它们扩散到水性的活性表皮内，解离成带电荷的分子继续扩散到真皮。如双氯酚酸、氟比洛芬等强亲脂性药物与有机胺形成离子对后，可显著增加其经皮透过量[32]。pH 值能影响离子型药物的解离和对皮肤的渗透性。如麻黄素（$pK_a = 9.65$）与东莨菪碱（$pK_a = 7.35$）的透皮速率在 pH 值比它们的 pK_a 高 1~2 个 pH 单位内，pH 升高透皮速率增大，在此范围以外，药物全部以分子形式存在，进一步增加 pH 对药物的渗透性无显著影响。

透皮吸收促进剂是指能渗透进入皮肤，降低药物通过阻力，促进药物制剂中的主药更快或更多地透入皮肤内或透过皮肤进入循环系统，从而发挥局部或全身治疗作用的材料。按一定比例配成的多元经皮吸收促进剂往往会产生比单一经皮吸收促进剂更好的效果。多元组合包括经皮吸收促进剂之间组合，如天然或合成经皮吸收促进剂的多元组合；助透剂如丙二醇、乙醇等与经皮吸收促进剂之间也可得到良好组合。并非多元都比单一经皮吸收促进剂效果好，还与药物的溶解性等理化性质有关。不同促透剂即使浓度相同，对同一药物经皮吸收也可能会产生不同的促透效果。

张瑞涛等[33]研究了同分异构体厚朴酚与和厚朴酚在不同促透剂条件下渗透动力学参数的差异性，以氮酮为促透剂时厚朴酚比和厚朴酚的透皮性能较好，薄荷醇对厚朴酚与和厚朴酚具有较为相似的促透作用；促透剂 Transcutol P 对厚朴酚具有明显的抑制作用，对和厚朴酚具有较强的促透作用；结果表明，3 种促透剂对厚朴酚与和厚朴酚的促透作用均呈现结构性差异。

四、制剂工艺的影响

制剂加工工艺的不同，对于制剂中药物的释放具有明显影响，从而影响药物的经皮吸收速率。如王森等[34]采用超微粉碎技术制备虎杖超微粉，以麻油为基质将其制成超微虎杖膏，以离体小鼠皮肤为渗透屏障进行体外透皮吸收实验。结果表明，超微粉碎能显著促进超微虎杖膏中虎杖苷和白藜芦醇经皮渗透，累积透过量分别比普通粉虎杖膏提高 6.8、2.1 倍，透皮速率分别提高 4.7、1.3 倍；但超微粉并未显著促进大黄素的透皮吸收，其累积透过量和透皮速率仅比普通粉虎杖膏分别提高 1.1、1.2 倍，其差异没有显著性。究其原因，可能与超微粉碎促进有效成分溶出以及有效成分的理化性质不同有关。首先虎杖超微粉碎后，与普通粉比较粒径小，药材破壁率更高，软膏基质主要为麻油，可视为脂溶性溶剂，有利于有效成分在软膏基质中溶出，从而促进虎杖苷和白藜芦醇的透皮吸收。

五、中药复方配伍的影响

中药的经皮吸收有其自身的特点，药材所含某一成分透皮吸收量不仅受药材本身所含其他成分对其透皮吸收影响，还受配伍药味的影响。中药中有效成分单体或单味中药的透皮情况往往不能完全反映复方的透皮吸收情况。

杨华生等[35]从经皮转运角度研究制川乌 - 白芍配伍协同增效作用机制。以昆明种小鼠为实验对象，分别经皮给予白芍凝胶、制川乌 - 白芍凝胶和白芍 - 氮酮凝胶，采用皮肤微透析取样技术结合 HPLC 方法测定皮肤组织中芍药苷的浓度，并采用扫描电镜考察药物对小鼠皮肤角质层的影响。与白芍凝胶组比较，制川乌 - 白芍凝胶组 AUC_{0-t} 和 C_{max} 均显著增大，T_{max} 明显缩短。扫描电镜观察结果发现制川乌作用皮肤后，角质层细胞间隙明显增加，且与氮酮对皮肤的作用类似。制川乌 - 白芍配伍能显著提高芍药苷的透皮吸收，达到配伍"增效"的目的，这可能与制川乌降低角质层的屏障作用有关。

王艳宏等[36]研究了不同配伍组方对麻黄细辛附子汤（MXF）体外经皮渗透行为的影响。结果表明，不同配伍组方对 MXF 中各指标成分的经皮吸收有影响，且对不同成分的影响程度不同；成分不同，经皮吸收效果也不同。细辛对盐酸麻黄碱、盐酸伪麻黄碱、苯甲酰新乌头原碱、苯甲酰次乌头原碱和苯甲酰乌头原碱的经皮吸收具有一定的促进作用，附子对盐酸麻黄碱和盐酸伪麻黄碱的经皮吸收均有一定抑制作用，麻黄和附子均会对甲基丁香酚的经皮吸收起到显著抑制作用。

参考文献

[1] 李斌，陈达灿. 中西医结合皮肤病学（第三版）[M]. 北京：中国中医药出版社. 2017.

[2] Vitorino C, Sousa J, Pais A. Overcoming the skin permeation barrier challenges and opportunities [J]. Curr Pharm Des. 2015, 21：2698–2712.

[3] 曹畅，华薇，李利. 表皮细胞间脂质、板层小体对皮肤渗透性屏障影响的研究进展[J]. 中国皮肤性病学杂志. 2017, 31：1027–1029.

[4] 耿清伟，宋秀祖. 板层小体在皮肤渗透屏障形成中的作用[J]. 中华皮肤科杂志. 2018, 51：163–164.

[5] 金琪雯，张峻颖，吴春勇，等. 皮肤中转运蛋白对药物透皮吸收的作用[J]. 医药导报. 2018, 37：794–799.

[6] 何星垚，王晖. 药物经皮吸收数学模型研究进展[J]. 中国药理学通报. 2015, 31：596–600.

[7] 陆彬. 药物新剂型与新技术：第2版[M]. 北京：人民卫生出版社. 2005.

[8] 张何，高明春，姚苏宁. 实用美容药物[M]. 湖北：华中科技大学出版社，2016.

[9] 朱全刚，胡晋红，曾华武. 皮肤羧酸酯酶代谢的立体选择性[J]. 药学学报，2005；40：322–326.

[10] Ahmed S, Imai T, Yoshigae Y, et al. Stereospecific activity and nature of metabolizing esterases for propranolol prodrug in hairless mouse skin, liver and plasma [J]. Life Sci. 1997, 61：1879–1887.

[11] Roskos KV, Maibach HI, Guy RH. The effect of aging on percutaneous absorption in man [J]. J Pharmacokinet Biopharm. 1989, 17：617–630.

[12] 梁秉文，刘淑芝，梁文权. 中药经皮给药制剂技术：第4版[M]. 北京：化学工业出版社. 2013.

[13] Todo H. Transdermal Permeation of Drugs in Various Animal Species[J]. Pharmaceutics. 2017,9, doi：10.3390/pharmaceutics9030033.

[14] 黄小平，万新祥，王卓斌，等. 猪不同部位皮肤与人体皮肤对药物渗透性的比较[J]. 中国医院药学杂志. 1997, 17：309–310.

[15] 裘炳毅，高志红. 现代化妆品科学与技术：下册[M]. 北京：中国轻工业出版社. 2016.

[16] 沈腾，徐惠南，丁广斌. 人体不同部位皮肤对川芎嗪的体外渗透速率[J]. 复旦学报（医学

科学版）. 2001, 28：354–355, 357.

[17] 薛冰心. 影响药物经皮吸收的客观因素 [J]. 中国现代医学杂志. 2010, 20：2479–2483, 2487.

[18] 丁美红, 吴怡, 万浩芳, 等. 参黄散经神阙穴与非穴位敷贴在新西兰兔血浆中的药代动力学比较 [J]. 中华中医药杂志. 2018, 33：2321–2326.

[19] Hao J, Ghosh P, Li SK, et al. Heat effects on drug delivery across human skin [J]. Expert Opin Drug Deliv. 2016, 13：755–768.

[20] 吕青志, 于爱华, 席延卫, 等. 喷昔洛韦固体脂质纳米粒的制备及其经皮渗透作用 [J]. 山东大学学报（医学版）. 2009, 47：101–105.

[21] 王琳, 李国锋, 胡文军, 等. 糖尿病大鼠皮肤的组织学改变及其对糖皮质激素药物经皮吸收的影响 [J]. 药学学报. 2010, 45：114–119.

[22] Lenn JD, Neil J, Donahue C, et al. RNA Aptamer Delivery through Intact Human Skin [J]. J Invest Dermatol. 2018, 138：282–290.

[23] 时军, 张慧迪, 黄嗣航, 等. 咪喹莫特油水分配系数及其与透皮吸收速率常数的相关性研究 [J]. 广东药学院学报. 2016, 32：672–674.

[24] 李樑, 王歆悦, 肖华帅, 等. 分子极性对二氢吡啶类钙拮抗剂凝胶透皮性能的影响 [J]. 华西药学杂志. 2018, 33：149–152.

[25] Lian G, Chen L, Han L. An Evaluation of Mathematical Models for Predicting Skin Permeability [J]. J Pharm Sci. 2008, 97：584–598.

[26] Chen CP, Chen CC, Huang CW, et al. Evaluating Molecular Properties Involved in Transport of Small Molecules in Stratum Corneum：A Quantitative Structure–Activity relationship for Skin Permeability [J]. Molecules. 2018, 23：911.

[27] 胡晋红. 皮肤药理学 [M]. 北京：化学工业出版社. 2008.

[28] Selzer D, Neumann D, Schaefer UF. Mathematical models for dermal drug absorption [J]. Expert Opin Drug Metab Toxicol. 2015, 11：1567–1583.

[29] 时琳, 郭桂明, 王敏. 3 种不同基质对黄连素软膏体外透皮吸收的影响 [J]. 世界中医药. 2017, 12：164–167.

[30] 陈莉, 侯成贤, 杨燕飞. 绿原酸溶液、微乳和凝胶的透皮特性与皮肤刺激性研究 [J]. 遵义医学院学报. 2017, 40：119–123.

[31] 姜颖娟, 蔡玲玲, 汤化琪, 等. 不同药物配伍与不同基质对甘石青黛膏经皮吸收的影响 [J]. 环球中医药. 2017, 10：532–535

[32] 孟胜男, 胡容峰. 药剂学 [M]. 北京：中国医药科技出版社. 2016.

[33] 张瑞涛, 吴振刚, 赵军, 等. 厚朴酚与和厚朴酚透皮吸收的差异性 [J]. 医药导报.

2018，37：654-658．

［34］王森，欧水平，赵萍，等．超微粉碎对虎杖膏透皮吸收和流变性的影响［J］．中草药．2017，48：2425-2430．

［35］杨华生，黎晓丽，吴维刚，等．在体皮肤微透析分析制川乌－白芍配伍对芍药苷局部药代动力学的影响［J］．中国实验方剂学杂志．2017，23：80-84．

［36］王艳宏，赵雪，刘书博，等．不同配伍组方对麻黄细辛附子汤体外经皮渗透行为的影响［J］．中国实验方剂学杂志．2018，24：1-8．

第三章　药物经皮吸收研究方法

在经皮给药系统的研究中，选择合适的体内外渗透实验方法来研究药物经皮的吸收、代谢过程尤为重要。药物经皮吸收过程是一个复杂的过程，经皮给药制剂的评价包括体内评价、体外评价，其中体外评价包括含量测定、体外释放度检查、体外经皮渗透性的测定等，体内评价主要是指生物利用度测定和体内外相关性研究。

第一节　体外渗透实验

一、实验用皮肤

实验用皮肤通常有人体皮肤、动物皮肤（如大鼠、小鼠、裸鼠、家兔、豚鼠、小猪、猴等）、人工合成膜和人工培植皮肤（Cultured skin）。

（一）皮肤的选择

经皮渗透性的最佳数据是采用人类皮肤进行研究，但是，从伦理道德角度来看，不能随意采用人体进行实验研究，使人体皮肤组织较难获得。在体外经皮渗透实验设计中，皮肤的性质是主要的潜在可变因素，最好采用人的皮肤，皮肤可取自人体某一特定部位，最好是取自临床上给药系统应用部位的皮肤。人体皮肤存在个体差异，年龄、性别、种族、解剖部位等也是可产生差异的因素，因此选择皮肤时应予以考虑[1]。皮肤的整个厚度，有显著的个体差异，并可因部位不同而有很大差别，如躯干背部及臀部较厚，眼睑、耳后皮肤较薄。同一肢体，内侧偏薄，外侧较厚。另外，同一部位的皮肤厚度，也随不同年龄、性别、职业、工种的不同而有差别。通常情况下，人体各部位渗透速度按下列顺序依次增加足底、前臂、脚背、头皮、腹股沟、阴囊、耳后。乔元等[2]选用水囊引产的足月婴儿皮肤进行当归挥发油透皮性能及促透机制研究。足月引产的婴儿皮肤，其表皮厚度已达 53~78 μm，角质厚度 24~42 μm，具有一定结构、性能及厚度，是一种较理想的透皮研究材料。

动物皮肤具有与人体皮肤相似的结构，但两者渗透性质存在一定差异，相关研究显示，虽然一些动物皮肤比人体皮肤的渗透性更强[3]，但其存在一定相关性，从而可根据动物皮肤模型推测药物在人体皮肤的渗透特性，加之来源方便且数量相对充足等优点，因此，体外经皮通透性实验中最常用动物皮肤模型。不同种属动物皮肤组织结构不尽相同，其中猪的皮肤大体解剖上与人类十分相似，有许多研究探讨了不同种属动物皮肤对化学物质的通透性，包括无毛小鼠、大鼠、家兔、小猪、豚鼠、恒河猴等，结果表明大鼠和家兔的皮肤通透性明显高于人类和小猪。从取样角度来看，裸鼠皮肤与内脏不粘连，移取大片厚度均一的全皮最容易做到，故近年来裸鼠皮肤被广泛地应用于经皮渗透研究。刘强等[4]通过比较小鼠、裸鼠、家兔、大鼠、人体皮肤等不同来源皮肤对黄芩苷贴片的经皮渗透行为，研究表明裸鼠皮肤较为理想。张英丰等[5]考察大鼠正常腹部、背部皮肤及经采用胶带剥离法制备的去角质层腹部、背部皮肤的透皮吸收特性，结果除去角质层的腹部及背部皮肤比相应部位的正常皮肤的透皮速率常数有明显增加，且皮肤中药物释放速率常数也大于相应部位的正常皮肤。陈晓莉等[6]研究如意金黄贴膏中小檗碱在小鼠背部和腹部皮肤的渗透速率，证实了小鼠腹部皮肤对小檗碱的渗透优于背部。

人工合成膜则具有稳定性好，批间均匀度高，且使用较方便等优点，可通过改变实验条件，准确考察其对药物经皮渗透性的影响，但是其不足之处在于与皮肤结构特征差异性较大，实验数据与在体实验结果相差较远。常用的人工膜有半渗透性的玻璃纸，EVA 膜、醋酸纤维素膜等。离体皮肤方法研究药物皮肤渗透比人工膜方法更接近人体生理条件，但皮肤中某些成分实验过程中溶入接受液后会对药物含量分析造成干扰，人工膜方法则无此缺点。

人工培植皮肤系指采用人工培育角质细胞（Keratinocytes）的方法，生成具有一定功能的皮肤组织。如 Logan 公司在胶原涂层上培育角质细胞，生成具有表皮层的人工皮肤，用以进行皮肤渗透性、皮肤水合性能、皮肤代谢、表皮分化，以及皮肤安全性（皮肤刺激性、皮肤腐蚀性、光毒性、真皮基因毒性）等研究。在以氯胺酮贴片进行的体外透皮行为比较研究中发现，该人工培植皮肤与正常人体皮肤相比，药物在 48 h 的皮肤透过量相似。

（二）皮肤的处理

有毛动物皮肤需除去毛，以免影响药物与皮肤的接触效果，带来实验误差。一般采用电须刀剪去毛发。也有采取脱毛剂除毛，由于脱毛剂可使某些有效成分快速分解，因此需考察脱毛剂是否对有效成分产生影响[7]。在实验过程中，在脱毛结束以后清洗小鼠身上脱毛剂的时候，应该仔细用略高于小鼠体温的温水仔细清洗皮肤表面，防止脱毛剂残留而影响实验结果。

经皮渗透实验中有时需研究药物在皮肤各层组织中的渗透特性，因此需要将表皮与真皮分离，其分离方法可以分为：

1. 热分离，可得到表皮层、角质层。将皮肤浸于 60℃水中 45 秒，或夹在预先加热的金属板中间直接分离，可以移取表皮，进一步处理得到角质层。

2. 化学分离，采用一些化学试剂（如胰肰酶、氢氧化钠、甲酸、溴化钠、乙二胺四乙酸等）处理而得以分离，同时谨慎控制使用浓度及处理时间，以免引起皮肤的损伤。

3. 物理分离，电动植皮刀剥离皮肤可以控制不同厚度。

在制备皮肤时，生物膜可能会受到物理、化学方面的创伤，这些伤害甚至通过显微镜也难以察觉，因此，在扩散实验前必须对皮肤薄膜的完整性进行验证。最有效的方法是用一个已知渗透速度的化合物对薄膜进行渗透性实验，测定结果比"正常值"高，则表明薄膜受到损伤。

（三）皮肤的保存

经皮渗透实验研究中的皮肤最好现取现用，但在实际操作中，难免会有需要保存皮肤的情况出现，皮肤的保存方法首选是低温或冷冻，大量实验结果表明，冷冻 – 解冻过程对多数药物的通透动力学几乎没有影响，但如果对皮肤样品反复地冷冻 – 解冻，会造成皮肤角质层的脱落，从而使皮肤的通透性急剧变大。临床也有将移植皮肤置于含有抗生素的生理盐水或组织培养液中于 4℃保存。

（四）离体皮肤完整性的验证

离体皮肤在保存过程中常常受到物理、化学等方面的创伤，有时通过显微镜亦难以察觉，而病态的皮肤会影响渗透性能，因此，在扩散试验前必须对离体皮肤的完整性进行验证。

离体皮肤可通过显微镜检查其表面形态验证其完整性。当损伤比较轻微就必须采用更灵敏的方法，可用同一模型扩散分子对保存前后的皮肤进行渗透性试验，如渗透速度升高则表明皮肤受到损伤。扩散分子应具备以下条件：①无色、无毒，渗透能力适当；②与皮肤不发生反应，无储积效应；③对皮肤不造成不可逆的变化；④不影响随后的测定。

二、体外释放试验

（一）释放试验方法

药物发挥作用的第一步是从制剂中释放，体外释放是制剂的基本性能之一。体外释放试验可在直立式扩散池中进行。

1. 方法一

参照《中国药典》2015 年版四部中 0931 溶出度与释放度的测定法的第四法，将溶出介质加入到溶出杯中，预热至 32℃ ±0.5℃，将透皮贴剂固定于两层碟片之间（图 3-1 左）或网碟上（图 3-1 右），溶出面朝上，保持平整。将网碟水平放置于溶出杯下部，网碟与浆底旋转面平行，两者相距 25 mm ± 2 mm，在规定取样时间点取样并及时补充等体积等温的溶出介质。

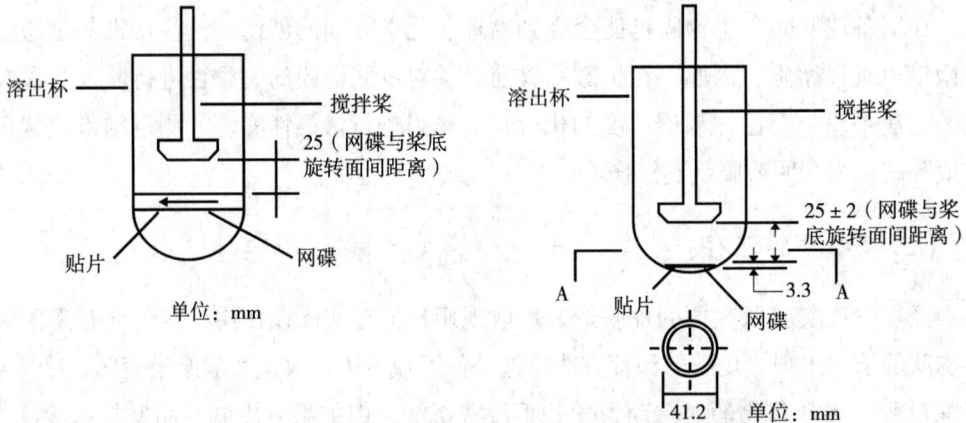

图 3-1 浆碟法装置（左：浆碟法方法 1，右：浆碟法方法 2）

2. 方法二

参照《中国药典》2015 年版四部中 0931 溶出度与释放度的测定法的第五法，将溶出介质加入到溶出杯中，预热至 32℃ ±0.5℃，透皮贴剂除去贴剂的保护套，将有黏性的一面置于一片铜纺上，铜纺的边比贴剂的边至少大 1 cm。将贴剂的铜纺覆盖面朝下放置于干净的表面，涂布适宜的胶黏剂于多余的铜纺边。仔细将贴剂涂胶黏剂的面安装于转筒外部，使贴剂的长轴通过转筒的圆心。挤压铜纺面除去引入的气泡。将转筒安装在仪器中，保持转筒底部距溶出杯内底部 25 mm ± 2 mm。在规定取样时间点取样并及时补充等体积等温的溶出介质。见图 3-2。

3. 方法三

透析袋法，其原理是透析膜具有对一定大小的分子量具有截留作用，药物释放后，由于分子量相对较小可以迅速透过透析膜，进入释放介质中，而大分子物质则被截留在透析膜内。

（1）透析袋预处理：将透析袋置沸水中 10 分钟，取出，用蒸馏水清洗干净，剪成适宜大小，置低温中保存（透析袋最好不要直接接触皮肤，以免皮肤油脂堵塞透析膜）。

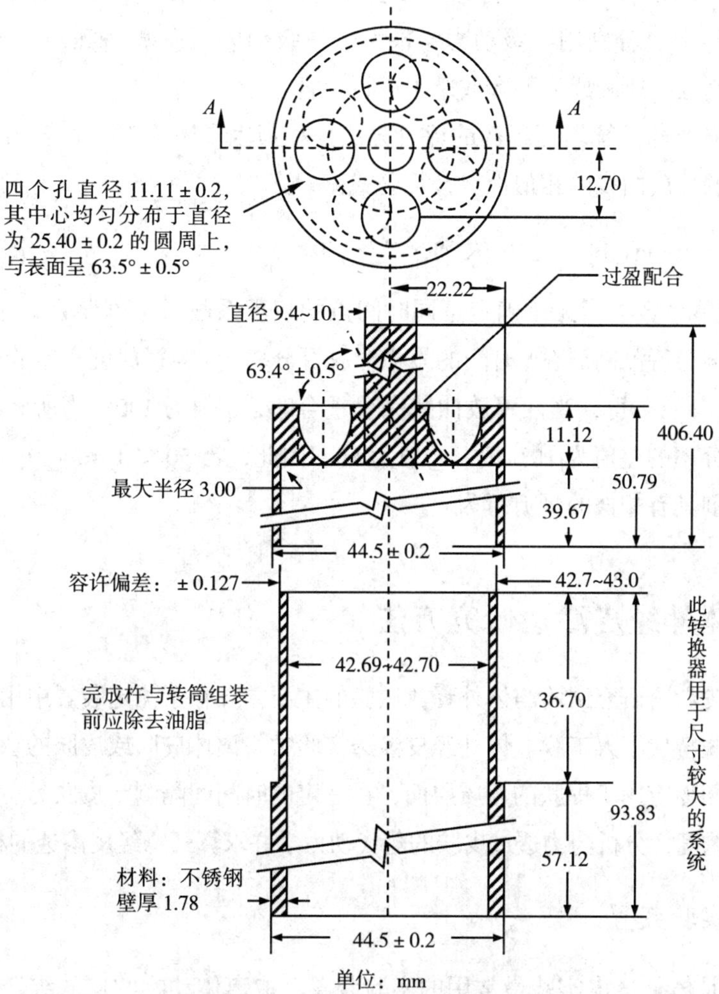

四个孔直径 11.11±0.2，其中心均匀分布于直径为 25.40±0.2 的圆周上，与表面呈 63.5°±0.5°

12.70

22.22

过盈配合

直径 9.4~10.1

63.4°±0.5°

11.12

406.40

50.79

39.67

最大半径 3.00

44.5±0.2

42.7~43.0

容许偏差：±0.127

42.69~42.70

完成杆与转筒组装前应除去油脂

36.70

93.83

此转换器用于尺寸较大的系统

57.12

材料：不锈钢壁厚 1.78

44.5±0.2

单位：mm

图 3-2　转筒法搅拌装置

（2）扩散池：取 6 个 Franz 扩散池将磁转子置于接收池中，在供给池和接收池中放上半透膜，用夹子将接收池与供给池夹紧，供给池和接收池之间的缝隙用石蜡密封，防止扩散仪中的液体进入扩散池中，供给池顶部用保鲜膜密封。

（3）释放试验：供给池上均匀涂抹制备好的外用制剂，接收池中加入接收液，接收液事先过滤，接收池中不能留有气泡。设置温度为 32℃±0.5℃，调节转速，于设定时间点取样，并及时补充空白接收液补足接收池。

（二）实验数据的处理

外用制剂的释放一般属于$\sqrt{t}$型，将释放实验每个样品的药物浓度换算成各个时间的单位面积的累积释放量，将它与相应时间的平方根作图，得一条直线，直线的斜率为释放速率。分别用零级动力学模型、一级动力学模型、Huguchi 模型和 R-P 模型对中药制剂中所测成分的释放结果进行拟合。

中药复方释药系统均衡释药的评价方法—相似因子法（f_2）：f_2 值用于考察特定释放条件下的释放曲线的相似性。计算公式：

$$f_2 = 50\log\{[1+\frac{1}{n}\sum_{t=1}^{n}W_t(R_t-T_t)^2]^{-0.5}\times100\} \qquad （公式 3-1）$$

W_t 为权重系数（当无法确定不同时间点的权重系数时，可设为 1）；R_t 和 T_t 分别为参比制剂与待测制剂在 t 时间的累积释放百分率；n 为释放度实验的取样次数。

由公式（3-1）得，当两释放曲线完全重合时，f_2 值为 100；当所有时间点平均累计释放百分率的差值为 10% 时，f_2 值为 50。因此，当 $50 \leq f_2 \leq 100$，表示参比制剂与待测制剂具有相似的释放行为。

三、体外经皮渗透研究方法

体外经皮渗透研究试验与体外释放试验的主要差异在于测定装置中用人体或者动物的离体皮肤替代了人工膜。体外经皮渗透实验常将离体皮肤或皮肤的替代物固定于扩散池中，药物应用于皮肤的角质层面，在一定的时间间隔测定皮肤另一面接收液中待测药物的浓度，分析药物透过皮肤的药代动力学并求算药物经皮渗透的相关参数。

（一）实验装置

扩散池是体外透皮实验最常用的实验装置，取离体动物的皮肤结合扩散池，模拟体内条件，根据研究目的选用不同类型的扩散池。常用的扩散池有三种类型：单室（如 Franz 扩散池）、双室（如 Valia-Chien 扩散池）和流通扩散池。

1. 立式扩散池

Franz 扩散池和改良的 Franz 扩散池（图 3-3）是垂直的单室扩散池，主要用于贴膏和半固体制剂的体外透皮速率研究。该装置主要由供给室，接受室，磁力搅拌子和恒温水夹层等组成。半透膜或离体皮肤夹于供给室和接受室之间，用池夹夹紧。在向接受池加入接收液时，要排净气泡，否则渗透面积会发生改变，影响实验结果。透皮控释机制和药物释放研究过程中发现 Franz 扩散池的设计存在一些不足之处，不能满足溶液流体动力学、混合效应、药物释放和透皮吸收的温度控制等要求。改良的 Franz 扩散池接受室中央部增加，高度减少，扩散层厚度明显降低，在流体动力学边界厚度、溶液温度动力学、皮肤温度动力学、溶液混合效应方面均有明显改进，使搅拌均匀度及温度得到良好的控制，更接近生理状态。

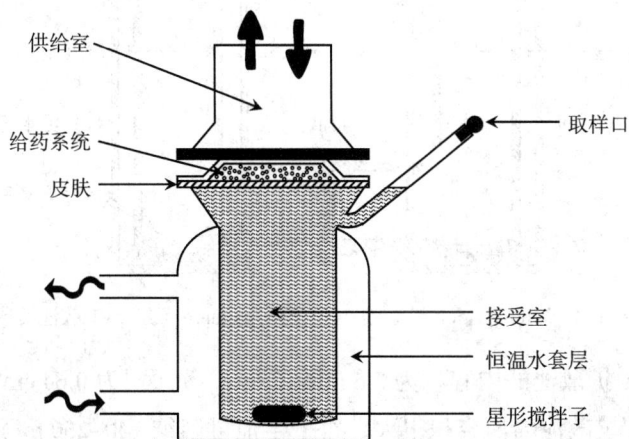

图 3-3　改良 Franz 扩散池

2. 水平双室扩散池

水平双室扩散池常用的为 Valia-Chien 扩散池（图 3-4a）和 Ghannam-Chien 扩散池（图 3-4b），主要用于液体，混悬剂或挥发性药物的体外透皮研究，测定药物通过皮肤或膜的渗透速率、渗透系数和扩散系数。该装置由两个同样的玻璃半室组成，每个半室有独立的磁力搅拌子和恒温水夹层，半透膜或离体皮肤夹于两个半室之间，用池夹固定。扩散池的接受室应有很好的搅拌装置，避免在皮肤内表面形成扩散边界层，可根据搅拌速度与透皮渗透的关系，以确定搅拌速度。接受室的容积应保证符合漏槽条件，即在试验过程中药物的浓度始终低于药物溶解度的 10%。

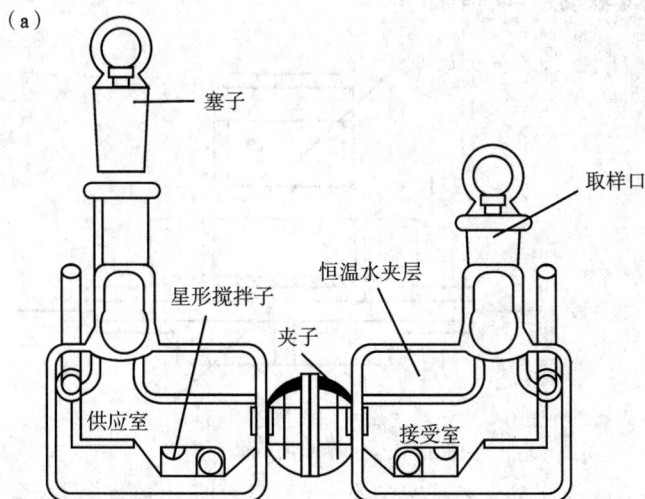

（b）

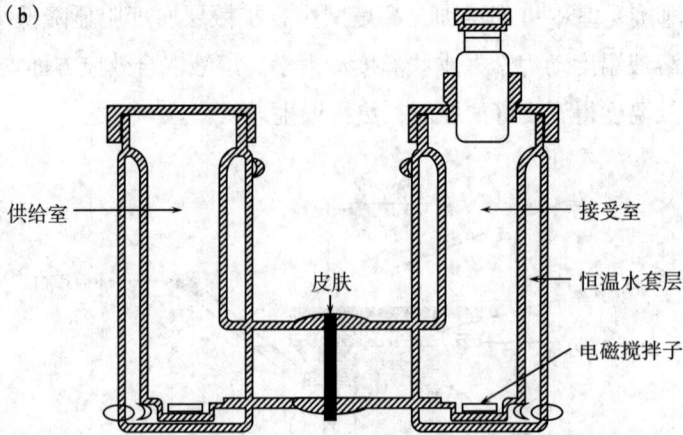

图 3-4　Valia-Chien 扩散池（a）与 Ghannam-Chien 扩散池（b）

　　Valia-Chien 扩散池的内容积为 3.5 ml，有效扩散面积为 0.64 cm²，制作较复杂，Ghannam-Chien 扩散池的内容积很大，每个半池可容纳 140~250 ml 溶液，有效扩散面积达到 13.9 cm²。

3. 流通扩散池

　　流通扩散池（图 3-5）采用恒流蠕动泵经由一玻璃贮藏管向接受室内定量输送接收液，再由管的另一侧流出，使接受室保持漏槽条件。流通扩散池的这一设计可以模拟人体的毛细血管的作用，所以与人体内环境最为接近。特别适合溶解度小的药物。该装置接受池的体积是关键问题，经给定时间把接受室的受试药物完全转移，必须使泵入小室的流量远远大于接受池的体积，这就要求接受池的体积要小，以使小室流出的体积容易控制。本装置扩散面积很小（0.26 cm²），通常采用放射性核素标记法测定药物透过量，制作精度要求较高，受残留空气泡的影响也较大，但本装置可以实现数十套联动、自动集样[9]。

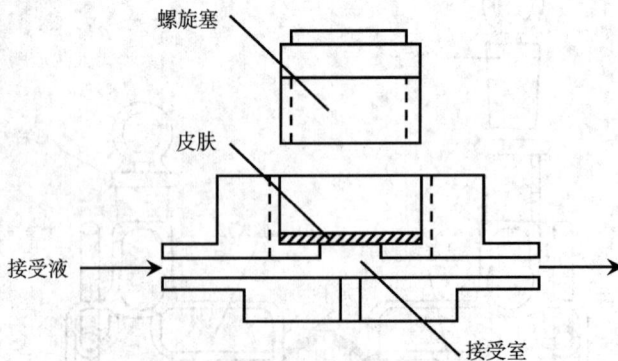

图 3-5　流通扩散池

中药组分经皮吸收实验考察成分复杂，彭程等[10]比较苦参方水提液、纯化提取物溶液、凝胶经皮吸收效果，水提物组与纯化提取物组采用 Valia-Chien 扩散池，凝胶组采用 Franz 扩散池，测定接收液中苦参生物碱含量，研究根据剂型和扩散池特点采用不同扩散池，更好的模拟经皮吸收环境。

（二）接收液

1. 接收液的选择

接收液应在满足漏槽条件下最大程度地接近人的体液环境。接收液应有适宜的 pH 值（7.2~7.3）和一定的渗透压。

目前，最常用的接收液为生理盐水（NS）、林格液等渗磷酸盐缓冲液（IPBS）等。但在很多透皮实验中，由于药物的水溶性较差，不能选用以上几种水溶性接收液，而要选择不同浓度的醇溶液或增溶剂聚乙二醇 400（PEG 400）溶液作为接收液，从而满足疏水性药物溶解度的要求。接收液的 pH 值也应与人的体液环境相似，一般 pH 6.8~7.5 较为理想。

理想的体外透皮试验接收液介质应具备如下几点要求：①漏槽状态：如果接收液介质中药物浓度过高可使药物透皮速率降低，从而影响其经皮渗透性，因此，接收液中的药物浓度通常不能超过其饱和溶解度的 10%；②对皮肤结构没有干扰或破坏作用；③具一定渗透压和 pH 值。可选择作为体外透皮试验接收液的种类较多，目前也还没有统一的约定，文献报道中最常用的接收液是 pH 7.2~7.4 的磷酸盐缓冲液（PBS）。但是，这对于某些药物来说，如在水中溶解度非常低的药物，则不能选择 PBS 或其他水溶液作为接受介质，而有必要在接受介质中加入适宜增溶剂，如适宜浓度的乙醇，其他的接受介质包括牛血清白蛋白（BSA）、苄泽 98（Brij98）、羟丙基 β- 环糊精及非离子型表面活性剂（如泊洛沙姆 188、聚山梨酯 80）等。

由于体外经皮渗透试验往往需要一天以上的时间，有时需要在接收液中加入防腐剂抑制微生物生长。防腐剂的选择原则是不与药物发生反应，不影响渗透性能，不干扰药物浓度的测定。常用的防腐剂有：0.0005%~0.01% 的庆大霉素、PEG 400、0.02% 的苯甲酸钠等。

2. 温度的控制

温度也是影响药物经皮吸收过程的重要因素之一。当温度升高时，细胞膜流动性增强，毛细血管扩张，局部血流量增加，毛孔开放数目和程度亦有所增加，皮肤通透性增强，促进药物的经皮吸收。在透皮扩散实验中，接收液应尽量接近皮肤的表面温度或人体体内温度，皮肤的表面温度为 32℃，人体体内温度为 37℃。实际实验操作时，单室扩散池的水浴温度应维持在 37℃，与人体体内温度一致；双室扩散池的水浴温度应维持在 32℃，与皮肤表面温度一致。

（三）离体皮肤扩散池实验

将离体全皮或皮肤切片安装在扩散池进行渗透和代谢研究，扩散池的供给室和接受室被皮肤样品分开，皮肤温度维持在32℃或37℃。皮肤给药后，从接受室中取样测定指标成分及其代谢物的浓度。接受介质常用缓冲盐溶液，如pH 7.4的磷酸盐缓冲液，能维持扩散实验中大鼠皮肤的活性达24 h。

（四）经皮渗透参数的求算

1. 扩散池初始药物折算峰面积（A_0）

$$A_0 = 测得峰面积 \times \frac{定容体积}{取样体积}/进样量 \times 10 \qquad （公式3-2）$$

2. 渗透折算峰面积（A_n）

根据第 n 个取样点的接收液取样体积（ml）、接收液定容体积（ml）、接收液的测得峰面积，以进样量为10μl计，得出第 n 个取样点的接收液中目标成分峰渗透折算峰面积 A_n。

$$A_n = 测得峰面积 \times \frac{定容体积}{取样体积}/进样量 \times 10 \qquad （公式3-3）$$

3. 累积渗透折算峰面积（Q_A）

$$Q_A = \frac{A_n \times V_1 + \sum_{i=1}^{n-1} A_i \times V_2}{V_1} \qquad （公式3-4）$$

公式中，Q_A—目标成分峰累积渗透折算峰面积；A_n—第 n 个取样点测得的目标成分峰渗透折算峰面积；A_i—第 i（$i=n-1$）个取样点测得的目标成分峰渗透折算峰面积—V_1—接收池的体积（ml）；V_2—第 i 个取样点的取样体积（ml）。

4. 目标成分峰累积渗透百分率（$Q_A\%$）

$$Q_A\% = \frac{Q_A \times V_1}{A_0 \times V_0} \times 100\% \qquad （公式3-5）$$

一式中，$Q_A\%$—目标成分峰累积渗透百分率；Q_A—目标成分峰累积渗透折算峰面积；V_1—接收池的体积（ml）；A_0—扩散池初始药物折算峰面积；V_0—扩散池中药物体积（ml）。

5. 目标成分峰累积渗透百分率—时间零级方程、一级方程

以目标成分峰累积渗透百分率 $Q_A\%$ 对时间 t 进行线性回归得零级方程 $Q_A\%=J_A \times t+B$，所得斜率 J_A 即为目标成分峰透皮速率常数，单位为 h^{-1}，r_1 为零级方程的相关系数。

以目标成分峰累积渗透百分率 $Q_A\%$ 对时间 $t^{1/2}$ 进行线性回归得一级方程 $Q_A\%=J_B \times t^{1/2}+C$，$r_2$ 为一级方程相关系数。

（五）皮肤内药物残留量

药物应用于皮肤上一定时间后，皮肤中药物量与药物的性质及基质的组成有关，与疗效相关联。因此，在体外经皮渗透实验结束后需要测定皮肤内药物残留量。

体外透皮实验结束后，将皮肤从扩散池上取下，剪取有效扩散面的皮肤用适宜溶剂洗涤数次，洗去皮肤表面残留的药物，室温干燥后用胶黏带剥离角质层一次。皮肤称重，剪碎，于组织匀浆器中加入溶剂制成匀浆，高速离心，取上清液进行药物含量测定。

四、体外皮肤代谢试验

（一）离体皮肤灌注模型

1. 离体猪皮瓣的灌注模型

离体猪皮瓣灌流模型（Isolated perfused porcine skin flap, IPPSF）是皮肤药理学研究药物透皮吸收特性及同时发生的皮肤代谢能力的合适模型，也可用于局部药物生物利用度、经皮渗透及毒理动力学评价等研究。IPPSF 采用手术获得岛 – 管状猪皮瓣，皮瓣通过表面的上腹部动脉和相应静脉独立地供给营养。动脉套管插入术 2~6 天，取下皮瓣，并转移至隔离的器官灌注设备（37℃，55% 相对湿度）中，用含有葡萄糖及牛血白蛋白的 Krebs–Ringer 碳酸氢盐缓冲液（95% 氧和 5% 二氧化碳的混合气体充气）灌注，经葡萄糖利用实验和显微镜检查证实皮瓣活性可维持 10~16 h。

IPPSF 模型既保持了完整的角质层物理屏障，又可维持活性表皮部分的代谢功能，同时血管组织灌注模仿了自然血流的灌注。该模型存在皮肤分离过程中的形态改变、手术难度大、费用昂贵等问题。

2. 单向灌注兔耳模型（Single–pass perfused rabbit ear）

该模型（图 3–6）的构建方法是切取下兔耳后，将肉眼可见的主动脉插管，用含 5% 牛血白蛋白和氧饱和缓冲液灌注，通过流出物找出边缘静脉插套管，然后将耳朵移入灌注仪器中。离体兔耳的单程灌注实验与离体猪皮瓣的灌注实验一样，能够同时保持皮肤的完整角质层屏障和代谢活性，可用于局部用药的动力学评价。该模型较体外扩散实验已有较大改进，但实验结果仍难以外推至人。采用外科手术制备异体移植皮瓣（如人皮或组织工程化皮肤移植于无胸腺裸鼠）模型，亦可用于局部药物生物利用度、皮肤代谢、皮肤分布及血流对吸收的影响等机制问题研究，但技术、花费及时间的代价和要求仍较高。

3. 离体猪耳血灌流模型

离体猪耳血灌流模型具有不需要复杂的外科手术、灌流时皮肤不改变形态及血管保持完整等优点，但皮肤活性仅能维持 4 h，并需要复杂的实验设备。

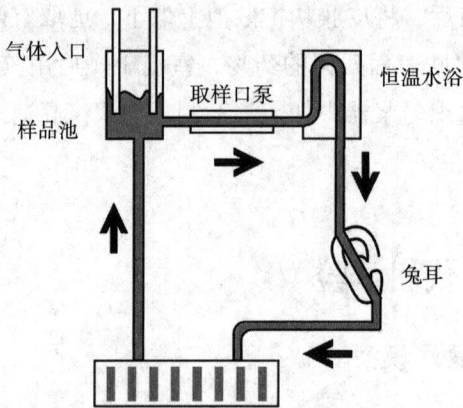

气体入口　样品池　取样口泵　恒温水浴　兔耳

图 3-6　灌注兔耳实验示意图

（二）体外细胞培养实验

随着国外已有 EpiDerm®、SkinEthic®、EpiSkin®等多种组织工程皮肤获得商品化，应用这些组织工程皮肤研究药物或化妆品等经皮吸收的报道也越来越多，组织工程皮肤作为经皮吸收模型具有非常广阔的应用前景。但是组织工程皮肤通常采用新鲜分离的健康人皮肤细胞构建，由于健康人皮肤来源有限，且供体间的差异可导致细胞间的不同，所构建组织工程皮肤的应用受到很大限制。目前已研究的组织工程皮肤细胞来源包括了常规分离皮肤角质形成细胞、表皮干细胞及角质形成细胞系等。HaCaT 细胞移植至裸鼠后可形成与正常角质形成细胞相似的表皮层，具有较好的分化能力。

第二节　体内渗透实验

药物经皮给药后，影响其吸收的因素除了受药物的结构、理化性质影响以外，制剂处方成分和皮肤本身状态等也会对药物经皮吸收产生很大的影响，体外释放度和体外经皮渗透试验均不能完全反应药物的体内经皮吸收情况。因此经皮给药系统的开发过程需进行体内研究。体内研究的目的：①生物利用度、生物等效性的研究；

②系统毒性的发生率及其程度的研究，保障用药安全；③确立血药浓度与疗效的关系，测定药物体内经皮吸收动态过程。[11]

一、在体皮肤渗透模型

（一）在体猪耳静脉灌流经皮吸收模型

鉴于幼猪皮肤对药物的渗透特性与人体皮肤渗透特性的相关性较好，猪耳静脉血管较为粗大，便于操作和测定，胡晋红等[12]采用刚断奶的长大二元杂交幼猪，建立在体猪耳静脉原位灌流经皮吸收的模型，应用葡萄糖利用实验和乳酸脱氢酶活性检测评估模型的生物学活性。灌流模型的组成系统主要由人工气体、样品室、恒流泵、恒温系统、聚四氟乙烯连接管、猪耳静脉、猪耳皮肤及特制层流设备等组成（图3-7）。恒流泵控制灌流速率，恒温系统维持灌流液温度，人工气体保证灌流系统有足够氧气，层流设备确保实验猪不被感染。该模型在7 h内能够保持稳定的生物学活性，酮洛芬异丙酯在经该模型皮肤渗透过程中被代谢成酮洛芬。

该模型改进了各种离体实验中所存在的不足，不仅考虑了皮肤的角质层屏障，而且充分考虑到皮肤的酶代谢作用和血管系统等对经皮吸收的影响。在研究一些较难透过皮肤的药物中，透过液药物浓度或透皮时形成的代谢物浓度较低时可采用密闭方式循环灌流液，从而提高透过药物及代谢物的检测水平。

灌注介质有动物全血、除白细胞的动物血液、含4.5%白蛋白的人工介质、Krebs-Ringer缓冲液等。

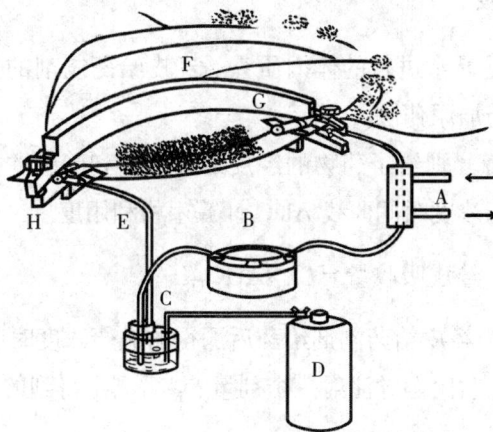

图 3-7 在体猪耳静脉灌流实验示意图

A：恒温系统；   B：恒流泵；   C：样品室；   D：人工气体；
E：聚四氟乙烯连接管；   F：特制止血钳；   G：插管部位；   H：近心端耳部

（二）在体兔耳静脉灌流经皮吸收模型

苑振亭[13]等采用在体猪和家兔耳静脉为灌注模型，通过测定组织对葡萄糖消耗和灌注液中乳酸脱氢酶活性评价灌注模型生物活性，研究抗银屑病蛇床子素贴剂经皮吸收情况。在体猪和兔耳静脉灌注模型在实验 8 h 内灌注部位组织有较高生物活性，蛇床子素经在体兔耳皮肤吸收速率较在体猪耳大。

二、体内药物分析

（一）微透析技术

微透析技术（microdialysis, MD）是将灌流技术和透析技术结合起来，从生物活体内进行动态微量化采样的一种技术。

微透析法是目前中药经皮吸收体内研究最常用的方法，经常结合精密的检测手段如高效液相色谱，毛细管电泳、液相 – 质谱等方法检测体内药物浓度。

MD 技术具有良好的时间和空间分辨性，联合高效液相色谱质谱监测方法可以准确客观地反映药物在皮肤组织和血液中的药代动力学特点，是进行药动学研究的良好工具。但当体内药物及代谢物浓度很低，达不到检测限时，需改进样品的分离、富集方法，或选择合适的检测器来提高检测灵敏度。很多研究者使用质谱仪器对微量样品进行准确分析，陈芳等[14]采用 HPLC–MS/MS 分析方法联合微透析技术同步测定东莨菪碱在大鼠皮肤和血液的药动学变化特点。

（二）生物利用度

生物利用度测定是最常进行的体内研究。经皮给药制剂的生物利用度 F 测定有血药法、尿药法和血药加尿药法。

1. 血药法是受试者分别给予药物的经皮给药制剂和静脉注射，测定一系列时间的血药浓度，根据血药浓度时间曲线 AUC 计算生物利用度。

$$经皮吸收量 = CL \times AUC_{TTS} \qquad （公式 3-6）$$

公式中：AUC_{TTS} 为经皮给药制剂给药后测得的血药浓度时间曲线下的面积；CL 为药物的总体清除率，它由静脉注射一个剂量 D_{iv} 后测定得到的 AUC_{iv} 计算

$$CL = \frac{D_{iv}}{AUC_{iV}} \qquad （公式 3-7）$$

$$F = \frac{吸收量}{剂量} = CL \times \frac{AUC_{TTS}}{D_{TTS}} = \frac{AUC_{TTS}}{D_{TTS}} \times \frac{D_{iv}}{AUC_{iv}} \qquad （公式 3-8）$$

公式中：D_{TTS} 为经皮给药制剂的剂量。

2.尿药法是给药后测定药物在尿中排泄的累积量 A_e 计算生物利用度。

$$经皮吸收量 = \frac{A_{eTTS}}{f_e}$$
（公式 3-9）

公式中 f_e 为药物在尿中排出的量，它由静脉注射后尿中排泄累积量求得。

$$f_e = \frac{A_{eiv}}{D_{iv}}$$
（公式 3-10）

$$F = \frac{A_{eTTS}}{D_{TTS}} \times \frac{D_{iv}}{A_{eiv}}$$
（公式 3-11）

由于中药成分的复杂性，目前，中药经皮渗透研究多数以中药单体成分或其单味药及复方的主成分为指标。中药所含某一有效成分的透皮吸收在一定程度上虽可以反映该药的经皮特性，但中药中其他成分或未知成分存在不可忽视的相互作用与影响，单一成分是不可能完全代替药材尤其是复方的经皮渗透吸收。针对中药经皮渗透研究的复杂性，应从中药自身的特点出发，通过现代化学分析方法，可结合中药指纹图谱，对不同类型成分群的经皮渗透特性与差异性进行全面分析、归纳、总结，揭示出中药经皮渗透、吸收的作用机理和规律，为中药经皮制剂的开发提供研究思路与方向。

（三）皮肤贴片法

皮肤贴片法是一种典型的角质层剥离技术，该方法可以相对无侵袭性地评价药物在体内摄入至人体角质层的数量。在涂搽药物 30min 后运用剥离法测定角质层中药物含量，然后线性外推预测该药物在用药更长时间后的透皮吸收后药物含量。

该法使用胶带剥离技术，不用侵入性方法，因此在局部皮肤药代动力学研究中有很高的潜在价值，在健康人体药代动力学研究中也常被采用。

（四）表面消失法

药物应用于皮肤表面后渗透进入皮肤，继而被吸收进入人体循环，皮肤表面的药物量不断减少。药物从皮肤表面消失的速率和量与机体吸收的速率和量相等，可以通过测定皮肤表面药物的损失量来确定透皮吸收率。该法对回收率和精度的要求非常高，另外，由于受到溶剂蒸发或汗液稀释的影响，该法误差较大，测得的结果只能反映出进入皮肤表面的药量或与角质层结合的药量。

（五）负压吸引水疱法

该技术是在皮肤上安置一个带有几个小孔的腔室，并用真空装置负压吸引，以产生一个表皮内水疱，可用于评价全身给药后药物在皮肤中的浓度。通过分析水疱液的药物浓度求算经皮给药的动力学参数。本法属于一种创伤性的方法，因此应用受到限制。

（六）放射性同位素示踪法测定

同位素示踪技术在经皮给药的测定中也用得较普遍，稳定同位素可在合成中引入药物分子，从而得到稳定同位素标记的药物，常用的稳定同位素有 ^2H、^{13}C、^{15}N 和 ^{18}O 等。其缺点是可能会出现体内代谢特征变化，即同位素代谢效应。

第三节　微透析技术

微透析技术（Microdialysis, MD）是用于测定组织细胞外液中游离药物浓度的一种连续、实时、在体的取样技术。MD 已被确立为一种可靠的体内工具，可用于在线测定动物和人体内几乎各个特定组织和器官间液中内源性和外源性物质的浓度，并可将待测物质引入组织或作为药物输送装置。该技术首先应用于神经生理学领域，主要用于研究脑内神经递质的释放。自从 Anderson 等在 1991 年首次将其应用于人的皮肤体内研究后，在皮肤科学领域进行了广泛的应用，内容涉及皮肤的生理代谢、病理生理及皮肤药代动力学等多方面。

一、微透析技术的原理和特点

微透析技术用于药物研发的基本原理基于血液－组织屏障的存在，可限制药物渗透到靶组织内[15]。把微透析探针植入到需要观测的器官或组织中，用组分和理化性质类似于相应组织细胞外液的生理溶液（如林格氏液、磷酸盐缓冲液，人工脑脊液）进行灌流，利用物质能沿半透膜浓度梯度扩散和半透膜对小分子化合物具有通透性的原理为基础，当待测物质的浓度在透析膜一侧较高时，这些物质就会顺浓度梯度进行扩散，细胞外液中的成分扩散到透析液中，再利用分析仪器对透析液中的成分进行检测，常见的分析检测方法有色谱法、电泳法、质谱法、酶联免疫法、激光诱导的荧光检测法等。由于透析管中的灌流液不断流动更新，因此，跨膜浓度梯度始终存在，微透析得以持续进行，微透析导管内液体与细胞内液体保持平衡，因此导管就类似一个封闭的无孔毛细血管。

（一）微透析技术的优势

微透析技术最大的优点[16]是可在基本不干扰体内正常生命活动的情况下进行在体、实时和连续取样，特别适用于研究生命过程的动态变化，在局部药代动力学研究中具有其他药动学研究方法难以取代的地位。它是一种非创伤性的方法，能够定位到特定的组织或者器官，进行活体取样，组织液不会外流损失，对组织损伤较小，且可保持受试动物在清醒状态下进行实时取样，真实地反应药物在体内的分布情况。从而可获得同一实验动物不同时刻的药动学数据，和传统的药动学研究相比大大节约了实验动物，减轻了动物福利组织的压力和伦理学的制约。与灵敏度高的分析技术仪器连用，同时监测渗析液中目标药物与其代谢产物，可实时并有效捕获组织中的药理反应情况。可隔离生物大分子，提供无蛋白质样品，既可有效防止药物被降解，又保证所得样品可直接进样，无需进行样品前处理。可同时监测同一动物体内不同器官或同一器官多个位点的药物浓度，减少实验误差及实验动物数目。具有良好的重现性。一旦获得 MD 泵，皮肤 MD 会成为相对经济的方法。探针可用于收集和传递物质。测定生物利用度/生物等效性时，局部用药物组分的皮肤 MD 取样不依赖相同剂型中的药物浓度。皮肤 MD 取样能在屏障损害或皮肤病存在下使用（与其他评估皮肤渗透性的方法不同）。

（二）微透析技术的局限性

微透析技术还存在一些局限性。皮肤 MD 取样不适于蛋白结合度高的物质或亲脂性物质、低剂量活体皮肤暴露的毒理学研究。当透析液中局部用药制剂的浓度非常低时，分析具有很大挑战。体内回收率低；体外相对回收率小于 4% 的化合物也不适于 MD 研究。探针制造和插入易造成人为的差异，对实验者的操作技能有一定的要求。药物的相对回收率与流速相关，降低流速可使透析液的浓度提高，当流速非常低时，时间分辨率会降低。体内实验前要对分析过程进行广泛校正。试验设计阶段需考虑血流量对组织和微透析取样回收液中药物浓度的影响。此外，皮肤 MD 试验持续时间有限，限制了渗透缓慢的物质。

二、微透析探针与设备

微透析装置（图 3-8）包括微透析探针、导管、微量灌流泵、样品收集器等。其中最关键的是微透析探针（Microdialysis probe），微透析探针有导入管、导出管、中空纤维管、半透膜组成，通常是由一个管式透析膜装于钢、石英毛细管或塑料制成的双层套管构成。导入管与泵相连接，并用等渗溶液（灌流液）冲洗，导管灌流液和组织间液通过半透膜在探针端部交换，半透膜位于组织内，平衡灌流液"透析"通过导出管离开导管，进行化学分析。

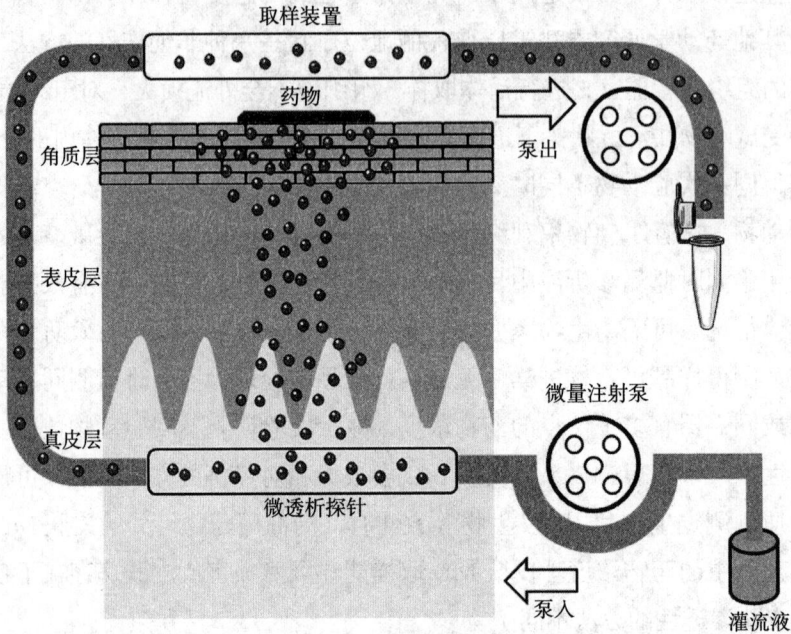

图 3-8 微透析装置

按照探针的形状分为：同心环探针、线性探针、柔性探针、分流探针等。

同心圆探针：主要是一个同心套管，透析膜在套管的顶端，灌流液在里面的管子里流动，透过透析膜，达到采样点。同心圆探针根据适用的采样组织部位的不同，又分为外围组织及血管微透析探针及脑部或关节腔微透析探针。这种探针是刚性结构的，很难固定在柔软的组织上，因此很少用于清醒动物的血管或内部组织器官。

线性探针：线性探针主要用于皮肤、肌肉、肝脏、肾脏及肿瘤等部位。这种探针就像穿针引线，可把活性膜部分充分包埋在靶组织。目前广泛用于经皮给药研究。

柔性探针：针对刚性结构探针的局限性，研制了柔性微透析探针，其主要用于血液取样。

分流探针：主要用于胆汁取样。

微透析实验前必须按照实验的部位、部位的空间大小、待测物质的分子量大小和在透析液内浓度等，合理选择探针的种类。微透析探针除了有专业的公司生产之外，国内外也有自制微透析探针用于采样的报道。

杨盟等[17]采用皮肤线性探针和血管同心圆探针，进行皮肤、血液双位点同步微透析测定，研究雷公藤甲素普通凝胶、纳米乳、纳米乳凝胶在大鼠皮肤和血液中的药动学过程。

三、探针回收率的测定方法

（一）基本概念

探针回收率是指透析液中待测化合物的浓度与其在样品基质中浓度之比，也称为探针的提取效率（Extraction efficiency, EE）。微透析的回收率是微透析技术的一项重要指标。

探针的回收率易受多方面因素的干扰，随着疾病进程的改变，采样和给药时间的延长，回收率必定有所改变，因此，在微透析实验之前对模型药物进行微透析探针的回收率校正尤为重要。探针回收率的校正可以分为体外校正和体内校正。

（二）回收率

回收率分为绝对回收率（Absolute recovery, AR）和相对回收率（Relative recovery, RR）。

相对回收率指透析液中药物浓度与探针周围药物总浓度的比值，其大小主要取决于微透析探针中灌注液流速，当灌注液流速越低，药物在探针与组织液间的扩散越接近平衡，此时所测定的相对回收率则越高；反之，其相对回收率则越低，当流速为零时，约为100%。当然，并不能因为追求较高的相对回收率而将灌注液流速设置过低，还需保证在取样时间间隔内收集到足量的渗析液用于药物含量测定，因此，在实际操作中，选择最佳灌注流速需同时兼顾探针回收率和取样体积。

绝对回收率指在单位时间内从探针中回收到待测物质的实际量，这是药物进入灌流液的总量随时间变化的函数，与灌注液的流速成正比。其反映了探针对采样部位的生物动力学的干扰程度。因此，为了减少实验过程中对组织的干扰，选择一个适当的灌流速度尤为重要。

当待测物在灌注液中的浓度高于探针周围组织中的浓度时，待测物则由探针内进入周围组织，在这种条件下，探针的相对回收率又被称为传递率（Delivery Rate, DR）。

上述各项计算公式分别如下：

$$RR(\%) = \frac{C_{dialysate} - C_{perfusate}}{C_{medium} - C_{perfusate}} \times 100\%$$

（公式 3-12）

$$AR(\%) = C_{\text{medium}} \times P \times RR(\%) \qquad （公式 3-13）$$

$$DR(\%) = \frac{C_{\text{perfusate}} - C_{\text{dialysate}}}{C_{\text{perfusate}} - C_{\text{medium}}} \times 100\% \qquad （公式 3-14）$$

其中 $C_{\text{dialysate}}$ 为透析液中待测物浓度，$C_{\text{perfusate}}$ 为灌注液中待测物浓度，C_{medium} 为探针周围组织中待测物浓度，P 为灌流速度。

1. 影响回收率的因素

灌流液速率、温度、半透膜特性、探针几何形状、半透膜表面积、灌流液成分、导管特性和长度、药物特性都会影响绝对回收率和相对回收率。

（1）流速：体外回收率与流速呈反比，即灌流速度越慢，其相对回收率就相应的越高，与探针周围液体浓度呈线性相关。减小灌流速度尽管可以提高相对回收率，但为了收集足够的样品以达到检测限，需要延长取样的时间间隔，当灌流速度过慢，透析液在管内极易耗散，从而影响回收率，所以灌流的速度根据实验的需要综合考虑而定。现常用流速为 0.1~5 μl/min。透析实验用的灌流液与细胞外液渗透压相等，灌流速度不超过 5~10 μl/min，因为灌流液在压力下流出探针可能会引起组织损伤，并使透析膜两侧物质交换不能充分进行。灌流刚开始时，回收率很高，一般认为这是探头插入所引起的伤害性组织反应（如血脑屏障的局部破坏和细胞膜的破裂等），大约经过 30~60 min 后，回收率基本趋于稳定。因此，样品的采集至少要在自灌流开始 30~60 min 后才能进行。

（2）膜表面积：透析膜表面积增加会提高回收率。膜表面积较小时，回收率随膜表面积增加呈线性增加，也与药物特性相关。膜表面积较大时，回收率增加落后于膜表面积增加，随着膜长度增加，探针周围液体与透析液之间浓度差将逐步递减。

（3）温度：根据 Stokes 扩散速率方程可知，温度越高，物质的扩散系数增大，扩散速率提高，增大了物质扩散进入微透析膜中的概率，因而回收率增高。由于微透析是活体采样，灌流液温度太高会对动物产生影响，因此在进行微透析体外实验时，应尽量模拟体内的微环境，实验环境与体内保持一致，使测得的回收率更为准确，一般是将灌流液温度设为体温 37℃。由于体内探针暴露于体温，测定探针在该温度下特性非常重要。

（4）膜材料：测定浓度回收率达到平衡速度和程度对于膜选定非常重要，半透膜的材质可以影响探针在体内及体外实验的扩散系数。商品探针的截留相对分子质量一般在 10000~50000 Da，常用的膜管材料有再生纤维素、氨基纤维素、聚丙烯腈和聚碳酸酯，此类材料有较好的生物相容性和稳定性，不会与药物或灌流液发生反应。

（5）灌流介质成分：灌流液两侧的成分对回收率起着至关重要的作用。微透析灌流液中钾、钙、镁离子的浓度对实验都有影响。微透析灌流液的成分、离子强度、渗透压等应与被透析的组织细胞外液尽可能相近。有研究者往灌流液中加少量的蛋白质，以模拟细胞外液的环境，但结果表明，蛋白质的加入会影响药物的透析过程，如堵塞微透析的管路等，严重时甚至会导致透析膜的胀破，使透析过程难以进行。目前常用的灌流液主要为不含微粒的等渗水性溶液，如生理盐水、林格液、磷酸盐缓冲液等。灌流液在使用前应脱气，以防灌流液中的气泡影响灌流液的体积，并防止其中的微粒杂质堵塞微透析管路。张永太等[18]采用大鼠在体微透析模型，考察了低浓度乙醇林格氏液作为灌流液，研究纳米经皮给药系统的皮肤微透析的可行性，实验显示，脂质体可显著促进补骨脂素的经皮吸收，10%乙醇林格氏液作为灌流液具有良好的生物相容性。

（6）探针植入手术：探针植入动物体内时，会在不同程度上造成损伤，从而影响到探针的回收率，例如将探针植入皮下时，组织中小分子物质浓度和组织血液灌流量的改变，可能产生炎症反应。在体微透析过程中，由于探针的透析膜接触到动物皮肤、血液或者组织等部位，一些生物大分子可能会阻塞微透析探针膜，从而导致探针回收率降低，时间越长，这种现象可能就越严重。因此在微透析探针植入时要非常小心，尽量减少对动物的损伤。

（7）pH值：不同的药物具有不同的pH值，只有在适宜的pH值下药物的溶解度最高，回收率也最大。考察不同的灌流液是为了模拟在体的条件，例如pH 4.6是为了模拟胃的环境，pH 5.0~6.0是为了模拟皮肤角质层的生理环境，pH 7.4是为了模拟肠的环境。

2. 微透析探针的校正方法

相对回收率可以进行体外校正（In vitro calibration）和体内校正（In vivo calibration），在血液或胆汁微透析实验中，因为药物在其中扩散速度快，不影响探针的回收率，所以可只进行体外校正；而在一些实体组织中，如脑、肝脏、肌肉等，由于取样部位的曲度增加导致扩散距离变长，扩散空间变小，使得药物在其中的扩散比通过半透膜慢，回收率下降，因此必须进行体内校正。

（1）体外校正　体外校正实验是把探针置于已知浓度的样品溶液中，用空白灌流液灌流，一段时间后收集灌流液，测定灌流液中的药物浓度，与溶液标准浓度的比值，即得相对回收。体外校正实验没有考虑体内的生理因素对回收率的影响，所以，只有在体内因素对实验结果影响不大，或只需知道药物在体内的变化而不要求绝对含量时，体外校正才满足要求。体外回收率的测定条件跟在体测定有很大的不同，因此不能直接代替在体回收率，通过考察流速、浓度等对探针回收率的影响，可确定最佳流速及确定微透析方法的可行性。

（2）体内校正　一般体内校正测定方法有多种，包括内标法，反向透析法，外推至零流速法，零净通量法，质量转移系数法，极慢流速法等。

内标法（Internal standard method）：是在灌流液中加入已知浓度且性质与被分析物质相似的另一种物质（一般为结构类似的化合物）作为内标，通过测定内标物在体内的相对回收率来计算药物的回收率。这种方法要求内标物不仅在扩散性质上与被分析物一致，而且还要在体内的代谢过程也尽可能一致，然而内标与药物在体内的动力学情况不可能完全相同，仍然存在误差，故需要大量实验进行验证，在实施过程中内标物的选择是主要的难点。

反向透析法（Retrodialysis）：这是一种最简单实用的方法。是把已知量的药物加入灌流液中，一段时间后测定透析液中的药物浓度。应用反向透析法校正微透析探针回收率的重要前提条件是明确待测物的回收率和传递率一致，当灌注液中的药物浓度小于周围组织液中的药物浓度时，药物是从周围组织向微透析探针中扩散，探针是从周围组织中回收药物，即为回收率；相反，当灌注液的药物浓度高于周围组织液中药物浓度时，药物则应该从浓度高的灌注液内经由微透析探针透析窗向周围组织中扩散，此时的回收率又称为探针对药物的传递率。探针对药物的相对回收率和传递率是否相等与药物本身的性质有关，反向透析法并非适用于所有药物。

零净通量法（Zero net flux, ZNF）：这种方法是在灌注液流速一定的条件下，对一系列不同浓度药物的灌流液进行微透析实验，分别测定不同浓度的灌注液达到稳态后药物的浓度。以药物在灌流液中的浓度为横坐标，药物的浓度变化为纵坐标作图，得到一直线，当纵坐标为零时所对应的浓度即为组织中的浓度，斜率为相对回收率。零净通量法应用较多，因为以药物本身作对照，所以结果更为准确，但本法校正所需时间较长。该方法的准确性依赖于所测定具体浓度的准确性和所用不同灌流液浓度的数目，使用前需要明确待测物的回收率和传递率是一致的。

外推至零流量法（Extropolation to zero flow rate）：通过测定在不同灌流速度条件下微透析液中待测化合物的浓度，用所测得浓度对相应灌流速度进行非线性回归，通过外推至零流速获得探针周围样品基质中待测化合物浓度的估计值。当假定样品基质中待测化合物浓度与探针膜内浓度处于平衡状态时，所测得微透析液中待测化合物的浓度即为取样部位样品基质中的浓度。

慢灌流法（Slow perfusion method）：根据外推至零流量法的原理发展而来的，相对回收率随灌流速度的增加而降低，当灌流的速度小于 50 nl/min，相对分子质量小于 500 时，相对回收率将大于 95%。但是，当灌流的速度减慢时，为了收集足够分析的样品，取样时间被延长，导致微透析的时间分辨性降低。另外当样品体积小时，还存在样品挥发的问题。

迄今为止，微透析活体分析的定量难以令人十分满意，每种定量方法都有其不尽如人意之处，因此在选用测定回收率的方法时，应视具体试验情况而定，所测定的结果才可能准确可靠。

四、应用实例

由于中药成分十分复杂，即使是单味药材，其所含的有效成分也众多，而且在多数情况下又是以复方制剂给药。许多中药的有效成分和作用机制尚不明确，加之中药中的一些有效成分含量很低，还有不少结构相似的化合物影响其体内浓度的测定，体内外代谢机制复杂。近年来，对局部外用药或靶部位在皮肤的系统用药研究，越来越多地关注药物的经皮药代动力学规律，利用微透析取样来研究中药有效成分经皮代谢十分高效。

（一）用于药动学研究

1. 乌头碱皮肤药代动力学研究

张泉龙[19, 20]等采用 HPLC-MS-MS 建立大鼠血浆和经皮给药后微透析样品中乌头碱的分析方法，用于乌头碱经皮给药后的皮肤药代动力学研究，为乌头碱中药经皮给药制剂的药动学研究和安全性评价提供方法借鉴。

2. 制川乌对白芍中芍药苷经皮转运的影响

白芍在临床上常与川乌配伍治疗坐骨神经痛、类风湿性关节炎等疾病。以往研究此药对增效减毒的作用多基于口服给药途径。杨华生等[21, 22]采用微透析方法研究发现，制川乌 – 白芍配伍后可促进制川乌中单酯型生物碱的经皮渗透，同时对双酯型生物碱的经皮吸收具有部分抑制作用，采用微透析技术结合扫描电镜法研究白芍 – 制川乌配伍经皮给药后对芍药苷局部药动学参数以及对角质层结构的影响，阐明该药对经皮给药后增效的作用机制。

（二）用于体内过程研究

李周等[23, 24]采用大鼠皮肤在体模型，以微透析采样技术结合高效液相色谱法，研究了双藤微乳凝胶在体皮肤药动学。研究表明，大鼠皮下组织中凝胶中的活性成分雷公藤甲素和青藤碱基本呈零级吸收，在给药后起效较快，一次给药能维持较长时间，且在给药部位能保持恒定的药物浓度，两者达峰时间靠近，可在相同时间段发挥药效作用，起到协同作用。

（三）用于促吸收研究

1. 基于纳米载体的中药活性成分经皮给药系统在不同皮肤部位的吸收考察

难溶性中药活性成分一般经皮吸收较差，采用适宜的纳米载体可显著促进其经皮递送。特别是对于有毒中药成分的经皮给药，需考察不同皮肤部位的药物经皮吸收情况，皮肤微透析技术为该方面的评估提供了可靠易行的方法。如张永太等采用微透析技术，评价了乌头碱固体脂质纳米粒[25]，以及补骨脂素醇质体[26]、肉桂酸传递体[27]经皮给药系统在大鼠不同部位皮肤的经皮渗透行为，以及吴茱萸生物碱微乳[28]、黄芩苷立方相液晶[29]促进药物经皮吸收的作用。结果表明，各纳米给药系统经皮给药均显著大于对应药物溶液经皮给药组。另外，发现不同皮肤部位对药物的吸收有差异，腹部吸收优于胸部和背部。以固体脂质纳米粒作为有毒中药活性成分乌头碱的经皮给药载体，在促进药物经皮递送的同时，可起到较好的缓释效果，达到"减毒增效"的目的。

2. 微针结合纳米脂质载体研究高乌头生物碱的透皮性能

郭腾等[30]利用微针及纳米结构脂质载体的物理－化学促渗作用，促进难溶性中药成分高乌头生物碱的经皮吸收，使用大鼠在体微透析模型，联用 UPLC–MS/MS 测定皮肤透析液，结果表明，微针结合载高乌头生物碱纳米结构脂质载体透皮组中高乌甲素和冉乌头碱的 AUC 分别为载高乌头生物碱纳米结构脂质载体透皮组的 6.68 倍和 6.66 倍，为微针结合物理混合物透皮组的 2.72 倍和 3.16 倍。

3. 花椒挥发油对川芎嗪、葛根素在体经皮促透研究

兰颐等[31]选择川芎嗪和葛根素分别作为亲脂性和亲水性模型药物，采用微透析技术测定花椒挥发油对模型药物透皮吸收的在体情况，结合挥发油对川芎嗪的体外促透情况，对比分析花椒、薄荷挥发油促进川芎嗪透皮吸收的体内外差异，验证说明挥发油对偏亲脂性药物的经皮促透情况。此外，挥发油对亲水性药物有良好的经皮促透效果。

第四节　研究皮肤角质层通透性的物理方法

许多物理测试手段如差示扫描量热法（Differential Scanning Calorimetry, DSC）、傅里叶变换红外光谱法（Fourier Transform Infrared Spectroscopy, FTIR）、激光拉曼光谱法（Laser Raman Spectrometry）、核磁共振波谱法（Nuclear Magnetic Resonance

Spectroscopy, NMR）、电子自旋共振法（Electron Spin Resonance, ESR）、X- 射线衍射法（X-ray diffraction）等用于研究皮肤角质层的结构、通透促进剂与角质层的相互作用，借以揭示各种促渗方法改善皮肤通透性的机制。

一、差示扫描量热法

DSC 主要利用生物膜的热致相变（Thermotropic phase transition）的性质，即生物膜在进行量热扫描时会出现数个不同吸热峰，通过研究这些吸热峰的变化，了解角质层（生物膜）结构和通透性的改变及各种促渗处理对其的影响，从而阐明各种促渗处理的作用机制。该法已广泛用于生物膜热致相变的研究中，能够根据使用促透剂前后角质层组成成分吸热峰的变化，确定促进剂的作用机制。对于水合角质层，DSC 图谱可显示出 4 个吸收峰（40℃、75℃、85℃、100℃），皮肤促渗剂的使用可引起 DSC 峰形状与位置的改变。

阮文懿等[32] 利用 DSC 和全反射傅里叶红外变换光谱（ATR-FTIR）表征细辛挥发油作用后大鼠皮肤角质层中脂质和蛋白变化，观察细辛挥发油对大鼠皮肤角质层脂质和蛋白的影响。结果表明，与细辛挥发油未作用组相比，细辛挥发油作用后皮肤角质层中的脂质和角蛋白构象发生紊乱，皮肤的渗透性增加。赵茜[33] 等研究几种挥发油对黄藤素透皮给药的影响，采用立式扩散池法，实验后用 DSC 扫描观察皮肤的特征峰变化。DSC 图谱表明，不同挥发油对皮肤的特征峰具有不同的影响，促渗能力较好的挥发油使皮肤的特征峰消失。

二、傅里叶变换红外光谱法

FTIR 法是研究皮肤角质层细胞间脂质结构微观变化的有力工具，它能够提供脂质分子振动的方式，当皮肤角质脱脂后，测定皮肤角质层脂质—CH_2 吸收峰时，对称和反对称峰的—CH_2 伸缩振动峰吸收强度明显减弱，从而可在分子水平上阐明皮肤角质层结构变化的机制。FTIR 法不仅可测定水分、温度、促进剂等对离体皮肤角质层类脂结构无序程度的影响和促进剂在角质层中的浓度，而且还可定量描述在体皮肤 - 促进剂相互作用的程度。

管咏梅等[34] 利用傅里叶变换红外光谱仪考察乳香、没药挥发油对角质层内角蛋白和脂质的分子结构的影响，探索乳香没药挥发油对角质层微观及分子结构的影响。研究结果显示乳香、没药挥发油可使阿魏酸在角质层与介质分配增强，使角质层有规律的，整齐紧密堆积排列的叠瓦式结构受到一定程度的破损，同时有部分表皮鳞片向上翻起，出现局部脱落现象。乳香、没药挥发油使角质层脂质的—CH$_2$伸缩振动峰和角质层角蛋白的酰胺伸缩振动峰均发生了相对的位移，表明乳香、没药挥发油可能是使角质层中脂质及角蛋白的构象发生改变，增加角质层脂质双分子层的流动性，改变有序致密结构，从而达到使皮肤的通透性增加、屏障作用降低的效果。由此可知，乳香没药可能通过增加药物在角质层分配，改变皮肤角质层结构来达到促渗效果。

三、激光拉曼光谱法

拉曼光谱技术（Raman）是从物质的分子振动光谱来识别和区分不同的物质结构的一种技术，具有快速、简单、无损、准确等优点，是研究脂质分子各种构象及其转变的重要手段之一，用于研究角质层的动态特性及通透促进剂对角质层的作用机制。刘霞等[35]在研究白芥子涂方穴位经皮给药防治哮喘的作用机制时，采用激光拉曼光谱检测穴位与非穴位皮肤的生物化学组成，研究表明，穴位皮肤与非穴位皮肤在生物化学物质基础上无显著性差异。钟会清等[36]对离体猪皮组织不同深度经 5% DMSO 处理前、后不同时间的拉曼光谱进行分析研究，以及对猪皮组织的拉曼光谱随时间变化进行了实时监测，发现猪皮组织的拉曼光谱在处理后的 60 min 效果最好。

四、电子自旋共振法

ESR 法根据测定自旋标记物分子在有序分子膜中的各向异性运动的强弱、序参数的变化来判断膜的流动性，有人已用其对角质层脂质的结构及一些药物对角质层脂质和蛋白的作用进行过研究。其原理是将一顺磁自旋标记物嵌入生物膜，利用 ESR 特征谱反应标记物周围微观结构的变化。海粟等[37]观察二苯乙烯苷（TSG，一种中药何首乌活性成分）对新生毛囊的抗氧化保护作用，采用 ESR 法测试 TSG 羟自由基清除活性。

五、X- 射线衍射法

X- 射线是波长范围在约 1~10000 pm 的电磁波，X 射线衍射分析是利用 X 射线的波长和原子的大小及原子间距同数量级这一特性。当 X 射线入射到样品晶体分子上时，组成分子的原子使散射的 X 射线相互干涉形成衍射图形，衍射点的位置和强度取决于分子中原子的排列和相互关系。因此衍射图形能给出内部结构的许多资料。

生物膜是液晶结构，因此可以通过 X− 射线衍射分析的方法研究其分子结构。X− 射线衍射分析法测定给药后生物膜中蛋白质立体结构的变化来推测生物膜的变化。

六、核磁共振法

NMR 法通过测定生物膜中蛋白质和脂质成分中的氢谱或碳谱变化，推测蛋白质或脂质的结构及构象变化，以此来推测膜的流动性变化。

七、其他

利用以上方法研究中药提取物对皮肤角质层作用后，角质层内化学成分的结构、构象、状态及脂膜的流动性是否发生变化，可有助于人们更加深入、全面了解皮肤促透的作用机制。结合透射电子显微镜、扫描电子显微镜等方法观测角质层内结构的微观变化、间隙变化等，有助于人们从微观上了解促进中药吸收机制。

目前，由于中医药理论对经皮给药中的许多具体问题缺乏客观的指导，中药经皮渗透的基础研究较薄弱，仍存在不少问题：①中药经皮渗透研究的指标成分较单一。中药所含单体成分的经皮渗透不仅受中药本身所含其他成分的影响，而且复方药味配伍对其经皮渗透亦有影响，因此，仅仅研究某些主成分的经皮情况，不能完全反映中药或复方的经皮渗透情况。②大多数研究者的研究方向主要集中在对透皮吸收促进剂的筛选上，这种研究方向与思路忽视了中药成分本身的经皮渗透特性，也难以反映中药传统用药方式的透皮物质基础。③研究方法的差异，特别是实验动物皮肤选择上的差异，造成研究结果差异性很大，也难以反映中药成分本身的经皮渗透特性。④中药的复杂性，在体内产生代谢后更加大了经皮渗透研究的难度。

参考文献

［1］P．Agache．Measuring the Skin［M］．Springer，2004．

［2］乔元，张京，徐媛，等．当归挥发油的透皮特性及其作用机制研究［J］．中国药师，2017，20：421−426．

［3］Shinkai N，Korenaga K，Okumura Y，et al．Microdialysis assessment of percutaneous penetration of ketoprofen after transdermal administration to hairless rats and domestic pigs［J］．Eur J Pharm Biopharm．2011；78：415−421．

［4］刘强，吕志平，朱红霞．黄芩苷渗透不同动物皮肤的透皮吸收研究［J］．中草药，2004，35：

513-515.

[5] 张英丰，汪小根，周莉玲．大鼠皮肤角质层对青藤碱脂质体贴剂透皮吸收的影响 [J]．中草药，2006，37：1322-1324．

[6] 陈晓莉，李晓玮，王胜春，等．如意金黄贴膏中小檗碱的体外透皮吸收实验研究 [J]．医药导报，2007，26：230-231．

[7] 梁秉文，刘淑芝，梁文权．中药经皮给药制剂技术 [M]．北京：化学工业出版社，2014．

[8] 国家药典委员会．中华人民共和国药典．一部 [M]．北京：中国医药科技出版社，2015．

[9] 王晖．皮肤外用药物研究方法学 [M]．北京：人民卫生出版社．2017．

[10] 彭程，胡晋红，朱全刚，等．苦参方凝胶离体透皮吸收研究 [J]．中国中药杂志．2007，32：1870-1874．

[11] Alany R．Topical and Transdermal Formulation and Drug Delivery [J]．Pharm Dev Technol，2017，22：457．

[12] 胡晋红，朱全刚，沈琦．在体猪耳静脉灌流经皮吸收模型的建立与应用 [J]．药学学报，2003，39：783-786．

[13] 苑振亭，丁平田，徐晖，等．用于药物经皮吸收测定的在体动物耳静脉灌注模型的研究 [J]．中南药学，2005，3：267-270．

[14] 陈芳，胡晋红，朱全刚．用微透析法测定氢溴酸东莨菪碱凝胶经皮给药大鼠体内药动学研究 [J]．药学服务与研究，2012，12：270-273．

[15] Erdő F，HashimotoN，Karvaly G，et al．Critical evaluation and methodological positioning of the transdermal microdialysis technique，A review [J]．J Control Release，2016，233：147-161．

[16] Markus Müller [著]．周丁华、王丹、童卫华 [主译]．微透析技术与药物研究 [M]．北京：人民军医出版社，2014．

[17] 杨盟，杨帝顺，顾永卫，等．基于皮肤、血液双位点同步微透析技术的雷公藤甲素纳米乳体内药动学研究 [J]．中国药学杂志，2018，53：894-899．

[18] Zhang H，Zhang K，Li Z，et al．In vivo Microdialysis for Dynamic Monitoring of the Effectiveness of Nano-liposomes as Vehicles for Topical Psoralen Application [J]．Biol Pharm Bull，2017，40：1996-2000．

[19] Zhang QL，Hu JH，Jia ZP，et al．Pharmacokinetics of aconitine in rat skin after oral and transdermal gel administrations [J]．Biomed Chromatogr，2012，26：622-626．

[20] 张泉龙，贾正平，胡晋红，等．在体皮肤微透析的建立及对乌头碱经皮给药药代动力学研究 [J]．药物分析杂志，2011：1237-1244．

[21] 杨华生，黎晓丽，吴维刚，等．在体皮肤微透析分析制川乌-白芍配伍对芍药苷局部药代动力学的影响 [J]．中国实验方剂学杂志，2017，23：80-84．

［22］杨华生，黎晓丽，闻丽珍，等．基于经皮给药途径研究白芍对制川乌6个酯型生物碱组织分布的影响［J］．药物分析杂志，2017：1029-1037．

［23］李周，王利胜，巴文强，等．青藤碱、雷公藤甲素皮肤和血液在体微透析方法的建立［J］．中草药，2015，46：2076-2081．

［24］李周．双藤微乳凝胶剂量配比优化、急性毒性与药动学研究［D］．广州：广州中医药大学，2016．

［25］Zhang YT, Han MQ, Shen LN, et al．Solid Lipid Nanoparticles Formulated for Transdermal Aconitine Administration and Evaluated *In Vitro* and *In Vivo*［J］．J Biomed Nanotechnol，2015，11：351-361．

［26］Zhang YT, Shen LN, Zhao JH, et al．Eva；iation of psoralen ethosomes for topical delivery in rats by using in vivo microdialysis［J］．Int J Nanotmedicine，2014，9：669-678．

［27］Zhang YT, Xu YM, Zhang SJ, et al．In vivo microdialysis for the evaluation of transfersomes as a novel transdermal delivery vehicle for cinnamic acid［J］．Drug Dev Ind Pharm，2014，40：301-307．

［28］Zhang YT, Zhao JH, Zhang SJ, et al．Enhanced transdermal delivery of evodiamine and rutaecarpine using microemulsion［J］．Int J Nanotmedicine，2011，6：2469-2482．

［29］Zhang YT, Zhang K, Guo T, et al．Transdermal baicalin delivery using diethylene glycol monoethyl ether-mediated cubic phase gel［J］．Int J Pharm，2015，479：219-226．

［30］郭腾，卢键滢，赵继会，等．微针结合纳米脂质载体对高乌头生物碱透皮性能的影响［J］．中华中医药杂志，2018，33：2108-2112．

［31］兰颐，杨琳，史大勇，等．基于微透析技术的花椒挥发油在体经皮促透作用研究［J］．中国中药杂志，2017，42：2676-2682．

［32］阮文懿，覃梦瑶，万涛，等．细辛挥发油促进芥子碱经皮渗透及其促透机制研究［J］．中草药，2017，48：2197-2201．

［33］赵茜，李伟泽，程玉钏，等．几种挥发油对黄藤素透皮给药的促渗作用研究［J］．应用化工，2016，45：186-189．

［34］管咏梅，陶玲，朱小芳，等．乳香没药挥发油对川芎中阿魏酸促透机理的研究［J］．中国中药杂志，2017，42：3350-3355．

［35］刘霞，郭秀彩，林媛媛，等．穴位与非穴位皮肤生物物理学性质影响芥子碱渗透特性研究［J］．中草药，2013，44：1111-1116．

［36］钟会清，刘智明，倪艺榕，等．二甲基亚砜对离体猪皮肤组织的拉曼光谱的影响［J］．激光生物学报，2013，22：510-514．

［37］海粟，雷铁池，刘小明，等．二苯乙烯苷对重构小鼠毛囊氧化应激的保护效果研究［J］．临床皮肤科杂志，2017，46：23-27．

第四章　促进药物经皮吸收的物理化学方法

常用的促进药物经皮吸收的方法包括化学促透法和物理促透法，化学促透法指应用氮酮、表面活性剂、脂肪酸及其衍生物、萜烯、挥发油等各种经皮吸收促进剂；物理促透法指应用离子导入、超声促透、电致孔、微针等物理手段。经皮吸收促进剂，因其使用简便、促透效果好，已成为目前临床上应用最为广泛的促透方法，但是化学促透剂的皮肤刺激性和安全性一直是研究人员关注的问题，而物理促透法对设备的要求和对皮肤结构的损伤也限制了其在临床上的应用。本章从不同的化学和物理促透技术及其机制、应用等方面进行介绍。

第一节　化学促透方法

化学促透是指通过促吸收剂来增加药物吸收，是目前促进药物经皮吸收的主要手段。化学促透剂（Chemical penetration enhancer）能可逆性地改变皮肤角质层的屏障功能，从而促进药物透过皮肤被毛细血管吸收，并且在应用过程中不会损伤皮肤活性细胞。经皮吸收促进剂须无毒、无刺激性、无致敏性，对皮肤的影响可逆，且起效迅速，单向促透。经皮吸收促进剂的促透机制[1]：①促进皮肤角质层的水合作用；②与皮肤细胞间脂质或角质层中角蛋白相互作用，促进药物的经皮吸收；③溶解皮肤脂质或者使皮肤角蛋白变性，从而促进药物在角质层中的扩散来增加药物在皮肤中溶解度，使药物透皮吸收率增加。

一、化学促透剂的分类

经皮吸收促进剂种类繁多，按其作用机理可分为 3 类：①亲脂性溶媒，包括二甲亚砜、二甲基甲酰胺、2-吡咯烷酮等；②表面活性剂，包括油酸、亚油酸和月桂醇硫酸盐等；③二组分系统，包括丙二醇／油酸、亚麻油酸／1, 4-丁二醇、氮酮／丙二醇和油酸／氮酮等。按其理化性质可分为两大类：①非极性类：包括烃、脂肪酸、油酸和月桂醇等；②极性类：包括乙醇、二甲基亚砜、乙二醇、丙二醇、甘油、月桂醇硫酸盐和水等。

表 4-1 总结了不同类型的经皮吸收促进剂。

表 4-1　经皮吸收促进剂的种类

种类	举例
酰胺类	月桂氮草酮类：月桂氮草酮（氮酮） 吡咯烷酮类：N-甲基-2-吡咯烷酮 苯并异噻唑酮类：N-正烷基苯并异噻唑酮
亚砜类	二甲基亚砜
醇类	短链：乙醇、丙二醇、1, 4-丁二醇 长链：癸醇、月桂醇
聚乙二醇（PEG）及衍生物	PEG：PEG 400 酯类：二乙二醇单乙基醚
表面活性剂	阴离子型：十二烷基硫酸钠 阳离子型：烷基二甲苄基氯化铵 非离子型：吐温类
脂肪酸及衍生物	酸类：油酸、月桂酸、辛酸 酯类：单油酸甘油酯、甘油癸酸酯
磷脂类	卵磷脂、磷脂酰胆碱
萜烯、挥发油	倍半萜烯：金合欢醇、橙花叔醇 挥发油：薄荷、当归、羌活
生物促透剂	穿胞肽：TD-34、TD-1 致孔肽：爪蟾素
可降解促透剂	二甲基氨基酸酯、神经酰胺类似物
离子液体	离子液体／油／表面活性剂微乳液
其他	环糊精、壳聚糖等

（一）经典的经皮吸收促进剂

1. 酰胺类

氮酮（Azone），又称月桂氮䓬酮，是第一个作为透皮促进剂被开发出来的化学物质。它无色、无味、无毒、无刺激性，能够溶解于大多数溶剂，促渗透作用起效慢，但维持时间较长。氮酮的应用非常广泛，具有很强的适应性。国内外研究者对氮酮的作用机制进行了研究，认为氮酮能够降低脂质体的相变温度，增加脂质的流动性。荧光探针研究显示氮酮可以与脂质分子的烃链相互作用，认为氮酮的促透机制可能是与角质层中的脂质发生作用，增加其流动性，减小了药物的扩散阻力；增加了角质层的含水量，使细胞间隙扩大，药物在角质层/基质间的分配系数增大，有利于药物在角质层形成储库[2]。

氮酮的促透作用强弱与其浓度大小有密切的关系。研究者比较了氮酮、司盘20、吐温 20 作为促进剂在离体 Wistar 大鼠皮肤对药物的吸收情况，结果表明氮酮的促渗效果与浓度相关，在一定浓度范围内促透效果随着浓度的提高而增大，高于此浓度时则促渗效果减弱。对于氮酮的最佳促透浓度，多数研究者认为 2%~3% 是其最佳促透浓度[3, 4]。氮酮在促进药物中有效成分的透皮吸收时，常用的浓度值一般要小于药物自身剂量的 10%，合理的氮酮浓度能够起到非常好的促渗作用，但是用量超出合理范围便会适得其反，氮酮不仅无法正常发挥其促渗作用，还有可能会对皮肤造成损伤，如张永太等的研究发现以氮酮作为载吴茱萸生物碱微乳的促透剂时，处方中含量为 1% 的氮酮显著优于含量 0.5% 和含量 2% 及以上的实验组，且含量超过 1% 后，吴茱萸碱与次碱的经皮渗透速率随氮酮用量的增加而逐渐下降[5]。

氮酮对水溶性分子、脂质分子、生物碱类分子的经皮吸收有不同的促渗效果；对大部分的水溶性分子、生物碱类分子药物有较好的促渗作用，而对一些脂溶性分子药物则没有促渗作用，有时甚至起到阻滞药物透皮吸收的作用[6]。有研究认为氮酮有助于增加亲水性化合物的渗透性。有时单独使用氮酮作为经皮吸收促进剂时效果不太理想，故经常联合使用。虽然 20 世纪 80 年代初期就出现了第一篇对于氮酮的报道，但是至今美国 FDA 还没有正式批准使用。

吡咯烷酮类作为促透剂与氮酮性质相似，具有毒性小、用量低、促渗透作用强等特点，具有广泛的促渗透效果，对亲脂性和亲水性药物都有一定的促渗透作用。该类促透剂主要以 2- 吡咯烷酮类、氮甲基吡咯烷酮为主，品种有：N-甲基-2-吡咯烷酮、1-丁基-3-十二烷基-2-吡咯烷酮、1-己基-2-吡咯烷酮、1-月桂酰-2-吡咯烷酮等，一般单独使用较多。N-甲基-2-吡咯烷酮对格列美脲经皮吸收有促进作用，增透倍数为 248 倍。而十二烷基-N, N-二甲氨基异丙酸十二烷酮（DDAIP）和 N, N-二甲氨基乙酸十二烷酮（DDAA）能促进 5-氟尿嘧啶的透皮吸收，且具有作用快、持续时间长的优点。

苯并异噻唑酮类化合物在 20 世纪 30 年代就已经被人工合成，N-正烷基苯并异噻唑酮是双亲型，其与脂溶性和水溶性的药物都能起到很好的配伍作用，从而促进药物对皮肤的渗透作用。苯并异噻唑酮类化合物对皮肤无过敏反应和刺激作用，毒性极小。

2. 溶剂类

溶剂类促透剂用于中药经皮给药制剂的品种主要有亚砜类、醇类、PEG 及衍生物、表面活性剂等。

（1）亚砜类　亚砜类作为经皮吸收促进剂早有使用，但因其高度的浓度依赖性和刺激性，影响了其发展。该类促进剂有二甲亚砜（DMSO）、癸基甲基亚砜（DCMS）等。

DMSO 在药剂学中被称为"万能溶剂"，无色、无味并具较强吸湿性。DMSO 是有效的增溶剂，可使药物在赋形剂中的溶解度增加，从而使药物在皮肤角质层和赋形剂间的分配系数减小，使药物的释放减慢。DMSO 可以使表皮细胞中蛋白发生可逆的构型改变，使角质层的致密结构变得疏松，从而增加药物的吸收。同时，DMSO 因其强大的吸湿性还可增加皮肤的吸水能力，提高角质层的水合程度，从而增强药物的促渗作用。虽然 DMSO 对亲水性和亲脂性药物都有促透作用，但是对其浓度具有依赖性，一般在 60% 甚至更高浓度才具有很强的促透作用。而高浓度的 DMSO 会使皮肤红肿，还能使蛋白质变性。50 多年前已经发现，健康人连续三周每天使用浓度 90% 的 DMSO 涂抹 2 次，皮肤会出现红肿、干燥、脱屑、瘙痒和灼烧感，少数人出现系统综合征。临床上有局部应用发生视神经损伤、肝功能损害和溶血的报道。因此，FDA 已经不允许销售含有 DMSO 的制剂，目前仅在动物实验中应用。此外，DMSO 的代谢产物如二甲基硫化物，在呼气时还会产生恶臭。研究认为，DMSO 能使啮齿类动物皮肤发脆，因而可以影响人皮肤的透过作用。因 DMSO 较为突出的皮肤刺激性和全身毒性，其衍生物 DCMS 被开发利用。

DCMS 作为新型的亚砜类吸收促进剂，与 DMSO 相比在低浓度时就有较好的促渗作用，皮肤的刺激性和毒性都比较低，其可与角质蛋白相互作用增加脂质的流动性，从而增加促渗作用，还有利于药物在表皮的分配。DCMS 对人皮肤具有较好的可逆性作用，但是其对亲水性药物效果较好而对亲脂性药物效果不佳。此外，DCMS 的不良臭味也较弱。以 DCMS 为促进剂的硝酸异山梨酯压敏胶贴剂在裸小鼠皮肤的吸收实验结果表明，DCMS 具有强大的促药物经皮渗透功能。

（2）醇类　醇类化合物常用的有乙醇、异丙醇、异丁醇、正辛醇、正十二醇等，在经皮给药制剂中常作为药物溶媒或载体，对药物和其他促渗剂起到融合的作用，单独作为吸收促进剂则效果不佳。醇类促透效果与其碳链长度有关，随着碳链长度的增加，促渗效果增大，在达到最佳促渗效果后再增加碳链的碳原子则促透效果又减弱。低分子量醇常用较高浓度，使其既能够增加药物的溶解度，又可长时间的保持促渗效果。疏水性的长链醇则是通过脱去皮肤脂质，破坏其结构完整性或影响其结构的有序性来达到促渗目的。

丙二醇是化学促渗剂中较为温和的一种，属于极性有机类化学溶液，在单独使用时便起到较好的作用，如与其他促渗剂共同使用可起到协同作用，达到更好的效果。丙二醇在经过皮肤角质层时，可缓慢经过角质双分子层中的间隙且缓慢累积，可持续有效的形成有利药物分子通过的通道；当与起协同作用的其他化学促渗剂联合使用时，由于其容易滞留，不仅延长了化学促渗剂的促渗作用时间，也可有效减少药物有效成分经皮吸收的时间，且不必重复添加，大大减少了化学促渗剂的使用量。有学者研究了经皮促进剂丙二醇对芫遂逐水凝胶膏中大戟二烯醇经皮吸收的影响，结果显示单独使用经皮促进剂时，不同浓度的丙二醇促透能力为 7.5% > 10% > 5%，表明较高浓度的丙二醇对大戟二烯醇具有更好的促透作用，但浓度过大则减弱其促渗性能[7]。考察不同品种及不同用量的吸收促进剂对左旋肉碱的促透作用，其中 2.5% 的丙二醇促透作用最强，能够增加左旋肉碱的渗透[8]。丙二醇还能够显著增加丁香苦苷[9]、黄芩苷[10]、盐酸利多卡因[11]等药物的经皮吸收。

这类促进剂既可单独使用，又可联合应用，如丙二醇和氮酮、丙二醇和油酸的配伍往往可对一些极性或非极性的药物取得更好的促渗效果。

（3）聚乙二醇（PEG）及其衍生物　多元醇类的作用机制是使角蛋白溶剂化，占据蛋白质的氢键结合部位，减少药物与组织间结合，增加其他渗透促进剂在角质层的分配。Chaudhuri 等比较了普奈洛尔在 5 种介质中的透皮速率，结果显示 PEG > 乙二醇 > pH 7.4 磷酸盐缓冲液 > 辛醇 > 肉豆蔻酸异丙酯。而包含油酸、PEG 等的基质能使茶碱在大鼠皮肤的经皮吸收增强 260 倍。国内有人在 1% 普萘洛尔水溶液中各加 5% 的促渗剂，对 5 种渗透促进剂进行比较，促透结果为：二甲基亚砜 > PEG 400，油酸 > 丙三醇 > Span 80。以上实验结果均表明，PEG 在经皮给药制剂中的促渗透作用并不亚于油酸。

PEG 衍生物多为酯类，刘睿等采用离体扩散实验考察了 PEG 衍生物辛酸癸酸聚乙二醇甘油酯（Labrasol, Lab），聚乙二醇硬脂酸酯 15（Solutol HS 15, Sol）和二乙二醇单乙基醚（Transcutol P, Trans）对芒果苷的离体角膜透过率的影响[12]。当 Lab 体积分数为 10%，15%，20%，30% 时，芒果苷的角膜表观渗透系数分别增加了 180，

327，341，476 倍；Sol 体积分数为 2%，4% 时，芒果苷的角膜表观渗透系数分别增加了 198,307 倍；Trans 体积分数为 1%~3% 时，芒果苷的角膜表观渗透系数并未增加。此实验表明 Lab 体积分数为 10%~30%，Sol 体积分数为 2%~4% 时，均能显著增加芒果苷的角膜表观渗透系数，而 Trans 体积分数在 1%~3% 时，则无法增加芒果苷的角膜表观渗透系数。但是，在由卡波姆、肌肽、Trans 和保湿剂组成的载他克莫司水凝胶中，Trans 显示出较好的促渗透作用[13]。与他克莫司局部用乳剂、市售他克莫司软膏剂相比，体外释放试验中水凝胶中他克莫司全部释放需 24 h 以上，释放量约是对照制剂的 30 倍，且显示出更高的皮肤渗透性和他克莫司皮肤滞留能力（$p < 0.05$，特别是 Transc 含量在 10% 以上的处方）。因此，含有足量 Trans 的卡波姆水凝胶是一种良好的候选载体，适用于他克莫司皮肤局部给药治疗特应性皮炎或其他皮肤免疫疾病。也有研究表明 Trans 能够促进痛宁凝胶中延胡索乙素的经皮渗透，可将其应用于痛宁凝胶制剂中[14]。另外，张永太等的研究还发现经 Trans 调节的立方相液晶经皮给药系统，可改善制剂的可涂敷性，显著增加了黄芩苷的经皮吸收[15]。

（4）表面活性剂 表面活性剂作为经皮给药的透皮促进剂，主要包括多种阴离子、阳离子和非离子表面活性剂，品种有吐温 80、司盘 60、卵磷脂、泊洛沙姆和卡波姆等。表面活性剂的促渗能力是其自身与皮肤的相互作用及药物从其所形成的胶束中释放速度的快慢这两种因素的综合作用效果，也与它们的临界胶束浓度以及药物的 pH 值、荷电性等理化性质有关。

吴红旗等考察了薄荷醇、丙二醇、卡波姆、泊洛沙姆、β- 环糊精及氮酮对芍药苷的促透作用，结果表明 0.2% 卡波姆凝胶促透效果最好[16]。表面活性剂类也通常用作经皮给药制剂的基质，配合使用其他类促透剂可以增加透皮性能。无表面活性剂存在时，氢化可的松的透皮速率随着丙二醇浓度的增加而下降，含有吐温时，氢化可的松透皮速率随着丙二醇浓度的增加而增加。

3. 脂肪酸及其衍生物

脂肪酸在促透方面应用较多的是碳原子数为 10~12 的饱和长链脂肪酸及碳原子数为 18 的不饱和脂肪酸及其酯类衍生物。主要有油酸（Oleic acid）、癸酸（Capric acid）、亚麻酸（Linolenic acid）、月桂酸（Lauric acid）等有机脂肪酸及其酯类。其碳链长度、空间构象及不饱和度都会影响促渗作用。当碳原子数相同时，不饱和的脂肪酸比饱和的脂肪酸有更好的促渗效果，这可能与不饱和双键与皮肤角质层脂质饱和长链结构不相似而产生的空间效应有关。

油酸为无色油状液体，与皮肤中的脂肪酸结构类似，油酸中双键可以对角质层结构产生影响，从而促进药物经皮吸收。油酸作为促透剂在中药经皮给药制剂中的研究以单独使用较多，通过比较研究油酸对对乙酰氨基酚体外透皮吸收的影响，观察油酸浓度分别为 0%、0.5%、1.5% 和 2.5% 时对乙酰氨基酚的累积渗透量。含 1.5% 和 2.5% 油酸的对乙酰氨基酚溶液在各时间下的经皮吸收量都有明显的提高，且浓度为 2.5% 时有最大的促透作用；考察氮酮、油酸、冰片对苗药秤钩风的经皮吸收的影响，其中以 3% 油酸效果最佳[17]。

4. 磷脂类

磷脂类化合物是一类低毒、无刺激性的促渗透剂。磷脂是含磷酸酯的衍生物，包括甘油磷脂及鞘磷脂（SM）两大类，甘油磷脂中常见的有磷脂酰胆碱（PC）、磷脂酸（PA）、磷脂酰甘油（PG）、磷脂酰乙醇胺（PE）、磷脂酰肌醇（PI）、磷脂酰丝氨酸（PS）等。在局部用药方面，药物－磷脂复合物可制备有优良缓释作用的经皮吸收制剂。由卵磷脂等制备的脂质体可以在生物体内降解，无免疫原性。在全身用药方面，由磷脂类制备的传递体的研究也已取得一定进展。

药物的磷脂复合物可改变原型药物的理化性质，延长作用时间、增强药理作用、降低毒副作用，将复合物局部用药，可逐渐释放药物，使药物从真皮层进入血液循环，可起长效作用，其作用机制可能是药物—磷脂复合物脂溶性大，能迅速渗入皮肤角质层，因其有较强亲脂性暂时贮存于真皮中，复合物结构中的药物则逐渐释放，起到缓释效果。研究者通过改进 Franz 扩散池对葛根素及其磷脂复合物的体外经皮渗透情况进行小鼠体外皮肤渗透实验，发现葛根素磷脂复合物累积渗透量远大于葛根素，而葛根素的渗透速率则大于葛根素磷脂复合物，表明葛根素－磷脂复合物渗透性好，易与真皮结合，发挥缓释作用。应用复合磷脂传递体技术来改善马钱子优化总生物碱的药剂学性质和透皮吸收效果，与单一磷脂传递体相比，马钱子优化总生物碱的复合磷脂传递体药剂学性质和体外透皮吸收效果显著提高[18]。也有研究者比较了磷脂酰甘油、磷脂酰丝氨酸、磷脂酰胆碱、鞘磷脂等 4 种磷脂化合物对盐酸丁卡因的促透作用，以小鼠普通皮肤，去角质层皮肤和经磷脂化合物预处理皮肤为渗透屏障，分别以 1% 和 3% 的磷脂化合物作为渗透促进剂，采用改进 Franz 扩散池进行离体皮肤渗透实验，4 种磷脂化合物对盐酸丁卡因的促透作用顺序如下：磷脂酰甘油＞磷脂酰丝氨酸＞磷脂酰胆碱＞空白组＞鞘磷脂；对于不同渗透屏障，盐酸丁卡因的经皮吸收顺序为：去角质层皮肤＞经磷脂化合物预处理皮肤＞普通皮肤。磷脂化合物作为一种低毒、无刺激性的渗透促进剂，能够提高药物的经皮渗透效果，具有良好的应用前景。

（二）新型经皮吸收促进剂

1. 挥发性成分

很多中药挥发性成分被证实具有经皮吸收促进作用，比如薄荷醇、冰片、金合欢醇、橙花叔醇等，它们的促透效果对于许多药物而言都不亚于经典的促透剂氮酮，并且还相对安全。挥发油在临床上应用广泛，且常在皮肤外用制剂中使用，以发挥或提高其他药物活血祛瘀、息风镇痛等作用。但目前对挥发油本身进行透皮增效的研究甚少，在实际应用中也很少作为增效剂来配伍使用，与一些化学成分如氮酮、DMSO 等化学促透剂相比，在增效机制或实际应用中的研究都比较薄弱，不利于其推广应用[19]。

表 4-2 列举了部分中药挥发油对药物的促透作用。

表 4-2　单独使用中药挥发油时的经皮吸收作用

挥发油来源	药物	挥发油质量分数	促透倍数（与未加挥发油相比）
薄荷	美洛昔康	3%；5%	3.8；17.6
	左旋延胡索乙素	2%	2.738
	吲哚美欣	挥发油预处理皮肤	2.3
	沙丁胺醇	挥发油预处理皮肤	3.11
	麻黄附子细辛汤提取物	5%	3.2（麻黄碱）
	双乌跌打损伤方	挥发油预处理皮肤	1.55（胡椒碱）
	双氯芬酸钠凝胶	5%	1.98
	复方蛇床子凝胶	3%	2.6（蛇床子素）
艾叶	盐酸环丙沙星	0.8% b 环糊精	1.61
当归	尼莫地平	1%	3.25
	白藜芦醇	1%	3.3
	丹皮酚	10%	34.42
川芎	氟比洛芬凝胶	3%	1.6
	甲硝唑	挥发油预处理皮肤	2.21
	双氯芬酸钠	0.5%；1%；2%	2.72；3.76；3.59
细辛	大黄藤素	5%	1.03
	颅痛定	5%	1.37
草果	罗通定贴剂	10%	1.28
肉桂	阿魏酸	1%	12.17
白芥子	盐酸小檗碱凝胶	0.5%	2.45
	蛇床子凝胶	0.5%	2.15

续表

挥发油来源	药物	挥发油质量分数	促透倍数（与未加挥发油相比）
羌活	大黄藤素	5%	1.11
	士的宁	5%	1.36
吴茱萸	阿魏酸	5%	0.95
	苦参碱	3%	6.79
苍术	丹皮酚	2%	1.87

（1）薄荷脑　薄荷脑又称薄荷醇，学名为 5- 甲基 -2- 异丙基 - 环己醇，是唇形科植物薄荷挥发油中的主要成分，目前认为薄荷脑的促渗机制为促使表层细胞间裂隙扩大，降低皮肤对外来药物的阻滞，有利于药物经表皮细胞间隙透皮扩散。已有研究表明，薄荷醇对亲水性、亲脂性的药物都具有良好的促透效果。另一方面，薄荷醇自身具有消炎、息风、镇痛、止痒的外用功效。钱励等研究了不同经皮促进剂对左旋延胡索乙素体外经皮渗透的影响[20]，发现氮酮、薄荷脑、桉叶油均能促进左旋延胡索乙素的透皮吸收，且以薄荷脑与 8% 氮酮合用作用最明显；薄荷醇、桉油素、油酸和赋形物对齐多夫定体外经皮吸收的影响结果表明，单独应用促渗剂时，药物渗透作用有显著性差异：薄荷醇＞油酸＞桉油素＞赋形物[21]；研究氮酮、丙二醇和薄荷醇对香附四物汤外用贴剂的促透作用发现：5% 薄荷醇能显著促进香附四物汤效应部位（XBW）中 6 种主要有效成分的经皮吸收。

作为临床应用最为广泛的中药挥发油类促透剂，薄荷醇对数十种药物都有明显的促透作用。这些药物按照临床药用功效，可以分为抗生素、抗菌类，解热镇痛、抗炎类，镇静催眠类，抗肿瘤类，抗病毒类，麻醉类，维生素类，激素类等[19]，另外，薄荷醇对一些中药提取物也有明显的促透作用，如蛇床子素、槲皮素、川芎嗪、吴茱萸碱与次碱等。

（2）冰片　冰片又名片脑、龙脑香、梅花脑等，是龙脑香科植物龙脑香的树脂和挥发油加工品提取而获得的结晶，是近乎纯的右旋龙脑。冰片主要作用在角质层，可能机制是改变脂质分子的排列增加其流动性，单独使用或联合使用冰片促透效果都较好。研究者考察了冰片对盐酸川芎嗪的经皮吸收：随着冰片浓度的增加，盐酸川芎嗪的渗透系数逐渐增大，当去除角质层后，冰片并不能促进盐酸川芎嗪的经皮吸收。说明冰片能促进盐酸川芎嗪的经皮吸收，主要作用在角质层，并且能够增加盐酸川芎嗪的贮库效应。

（3）萜烯类物质　一般按照化学结构可将萜烯类分为两类，即：含氧衍生物和非极性烃类。含氧衍生物中最常见的主要有醇类、醛类、醚类、酮类、过氧化物类等。近年来有学者对萜烯类进行了经皮促透方面的研究，总结出此类物质的促透机制是含氧官能团可能为氢键受体或者供体[22, 23]。非极性烃类中较为常见的促透剂如柠檬烯，其对亲脂性药物的促渗程度高于含极性基团的萜类。

萜类促透剂为一类烃类化合物，广泛存在于单子叶、双子叶植物的体内。萜类化合物具有较高的生物活性、不易产生抗药性、毒性小、无污染、结构简单、分布广泛等优点。常被应用于化妆品、食品及药品等领域，应用最多的属薄荷烷衍生物，比如：香芹醇、紫苏醛、柠檬烯等。促透作用明确的主要有柠檬精油、松节油、桉叶油醇、松油醇、薄荷醇（酮）、长叶薄荷酮、丁香油、香芹酮、桉树脑等。

选择具良好经皮促透效果的萜烯类化合物，即柠檬烯、薄荷醇、薄荷酮、1, 8-桉树脑、长叶薄荷酮和4-萜品醇，研究它们对 HaCaT 皮肤角质形成细胞的影响[24]，相对于常用的化学促透剂氮酮来说，6 种萜烯类促透剂均显示出较低的细胞毒性，可显著增加 HaCaT 细胞膜流动性、降低细胞膜电位，同时可降低 HaCaT 细胞 Ca^{2+}-ATP 酶活性和细胞内 Ca^{2+} 浓度而影响细胞的 Ca^{2+} 平衡。因此，萜烯类促透剂可能是通过改变细胞内 Ca^{2+} 平衡而影响细胞膜流动性及膜电位，增加皮肤活性表皮的流动性而降低皮肤屏障作用，从而利于药物的经皮吸收。

通过化学方法改变萜类的结构，完成醇到酯的衍变，改善后的衍生物表现出更高的促透活性，还有效解决了萜类化合物自身在经皮给药制剂生产储存方面的问题。萜类化合物的改造以酯键链接的方式进行，恰恰是这种酯键链接可以被人和动物表皮中的酯酶酶解，在人体内被酶解为醇、酸或脂肪醇、脂肪酸，并且能快速、可逆性的恢复皮肤的屏障功能。萜品醇酯类衍生物是一类促透效果强、无色、无臭、无药理活性，价廉易得、无刺激性且具有良好发展前景的促透剂。

2. 生物促透剂

（1）穿胞肽 穿胞肽（Cell penetrating peptides, CPPs）是一类具有细胞穿透功能的多肽，大小不超过 30 个氨基酸，通常带正电，其可以携带大分子药物进入细胞，且穿膜方式为非受体依赖方式不依赖经典的胞吞作用。CPPs 既能促进药物渗透，又可以促进药物跨膜转运，同时具有生物相容性好、运载效率高、毒性低等优点，在亲水性药物、大分子透皮吸收方面比经典的促渗剂优势明显。尤其对胰岛素等生物大分子的促透，将会有力促进生物大分子药物经皮给药的研究。研究表明，穿胞肽 TD-34 通过可逆的紧密连接蛋白来增加胰岛素在细胞旁路的转运，促进对胰岛素的经皮和跨膜促渗能力[25]。已有合成的短链多肽（ACSSSPSKHCG）可使胰岛素有效渗透进入大鼠腹部皮肤，起到降低血糖的效果，且活性能够维持 11 h。

Soon 等[26]将具有良好的抗氧化作用和细胞膜保护活性的蓼属植物提取物装载

到细胞穿透肽（CPP）缀合的脂质体上，用于经皮给药，用荧光标记脂质体来评估细胞的摄取能力和皮肤的渗透效率，与传统的脂质体相比，CPP 缀合的脂质体能够显著改善细胞对荧光染料的摄取，通过激光共聚焦显微镜和体外透皮实验，证实 CPP 缀合的脂质体的皮肤渗透性更好；体内实验还证明，CPP 缀合的脂质体在脱色素和抗皱纹实验中比传统的脂质体更有效。这些结果表明 CPP 缀合的脂质体可以用于抗氧化和抗衰老治疗的药物经皮递送系统。

（2）致孔肽 致孔肽是一种线性肽，具有 a 螺旋构象，广泛存在于自然界中。它可以诱导脂质膜的渗透，在膜的表面自组装形成孔，使得小分子物质从膜内流出。致孔肽生物相容性良好、毒性低，作为一种生物促透方法有其独到的优势和发展潜力。

Kim 等[27]证明了致孔肽 – 爪蟾素（一种非洲爪蟾皮肤中发现的小分子抗菌肽）可以通过破坏角质层的脂质结构增加皮肤渗透性。在体外实验中，N– 月桂酰肌氨酸（NLS）能够使皮肤对荧光素的渗透性增加 15 倍，而爪蟾素和 NLS 协同作用，使皮肤渗透性增加 47 倍。相反，爪蟾素的皮肤渗透性不受 NLS 的影响。爪蟾素可以深入渗透到角质层，进一步加剧角质层脂质的破坏，来增强皮肤的渗透性。这项研究也首次提出了使用第一促渗剂来协同增加第二促渗剂渗入皮肤的新概念，增加对模型药物的皮肤渗透性。随后，他们进一步优化预处理时间通过增加爪蟾素浓度来改善爪蟾素的皮肤渗透性[28]。皮肤渗透性随着预处理时间的延长而增加，在一定浓度范围内（< 1mmol/L）皮肤渗透性也随着爪蟾抗菌肽浓度的增大而增加，但是在浓度达到 2mmol/L 后，爪蟾素渗透性下降。爪蟾素能够使荧光素（332Da）的皮肤渗透性增加 35 倍。但是，却不能增加较大的分子物质，如钙黄绿素（623Da）和葡聚糖（3000Da）的皮肤渗透性。

3. 可降解促透剂

可降解促透剂是指在微生物作用下，可以被降解成对环境无害的二氧化碳或水的促透剂。这类可降解促透剂大多数都是以酯键链接，当促透剂发挥促渗作用并达到皮层后，可被人和动物的表皮皮层中丰富的酯酶酶解，可在人体内被酶解为脂肪醇、脂肪酸、醇或酸的形式，并且能快速、可逆性的恢复皮肤屏障功能。

可降解促透剂于 1988 年被发现，研究者以鼠皮、蛇皮为皮肤屏障模型：这种可降解的酯类化合物 UADHE，促透活性优于氮酮，可被水解为相应的醇和酸。二甲基氨基酸酯对可乐定、氢化可的松、吲哚美辛的促渗效果均优于氮酮，而且在体外以猪酯酶进行酶解同样也可被酶解为相应的醇和酸。氯贝酸脂肪酸酯、5– 氧吡咯烷 –2– 羧酸酯等进入人体均可被体内水解酶破坏，并且与传统促透剂相比，刺激性更小。角质层成分中神经酰胺占一半以上，是角质层的主要屏障分子，其结构由两条疏水性长链及一个较小的极性头组成。近年来发现的一类新型促透剂神经酰胺类似物，则是由氨基酸与长链脂肪醇以酯键的形式链接而成。相关研究者对一系列分别含有不同极性头端和不同长度烷基链的神经酰胺类似物的体外经皮渗透进行了考察。结果表明神经酰胺类似物具有显著的促透作用。

4. 离子液体

离子液体（Ionic liquids, ILs）也称为室温离子液体或低温熔融盐，通常是指熔点低于 100℃的有机盐，一般由体积相对较大的有机阳离子（如烷基吡啶盐、烷基季铵盐、烷基季盐、烷基咪唑盐、杂环芳香化合物及天然产物的衍生物等）和有机、无机阴离子构成。由于完全由离子组成，离子液体具有不挥发、熔点低、热稳定性好、液程范围宽、溶解能力强、不易燃烧、性质可调和电化学窗口宽等许多不同于常规有机溶剂的性质，许多离子液体可以作为绿色溶剂。然而，很多离子液体和非极性溶剂的相溶性极差，从而限制了离子液体的应用。

离子液体微乳液的研究类型主要有以下几种：离子液体 / 油（Oil, O）/ 表面活性剂（Surfactant, S）微乳液（IL/O/S）、离子液体 / 水（Water, W）/ 表面活性剂微乳液（IL/W/S）、离子液体 / 离子液体 / 表面活性剂微乳液（IL/IL/S）。一方面，由于离子液体的性质可调，使得这类新型的微乳液体系的性质可调；另一方面，由于离子液体的高稳定性，可扩展微乳液的应用范围。因此，离子液体代替传统的有机溶剂或水，形成新的含有离子液体的微乳液体系，是具有研究价值和应用潜力的新课题。

研究者报道了一种新型的离子液体微乳液体系 {[Cmim][(MeO)$_2$PO$_2$] / Tween–80/Span–20/IPM（肉豆蔻酸异丙酯），IL/O} 研究其对药物增溶性[29]。动态光散射（DLS）测定发现微乳液液滴的粒径在 8~34 nm 之间。此新型的微乳液体系在作为药物载体方面具有潜在的应用价值，例如，在传统溶剂中溶解性较差的药物分子如甲氨蝶呤、阿昔洛韦和丹曲林钠在此 IL/O 体系中具有良好的溶解性，其中药物溶解在离子液体微乳液的极性核中。继续通过 DLS 观察了该微乳液体系增溶药物阿昔洛韦后的粒径大小及分布状态，发现随着阿昔洛韦含量的增加，微乳液液滴的粒径在减小，且分布区域变窄。由于阿昔洛韦在此微乳液体系中有很好的溶解性，因此对皮肤有很好的渗透作用。而且细胞的生存能力研究表明 IL/O 微乳液具有较低的毒性。

5. 其他

环糊精有增溶作用，其作为促透剂可以通过提取脂质，增加细胞间隙，从而促进药物的渗透。与含氮酮、乙醇的凝胶剂相比，羟丙基–β–环糊精辣椒碱凝胶剂的经皮渗透速率显著提高，羟丙基–β–环糊精促进了辣椒碱的皮肤渗透，提高了辣椒碱的抗炎、镇痛效果，且不会对家兔的皮肤产生刺激性[30]。

壳聚糖及其衍生物均具有良好的生物相容性，被广泛应用于生物医学工程领域，已有相关文献报道了壳聚糖及其衍生物类作为促透剂的应用研究，如采用离体兔角膜及激光共聚焦扫描显微镜成像技术，考察壳聚糖及其衍生物的脂质体对角膜透过作用的影响，发现三甲基壳聚糖包覆脂质体透过离体角膜的稳态流量显著增加，且表观渗透系数显著提高。壳聚糖可以通过生物溶胀性引发释药，并能在吸收部位形成浓度差，协同药物起到促渗作用。壳聚糖的促渗作用，随着巯基的结合而提高。有学者以睾酮为模型药物，研究发现：N-三甲基壳聚糖季铵化程度不同，经皮促渗强度也有所不同，N-三甲基壳聚糖促透效果最显著[31]。在研究壳聚糖对甲硝唑凝胶体外促透作用时，发现质子化壳聚糖能通过正负电荷的作用打开黏膜紧密接口，从而使药物穿透黏膜[32]，1.0% 壳聚糖对甲硝唑凝胶的体外透皮吸收比 2% 氮酮有更好的促进作用。

近年又发现了一些新的透皮吸收促进剂，如 N, N-二甲氨基异丙酸十二烷酯和 N, N-二甲氨基乙酸十二烷酯，该两种物质均能促进 5-氟尿嘧啶的吸收；饱和的甘油醚也是一种理想的吸收促进剂，该物质是从深海中的鲨鱼体内提取的混合物，其促透效果优于油酸和其他的不饱和脂肪酸；其他新促透剂还有 d-苧二烯、2-甜没药萜醇、薄荷醇等。氨基己酸酯类如氨基己辛酯（OCEAC）和氨基己酸十二酯（DEAC）也被认为具有良好促透作用和较低的毒性；正在研究中的经皮吸收促进剂还有巯基乙酸钙、环己月桂酰胺等。

（三）多元促透剂

通常情况下，单个促透剂的使用很难达到理想的促渗效果，并且会在一定程度上对皮肤产生刺激性。一般采用两种或多种的促透剂混合促渗，可达到协同促渗的目的。多元促透剂在很多时候比单一促透剂的效果好，如丙二醇/油酸、油酸/氮酮、醇类与其他促透剂的联合应用等。

1. 丙二醇/油酸

丙二醇是二组分系统中应用较多的一种促透剂，在对纳洛酮透皮制剂研究中发现，使用丙二醇/油酸体系时药物有最大透过量，在对水杨酸的透皮研究中，也得到相同结论。

2. 油酸/氮酮

油酸/氮酮系统也是一种较理想的二组分体系，对于大多数难于经皮吸收的药物，氮酮与油酸合用后，它们的透皮吸收有近似相加的效果，同时随着氮酮使用比例的增加，促透作用增强。对酮基布洛芬进行的经皮吸收实验显示，氮酮/油酸合用的渗透效果比 2-吡咯烷酮/油酸合用的效果提高了 3.1 倍，并可以缩短药物到达稳态的时间。研究不同浓度的氮酮、油酸、薄荷脑和丙二醇及混合物对咪康唑促渗作用的影响，结果显示，2% 氮酮与 5% 油酸合用促渗效果最好。

3.醇类参与混合促透剂协同促渗

由于醇类具有良好的溶解性，多数情况下作为药物的助溶剂，参与混合促透剂协同促渗。如丙二醇与月桂酸作为混合促透剂，体积比为（90：10）时，对雌激素抑制剂的促渗效果增强。以纳洛酮为模型药物，以水、丙二醇、乙醇三者两两组合作为混合促透剂，用大鼠皮肤进行渗透实验，结果表明丙二醇与乙醇体积分别为（33：67）时促透效果最佳。另有研究表明，当丙二醇与油醇混合时，可协同增强替洛西康的促透效果。相对于单独使用某一种促透剂而言，以氮酮＋丙二醇、油酸＋丙二醇、月桂醇＋丙二醇为复合促进剂时，药物的透皮效率显著提高。氮酮和丙二醇单独使用时均对实验药物中的有效成分具有促渗作用，但氮酮的单独促渗作用因其阻滞时间较长而不具有时效选择性，两者合用后可明显提升促渗效果，氮酮在促渗过程中起主导作用，而丙二醇发挥重要的协同作用。

丙二醇、尿囊素、甘油的混合促透剂，是一种稳定、清澈、透明的溶液。丙二醇与药用尿素配伍应用对人体黏膜具有较高的渗透性，由于尿素对人体刺激性较大故使用价值不高，而用 0.5/100 尿囊素水溶液代替 10/100 尿素与丙二醇联用，则有了良好的效果：①刺激性小，毒副作用小，与人体亲和力强，人体对其有较高的耐受性，可较大剂量的使用。②物理、化学性质稳定，兼容性强，可以和多种药物配伍使用，且具有较高的渗透性。③对人体皮肤、黏膜均具有一定的渗透性，对黏膜渗透速率高。

二、化学促透剂的经皮吸收机制

药物经皮吸收进入体循环有 3 种方式，细胞内途径、细胞间途径和经皮肤附属器途径。由于附属器面积较小，药物在角质细胞内扩散阻力较大，所以多数药物经皮吸收是以细胞间途径为主。细胞间途径富含脂质成分，如神经酰胺、胆固醇、游离脂肪酸等。

（一）通过与角蛋白相互作用，破坏其致密结构，降低其屏障阻力

采用傅里叶变换衰减全反射红外光谱法（ATR-FTIR）观察，发现大鼠腹部皮肤经 30、50、100、1 000 g·L^{-1} 的杜香萜烯处理后，角蛋白在波数 1629 cm^{-1} 和 1536 cm^{-1} 处的最大吸收峰发生了变化，说明杜香萜烯主要作用于角蛋白，使其构型发生改变从而起到促透作用。薄荷油的促透机制为通过松弛磷脂间的氢键来改变皮

肤蛋白质的组成，引起 α-角蛋白变性，进而导致磷脂层流动性改变，从而促进了药物的经皮吸收。

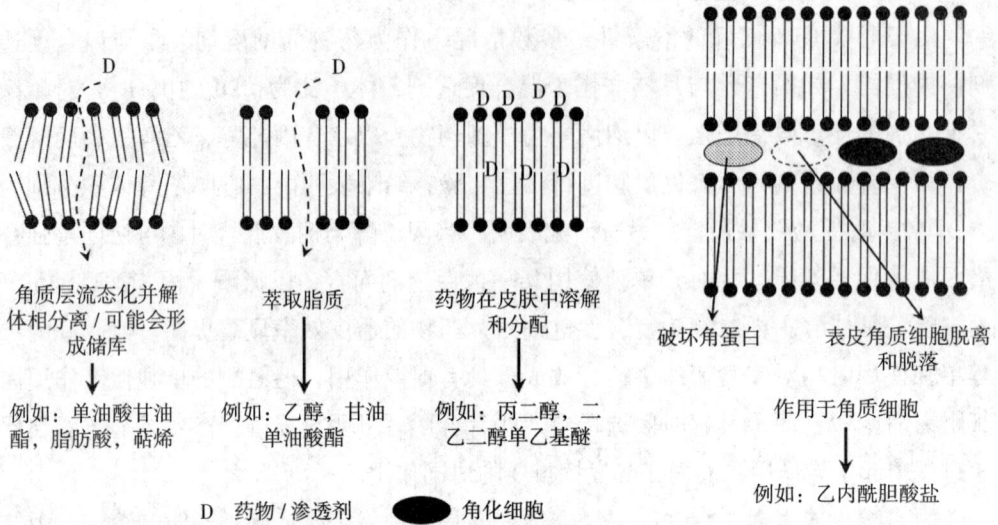

角质层流态化并解体相分离/可能会形成储库

例如：单油酸甘油酯，脂肪酸，萜烯

萃取脂质

例如：乙醇，甘油单油酸酯

药物在皮肤中溶解和分配

例如：丙二醇，二乙二醇单乙基醚

破坏角蛋白

表皮角质细胞脱离和脱落

作用于角质细胞

例如：乙内酰胆酸盐

D　药物/渗透剂　　　●　角化细胞

图 4-1　各类化学促透剂的促渗机制图

（二）通过提高角质层的溶解性能，改善药物在其中的分配

桉叶油及其 β-环糊精包合物的促透机制是通过改善扩散和分配来实现的，并以改善扩散形式为主要作用机制。益智挥发油可通过作用于角质层磷脂，降低角质层的极性来增加脂类药物吲哚美辛在皮肤区域中的分散从而促透。丁香酚、D-1,8-萜二烯和薄荷酮对他莫昔芬的促透机制是萃取角质层中的脂质和提高药物在角质层中的分配来达到促透目的。而薄荷酮的促透机制仅是提高对角质层脂质的萃取，使其屏障功能被破坏来促进药物经皮吸收。

（三）通过直接抽提角质层脂质成分或扰乱角质细胞间脂质的有序排列

α-蒎酮、1,8-桉叶素等环辛萜类对 5-氟尿嘧啶的促透主要是通过细胞间磷脂的相互作用来实现的。茶树油、桉树油、薄荷油可剂量依赖性地降低人离体胸部或腹部皮肤的完整性[33]。在 1,8-桉油精处理过的水合胼胝类脂模拟的皮肤角质层中，发现类脂热转变峰前移或消失，表明桉叶油可能对类脂双分子层结构有作用，能够增加脂质分子排列的紊乱度和流动性；桉叶油的加入可使液晶结构发生改变，在较高浓度时，桉叶油渗透进入液晶结构中，打乱甚至破坏液晶高度有序的排列结构，但不影响类脂分子本身的结构。采用 ATR-FTIR 和透射电子显微镜（TEM）观察，发现薄荷油具有直接抽提脂质的作用，并在一定程度上可以改变角质层脂质分子结构，从而降低了皮肤的屏障作用[34]。

（四）其他促透机制

中药挥发油自身具有较强的渗透能力，可能在皮肤内形成贮库而促进药物的经皮吸收，且具有拉动效应（Pull effect）。以猪耳皮肤为渗透屏障，乙醇和1, 8- 桉叶素对甲芬那酸的促透实验表明，接收液中甲芬那酸累积渗透量与1, 8- 桉叶素的累积渗透量线性相关，这表明1, 8- 桉叶素的促渗作用除了对角质层有影响外，还与拉动效应密切相关。薄荷脑处理过的胎儿皮肤皱褶增多，角质层局部断裂脱屑，翻卷呈破棉絮状，表皮细胞间隙加宽，毛囊口扩展，这表明薄荷脑促药物的经皮吸收机制与改变其表皮结构有密切关系。中药挥发油不同于一般的化学促透剂，不仅具有促透作用，自身还有一定的功效，其促透机制可能与其多途径综合作用有关，如川芎挥发油可能是通过增加皮肤血流，加速药物从皮肤表皮和真皮进入到毛细血管，从而起到促透作用，但此促透机制在离体试验中无法得到验证；花椒和薄荷挥发油促进药物透过皮肤活性表皮的机制可能是通过改变细胞内外的 Ca^{2+} 平衡从而影响相关细胞功能来实现。

三、化学促透剂的选择与应用

（一）化学促透剂的选择

理想的化学促透剂应满足以下要求：①无毒，无刺激性，无变态反应；②仅降低皮肤对药物的屏障功能，而不会造成内源性物质的流失；③无药理活性；④对角质层的改变是可逆的；⑤起效迅速，且起效时间及起效部位可控；⑥与药物无配伍禁忌；⑦无色、无味，价格低廉。

（二）化学促透剂的应用

化学促透剂与外用制剂混合可使外用制剂与皮肤之间的接触更紧密，更有利于化学促透剂发挥作用；或者是先将化学促透剂涂抹于皮肤之上，待一定时间后再涂抹制剂，这种方法虽然能在短时间内将皮肤角质层内脂质双分子层破坏，增加细胞间隙，具有较好的促透效果，但这种直接涂抹化学促透剂的方法对皮肤具有较强的刺激作用，会使皮肤产生灼热、瘙痒、刺痛等反应，不赞成使用。市面上的化学促透剂针对不同的作用需求，有许多不同的类型可供选择，但往往需要两到三种促透剂联合应用才能达到较好的效果。

中药促透剂的研究必须结合中药制剂的实际情况，主要的研究思路和方法有：①遵循中医药理论的指导；②注重对传统文献古籍的挖掘，这对开展中药透皮作用研究具有重要的启示作用；③考察指标宜用多成分或者生物学指标，而不仅仅是个别指标成分或化学指标；④积极借鉴相关学科的新技术新方法，如采用 ATR–FTIR 和 TEM 等考察促透剂与皮肤的相互作用和对皮肤结构的影响，采用荧光标记法考察对血流变学、局部免疫学影响等[35]。

第二节　物理促透方法

物理促透方法，即借助外来能量如电场、热能、机械能等促进药物渗透的经皮促透技术。与化学促透相比较，物理促透技术不仅对皮肤的刺激性小，而且能有效地促进大分子药物、离子型药物等的经皮吸收。常用的物理促透技术有，离子导入，电致孔、超声波导入、微针技术等。

一、离子导入

离子导入法（Iontophoresis）是利用外加电流来促进贴片中的离子型药物在皮肤中吸收的技术。阳离子在阳极处透过皮肤，阴离子药物在阴极处透过皮肤，不带电荷的中性分子也可以通过电渗作用透过皮肤。离子导入主要通过皮肤附属器促进药物渗透，其促透作用机制为：①电流诱导作用，诱导角质层发生短暂的、可逆的结构紊乱，由此产生药物离子转运的新通道；②电渗流作用，在电压作用下膜两侧液体发生定向移动，形成电渗流，推动带电或中性粒子透过皮肤；③电场力作用，外加电场作用使皮肤角质层两侧形成电压降，产生驱动力，促使带电药物透过皮肤。离子导入系统是由电池、电极、药物贮库和控制线路组成，如图 4-2 所示，其中电流强度可以根据个体差异进行调节。

与传统的被动转运的经皮给药相比，离子导入具有许多优点：①离子导入是全身性的经皮给药装置，特别适用于离子型和大分子多肽类药物经皮给药。②可以通过调节电流的大小来控制药物经皮转运的速率，也可随时调节电流大小控制释药速率以维持恒定的药物浓度而消除血药浓度的峰谷现象，使用安全、方便、有效。③能实现程序给药，可以根据时辰药理学的需求来调节电流强度满足不同时间的剂量要求。④个体化给药，通过调节电流强度能解决个体间的药物动力学差异。⑤装置体积小，可以制成便携式装置。当与生物传感器联合使用时，还可以成为以患者自体信号来调节给药速率的新型控释给药系统。

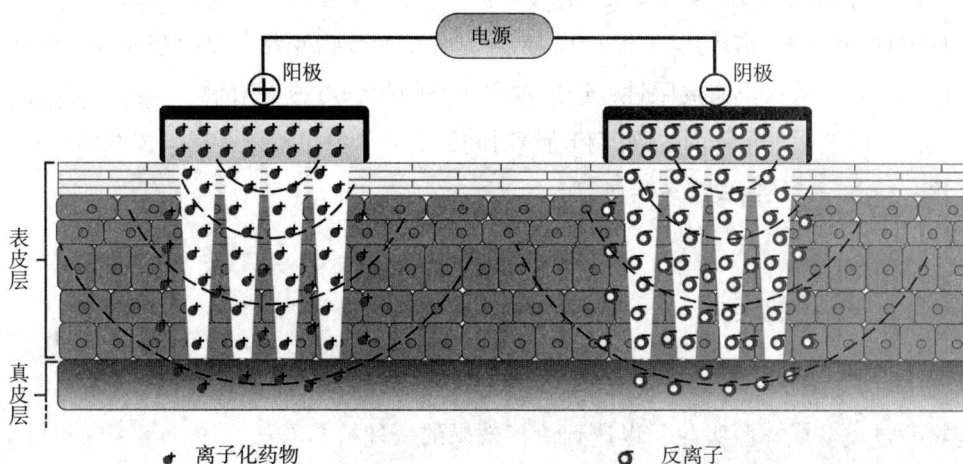

图 4-2　离子导入系统图

20 世纪 60 年代，已经利用离子导入技术将局部麻醉药、血管紧张素和甾体激素导入皮肤，用于局部皮肤和组织疾病的治疗。近 20 年的研究表明，离子导入技术对于全身性疾病的治疗表现出较大潜力，已有甾体激素类药物、心血管疾病治疗药物、抗病毒药物、止吐剂、止痛剂、神经退变性疾病治疗药物等；尤其适用于多肽、蛋白质等大分子药物和离子型药物等采用化学促透剂难以起效的药物。在电离子导入的给药过程中，药物浓度、电极、供给离子强度和 pH、皮肤状态等均会影响药物的透过率。离子导入法要求药物必须以离子形式存在，对于易解离的药物，溶剂 pH 对电渗效果影响不大，而对于蛋白质或多肽类药物则要求溶剂的 pH 远离其等电点，以便使药物带上电荷。离子导入不仅可以用于有机、无机离子及某些中性分子的吸收，还可以使促甲状腺素释放激素、精氨酸、加压素、胰岛素等蛋白质类药物透过皮肤的角质层，且皮肤生理状态不会发生改变。影响药物离子导入效率的因素有药物性质、皮肤状况、电场强度等。

直流电离子导入促进中药经皮吸收已用于治疗椎间盘突出、骨质增生病、肩手综合征、脑卒中后偏瘫、慢性肾衰竭等疾病。由田七、红花、没药、当归、大黄 5 味中药制成的生骨液，其有效成分带负电，在直流电离子导入作用下，能够改善骨折部位血液循环，加速骨痂生长。在治疗软组织损伤的动物实验中表明，中药经离子导入还可以改善局部血液流变状态，增加毛细血管通透性，减少组织液渗出，加速组织修复。离子导入也能明显促进体外模型中阿魏酸的皮肤透过量，这为中药其他有机酸成分的透皮吸收提供了实验依据。还有研究者观察了寒痹方离子导入液的皮肤刺激性和抗炎镇痛作用[36]，寒痹方离子导入液对家兔皮肤无明显刺激性，具有较好的抗炎镇痛作用，且作用优于未导入组。

离子导入技术较为安全，适用于局部和全身的治疗。它还有多方面应用，如诊断标记物的检测、临床化学的分析和治疗过程中的药物监测。目前它还存在着许多问题：药物的选择具有局限性；透皮过程药物的状态对透皮结果影响很大；电流因素，因皮肤的生理条件而受强度和持续时间的限制。要想使离子导入技术更加方便、实用、经济等，还需要进一步研究。

二、超声促透

超声促透（Sonophoresis, SN），又称超声促渗，是指在特定的超声频率下，促进药物经过皮肤或黏膜吸收，以达到治疗效果的一种给药方法。1995年美国《科学》杂志上首次报道了麻省理工学院三位科学家利用低频超声波成功地将胰岛素导入体内的试验。此后低频超声经皮给药逐渐增多。目前，利用超声波促透的药物主要有：烟酸酯类药物、抗生素药物、蛋白质类药物、甾体类药物等。超声促透的作用效果与使用频率、使用强度、暴露时间、导入药物的分子特性以及暴露的皮肤部位有关，该方法作为经皮给药系统中的一种物理促透方法，具有良好的促透效果。

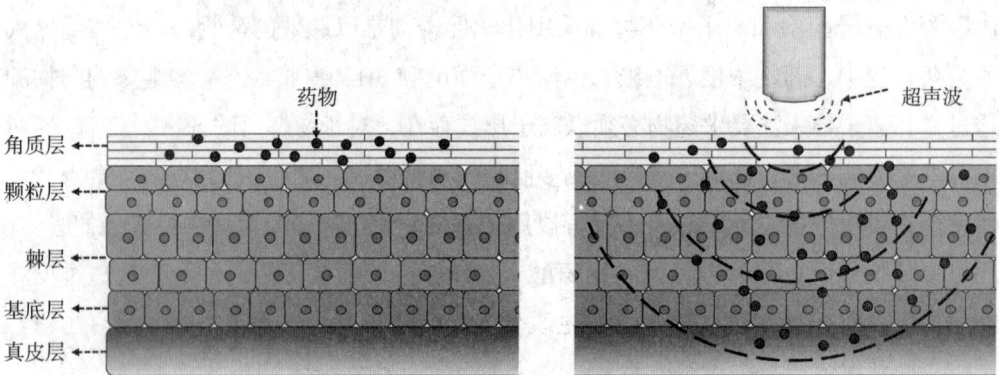

图 4-3　超声促透示意图

超声促透的作用机制至今仍未完全阐明，目前主流观点认为 SN 的作用机制包括[37]：空化作用、热效应、机械效应、声流作用、以及层膜效应等。其中，空化作用被公认为促透的主要机制。在研究超声及其他因素对东莨菪碱透过量的影响实验时，发现不同频率的超声、不同的促透剂品种、促透剂的加入量以及透过时的温度，均对东莨菪碱的累积透过量产生影响。其中，超声促透能明显地增加东莨菪碱的透过量，100A 的超声为促透最佳条件。

低频超声波（20~60KHz）波并不会破坏药物的活性，且对水溶性药物，包括生物大分子有很明显的促渗效果。药物在超声波的微震荡下穿过活体皮肤进入软组织，可以明显促进水溶性和脂溶性药物的透皮扩散。药物的透皮程度在很大程度上取决于超声波的频率。高频超声多用于皮肤浅表层用药，如局麻药、皮质类固醇、非甾体抗炎药等。使用低频超声将少量破伤风类毒素导入小鼠体内，成功引发了免疫反应，证明低频超声不会破坏分子量较大的疫苗，且使用比皮下注射较少的剂量即可以引起同等效果的免疫保护。选用家兔为研究对象，通过离体实验和在体实验，观察低频超声对 5% 桂枝萃取液的促透作用，离体实验中药物浓度随时间的延长而增加，不同时间点超声组浓度较高；在体实验中关节液、滑膜、肌肉、皮肤中均检测到桂皮醛的含量，超声组药物含量显著增高，表明低频超声可提高皮肤的通透性[38]。

超声亦可用于透皮免疫。透皮免疫是指在不产生任何系统和局部毒性的情况下，采用疫苗或者抗原作用于皮肤，从而诱导产生抗原抗体反应的过程[39]。有研究表明低频超声用于 B16 小鼠的肿瘤模型能够显著提高肿瘤细胞的免疫原性，从而降低 T 细胞对肿瘤细胞的免疫耐受，提高肿瘤细胞被免疫系统清除的概率，为肿瘤的治疗提供了一种新的免疫学思路。与传统的免疫途径相比，透皮免疫所产生的抗体滴度较低。

超声体外监测能够获取足量的体内样本，从而可以无创检测包括血糖在内的血液指标。比如血糖监测，先通过超声短时间干预患者的皮肤，然后在接下来的几个小时中稳定地透过皮肤来获取足量的葡萄糖，以监测血糖浓度。

虽然超声促透作用机制和影响因素尚未完全明确，但仍可从优化能量密度、超声频率、耦合介质等方面筛选最佳的促透条件。将 SN 与其他促透技术联合应用而产生协同作用，在未来有望给经皮给药的渗透速率带来数量级的提高。

三、电致孔

电致孔（Electroporation）技术是一种利用瞬时（ms 到 μs 之间）的高压（50~1500V）脉冲，在皮肤细胞的磷脂双分子层上形成可逆性的短暂水性通道来增加药物通透性的促透方法。其作用机制可能是在高压脉冲电场的作用下，角质层结构产生可逆的渗透性孔道，而孔道的大小及维持时间受到电压、脉冲数和脉冲时间的影响。不同脉冲的应用顺序、脉冲能量、低压脉冲、高压脉冲、脉冲幅度、脉冲的形状以及角质层两边的电位差，均是电致孔促透过程中应该考虑的因素。

电致孔与离子导入都是通过在皮肤上施加电场来促进药物的经皮吸收,两者有相同点也有差异:①离子导入主要作用于药物,电致孔主要作用于皮肤;②离子导入的过程中特定条件下也存在电致孔现象,电致孔过程中带电的分子也会受到电场力的作用;③离子导入过程中药物通过皮肤附属器、固有缺损或细胞间脂质等通道转运;电致孔过程中药物转运的通道是新形成的孔道;④离子导入施加的电压较低,一般 0.1~5V,电致孔施加在皮肤上的电压通常大于 100V;⑤离子导入与电致孔有协同作用,两者联合使用可以大大缩短离子导入的起效时间,增加经皮给药速率。

电致孔技术不仅能够促进多奈哌嗪、雷尼替丁等离子型药物的经皮吸收,同时也能有效地促进蛋白类药物、基因传递过程中 DNA 的导入等大分子药物的吸收。电致孔采用脉冲方式给药,有利于实现生物大分子药物的程序化控制。研究电致孔对胰岛素经皮渗透的影响时,通过调整电致孔的电压可调整胰岛素的透皮通量,从而使胰岛素在有效血药浓度范围内达到治疗的目的[40]。由于电致孔促透技术直接作用于皮肤,会对皮肤的产生一定的刺激和损伤;而且使用的电压较高,会对生物类药物的活性产生影响,因此电致孔促透中如何保留生物类药物的活性,需要做进一步的研究。

四、微针技术

微针(Microneedle)是利用微制造技术制备的微细针簇阵列。微针应用于皮肤后能够穿透皮肤的活性表皮层但不会触及神经,因此不会产生疼痛感。微针阵列介导的经皮给药系统的促渗机理是通过微针的穿刺作用,对皮肤的角质层造成轻度的物理损伤,建立微米级的药物传输通道,实现对药物的导入。微针技术具有生物利用度高、给药剂量准确和患者依从性好等优点。微针可分为实心微针和空心微针,前者通过"戳穿后贴附"、"戳孔释药"和"包衣后戳孔"等几种方式给药,后者经皮给药的方式是"戳孔贯通"。另外,还有可溶性微针、涂层微针等类型。(图 4-4)在应用微针促透时,可以从优化微针的密度、长度、形状及对皮肤的预处理时间等角度来增强微针的促透效果[41]。

微针透皮给药技术是在微电子机械系统、加工技术与经皮促渗技术日益发展成熟后出现的新型给药方式,此技术尤其为大分子药物如疫苗、多肽、蛋白质等的经皮传递提供了手段。与其他路径相比,微针阵列技术可以更加高效、快速的递送疫苗,是一种极具潜力的经皮给药方法。

有研究采用双室扩散池,以离体小鼠不同部位皮肤和微针预处理过的离体小鼠不同部位皮肤作为透皮屏障,测定小鼠不同部位皮肤的龙胆苦苷的透过速率和透过量，探讨了秦艽复杂成分体系在微针条件下透过不同部位皮肤的给药特点[42]。被动给药和微针处理条件下给药 24 h，接受池中秦艽复杂成分体系与原液相似度基本在 83.0%~98.9% 之间；微针预处理小鼠不同部位皮肤后，通过腹部皮肤给药接收液中秦艽复杂成分体系与原液相似度达到 90% 的时间为 4 h；而背部皮肤和颈部皮肤给药时，达到这一程度时间则需要 18 h 和 12 h。微针能够用于中药复杂成分的透皮给药，极大地缩短经皮吸收的时滞，提高其生物利用度；与颈部和背部皮肤相比，微针通过腹部皮肤更能显著提高透皮速率。

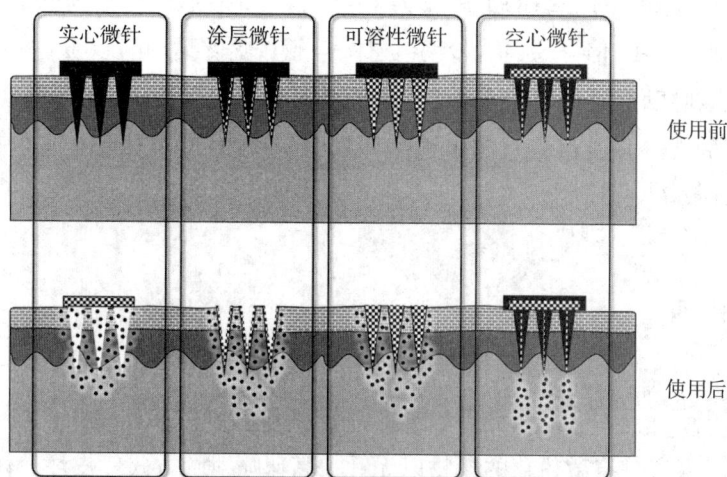

图 4-4　微针使用前后对比图

也有学者使用微针传输质粒进入皮肤，把这些微针阵列浸在溶液中，然后在大鼠的皮肤上反复刮以产生轻微损伤，结果发现使用微针后荧光素酶基因的表达显著提高，与皮下注射相比较微针所诱导的免疫反应更加强烈、更加稳定，体现了微针无痛、精确、便利、高效等诸多优势，为生物大分子的经皮给药提供了极具发展潜力的给药方式[43]。

五、驻极体

驻极体（Electret）是一类可以长期储存电荷并保持极化状态的材料。生物驻极体存在于新陈代谢的全过程，它的改变会引起分子、细胞或组织的分子结构和电结构的改变。外源性驻极体是一种新型物理调控因子，可以作为一种离子驱动源为皮肤提供静电场和微电流，通过调控皮肤的电结构和驻极态来增强离子型药物经皮吸收。因此，驻极体对离子型药物和非离子型药物都具有良好的透皮促渗作用。驻极体的主要促渗机制：①持续稳定的静电场作用于皮肤后引起表皮裂隙增大，角质层内的脂质双层结构排列松弛，形成大量暂时性的可渗透的新孔道，当皮肤形成新的孔道后，驻极体依赖其稳定的静电场来维持孔道的持续开放，保持药物透皮的高通量和可控性；②驻极体与皮肤之间的电位差会导致微电流的产生，从而促进离子型药物的经皮转运和渗透。此外，驻极体产生的静电效应和微电流可以作为外源性物理因子，能够有效的调控细胞凋亡和改善血液循环，有利于药物在体内的代谢。

研究发现，−1000V 驻极体能够改变皮肤角质层类脂质的排列，提高水杨酸甲酯的皮肤通透量[44]。将负极性驻极体作用于 5− 氟尿嘧啶溶液，36 h 后的体外累积大鼠正常皮肤透过量是对照组的 1.50~2.54 倍[45]；36 h 时透过瘢痕皮肤的累积透过量是对照组的 1.61~3.12 倍[46]；负极性驻极体 5− 氟尿嘧啶贴剂的 36 h 体外释放量较对照组 5− 氟尿嘧啶贴剂显著增加[47]。将双裸面负极性驻极体作用于环孢菌素 A 贴剂后，环孢菌素 A 的体外释放量较对照组提高，其中 −2000V 驻极体作用下的体外释放量是对照组的 1.509 倍[48]。

六、其他

（一）高速微粉穿透

高速微粉穿透是将微粉化的药物以无针、高速喷射的方式经皮注入体内的技术，具有无痛的特点。研究表明，空气动力学当量直径小于 20 μm 的微粒不能穿透角质层，而 20~100 μm 的微粒则可以。如英国 Powder Ject 公司开发的无针注射系统利用超音速氦气流将 20~100 μm 药物微粒瞬间加速，使其穿透角质层进入皮肤。透过皮肤后，该粒径范围内的药物微粒可以被动靶向于特定器官。将胰岛素微粉用于无毛豚鼠经皮给药后，生物利用度可达 33%，且动物间的差异很小。高速微粉穿透技术也可将疫苗注入表皮细胞，与传统方式的疫苗给药方式相比，可以避免注射给药时可能引发的感染，特别是 HIV 和乙肝感染等。

（二）光机械效应波

光机械效应波（Photomechanical waves）是指通过高能量激光瞬间产生的高压，在皮肤上形成暂时可逆性的微细孔道，使药物透过皮肤。光机械效应波适用于甾体、非甾体抗炎药等分子量小于 40000 的药物。将粒径 100 nm 的荧光微球分散于含 2% 的十二烷基硫酸钠水溶液中，置于柔韧性良好的两端开口贮库中，一端与皮肤接触，另一端以 1 mm 黑色聚丙乙烯膜盖封，将激光束作用于膜上，产生的光机械效应波可使微球透过角质层。大鼠体内试验结果表明，单一光机械波可以将葡聚糖（40KDa）

和胶乳颗粒（直径 20 nm）传递到皮肤的活性表皮层中。光机械效应波经皮给药无痛感，且角质层的屏障作用可在几分钟之内恢复，因而也逐渐引起了研究者们的注意。

（三）激光法

激光促透是一种较有前景的物理促透技术。已有研究表明，将皮肤多次暴露于激光中（＞10 次），皮肤的透过性将增加 10 倍以上，其原理是激光能够去除皮肤角质，但不显著损伤表皮层，使得给药后能够达到良好的治疗效果。Er-YAG 激光器、宝石激光器、二氧化碳激光器均能不同程度地增强 5- 氟尿嘧啶的透皮吸收。激光对亲水药物的促渗作用比对亲脂药物的促渗作用强，这可能是由于激光与细胞间脂质相互作用打开了细胞间通道。研究发现，激光强度越大越有利于促透效率的提高。激光促透可以精确控制角质层的剥蚀，且对角质层的溶蚀作用是可逆的。

第三节　促透技术的联用

一、纳米载体与物理促透方法联用

目前，传统的物理和化学促透方法在改善药物的经皮渗透特性、促进药物经皮吸收中得到了广泛的应用，通过增加药物的溶解度、扩散系数、贮库效应以及对皮肤的作用等方面来提高透皮制剂的透过率。但是也存在一些问题，如化学促透剂的皮肤刺激性和安全性问题，物理促透法对设备的要求和对皮肤结构的损伤等。纳米载体促透能力强、稳定性好，具有巨大的开发潜力。本节从纳米载体与物理促透方法联用角度，对现代促透方法的研究予以阐述。

（一）纳米载体与微针法联用

Guo 等[49]观察了微针阵列对纳米粒经皮给药的影响，将微针与脂质纳米载体结合，用于高乌头生物碱等中药毒性成分的经皮给药，有效提升了药物疗效，并显著降低了毒副作用；Zhang 等[50]将卵清蛋白与桔梗皂苷共载于脂质体，再分散于可溶性微针中，实现亚单位疫苗与皂素佐剂的联合给药，增强荷瘤小鼠的免疫反应，平衡调节 Th1 和 Th2 免疫应答。Chen 等[51]利用微针阵列递送脂质体水凝胶贴剂（TP-LHP）中的雷公藤内酯来促进药物的经皮吸收，评价 TP-LHP 在胶原诱导性关节炎

（CIA）模型中的药代动力学和药效学；其血浆药物浓度曲线符合单室一级动力学模型，TP-LHP 能显著抑制关节肿胀，抑制肝脏酪氨酸激酶 -4 和胎肝激酶 -1，诱导缺氧因子 -1a 的表达；TP-LHP 也能降低免疫功能亢进，白细胞介素 -6 和白细胞介素 -1β 的水平，抑制血管内皮生长因子的生物学效应和表达。

（二）纳米载体与离子导入法联用

脂质体是适合局部给药的药物载体。通过带电的脂质体与离子导入法联用，对模型药物胰岛素进行经皮传导的研究结果显示，促渗效果明显优于单用其中一种技术的效果。

Charoenputtskun 等[52] 研究了纳米脂质载体和固体脂质纳米粒子作为离子导入亲脂性和亲水性药物的载体，将固体脂质纳米粒（SLN）和纳米结构脂质载体（NLC）放在维甲酸、水杨酸（SA）、阿昔洛韦渗透液中，并用罗丹明探针检测纳米粒子的渗透能力；脂溶性药物 - 反式维甲酸没有明显的透皮促进作用，然而对于 SA 和阿昔洛韦的透皮效果却非常明显，脂质纳米粒子和离子导入法联用可以有效促进亲水性药物的透皮吸收。Issei Takeuchi 等[53] 研究了雌二醇纳米粒的透皮渗透性，纳米粒子体系与离子导入法联合应用提高了雌二醇的通透性；以去势雌性 SD 大鼠作为骨质疏松动物模型，将动物分为离子导入组，PLGA 雌二醇纳米粒组，被动扩散组和对照组，使用 X 射线计算机断层扫描系统来测量脊柱的骨密度，显示离子导入组骨密度显著高于被动扩散组和对照组，可能的机制是离子导入的应用使纳米粒通过毛囊渗入到毛细血管中，促使药物在大鼠血浆中达到有效浓度，纳米粒子和离子导入法的联合应用有助于治疗骨质疏松症。Huber 等[54] 考察了阿霉素固体脂质纳米颗粒（DOX-SLN）的阳极离子导入是否能够增加药物在肿瘤细胞中的渗透性，评价离子导入法联合 DOX-SLN 在 BALB/c 小鼠诱导的鳞癌细胞中的体内抗肿瘤潜能，离子导入与 DOX-SLN 联合应用使药物渗透增加了约 50 倍，DOX-SLN 离子导入能够有效抑制肿瘤细胞的存活率，肿瘤细胞随着角质化的增加而死亡，说明离子导入与 DOX-SLN 联合应用时具有较强效的协同效应。

（三）纳米载体与电致孔联用

Severina 等[55] 研究了 Colon 26 细胞系的 QDs 内化，通过激光共焦显微镜可以看到 QD- 纳米水凝胶及其对细胞活力的影响，电致孔促进了纳米粒在体内的递送，电压依赖性的将纳米颗粒递送到细胞，而且不会降低细胞活力。Boglárka 等[56] 研究了液晶染料木黄酮（LLC-GEN）制剂与电致孔联用来增强药物的透皮吸收，与单独使用 LLC-GEN 制剂相比，能够快速且更有效地实现水溶性差的药物木黄酮的透皮递送。

Ippei 等[57]利用 M13 噬菌体和靶向材料 TiO_2 纳米颗粒研究了一种高亲和力肽的快速筛选方法，在选择过程中，通过电致孔直接施加电脉冲于大肠杆菌细胞和噬菌体 – 底物的复合物中，由此获得了对二氧化钛具有强结合活性的新型肽适配体（命名为 ST-1，序列为 AYPQKFNNNFMS），在大肠杆菌中产生了与碳纳米管亲和性肽和 ST-1 融合的笼蛋白，多功能超蛋白能够有效地沉积在单壁碳纳米管（CNTs）表面的钛化合物（SWNTs）中，表明电致孔对筛选高亲和力肽以及制备钛化合物纳米复合材料具有重要的价值。

（四）纳米载体与超声波导入联用

Rangsimawong 等[58]使用开放式激光扫描显微镜和扫描电镜对低频超声（SN，20kHz）促透对荧光素钠（NaFI）脂质体的皮肤渗透进行了研究。实验结果表明 SN 显著增加了 NaFI 溶液的通量，同时显著降低了 NaFI 聚乙二醇脂质体与 NaFI d– 柠檬烯（PL–LI）的药物通量；SN 未显著影响聚乙二醇脂质体和 NaFI 脂质体的药物通量，在阻断的卵泡中，低频超声促透使 NaFI d– 柠檬烯的药物通量减少，表明 NaFI d– 柠檬烯通过细胞间途径扩散来穿透皮肤；共聚焦激光扫描显微结果显示，在无低频超声波导入的皮肤中，NaFI d– 柠檬烯的荧光渗入到皮肤组织内部，而在低频超声波导入的情况下，荧光仅存在于皮肤中的毛囊里。从扫描电镜的结果可以看到：低频超声波导入促使角质形成细胞脱落，减少毛囊周围的 PL–LI 沉积。以上结果说明，SN 可部分阻断毛囊孔隙，降低毛囊通路中药物的透皮吸收。

二、化学促透与物理促透方法联用

（一）化学促透剂与离子导入法联用

化学透皮吸收促进剂与离子导入法联用具有协同作用，这样既可以减少离子导入法或促进剂对皮肤的刺激性，又增加了药物的渗透量。化学促透剂与离子导入法联用的协同促透效应机制大致可以归纳为以下几点[59]：①经皮吸收促进剂带电荷，离子导入可增加促透剂透过皮肤的比率，从而进一步提高药物经皮吸收；②经皮吸收促进剂影响甚至改变皮肤磷脂的双分子层结构，降低皮肤对离子电渗阻抗作用，能够大大增加药物的导电率，从而增加药物的通透率。

考察化学促透剂与离子导入法单独或联合使用对咪达唑仑的透皮吸收影响时发现，氮酮与离子导入法联合应用时咪达唑仑的累积渗透量最高。对不同浓度的化学促进剂（薄荷醇、十二烷基硫酸钠、聚乙二醇 400、油酸、N- 甲基 -2- 吡咯烷酮和二甲基甲酰胺）与离子导入法联用，实验结果表明离子导入法与化学促进剂联合应用对阿替洛尔的促透具有显著影响，其中油酸与离子导入法合用时作用效果最强，累积渗透量达 0.71 mg/（cm² · h）[60]。

化学促透剂与离子导入法联合应用，也为大分子药物的经皮给药提供了新的思路和可能性。化学促渗剂也对胰岛素的经皮离子导入有影响，氮酮具有协同渗透作用，丙二醇则能加强这种作用，丙二醇、氮酮和泊洛沙姆并用时离子导入胰岛素的经皮促渗效果最明显，其促渗系数为单独离子导入组的 2.75 倍。另外，皮肤电阻的大小也直接影响药物的电渗效率。用油酸预处理后的皮肤，使用离子导入后，皮肤阻抗显著降低。由于角质层是增大皮肤电阻的主要因素，因此，改变或破坏角质层结构均可使离子导入的透皮吸收量增加。早期的离子导入法单纯使用直流电，近年来则采用脉冲直流电。采用脉冲直流电比单纯直流电更有利于多肽和蛋白质分子的透皮吸收。同时脉冲电流可避免皮肤极化，避免皮肤被灼伤。

（二）化学促透剂与超声促透联用

化学促透剂在一定条件下也能与超声法产生协同作用。有学者研究了化学促透剂和超声促透单独及联合应用对环孢素累积渗透量的影响，发现相对于被动渗透，单用化学促透剂可以使环孢素的累积渗透量提高 2 倍，单用超声波法则可以提高 7 倍，两者结合使用时则可以增强约 25 倍[61]。其可能的促透机制为：化学促透剂能够增强超声诱导的空化作用，而超声则使更多的化学促透剂进入皮肤。

辣椒碱（Capsaicin）具有抗炎、长效镇痛等药理活性，多用于治疗骨关节炎和风湿性关节炎等疼痛，是一种新型非成瘾性镇痛药，但辣椒碱对皮肤强烈的刺激性限制了其临床应用，以 Carbomer 940 为凝胶基质，以复方辣椒碱纳米乳为原料药、1，2- 丙二醇、氮酮、PEG 400 和甘油为透皮促渗剂来制备纳米乳凝胶。同时，在功率 1.5W（305kHz），时间 3min 的超声波辅助作用下，考察复方辣椒碱纳米乳凝胶的透皮特性及刺激性。复方辣椒碱纳米乳凝胶外用对皮肤无明显刺激性，释药快而持久，兼具速效与缓释的双重作用，具有镇痛抗炎的作用，可用于治疗慢性软组织损伤。

（三）化学促进剂与电致孔联用

电致孔和经皮吸收促进剂联用的促渗效果比单独使用电致孔要好。研究发现，联合应用两种技术可以在角质层产生许多直径大约 200 μm 的微管道，在 0.01atm 压力差下每条微管道可以支持 10μL/s 的流量。因此，认为电致孔和透皮吸收促进剂联用所产生的协同效应机制，是因为经皮吸收促进剂分子链较长而跨越磷脂双分子层，使角质层中角质细胞分离而维持水性孔道的持续开放。

刘洪卓等[62]考察了化学促渗剂预处理与电致孔联用对大鼠皮肤滞留环孢素 A 的促进作用。使用化学促渗剂预处理大鼠皮肤 2 h 后，将含有 0.5% 环孢素 A 的 40% 乙醇混悬液应用于离体大鼠皮肤，同时在大鼠皮肤上施加电致孔。结果表明：氮酮和薄荷醇预处理后的皮肤和电致孔联用，可明显提高环孢素 A 在大鼠表皮和真皮的滞留，与未经化学处理组相比，滞留量分别是对照组的 10.40 和 11.71 倍。氮酮和薄荷醇预处理皮肤和电致孔联用具有协同作用，能够显著提高环孢素 A 在大鼠表皮和真皮中的滞留作用。

三、物理促透方法联用

（一）离子导入与微针技术联用

微针和离子导入法联用的效果也很显著，通过离子导入，使离子型药物沿着微针预先诱导的微孔道穿过皮肤角质屏障来增加药物的渗透量。有学者研究了离子导入和微针对醋酸亮丙瑞林经皮渗透作用的影响，单独使用微针治疗 6 h 后检测到药物质量浓度为 (0.98 ± 0.08) mg·L^{-1} 显著高于被动扩散组的 (0.36 ± 0.22) mg·L^{-1}；治疗结束后，微针和离子导入联合应用或单独使用离子导入法治疗的药物质量浓度分别为 (3.54 ± 0.08) mg·L^{-1} 和 (3.47 ± 0.03) mg·L^{-1}，药物浓度是单独使用微针治疗的 3 倍以上，具有显著性差异（$P < 0.05$）[63]。

（二）离子导入与电致孔联用

离子导入与电致孔联合使用时，具有协同促渗的效果。有研究将电致孔法和离子导入法联合应用于胰岛素的经皮导入[64]，结果显示，离子导入与电致孔联用时胰岛素的渗透速率是 (1.963 ± 0.637) µg·cm^{-2}·h^{-1}，显著高于分别单独使用电致孔、离子导入时的 (0.866 ± 0.04) µg·cm^{-2}·h^{-1} 与 (0.183 ± 0.007) µg·cm^{-2}·h^{-1}。

（三）离子导入法与超声导入法联用

有研究者[65]考察了离子导入法与超声导入氢化可的松对 40 例腕管综合征患者的治疗效果，结果显示：36 例患者的症状得到缓解，只有 4 例患者症状没有得到改善，因此离子和超声联合导入氢化可的松，可以有效治疗轻中度的腕管综合征。超声导入法和离子导入法联合应用也用来研究药物乙酸诺香草胺钠的透皮速率，单独用低频超声法发现其对乙酸诺香草胺钠促渗效果较差，但联合离子导入应用时药物的皮肤透过量明显提高。这种协同效应可能是超声导入法可诱导皮肤角质层结构改变，引起脂质双分子层结构无序、紊乱，形成新的离子导入通道，所以降低了皮肤电阻抗和其对透过分子大小的选择性，从而增强药物的经皮转运。

Hikima 等[66]通过对无毛小鼠 VB12 的促渗实验，对超声与离子导入联用时皮肤的协同渗透作用也进行了探讨，发现在协同作用下，VB12 在皮肤中的溶解度和扩散系数均有增加。在另一篇论文中，他们研究了协同作用的机制，发现与超声或离子导入单独作用时相比，协同作用时离子型药物的渗透曲线是不变的，而非离子药物的渗透曲线是增加的，且分子量小于 500 Da 的药物主要受离子导入的影响，而超过 1000 Da 的药物则依赖于协同效应[67]。

（四）微针、电致孔与超声导入联用

Petchsangsai 等[68]研究了 3 种技术联用（微针，电致孔和超声导入）对亲水性大分子化合物荧光素异硫氰酸酯 – 葡聚糖（FD-4）的体外皮肤渗透的影响。他们使用猪皮来进行葡聚糖 –4 的体外皮肤渗透实验。研究使用 2 种或 3 种物理促透方法联合应用来处理皮肤，测得葡聚糖 –4 的总累积透过量，即微针 + 电致孔，微针 + 超声导入，电致孔 + 超声导入以及微针 + 电致孔 + 超声导入。实验结果显示，使用 3 种促透方法（微针 + 电致孔 + 超声导入），渗透猪皮肤的葡聚糖 –4 总累积量大于使用单一方法或 2 种促透方法（微针 + 电致孔，微针 + 超声导入，超声导入 + 电致孔）。组织学图像表明所有的物理促透方法处理过的皮肤均没有明显的损伤。此实验结果则说明：微针 + 电致孔 + 超声导入联合应用可以作为有效的促透方式以透皮递送各种亲水性大分子而不引起药物结构的改变和皮肤损伤。

参考文献

［1］Erdo F, Hashimoto N, Karvaly G, et al. Critical evaluation and methodological positioning of the transdermal microdialysis technique, A review［J］. J Control Release，2016，233：147-161.

［2］Chen HL, Cai CC, Ma JY, et al. Effect of the Dispersion States of Azone in Hydroalcoholic Gels on Its Transdermal Permeation Enhancement Efficacy［J］. J Pharm Sci，2018，7：1879-1885.

［3］Ameen D, Michniak-Kohn B. Transdermal delivery of dimethyl fumarate for Alzheimer's disease：Effect of penetration enhancers［J］. Int J Pharm，2017，1-2：465-473.

［4］Li K, Gao S, Tian B, et al. Formulation Optimization and In-vitro and In-vivo Evaluation of Lornoxicam Ethosomal Gels with Penetration Enhancers［J］. Curr Drug Deliv，2018，3：424-435.

［5］Zhang YT, Zhao JH, Zhang SJ, et al．Enhanced transdermal delivery of evodiamine and rutaecarpine using microemulsion［J］．Int J Nanomedicine，2011，6：2469-2482．

［6］Pham QD, Bjorklund S, Engblom J, et al．Chemical penetration enhancers in stratum corneum - Relation between molecular effects and barrier function［J］．J Control Release，2016，232：175-187．

［7］王娜，刘雪梅，邱华，等．透皮促进剂对芪遂逐水凝胶膏中大戟二烯醇透皮吸收的影响［J］．湖南中医杂志，2015，7：166-168+178．

［8］张岭，严子平，张莉，等．不同透皮吸收促进剂对左旋肉碱透皮特性的影响［J］．中国新药杂志，2012，5：559-562．

［9］隋金婷，许贵军，殷翔，等．氮酮、丙二醇对丁香贴剂中丁香苦苷透皮吸收的影响［J］．中医药学报，2009，3：46-48．

［10］邹渭洪，付成效，毕津莲，等．氮酮、丙二醇对湿疹喷雾剂中黄芩苷透皮吸收的影响［J］．中国现代医学杂志，2012，22：32-34．

［11］于江宁，曾抗，李建华．油酸-吐温20、丙二醇系统对盐酸利多卡因透皮吸收的作用［J］．中国皮肤性病学杂志，2008，5：278-280．

［12］刘睿，刘志东，舒乐新，等．3种渗透促进剂对芒果苷离体角膜透过率的影响［J］．中国中药杂志，2010，23：3131-3135．

［13］Lee SG, Kang JB, Kim SR, et al．Enhanced topical delivery of tacrolimus by a carbomer hydrogel formulation with transcutol P［J］．Drug Dev Ind Pharm，2016，10：1636-1642．

［14］庞晓晨，刘志东，郭秀君，等．Transcutol P对痛宁凝胶中延胡索乙素在大鼠体内的药代动力学影响［J］．天津中医药，2014，6：365-369．

［15］Zhang Y, Zhang K, Guo T, et al．Transdermal baicalin delivery using diethylene glycol monoethyl ether-mediated cubic phase gel［J］．Int J Pharm，2015，1：219-226．

［16］吴红旗．不同种类的促渗剂对芍药苷透皮吸收的影响［J］．首都医药，2014，22：95-96．

［17］徐定平．不同促渗剂对苗药秤钩风的透皮吸收特性研究［J］．华西医学，2014，7：1316-1318．

［18］李俊，陈军，蔡宝昌，等．马钱子优化总生物碱复合磷脂传递体的制备与性质研究［J］．光明中医，2013，1：43-47．

［19］陈慧芳，吴其国，胡叶青．中药经皮给药制剂中促透剂的研究进展［J］．广西中医药大学学报，2017，1：69-72．

［20］钱励，马臻，张望刚，等．透皮促进剂对左旋延胡索乙素体外经皮渗透的影响［J］．中国中药杂志，2011，13：1729-1732．

［21］Thomas NS, Panchagnula R．Combination strategies to enhance transdermal permeation of zidovudine（AZT）［J］. Pharmazie，2003，58：895-898.

［22］Liu CH, Chang FY, Hung DK. Terpene microemulsions for transdermal curcumin delivery：effects of terpenes and cosurfactants［J］. Colloids Surf B Biointerfaces，2011，82：63-70.

［23］Chen J, Jiang QD, Chai YP, et al. Natural Terpenes as Penetration Enhancers for Transdermal Drug Delivery［J］. Molecules，2016，21. pii：E1709.

［24］兰颐，王景雁，刘艳，等. 萜烯类经皮促透剂对皮肤活性表皮层的影响及其机制研究［J］. 中国中药杂志，2015，4：643-648.

［25］Chang M, Li X, Sun Y, et al. Effect of cationic cyclopeptides on transdermal and transmembrane delivery of insulin［J］. Mol Pharm，2013，10：951-957.

［26］Kwon SS, Kim SY, Kong BJ, et al. Cell penetrating peptide conjugated liposomes as transdermal delivery system of Polygonum aviculare L. extract［J］. Int J Pharm，2015，483：26-37.

［27］Kim YC, Ludovice PJ, Prausnitz MR. Transdermal delivery enhanced by magainin pore-forming peptide［J］. J Control Release，2007，3：375-383.

［28］Kim YC, Ludovice PJ, Prausnitz MR. Optimization of transdermal delivery using magainin pore-forming peptide［J］. J Phys Chem Solids，2008，5-6：1560-1563.

［29］Moniruzzaman M, Tamura M, Tahara Y, et al. Ionic liquid-in-oil microemulsion as a potential carrier of sparingly soluble drug：characterization and cytotoxicity evaluation［J］. Int J Pharm，2010，1-2：243-250.

［30］袁易. 以羟丙基-β-环糊精为增溶剂和促渗剂制备的辣椒碱凝胶的研究［J］. 药学服务与研究，2009，5：363-366.

［31］He W, Guo X, Zhang M. Transdermal permeation enhancement of N-trimethyl chitosan for testosterone［J］. Int J Pharm. 2008，1-2：82-87.

［32］刘新云，余红梅，何秀丽，等. 壳聚糖对甲硝唑凝胶体外促透作用研究［J］. 医药导报，2008，8：886-888.

［33］Liu CH, Chang FY, Hung DK. Terpene microemulsions for transdermal curcumin delivery：effects of terpenes and cosurfactants［J］. Colloids Surf B Biointerfaces，2011，1：63-70.

［34］Lan Y, Wang J, Li H, et al. Effect of menthone and related compounds on skin permeation of drugs with different lipophilicity and molecular organization of stratum corneum lipids［J］. Pharm Dev Technol，2016，4：389-398.

［35］Rajan R, Vasudevan DT. Effect of permeation enhancers on the penetration mechanism of transfersomal gel of ketoconazole［J］. J Adv Pharm Technol Res，2012，3：112-116.

［36］郑燕芳，南丽红，黄枚，等. 寒痹方离子导入液的皮肤刺激性及抗炎镇痛实验研究［J］. 福建中医药，2016，6：43-45.

［37］王礼宁，郭杨，郑苏阳，等．超声药物促透作用机制及应用的研究进展［J］．实用医学杂志，2016，13：2238-2240．

［38］殷岳杉，王庆甫，马玉峰，等．低频超声促进中药桂枝局部透入的实验研究［J］．北京中医药大学学报，2013，12：825-828．

［39］Engelke L, Winter G, Hook S, et al．Recent insights into cutaneous immunization : How to vaccinate via the skin［J］．Vaccine，2015，37：4663-4674．

［40］李光强，吴丹丹，满玉清，等．多肽透皮给药研究进展［J］．中国医院药学杂志，2018，19：1-6．

［41］Chen J, Qiu Y, Zhang S, et al．Controllable coating of microneedles for transdermal drug delivery［J］．Drug Dev Ind Pharm，2015，3：415-422．

［42］豆婧婧，闫菁华，徐坤，等．微针条件下秦艽复杂成分体系的透皮给药研究［J］．药学学报，2011，9：1137-1143．

［43］Ruby PK, Pathak SM, Aggarwal D．Critical attributes of transdermal drug delivery system（TDDS）--a generic product development review［J］．Drug Dev Ind Pharm，2014，11：1421-1428．

［44］王冬．驻极体透皮贴剂的电荷储存稳定性及其药物经皮转运机制研究［D］．第二军医大学，2010：125．

［45］王春晓，郭鑫，徐立丽，等．驻极体促进5-氟尿嘧啶体外经皮渗透［J］．高电压技术，2016，5：1463-1469．

［46］王春晓，徐立丽，梁媛媛，等．化学促渗剂与负极性驻极体促进5-氟尿嘧啶体外透过大鼠增生性瘢痕和背部皮肤的比较［J］．第二军医大学学报，2016，9：1165-1170．

［47］徐立丽，苑旺，梁媛媛，等．负极性驻极体静电场对5-氟尿嘧啶贴剂体外释放规律的影响［J］．第二军医大学学报，2017，3：294-299．

［48］崔黎丽，江键．驻极体在药物经皮给药中的应用及研究进展［J］．第二军医大学学报，2018，3：308-313．

［49］Guo T, Zhang Y, Li Z, et al．Microneedle-mediated transdermal delivery of nanostructured lipid carriers for alkaloids from Aconitum sinomontanum［J］．Artif Cells Nanomed Biotechnol，2017，46：1-11．

［50］Zhao JH, Zhang QB, Liu B, et al．Enhanced immunization via dissolving microneedle array-based delivery system incorporating subunit vaccine and saponin adjuvant［J］．Int J Nanomedicine，2017，12：4763-4772．

［51］Chen G, Hao B, Ju D, et al．Pharmacokinetic and pharmacodynamic study of triptolide-loaded liposome hydrogel patch under microneedles on rats with collagen-induced arthritis［J］．Acta

Pharm Sin B，2015，6：569-576．

［52］Charoenputtakun P, Li SK, Ngawhirunpat T．Iontophoretic delivery of lipophilic and hydrophilic drugs from lipid nanoparticles across human skin［J］．Int J Pharm，2015，1：318-328．

［53］Takeuchi I, Fukuda K, Kobayashi S, et al．Transdermal delivery of estradiol-loaded PLGA nanoparticles using iontophoresis for treatment of osteoporosis［J］．Biomed Mater Eng，2016，5：475-483．

［54］Huber LA, Pereira TA, Ramos DN, et al．Topical Skin Cancer Therapy Using Doxorubicin-Loaded Cationic Lipid Nanoparticles and Iontophoresis［J］．J Biomed Nanotechnol，2015，11：1975-1988．

［55］Atanasova S, Nikolova B, Murayama S, et al．Electroinduced Delivery of Hydrogel Nanoparticles in Colon 26 Cells, Visualized by Confocal Fluorescence System［J］．Anticancer Res，2016，9：4601-4606．

［56］Balazs B, Sipos P, Danciu C, et al．ATR-FTIR and Raman spectroscopic investigation of the electroporation-mediated transdermal delivery of a nanocarrier system containing an antitumour drug［J］．Biomed Opt Express，2016，1：67-78．

［57］Inoue I, Ishikawa Y, Uraoka Y, et al．Selection of a novel peptide aptamer with high affinity for TiO2-nanoparticle through a direct electroporation with TiO2-binding phage complexes［J］．J Biosci Bioeng，2016，5：528-532．

［58］Rangsimawong W, Opanasopit P, Rojanarata T, et al．Mechanistic study of decreased skin penetration using a combination of sonophoresis with sodium fluorescein-loaded PEGylated liposomes with d-limonene［J］．Int J Nanomedicine，2015，10：7413-7423．

［59］何忠开．药物经皮给药系统的研究进展［J］．医学综述．2011，24：3785-3788．

［60］Nair A, Reddy C, Jacob S．Delivery of a classical antihypertensive agent through the skin by chemical enhancers and iontophoresis［J］．Skin Res Technol，2009，2：187-194．

［61］Liu H, Li S, Pan W, et al．Investigation into the potential of low-frequency ultrasound facilitated topical delivery of Cyclosporin A［J］．Int J Pharm，2006，1-2：32-38．

［62］刘洪卓，王永军，杨婷媛，等．化学促渗剂预处理与电致孔联用促进大鼠皮肤滞留环孢素A［J］．中国新药杂志，2007，16：1015-1018．

［63］Sachdeva V, Zhou Y, Banga AK．In vivo transdermal delivery of leuprolide using microneedles and iontophoresis［J］．Curr Pharm Biotechnol，2013，2：180-193．

［64］Tokumoto S, Higo N, Todo H, et al．Effect of Combination of Low-Frequency Sonophoresis or Electroporation with Iontophoresis on the Mannitol Flux or Electroosmosis through Excised Skin［J］．Biol Pharm Bull，2016，7：1206-1210．

［65］Dakowicz A, Latosiewicz R . The value of iontophoresis combined with ultrasound in patients with the carpal tunnel syndrome ［J］. Rocz Akad Med Bialymst，2005，50 Suppl 1：196-198 .

［66］Alexander A, Dwivedi S, Ajazuddin, et al . Approaches for breaking the barriers of drug permeation through transdermal drug delivery ［J］. J Control Release，2012，1：26-40 .

［67］Hikima T, Ohsumi S, Shirouzu K, et al . Mechanisms of synergistic skin penetration by sonophoresis and iontophoresis ［J］. Biol Pharm Bull，2009，5：905-909 .

［68］Petchsangsai M, Rojanarata T, Opanasopit P, et al . The combination of microneedles with electroporation and sonophoresis to enhance hydrophilic macromolecule skin penetration ［J］. Biol Pharm Bull，2014，8：1373-1382 .

第五章 中药经皮给药制剂

第一节 概述

中药经皮给药制剂是在中医药理论指导下，结合现代经皮吸收技术及方法所制备的发挥局部或全身治疗作用的中药外用制剂。

中药经皮给药制剂的出现具有较长的历史。在古代社会，由于当时社会条件的限制，多以原粉或粗提物入药，如外用散剂、糊剂、饼剂、丸剂为皮肤给药的传统剂型，是将中药研为细末，加水、蜂蜜、酒、醋等辅料调和而成，但存在黏着力差、药末易散落、含菌量较大，易导致皮肤感染、易霉变、难以保存，且药物成分的经皮渗透量少等不足；而膏药等传统制剂含铅量大，存在一定的制剂安全性问题。很多传统剂型难以实现工业化生产，或其质量难以控制，或患者依从性较差，限制了其在现代临床中的推广应用。但是，由于其制备不需要特殊辅料和设备，工艺简单，使用方便，如中药外用散剂通常打粉过筛后即可调涂使用，因此目前仍广泛应用于中医临床。

目前，中药经皮给药制剂常用剂型如贴膏剂、贴剂、软膏剂和凝胶剂等，一般使用经专门机构批准的制剂辅料，且主药与辅料的区分较为明确，采用了工业化的生产设备与流程，其质量可控。

在制剂形态与制备工艺上，现代中药经皮给药制剂与化学药物经皮给药制剂有诸多相同之处，但由于中药的特殊性，使其在制备过程及质量控制方法上均与含有单一成分的药物制剂有所不同。首先，中药饮片需经过特殊处理后，才能制备成特定的剂型，其处理方式包括饮片粉碎，有效物质的提取与精制等。供制备现代经皮给药制剂的中药原料药可以为中药细粉，可直接将其分散于适宜辅料中，制备成贴膏、凝胶等剂型；也可以是经过粗提取制备的流浸膏或干浸膏，或经过分离精制获得的有效部位或有效组分。由于中药原料药一般为混合物，理化性质复杂，单位制剂中药物量占比较大，在进行制剂制备过程中所经历的情形一般较化学药物复杂，需要根据原料药的特点，以及临床用药情况选择适宜的剂型，然后系统考察制剂处方与制备工艺。

在对中药外用制剂的质量的评价上，应体现中药的特点，可采取系统的评价方法，尽量呈现各活性成分的含量情况与成分之间的关联性。如采用指纹图谱技术控制制剂质量，结合生物学评价来进行制剂质量的评估等，以体现中药成分的复杂性与治疗作用的整体性特点。

第二节　膏药

膏药系指饮片、食用植物油与红丹（铅丹）（Pb_3O_4）或官粉（铅粉）[$2PbCO_3 \cdot Pb(OH)_2$] 炼制成膏料，摊涂于裱背材料上制成的供皮肤贴敷的外用制剂。前者称为黑膏药，后者称为白膏药。膏药是中医特有外用制剂。清代吴师机的《理瀹骈文》为膏药专著，全面论述了膏药的应用和制备，并谈到："膏药治病，无殊汤药，用之得法，其响立应。"充分肯定了膏药的临床作用。膏药具有消肿、拔毒、生肌、驱风寒、和气血、祛风湿、通经活络等作用。

目前，临床以黑膏药最为常用。黑膏药以食用植物油炸制中药，去渣后在高温下与黄丹反应而成的黑色的铅硬膏。该剂型具有药物治疗和物理热敷的双重作用，且黏着力强，但黑膏药在高温炼制时易破坏和损失有效成分，特别是一些芳香通窍药物，在高温状态下更易挥发和破坏有效成分，降低药效；使用前需加热软化；在制作过程中会使用红丹，在去毒的过程中若没有处理好，会导致皮肤中毒，具有安全隐患且易出现铅过敏。

膏药制备流程一般为：提取中药，炼油，下丹成膏，去火毒，摊涂。

一、基质与药料的处理

（一）基质原料

（1）植物油：以麻油最常用，沸点较低，熬炼时泡沫少，以其制成的膏体外观光亮润泽，黏度大，质量佳；其他碘值在100~130左右，皂化值在185~206左右的植物油如菜油、花生油等亦可应用，但花生油由于沸点低，熬炼温度不宜过高，时间不宜过久。由于豆油炼油时易产生泡沫，应用较少。

（2）黄丹：又称陶丹、章丹、铅丹、东丹、红丹，为橘黄色粉末状，密度大。

用于制备膏药的黄丹纯度应大于95%。使用前一般炒干或烘干，以免含水分时易聚结成颗粒，下丹时易沉在锅底，不能与油充分反应。使用时先过筛，以细粉加入油中熬制。

（二）基质制备

油脂在高温时加入黄丹，则反应生成脂肪酸铅盐，同时铅盐又促进油脂氧化聚合，增稠即成为黑膏药基质。

（三）药料处理

药料一般分为粗料与细料两类。粗料一般指常用的根、茎、叶类中药饮片，细料指芳香类药、矿物类、树脂类与细贵药。粗料需粉碎，以便用油炸取有效物质；细料粉碎成细粉（过120目筛），在摊涂膏药时混入膏体或撒在膏体表面即可；具挥发性或可溶性的细料如樟脑、冰片、乳香、没药等可研成细粉，在摊涂前混入熔化的膏药中。

二、膏药的制备

膏药的制备分为中药饮片的提取、炼油、下丹成膏、去"火毒"、摊涂等过程，其中炼油是关键操作。

（一）药材的提取（熬枯去渣）

将粗料药中质地坚硬的中药饮片先放入贮药笼内，放入炼油器内，加盖固定，用离心泵泵入植物油，然后以直火加热，先以较高温度烧沸，再降低温度。油温约200℃~220℃时可停火，炸至饮片外表深褐内部焦黄即可。花、叶、皮、草、果等不耐热药材可后下。在提取操作时，应注意用水洗器加水喷雾，淋洗逸出的油烟。残余的烟气通过排气管排出室外。

（二）炼油

炼油是使油脂在高温条件下氧化、聚合，增高黏度以适合制膏要求，即将去除药渣的油继续加热，温度上升至320℃左右时改用较低温度，维持温度约在270~300℃。炼油程度应老嫩适宜，可采用"滴水成珠"法加以判断，即取少许药油滴于水中，若不散开成珠状，能聚结成饼状即可。熬炼过"老"或过"嫩"均不宜，前者制成的膏药硬度大，黏附力小，贴于皮肤时易脱落；后者膏体则太软，粘度过大，贴于皮肤不易剥落。可分别采取加入适量嫩油调节过"老"、在下丹后继续熬炼调节过"嫩"的情况。在炼制过程中，由于温度较高，需要注意防火。油炼好后，经细筛滤过后输入贮油槽中备用。

（三）下丹

系指在炼好的药油中加入黄丹（黑膏药）或铅粉（白膏药）反应生成脂肪酸铅盐的过程，此外，铅盐还可进一步促进植物油氧化、聚合、增稠而形成铅膏。

下丹时，先加热药油，在温度约为300℃（制备黑膏药）或100℃（制备白膏药）时缓慢加入黄丹（制备黑膏药）或铅粉（制备白膏药），边加边搅，同方向持续搅拌使物料充分反应，至呈黑褐色稠膏。一般每500g油用丹150~210g，丹的用量过多则膏药老，脆性大；过少则嫩，膏体流动性大。为检查成膏的老、嫩程度，可取少量稠膏滴入水中，浸泡数秒后取出，若手捻粘手，撕扯拉丝不易断时表示过嫩，如撕扯发脆表示过老。膏不粘手、不脆，稠度适当表示合格。

（四）去"火毒"

新炼成的膏药中含有较多的醛、酮、低级脂肪酸等低分子分解产物，若直接使用，对皮肤的刺激性大，易出现红斑、瘙痒及发泡溃疡等症状，传统将此刺激性因素称为"火毒"。

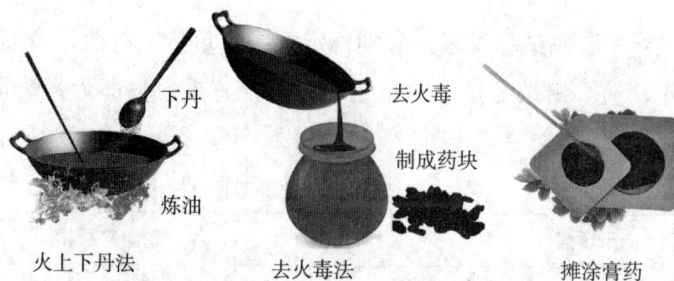

图5-1　手工制膏

为了去除"火毒"，在膏药炼成后，可将其缓慢倒入冷水中，不断强烈搅动，使成带状，使丙烯醛等水溶性刺激性物质溶于水。当水变热时，应及时更换冷水；膏体凝成块后，取出，反复压捏，制成团块，再将团块浸于冷水中浸泡一日至数日，每日换一次水，充分除火毒。

（五）摊涂

将去火毒的膏体加热熔化，如处方中有细料药，则在药膏温度低于70℃下将细料细粉拌入，搅匀。将定量的膏药摊涂于多层韧皮纸或布等裱背材料上，一般涂成圆饼状。

三、膏药的质量评价与检查

根据 2015 年版《中国药典》四部通则中"0186 膏药"项下规定，膏药在生产与贮藏期间应符合下列有关规定：

（1）饮片应适当碎断，按各品种项下规定的方法加食用植物油炸枯；质地轻泡不耐油炸的饮片，宜待其他饮片炸至枯黄后再加入。含挥发性成分的饮片、矿物药以及贵重药应研成细粉，于摊涂前加入，温度应不超过 70℃。

（2）制备用红丹、官粉均应干燥、无吸潮结块。

（3）炸过药的油炼至"滴水成珠"，加入红丹或官粉，搅拌使充分混合，喷淋清水，膏药成坨，置清水中浸渍。

（4）膏药的膏体应油润细腻、光亮、老嫩适度、摊涂均匀、无飞边缺口，加温后能粘贴于皮肤上且不移动。黑膏药应乌黑、无红斑；白膏药应无白点。

（5）除另有规定外，膏药应密闭，置阴凉处贮存。除另有规定外，膏药应进行以下相应检查。

（6）软化点　照膏药软化点测定法（《中国药典》2015 年版四部通则 2102）测定，应符合各品种项下的有关规定。

（7）重量差异　取供试品 5 张，分别称定每张总重量，剪取单位面积（cm^2）的裱背，称定重量，换算出裱背重量，总重量减去裱背重量，即为膏药重量，与标示重量相比较，应符合表 5-1 中的规定。

表 5-1　膏药重量差异限度

标示重量	重量差异限度
3 g 及 3 g 以下	±10%
3 g 以上至 12 g	±7%
12 g 以上至 30 g	±6%
30 g 以上	±5%

四、应用实例

1. 狗皮膏

【处方】枳壳、青皮、大风子、赤石脂、赤芍、天麻、甘草、乌药、牛膝、羌活、黄柏、补骨脂、威灵仙、生川乌、续断、白薇、桃仁、生附子、川芎、生草乌、杜仲、远志、穿山甲、香附、白术、川楝子、僵蚕、小茴香、蛇床子、当归、细辛、菟丝子、陈皮、青风藤、木香、肉桂各 10 g，轻粉、儿茶、丁香、乳香、没药、血竭、樟脑各 5 g；食用植物油 2400 g，黄丹 750~1050 g

【制法】以上 43 味中药，除樟脑外，木香、肉桂、轻粉、儿茶、丁香、乳香、没药、血竭粉碎成细粉，过筛，混匀。其余中药予以粉碎，与食用植物油同置锅内炸枯，去渣，滤过，炼至滴水成珠。另取黄丹，加入油内搅匀，收膏，将膏浸泡于水中。取膏用文火烧熔化，将樟脑及上述粉末加入搅匀，分摊于狗皮（或其他兽皮）上，即得。

【功能主治】祛风散寒，舒筋活血，止痛。用于风寒湿痹、脚腿疼痛、肢体麻木、跌打损伤。

【用法用量】加热软化，贴于患处。

2. 白鲫鱼膏

【处方】鲫鱼 600 g，蓖麻仁 360 g，巴豆仁 360 g，血余 15 g，蟾酥 5 个，冰片 15 g，乳香细粉 15 g，铅粉 1200 g，麻油 1440 g

【制法】以上前 5 味中药，用麻油浸泡 3 天，加热熬至药枯，去渣滤净。将油炼至滴水成珠，离火，至 100 ℃左右，加铅粉搅拌使反应成膏。再加入乳香细粉，搅匀即得。摊涂时将膏药软化，加冰片混匀，摊于牛皮纸上，每张重量约 0.3~0.32 g。

【功能主治】解毒消肿。治诸恶疮、溃破流脓或肿毒坚硬不溃。

【用法用量】加热软化，贴于患处。

第三节　橡胶贴膏与热熔胶贴膏

橡胶贴膏（Rubber plasters, or Rubber adhesive）是指以橡胶为主要基质，与树脂、脂肪或类脂性辅料与药物混匀后，摊涂于布或其他裱背材料上而制成的一种外用贴膏剂。橡胶贴膏曾被称为橡皮膏和橡胶膏剂，其生产源于 18 世纪的氧化锌橡皮膏，至今已有百余年的历史。由于天然橡胶和天然松香可能对皮肤产生过敏性，随着高分子工业的迅速发展，为了减少皮肤的过敏性，自 20 世纪 60 年代起，逐步采用合成树脂代替天然橡胶，松香衍生物代替天然松香；为了克服橡皮膏的不透湿性，还出现了各种透湿性橡胶贴膏和无痛橡胶贴膏[1]。我国于上世纪初期引入橡胶贴膏的制备技术，经过数十年发展，形成了较大的生产规模，尤其在中药橡胶贴膏的研究应用中，已形成了特有的生产工艺规程与产品标准，产生了多种年销售额过亿的独家产品如通络祛痛膏（河南羚锐制药股份有限公司）、云南白药膏（云南白药集团股份有限公司）、骨通贴膏（桂林华润天和药业股份有限公司）等，另有伤湿止痛膏、麝香壮骨膏、关节止痛膏等市场占有量较大的产品。

橡胶贴膏的含膏量少，一般 100 cm² 膏量仅为 2 g 左右，因此载药量偏小。另外，中药橡胶贴膏的含水量直接影响膏体黏度，导致膏浆中难以加入较多中药浸膏；橡胶贴膏基质中的橡胶和松香均具有较强的致敏性。以上原因限制了橡胶贴膏的发展。

近年来，有报道采用热熔胶代替橡胶，不需要使用增粘剂、填充剂，不使用汽油等溶剂，研究认为对皮肤刺激性小，且制备过程中加热时间短，减少了挥发性中药成分的损失[2]。

一、橡胶贴膏

（一）组成

1. 基质

橡胶贴膏的基质包括骨架材料、增黏剂、软化剂和填充剂等。

（1）骨架材料：目前中药橡胶贴膏仍常用天然橡胶，具有弹性、低传热性、不透气和不透水的性能。

（2）增黏剂：常用松香、氢化松香、β– 蒎烯等，用以增加膏剂的黏度。天然松香中含有的松香酸可加速橡胶膏剂的老化，通常选用软化点 70~75℃（最高不超过 77℃）、酸价 170~175 的松香。

（3）软化剂：椰子油等植物油、液状石蜡、羊毛脂、凡士林等，用于生胶软化，增加可塑性，增加成品柔软性、耐低温及黏性。

（4）填充剂：常用氧化锌。常以氧化锌（药用规格）作为填充剂，增加膏料层与裱褙材料间的黏着性，氧化锌还有收敛作用，还可与松香中的松香酸生成松香酸锌盐，从而降低松香酸对皮肤的刺激性；在采用热压法制备橡胶膏剂时，常以锌钡白（俗称立德粉）作为填充剂，其遮盖力强，胶料硬度大。

（5）透皮吸收促进剂：如二甲基亚砜，氮酮等。中药中的挥发性物质，如薄荷脑、樟脑、薄荷油等也具有较好的促进药物透皮吸收的作用。

2. 背衬材料与膏面覆盖物

背衬材料一般选用漂白细布，而膏面覆盖物多用硬质纱布、塑料薄膜或玻璃纸等，用以阻隔膏片互相黏连，减少挥发性有效成分的散逸。

（二）制法

橡胶膏剂的制备方法可分为溶剂法和热压法两种。

早期的中药橡胶膏剂常以中药粉与基质混合后制备，载药量小，药物有效成分经皮吸收较差。为增加载药量，可按照处方规定的中药饮片和提取溶剂，根据临床需要，采用恰当的提取方法，进行提取纯化处理，将提取液进一步浓缩成稠度适宜的流浸膏状或稠膏状物。将有效成分含量较高的提取物加入基质中制备成橡胶贴膏，在使用时可在皮肤表面与皮内形成较高的药物浓度梯度，有利于药物向皮肤中渗透。

1. 溶剂法

溶剂法为最早的橡胶膏剂生产工艺。我国自20世纪30年代开始采用该工艺生产橡皮膏；20世纪50年代末期，含药橡胶贴膏开始在中国生产，至今溶剂法仍是国内生产橡胶贴膏的主要生产工艺。

（1）基质的制备

①切胶：橡胶多使用天然国产标准颗粒胶或进口烟片胶，切成3~5kg左右的三角块，有利于开炼机破胶，并可防止开炼机超负荷工作，保护电机和齿轮。

②破胶：橡胶块需要破成网状，有利于胶体浸泡。若橡胶破不成网，应尽可能破成薄片，以增加胶体表面积，便于浸泡均匀。

③除静电：橡胶破网时，会产生大量的静电，若直接与汽油等溶剂接触，极易着火，产生事故，因此，泡胶前需要除去静电。一般将胶网放置在金属网架上，超过48 h，静电可基本消除。

④泡胶：以溶剂浸泡橡胶，一般在24~48 h左右，也可以将胶筒密封后，置入50℃以下的烘房内，加速胶料溶胀和溶解，以便混料时使橡胶骨架与其他组分混合均匀。

（2）打浆 橡胶浸泡溶解后，依次加入增黏剂（松香等）、软化剂（凡士林、羊毛脂、液状石蜡等），搅拌混匀时间约为3~7 h，使形成基质浆料，备用。混料时由于温度较高，应注意安全。填充剂（氧化锌）可先与橡胶混合浸泡后再加入，也可在橡胶溶解后加入。松香一般粉碎后加入，还可将松香融化、与氧化锌混合后加入打浆罐体。凡士林、羊毛脂使用前先加温除去水分，液状石蜡或椰子油可直接使用。

（3）调制　混好的胶料约有 50% 的汽油等溶剂，为半固体状，由于所用橡胶和松香等为天然产物，含有一定杂质，可按处方比例加入中药提取物，充分搅拌均匀，然后过 5 号筛，滤除杂质，胶料静置 24~48 h，使各物料相互渗透完全，胶料充分稳定，以免涂胶后胶液渗透背衬材料（透背、渗胶）。在制浆过滤时应避免因氧化锌粒子的储存不当吸附了水或溶剂汽油桶中有水带进罐内，造成过滤和机器设备清洁的困难。

（4）涂胶　涂胶时，膏料内的汽油等溶剂需完全挥发尽，橡胶膏才能成型，但是烘箱内温度过高，不仅挥发性药物有损失，膏体表面也会出现起泡，不平整等现象；合理的温度曲线为 50℃—80℃—60℃；若开始时温度过高，膏体表面风干，内部溶剂难以透出，烘箱后段温度过高，膏体难以冷却，收卷时容易粘背，残留。涂胶后车与烘干道之间一般加冷却装置，过去为水冷，现在多为风冷，避免夏季冷水（出汗）渗透布面；冷却后的含药胶膏可以直接收卷，收卷后在切段床上横向切卷，再在切片机上纵向打孔断片。收卷长度过短，增加涂胶、切卷、断片的停机次数，降低效率；收卷长度过长容易产生粘背，降低收率。普通设备一般收卷长度为 30 m；如果收卷前安装纵向切卷装置，一般收卷长度为 80~120 m，原拉力减少，所以可以大卷，但也不可超过打孔断片设备允许使用的直径。

（5）切卷断片　将横向的大卷分切成符号规定尺寸的若干小卷，纵向断切成符合规定尺寸的贴膏产品。

（6）包装　可手工或采用自动包装设备包装。

2. 热压法

由于溶剂法需要使用汽油，存在安全隐患，对环境有一定污染，且一般胶体载药量较小。热压法在制备过程中不使用汽油，并且以价格较低的立德粉代替氧化锌做填充物，制备过程中无需高温，对挥发性药物影响小，且生产设备价格便宜，占地面积小，涂胶速度快，具有一定优势，至今已被广为采用[3]。

普通热压法橡胶贴膏生产工艺，从投料到涂胶用时约 3~4 天。由于中药浸膏质地黏稠，色泽较深，而氧化锌为白色固体粉末，胶料如果混合不均匀，易分层或结块，涂胶时膏体表面易出现色差、划痕等现象，为保证产品质量，胶料应在涂胶前再行充分混合均匀。涂胶时，胶料温度应该维持在 75℃左右；胶料通过涂胶机刮刀后，膏体表面与空气接触即冷却成型，可以先收卷，后分切，也可以分切与收卷同时完成。断片和包装等工序热压法与溶剂法基本相同。

热压法橡胶贴膏的初粘力和持粘力与溶剂法相比略弱，贴后易有残留物，可通过在基质中加入合适的交联剂改善该问题。使用热压法制备时，涂胶精度要求高，也影响该工艺更广泛的应用。

（三）质量评价与检查

1. 性状

膏面应光洁、色泽一致，贴膏剂应无脱膏、失黏现象；背衬面应平整、洁净、无漏膏现象。涂布中若使用有机溶剂的，必要时应检查残留溶剂。

2. 含膏量

按照《中国药典》2015 年版四部通则含膏量第一法检查。

3. 耐热性试验

按照《中国药典》2015 年版四部通则耐热性检查方法检查。

4. 黏附力

除另有规定外，橡胶贴膏按照《中国药典》2015 年版四部通则黏附力测定法（第二法）测定，均应符合各品种项下的规定。

5. 微生物限度

除另有规定外，按照《中国药典》2015 年版四部通则非无菌产品微生物限度检查生物计数法和控制菌检查法及非无菌药品微生物限度标准检查，橡胶贴膏每 10 cm^2 不得检出金色葡萄球菌和铜绿假单胞菌。

二、热熔胶贴膏

由于橡胶贴膏透气性差、载药量小，容易引发皮肤过敏和刺激反应等，可采用新型的胶粘剂基质替代天然橡胶来解决以上问题。热熔压敏胶（Hot-melt pressure sensitive adhesive, HMPSA），简称热熔胶，是以苯乙烯 - 异戊二烯 - 苯乙烯（SIS）嵌段聚合物为主体成分，加入增黏剂、增塑剂、抗氧化剂，熔融后混合均匀所得的压敏胶。热熔胶是继溶剂型和乳液型压敏胶之后的第三代压敏胶产品，以热塑性聚合物为基质，兼具热熔和压敏两种性质，无需有机溶剂溶解，加热熔融后即可涂布制作，冷却固化后，在皮肤上轻轻按压即可有效黏附，剥离时无残留。随着美国 Shell 公司在 20 世纪 60 年代将 SIS 类树脂商品化，热敏胶行业得以快速发展，Mikler[4] 和 Wilhelm[5] 均申请了以 SIS 作为经皮给药的贴剂压敏胶基质配方的弹性主体，而路易斯则在中国申请了一种可接触皮肤的热熔胶的基质配方专利[6]。由于在制备过程中不使用有机溶剂，无需挥发有机溶剂，因此，与橡胶基质相比，以热熔胶为基质制备的贴剂可以减少药物与基质间的相互作用，使药物易于从基质中释放，同时适合制备含有易挥发性成分的中药贴剂；另外，热熔胶基质对皮肤的刺激性远低于天然橡胶，生物相容性较好[7]。

（一）基质组成

热熔胶主要由热弹性体构成，制剂处方中还可使用增黏剂、增塑剂、抗氧化剂等改善理化性质。

1. 热弹性体

热熔压敏胶是将热塑性弹性体与各种助剂加热至熔融状态混匀，放冷后制成的胶黏剂。热弹性体压敏胶在热熔压敏胶中运用较为广泛，其是以苯乙烯嵌段聚合物为弹性主体，配以增黏树脂、增塑剂、抗氧化剂以及软化剂、填充剂等组成。弹性主体主要包括苯乙烯 – 丁二烯 – 苯乙烯（SBS）嵌段聚合物和苯乙烯 – 异戊二烯 – 苯乙烯（SIS）嵌段聚合物，两者都具有线型和星型两种结构。星型结构的弹性体交联密度大，粘贴性能一般要比线型结构高，但是加工性能稍差。可通过调整弹性体、增黏树脂及增塑剂的种类和用量来平衡热熔胶的初黏性、持黏性及剥离强度，以达到热熔压敏胶更优的使用性能。

热熔胶在室温下呈现硫化橡胶的性质，在高温下又具有可塑性，这是由于聚二烯烃分子链段为柔性链段，而聚苯乙烯分子链段为刚性链段，由于热力学不相容，使体系产生相分离结构。由于该性质，苯乙烯系热塑性弹性体成为制造热熔压敏胶的首选原料。

热熔胶的种类有丙烯酸酯类热熔胶、热塑性弹性体热熔胶、无定型聚烯烃热熔胶等。其中，热塑性弹性体热熔胶应用最多。另外，还可通过对苯乙烯类弹性体的环氧化、磺化、氢化、接枝以及共混改性等对热敏胶进行改性处理，改善苯乙烯弹性体的内聚能和剥离强度[8]。

2. 增黏剂与增塑剂

为了使热弹性体具有适宜的初黏力、持黏力和剥离强度，方便使用，同时剥离时不伤皮肤，可通过加入增黏剂和增塑剂来调节弹性体。

常用增黏剂有松香类树脂、萜烯类树脂以及石油树脂等。使用复合增黏树脂对弹性体的改性往往优于使用单一树脂。增塑剂一般选用与嵌段共聚物中间柔性嵌段相容性好、与末端刚性嵌段相容性差的液状石蜡、白矿油、环烷油、邻苯二甲酸二丁（辛）酯等氢油类。使用增塑剂，可改善热熔压敏胶的初黏性，降低剥离强度[9]。

3. 抗氧化剂

为了防止胶体老化，需在处方中加入抗氧化剂。常用的抗氧化剂有链终止型抗氧化剂（或称自由基抑制剂）和预防型抗氧化剂（包括过氧化物分解剂、金属钝化剂等）。

（二）制法

1. 基质制备

热熔胶制法较为简单，可采用加热熔融方法制备，也可采用溶剂溶解后铺胶。如以 SIS 为弹性体，C5 石油树脂为增黏剂，液状石蜡为增塑剂，以及抗氧剂 1010，混匀后升温至 120℃，在氮气保护下搅拌至混合物完全熔化、混合均一，制得热熔压敏胶基质[10]。

采用溶剂法制备时，可使用正庚烷–醋酸乙酯（3∶7）的混合溶剂溶解 SIS，使溶剂含量为 33%，密封静置 24 h，再搅拌至全溶[11]。

2. 涂布

采用热熔法制备时，可将提前制备好的基质再行加热熔融，混入药液，快速搅拌至基质与药液混合均匀，快速涂布至背衬材料上，覆盖离型纸，冷却至室温，然后剪裁，即得。如以溶剂法制备，则在基质完全溶解后，在一定温度下将药液混入基质溶液，然后脱气、涂膜、干燥[12]。

（三）质量评价

热敏胶既可作为给药系统的胶黏材料，又可作为药物贮库用于经皮给药。对热敏胶的评价，可借鉴橡胶膏剂和贴剂的相关方法，从其黏性、释药性能、稳定性和皮肤安全性来考察[13]。

三、应用实例

伤湿止痛膏

【处方】伤湿止痛流浸膏 50 g，冰片 10 g，薄荷脑 10 g，樟脑 20 g，芸香浸膏 12.5 g，颠茄流浸膏 30 g，水杨酸甲酯 15 g；橡胶，松香等

【制法】以上七味，按总量加 3.7~4.0 倍的橡胶、松香等制成的基质，制成涂料。进行涂膏、切段、盖衬；切成小块，即得。本品为淡黄色或近淡黄绿色的片状橡皮膏，气芳香。

【质量检查】含膏量：取本品，揭去贴面隔衬，精密称定重量，置有盖玻璃容器中，每张加乙醚 40 ml，浸泡 2~4 h，将背衬布洗后取出，再用乙醚洗 3 次（每次用乙醚 15 ml）。将背衬布于 105℃干燥半小时，移置于干燥器中，放冷，精密称定重量。计算减失重量，按标示面积计算膏量，100 cm² 不得低于 1.7 g。

【功能与主治】祛风除湿，活血止痛。用于风湿性关节炎、肌肉疼痛及伤筋等。

【用法】贴患处，孕妇慎用。

【备注】①伤湿止痛浸膏：由生草乌、生川乌、乳香、没药、生马钱子、丁香各10 g，肉桂、荆芥、防风、老鹳草、香加皮、积雪草、骨碎补各20 g，白芷、山奈、干姜各30 g。计十六味，粉碎成粗粉，用90%乙醇渗漉，制成相对密度约为1.05的流浸膏。②芸香浸膏：为枫香脂的加工品，含香脂酸应不低于1.8%。

第四节　凝胶贴膏

凝胶贴膏（Gel plasters），又称巴布剂或巴布膏剂（Cataplasm），系指原料药物与适宜的亲水性基质混匀后涂布于背衬材料上制成的贴膏剂。该制剂原型为泥罨剂，首先于20世纪70年代末在日本出现。为了提升泥罨剂（泥状巴布剂）的制剂水平，提高载药量和透皮效果，日本通过引入新型的水凝胶材料，研制成功凝胶贴膏（定型巴布剂），将其命名为"巴布膏剂"，列入"日本药局方"。由于使用方便、药量可控、粘贴性能好，保湿性好，且无橡胶膏剂和膏药等制备过程中需要用到大量有机溶剂或重金属等有毒有害物质，对于环境保护和劳动保护均是有利的。另外，水性凝胶贴膏可增强皮肤角质层的水合作用，使角质层软化，有利于药物的经皮吸收；同时水凝胶材料的生物相容性好，与橡胶膏剂等相比，可以减少使用过程中产生的皮肤过敏等安全性问题。因此，凝胶贴膏开发成功后，在日本发展很快，其产品于20世纪80年代成功进入欧美市场，同期被引入我国。在2010年版《中国药典》中，将巴布剂更名为凝胶膏剂，在2015年版《中国药典》中将其归列入贴膏剂。

与橡胶贴膏相比，凝胶贴膏与水溶性、脂溶性药物相溶性均较好，因此基质载药量更大，非常适合中药成分多，剂量大的特点；与皮肤生物相容性更好，无致敏、刺激性，且透气、耐汗；由于可贮存较多水分，能提高皮肤的水化作用，水溶性药物释放性能好，有利于药物透皮吸收；使用方便，反复敷贴，仍能保持原有黏性，且不污染衣物。凝胶贴膏也有一些不足，如易脱水而失去黏性，因此持粘性较差，一般不超过12小时；其水性基质，可能影响某些强脂溶性成分的释放，使药物浓度梯度不足，影响药物的经皮渗透。

近年来，国内关于凝胶贴膏的研究报道开始由以基质处方为主，过渡到以药物的经皮吸收的生物药剂学与药代动力学行为，以及药理药效机制的报道为主，体现出对该剂型的处方研究逐渐成熟，而对其作用机制的研究逐渐深入。另外，近年来出现了以凝胶贴膏为基质，将载药纳米载体如醇质体、微乳等载入凝胶骨架，构建新型经皮给药系统的研究报道，为凝胶贴膏的开发应用提供了新的形式[14]。

一、凝胶贴膏的组成

凝胶贴膏主要由背衬层（支持层）、防粘层（保护层）和膏体（膏体层）三部分组成。

（一）膏体

膏体为凝胶贴膏的主要组成部分，包括基质和药物，需具有较好的皮肤追随性、黏性和弹性；基质应不影响主药稳定性，无刺激、致敏性。

1. 选择原则

作为经皮给药制剂，凝胶贴膏需通过皮肤达到药物吸收的目的。因此其基质对主药的药效有很大影响，故选择基质非常重要，需具备以下条件：①基质本身无毒副作用，与主药不发生化学变化，对主药稳定性无影响，无副作用；②基质的延展性好，有适当的黏性和弹性，使得制成的膏体有适当的黏弹性；③对皮肤无刺激和过敏反应；④膏剂贴敷时不会因为温度、汗水的影响而软化，并且易洗涤，并能保持膏剂的形状；膏体剥离皮肤时不会在皮肤上残存；⑤在一定时间内有稳定性和保湿性；⑥具有适宜的 pH 值。

2. 基质的组成

基质用材料主要有黏着剂、填充剂、保湿剂、透皮吸收促进剂等。

（1）黏着剂：也叫增黏剂，是凝胶贴膏亲水性凝胶型骨架形体的基本组成物质。黏着剂一般有天然的、半合成的和合成的高分子材料三大类。常用的黏着剂有明胶、阿拉伯胶、桃胶、西黄蓍胶、卡波姆、玉米淀粉、甲基纤维素钠、羧甲基纤维素及其钠盐、海藻酸钠、聚维酮（Polyvidone 或 Povidone）、聚丙烯酸钠、交联聚丙烯酸钠、聚乙烯醇、十八醇等。其用量范围为 0.01%~10%。

凝胶贴膏的凝胶骨架可分为交联型和非交联型两种。在 2006 年前国内凝胶贴膏的研究报道均采用了非交联型基质。非交联型基质主要由天然高分子材料及其衍生物如明胶、西黄蓍胶、羧甲基纤维素钠等组成，由于基质主要为水溶性高分子材料，非交联的凝胶骨架在较高的空气湿度和环境温度下易吸潮，使膏体稀化、溢出；当皮肤出汗较多时也会出现膏体稀化的状况。剥离贴膏时易出现基质残留，污染皮肤和衣物。相较于非交联型骨架，交联型凝胶骨架为三维网络结构，其膏体内部张力和集聚力较强，因此性质相对稳定，膏体不易脱落，可避免药物渗布、冷流等现象。

另外，交联型凝胶材料与药物的结合力较强，可提高载药量。因此，目前交联型基质在制备凝胶贴膏时较为多用。

（1）聚维酮：即聚乙烯吡咯烷酮（PVP），是由 N– 乙烯吡咯烷酮单体制成的水溶性聚合物。

PVP 吸湿性强，化学性质稳定，可溶于水、乙醇和三氯甲烷等，不溶于丙酮和乙醚。其水溶液有一定的黏度，用 K 值表示，其范围为 10~95。在浓度为 10% 以下时，溶液黏度与水相当，记为 K=10；溶液浓度大于 10%，黏度随浓度增加而增大，且与其分子量成正比。PVP 在药剂工业中应用广泛，可作为黏合剂使用，并可作为增溶剂加速药物从固体制剂中的溶出。PVP 作为凝胶贴膏的增黏剂，在贴膏处方中，其用量与所形成的贴膏的初黏力在一定范围内呈现正相关性。其中，PVP K90 黏附性好，制备的基质较柔软。制剂处方中的 PVP K90 可吸收游离水分，防止药物析出，因此可作为药物稳定剂；另可对难溶性药物起到增溶作用，还能减少凝胶贴膏中挥发性成分的散失。

（2）聚乙烯醇（PVA）　PVA 亲水性强，在水中的溶解度与醇解度（分子量）和聚合度相关，当醇解度 > 99% 时，PVA 在温水中溶胀，在沸水中才能溶解；醇解度在 97%~89% 的 PVA 水溶性最好；醇解度在 75%~80% 的 PVA 溶于冷水，但不溶于热水，而醇解度 < 50% 的 PVA 不溶于水。PVA 水溶液可与一般水溶性聚合物混合，但与海藻酸钠、西黄芪胶和阿拉伯胶水溶液混合时可出现相分离现象。另外，PVA 与大多数无机盐有配伍禁忌，但可与多数无机酸混合。

PVA 水溶液的黏度随其浓度的增加而急剧增大，随水溶液温度的升高而下降。由于分子中含有疏水性酯基，PVA 还有一定的表面活性作用，其乳化能力随醇解度的降低而增加。

硼砂或硼酸水溶液与 PVA 水溶液混合可形成水不溶性配位化合物，发生不可逆的凝胶化现象。采用热、反复冷冻及醛交联等可制备不溶性 PVA 凝胶，其生物相容性和理化稳定性均较好，可用做经皮给药载体。作为凝胶贴膏的基质材料，可以充当黏结剂，增加膏体内聚力和黏弹性，又可作为凝胶贴膏的骨架材料。

（3）聚丙烯酸类　Viscomate™ 是聚丙烯酸系列的水溶性高分子聚合物，尤其是其部分中和物（丙烯酸与丙烯酸钠的共聚物）作为外用制剂、化妆品、工业用增粘剂被广泛使用，其系列产品有 NP700、NP600、NP800，质量优良，性质稳定，可作为各种亲水性凝胶贴剂、凝胶贴膏的骨架材料。NP 系列产品已取得了美国的 DMF 登记和中国的进口许可证（IDL）。

NP 系列的不同主要为分子中（—COONa）m 与（—COOH）n 的比例，以 NP700 与 NP800 为例，前者 m：n 为 50：50，而后者为 35：65。NP700 是部分被中

和的聚丙烯酸，是丙烯酸和丙烯酸钠共聚体，呈白色粉末状，含 5% 颗粒不通过 80 目筛。作为凝胶贴膏剂的骨架材料，NP700 是目前国内研发凝胶贴膏剂常被使用的粘合剂，其用量对凝胶贴膏剂的形成至关重要。

以 NP 系列作为交联凝胶骨架，制备凝胶贴膏，不同类型的树脂，其交联固化的速度不同。相同条件下，NP600 的交联速度最快，NP700 次之，NP800 最慢。但其中 NP600 体系刚性不足，NP800 体系柔性不足，都不适合单独做凝胶骨架；NP700 体系中丙烯酸和钠各占一半，具有合适的黏度、分子链长度，因此是常用的交联骨架，一般用量为 4%~8%。交联速度的不同主要由于各类型树脂中所含（–COOH）的不同所致，如 NP800 分子中含有的（—COOH）比 NP700 多 15%，在加入相同量的交联剂时，由于 NP800 中（—COOH）浓度高，更易于与 Al^{3+} 等交联剂发生反应。在同等条件下，NP700 交联速度较 NP800 慢，适合量产，但成品的黏性低于以 NP800 制备的凝胶贴膏。如要求较高的初黏力，则可选用 NP800 作为主要骨架材料。增加体系的酸性，可增加以 NP800 为凝胶骨架的凝胶贴膏的黏着力。

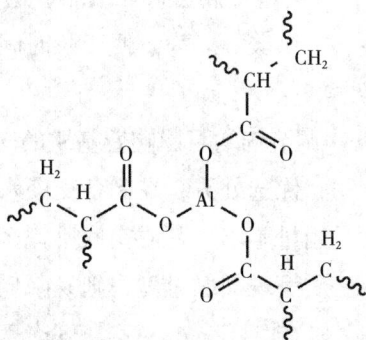

图 5-2　Al^{3+} 与 Viscomate NP 的交联

甘羟铝作为凝胶贴膏剂形成过程中的交联剂，可为其形成提供三价铝离子，铝离子与 NP 分子间在相当短的时间内形成离子键桥，使基质趋向固化。与 NP 长链分子中的—COOH 发生螯合作用，形成三维网状结构，使所制备的凝胶贴膏基质具有一定的刚性。铝离子用量过多，交联反应速度快，基质交联密度高，基质的内聚强度大，但黏性差；交联剂用量不足，基质交联不完全，密度低，膏体内聚强度低，黏性大，但易脱胶。甘羟铝的铝离子需要一定量的酸促使其解离出来，通过 EDTA-2Na 与铝离子螯合，可抑制铝离子与 NP 分子络合。由于该螯合反应是可逆的，而不同的 pH 条件下，EDTA 与铝离子螯合的稳定性不同，随着溶液 pH 的变化，铝离子又可以释放出来，与 NP 分子络合。另外，随着铝离子不断与 NP 分子结合，使体系中铝离子浓度不断减小，也可使 EDTA 不断释放被螯合的铝离子，进而与 NP 键合。

（2）填充剂：是保持凝胶贴膏成型性的一类关键辅料，具有一定的吸附性。常用的有高岭土、微粉硅胶、二氧化钛、碳酸钙、氧化锌、白陶土、硅藻土、麦芽糖糊精、PPVP–XL–10 等，常用量约 5%~20%。

（3）保湿剂：甘油、丙二醇、山梨醇、聚乙二醇等，保湿剂常用范围为 1%~70%，最适为 10%~60%。保湿剂可使所制备的凝胶贴膏剂水分能够在一定时间段内保持恒定，而水分的含量又影响着所制备凝胶贴膏剂的释放度、粘附性等基本性质。加入适量的保湿剂，可使凝胶贴膏失水减慢，延长膏体黏性的撑持时间。除保湿效果外，保湿剂还具有溶解活性成分，以及溶解或分散高分子材料的作用。在制备凝胶贴膏时，可采用两种或多种保湿剂混合使用，一般效果较好。

在以丙烯酸树脂作为骨架材料制备凝胶贴膏时，由于粉末状的丙烯酸树脂与水直接混合易出现成团结块现象，可先将树脂与处方中的甘油混合，发挥甘油的润湿作用，再与水混合，可使 NP700 等较好地溶入水中。

（4）经皮吸收促进剂：氮酮、二甲基亚砜、冰片、丙二醇及薄荷油等挥发油。其中氮酮使用较多。

（5）其他附加剂：交联剂即高价金属盐，如结晶氯化铝、硫酸铝等；pH 值调节剂如枸橼酸、酒石酸、乳酸、苹果酸等。为了便于长时间贮存，水凝胶基质中还需加入防腐剂。

交联剂、交联调节剂、pH 调节剂均可影响着基质的交联速度，因此在制备凝胶贴膏时，需要考察其相互作用，优选处方。在制备交联水凝胶贴膏时，交联剂的用量直接影响凝胶贴膏的黏性。用量不够，基质交联不完全，膏体的内聚力差，易出现脱胶现象；交联剂过量，基质呈现交联过度，则易降低凝胶表面黏性。常用的交联剂为高价金属离子化合物，如 Ca^{2+}、Zn^{2+}、Al^{3+}、Mg^{2+} 等均有交联作用。一般采用铝离子和钙离子化合物。二价离子如 Ca^{2+} 作为交联剂时，所得基质强度较差，一般用以调节基质的黏性。铝离子可与高分子材料中的羧基离子结合，形成具有一定强度的三维网状结构。在进行凝胶贴膏基质处方设计时，需要考虑交联反应速度对制剂制备的影响，一般在偏酸性环境下 Al^{3+} 的浓度越高，交联速度越快。如果交联反应过快，快速形成凝胶结构，则难以及时涂布，因此需要控制交联反应速度。Al^{3+} 形成络合物的稳定顺序为 EDTA ＞羟基丁二酸＞柠檬酸＞苹果酸＞乳酸＞酒石酸。最常应用的交联调节剂是 EDTA、柠檬酸、酒石酸，其中酒石酸的最适用量为 0.2%。如以酒石酸作为 pH 调节剂，其蠕变柔量小，保型性好，交联密度高，若交联速度偏快，可添加适量 EDTA 螯合部分游离的铝离子，从而降低交联速度，以保证涂布操作的顺利进行。将柠檬酸溶于 PVP 溶液中，再进行交联反应，可借助 PVP 骨架对柠檬酸的缓释作用，减小初始阶段的反应速度，延长反应时间，为后续的涂布、切割流程提供便利[15]。

（二）背衬层

也称支持层，为基质的载体，主要为了避免凝胶膏贴敷时可能因横向力的作用而被拉伸断裂，常用无纺布、棉布、人造棉布、法兰绒等，其中无纺布较为常用。

（三）防黏层

也称保护层。覆盖于膏体表面，在使用时揭掉，起保护膏体作用，常用聚丙烯、聚乙烯及聚酯薄膜、玻璃纸、硬质纱布等。

背衬层和防黏层均采用常规材料，仅提供正常的支撑和保护作用，对凝胶贴膏的黏性和使用效果无显著影响。

二、制备工艺

按基质配方先配制基质，然后将中药提取物或有效成分溶解或均匀分散在配制好的基质中，涂在衬布上，再覆盖防黏层，有的可先涂在防黏层上，再覆盖衬布，裁切、包装即得产品。

（一）基质的制备

目前，凝胶贴膏的基质主要采用交联型骨架材料，处方中辅料用量的质量比大致为凝胶骨架 8%~24%、增稠剂 0~16%、交联剂 0.33%~1.75%、交联调节剂 0~2.37%、保湿剂 66%~88%、填充剂 0~15%，在进行基质处方优化时可参考以上范围设置考核水平，另有常用处方比例为：凝胶骨架－交联剂－交联调节剂－保湿剂 = 1：0.044：0.041：5.56，可将此比例作为原点进行基质优化研究[16]。

1. 基于 Viscomate 基本处方的凝胶贴膏制备

以交联型凝胶贴膏常用的 NP700 为例，基本处方见表 5-2。

表 5-2　NP700 为主要基质的凝胶贴膏基本处方

组成	含量（W/W，%）
NP700	5
甘羟铝	0.2
甘油	30
聚维酮	1~2
酒石酸	0.2
水和药液	30~60

以 NP700、甘羟铝、甘油作为 A 相；PVP K90、酒石酸水溶液作为 B 相、含药微乳液作为 C 相。发现先混合 A 相和 B 相形成空白基质，再加入 C 相，制备的凝胶贴膏涂布后有渗布现象；若将 PVP K90 加入 A 相混匀，再将无 PVP K90 的 B 相和 C 相同时加入有 PVP K90 的 A 相中搅拌，则基质难以搅拌均匀；若将甘羟铝加入 B 相混匀，再将其与 C 相同时加入不含甘羟铝的 A 相中搅拌，则形成的凝胶贴膏不均匀，不容易涂布[17]。

2. 基于文献统计的基质处方设计

王奕博等[16]统计分析了 2000~2017 年国内期刊发表的凝胶贴膏研究论文中的制剂处方组成情况（表 5-3~ 表 5-5）。以表 5-4 中去除极值组的中位数和平均数为比例制备凝胶贴膏（含水量：35%），工艺如下：NP700 与甘油混合均匀，加入 Al（OH）$_3$ 混合，边加边搅，缓慢倒入酒石酸水溶液，以无纺布为背衬，5 min 后涂布，交联 3 天，测定初黏力（《中国药典》2015 年版通则 0952 第一法），助滚段及测定段均为 100 mm，斜面倾斜角为 30°。结果见表 5-5。所制备的贴膏追随性好，不流膏、不透布，两组贴膏黏性相近。

表 5-3　2000~2017 年国内期刊报道聚丙烯酸钠型凝胶贴膏处方统计

辅料类别	处方	用量（W/W）	凝胶类型	处方	用量（W/W）
凝胶骨架	聚丙烯酸钠、NP700（50% 中和聚丙烯酸）	8%~24%	交联调节剂	柠檬酸、酒石酸、EDTA	0~2.37%
增稠剂	卡波姆、明胶、聚乙烯醇、交联聚维酮、羧甲基纤维素钠等	0~16%	保湿剂	甘油、丙二醇等	66%~88%
交联剂	甘羟铝、氢氧化铝、三氯化铝等	0.33%~1.75%	填充剂	高岭土、微粉硅胶、氧化锌	0~15%

表 5-4　不同统计方法下基质主要成分的质量比

类别	去除极值		不去除极值	
	中位数	平均数	中位数	平均数
凝胶骨架：交联剂	22.50	22.83	20.00	26.76
凝胶骨架：交联调节剂	24.50	31.09	23.30	44.20
凝胶骨架：保湿剂	0.18	0.18	0.18	0.25

表 5-5　按不同比例制备的凝胶贴膏处方量及初黏力

组别	NP700/g	氢氧化铝 /g	酒石酸 /g	甘油 /g	水 /g	初黏（钢球号）
中位数组	5	0.22	0.20	27.78	17.88	17
平均数组	5	0.22	0.16	27.78	17.85	16

（二）药料的处理

中药水提物可作为水相，与基质材料进行混浆处理。另外，交联调节剂和 pH 调节剂等添加剂均可与中药提取物混合。如有水难溶性或挥发性药物成分，可通过加入适当的表面活性剂增溶，或以环糊精制备成包合物，再分散入水相中[18]。近年来，有报道采用微乳液包载挥发油，然后分散进凝胶中[19]。以上处理方法均需系统考察对药物释放与经皮吸收的影响。

（三）混浆与涂布

混浆一般指凝胶贴膏基质材料与水性药料的混合。应检查胶浆的均匀性，外观色泽应均一，无结块、气泡，无漏膏失膏等现象。涂布时，应检查涂布小片的外观和含膏量。

（四）膏体制备影响因素[15, 20]

1. 含水量与载药量

中药凝胶贴膏含水量一般为 30%~60%，过低膏体偏硬，黏度不够，过高则膏体太软，不利于保存和使用。载药量一般在 30% 以内为宜，过高可影响膏体成型，稳定性差，过低则造成浪费。

2. 搅拌速度和时间

搅拌过程中可能混入气泡，因此搅拌速度不宜过快，时间不宜过长，但速度太慢则膏体难以混合均匀。一般以搅拌 20~40 分钟为宜。

3. 搅拌温度

温度高，易于混合均匀，膏体成型快，但较高的温度会减小膏体黏性。一般在 50℃以下搅拌为宜。

4. 物料加入顺序

以柠檬酸为交联调节剂，发现其加入顺序对于凝胶贴膏的形成质量影响很大。如将柠檬酸水溶液分次混入甘油相（聚丙烯酸钠、陶瓷粉、甘氨酸铝、EDTA、聚维酮与甘油的混合物）中，最后加入中药提取物，由于交联反应迅速，所得膏体局部表层的凝胶强度在短时间内急剧增大形成包膜，使后续加入的柠檬酸水溶液难与形成包膜的膏体混匀而形成"肠状物"，从而导致生产过程搅拌、涂布和切割极为困难，因此，不适合于大生产。若将柠檬酸水溶液与中药提取物共同一次加入甘油相中，所得膏体虽可涂布、切割，但由于聚维酮难在短时间内溶解，使膏体中分散有大量聚维酮颗粒或团块，弱化了其黏附力的发挥，同时在后续静置过程中由于聚维酮颗粒的逐渐溶解，可穿透无纺布形成黏性渗出斑点，导致次品较多。将聚维酮、柠檬酸共同溶于蒸馏水形成均匀混合溶液，再一次性加入甘油相中，可使聚维酮在膏体中分布均匀，充分发挥其增黏作用，另可使搅拌、涂布和切割易于进行，成品洁净，无黏性渗出斑点。

5. 物料混合时间

物料是否混合均匀，对于凝胶贴膏的质量有重要影响，而混合时间决定了物料的混合均匀程度。随着搅拌时间的延长，搅拌器内各部位的凝胶强度也在逐渐增大，表明随着时间的延长，物料逐渐混合均匀。继续混合一段时间，尽管搅拌器内各部位膏体的凝胶强度均迅速增大，但各部位膏体的凝胶强度无显著性差异，此时表明物料已混合均匀，可考虑停止混合，以便为后续膏体的转移、涂布、切割操作以及设备的调试节省更多时间。

6. 静置条件

静置温度对交联反应速率影响较大，升高温度利于交联反应的迅速进行，但温度过高则会导致膏体水分散失多、硬度增加、柔软性和黏性降低。在相对湿度55%环境中放置，凝胶贴膏的黏性随静置温度的升高逐渐升高，然后降低，30℃时黏性达到最高，同时由于膏体水分迅速散失，影响化学交联，导致膏体残留量升高，温度＞30℃后，残留量急剧增大。产业化研究中发现静置温度高于35℃时，包装后长时间存储，出现无纺布渗析与贴敷使用时皮肤残留现象；当温度＜25℃时，膏体会形成胶冻状态，柔性高、无残留，但黏性极小；低温下，膏体表面出现大量凹陷，且易发生冷流。

静置空间湿度增大，膏体黏性先升后降，残留量先降后升。当湿度＜45%时，易失水而导致膏体柔性降低、影响交联，使用时遇汗液易出现残留和渗透无纺布；湿度＞65%，增加了膏体含水量，使静置初期交联反应不足而极易导致膏体渗透无纺布和冷流，造成大量次品。

随着静置时间的延长，凝胶贴膏的黏性稍有升高而后降低并趋于稳定，96 h后黏性基本趋于稳定；残留量在72 h内迅速降低，96 h后趋于稳定，考虑到后期的质检、发货等流程，建议静置96 h即可。

三、质量评价与检查

中药凝胶贴膏的质量评价指标一般分为感官指标和仪器指标两大类。仪器检测指标又包括理化指标和生物学指标两类。感官指标指通过身体对药物的感觉及皮肤的反应，来判断制剂的优劣，存在客观性不强，影响因素较多等问题，尚需结合科学的实验方法进行必要的指标检测，但对中药凝胶贴膏的评价，仍具有一定的指导意义。在凝胶贴膏的处方工艺研究阶段，一般采用感官评价指标，如膏体的均匀性、可涂展性、膜残留性、柔软舒适性、皮肤追随性等。而理化指标应包括药物黏着性、赋形性、稳定性、皮肤刺激性、药物释放度等多方面内容，也结合处方中主要成分的定性定量分析来控制其质量。

（一）流变学评价

凝胶贴膏基质的黏结性能是评价其优劣的重要标准，若黏性过小，所制备的凝胶贴膏易出现跑膏、脱膏、剥落等现象，而黏性过大则易出现剥离困难，且会减缓药物释放，两者均不利于成品的临床应用。凝胶贴膏的黏性一般以初黏力、剥离强度和胶强度来评价，主要表征基质的表面性质，在进行凝胶贴膏的开发中，常以以上指标筛选基质组成。为了更深入地表征基质的内在性质，可采用流变仪对其流变学性质进行检测。研究体系的流变学性质可用于预测样品的性能、表征黏弹性与黏稠度、涂展性、感官性能和微观结构等。已有研究证实交联聚丙烯酸酯水凝胶的流变学参数与其表观黏附力呈正相关[21]如通过测量凝胶贴膏的流变参数来表征膏体的黏弹性，常用的参数有弹性模量（Elastic Modulus, G′；又称为储能模量）、黏性模量（Viscous Modulus, G″；又称为损耗模量）、相位角（δ）等[22]。弹性模量是反映材料抵抗弹性形变能力的指标，具体指所测材料在弹性形变过程中，正应力和对应的正应变的比值，其值越大，材料刚度越大，刚度适宜的凝胶贴膏膏体应在贮存时无"冷流"，剥离无残留，不污染衣物；黏性模量主要反映材料黏性的大小，具体是指所测材料在发生形变时，由于黏性形变（不可逆）而损耗的能量大小，以此评价凝胶贴膏，其值越大，则反映膏体的黏附性越强，基质与皮肤的接触越紧密，不会出现脱落现象，可以更好的保证药物渗透率及疗效[23]。而体系的黏弹性还可以影响制剂的制备过程，如混合、涂布、搅拌和稳定性等，如对以交联 Viscomate™ 为基质、氨基乙酸二羟基铝（Dihydroxyaluminum aminoacetate, DAAA）作为交联剂的水凝胶黏弹性进行评价，使用应力振幅扫描（Stress amplitude sweep）和频率扫描（Frequency sweep）进行流变分析，发现 Viscomate™结构中丙烯酸含量越多、DAAA 浓度越高，水凝胶的 G′ 越高，但 G″ 相应减小，这可能是由于较高的空间位阻所致[24]。

在流变仪振荡模式的条件下，对水凝胶基质进行振幅扫描和单频扫描，分析线性黏弹区、复合模量值以及复合模量与相位角随时间的变化斜率，发现凝胶基质的稳定性主要取决于凝胶骨架；交联剂只有在酸性环境下才能与凝胶骨架发生交联反应，增加凝胶基质的弹性。凝胶基质的交联反应非匀速完成，调节剂主导了基质交联速度，使用不同调节剂的凝胶基质的交联速度由大到小排序为：酒石酸基质＞乳酸基质＞苹果酸基质＞柠檬酸基质。调节剂会降低膏体的弹性，降低程度与调节剂化学结构中羧基与羟基的个数比（—COOH/—OH）有关。在比值不等的情况下，—COOH/—OH越大，凝胶基质弹性下降越小[25]。

凝胶流变性可采用旋转流变仪测定，其结构与工作原理如图5-3。仪器由拖杯马达（Drag cup motor）、位置传感器（Position sensors）、测量系统（Measuring system）、样品台、空气轴承（Air bearing）组成，空气轴承为主要部件，可通过控制进入测试系统的气流量来控制系统压力。在稳态测量模式时，上板连续向统一方向旋转，对样品施加单方向的剪切力，用于流动性测定，可获得触变性、剪切黏度/剪切速率、屈服应力、时间、温度和剪切应力等参数；在动态测量模式时，上板通过往复振动施加双向剪切力，用于黏弹性测定，获得G'、G''、δ、复数黏度（η^*）、材料质地，固化弧线等参数。

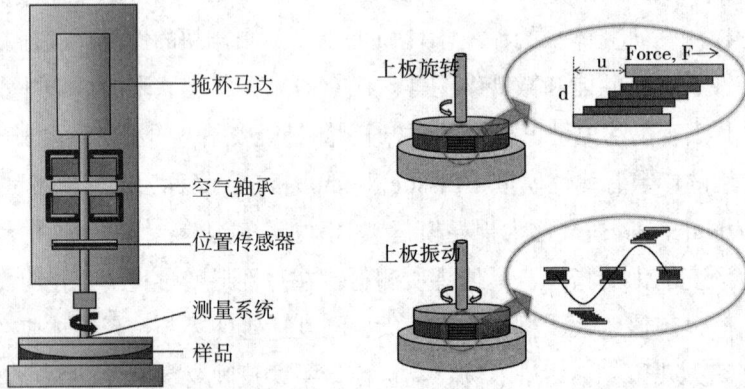

图5-3　旋转流变仪结构（左）与工作（右）示意图

凝胶贴膏的弹性变化等物理信息还可通过物性测试仪（Stable Micro Systems, SMS）来进行表征。物质受静态或者动态外力时所产生的行为是3种变量之间的关系　①应力（Stress）：物质表面或单位面积的受力；②应变（Strain）：物质受力形变程度；③时间（Time）：物质受力后随时间的变化。物性测试仪的测试原理即是通过对三种变量之间的关系分析，取得相应的曲线图形以及相关的参数，对图形和参数进行相关的数学方法分析，得出相关结论。图5-4为SMS的结构图，首先通过外接力量感应源，产生相应的外力，凭借

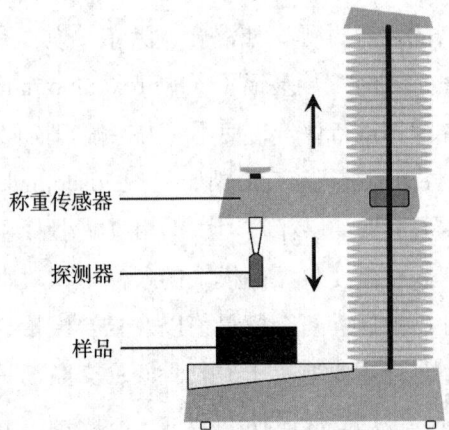

图5-4　物性测试仪结构图

力臂上下移动，获得应力变化，然后给予样品恒定力，通过测量其形变，获得应力、位移、应变、时间、温度等相关函数。可测试压缩（Compression）、拉伸（tension）、穿刺/穿透（Punctue & Penetration）、剪切/切断（Cutting & Shearing）、弯曲/断裂（Bending & Snapping）、黏着/附着（Adhesion & Cohesiveness）、挤压（Extrusion）等项目，满足不同的测试需要。

（二）稳定性考察

由于水凝胶贴膏处方中一般含有较多的水分，在生产过程、保存、流通销售过程中，制剂水分可能发生变化，继而影响制剂质量。因此，应对凝胶膏贴剂进行稳定性研究。稳定性研究方法主要参考《中国药典》2015 版四部通则 9001 项下指导原则进行。在进行加速与长期试验前可进行影响因素试验，包括高温、光照、高湿、低温等条件，初步评价制剂的稳定性；选择合适的包装材料包装后，再进行加速和长期试验考察。

（三）成品质量检查

在《中国药典》"贴膏剂"项下规定了凝胶贴膏质量指标检查，包括：含膏量、赋型性、黏附力试验中的初黏力、含量均匀度和微生物限度等检查项目。

（1）外观　膏面应光洁、色泽一致，贴膏剂应无脱膏失黏现象；背衬面应平整、洁净、无漏膏现象。涂布中若使用有机溶剂的，必要时应检查残留溶剂。

（2）含膏量　按照《中国药典》2015 年版四部通则含膏量第二法检查。

（3）黏附性试验　除另有规定外，凝胶贴膏按照现行版《中国药典》四部通则黏附力测定法（第一法）测定，应符合规定。

（4）其他　赋形性重量差异等项检查均应符合现行版《中国药典》四部通则中的有关规定。

四、应用实例

川芎贴膏

【处方】甘羟铝，NP700，甘油，酒石酸，川芎提取液

【制法】将甘羟铝与 NP700 混匀，然后向混合物中慢慢加入甘油并不断搅拌得到 A 相。将经浓缩的川芎提取液加入酒石酸水溶液中作为 B 相，混合均匀，然后倒入 A 相，快速搅拌，交联后将其涂于无纺布上，制得凝胶膏剂。

【功能与主治】止痛作用。用于缓解关节炎疼痛。

第五节　贴剂

　　贴剂（Patches）系指原料药物与适宜的材料制成的，供粘贴在皮肤上的，可产生全身性或局部作用的一种薄片状制剂。贴剂可用于完整皮肤表面，也可用于不完整的皮肤表面。其中用于完整皮肤表面，能将药物输送透过皮肤进入血液循环系统，起全身作用的贴剂称为透皮贴剂。世界上第一个透皮贴剂产品抗晕药东莨菪碱贴剂于1979年通过 FDA 批准，并由 Novartis Consumer Health 公司生产上市。随着高分子化学以及透皮技术的迅猛发展，中药透皮贴剂的研究逐渐增多，如复方丹参贴剂、雷公藤贴剂、舒心贴膏等。

　　透皮贴剂分为膜控释型、黏胶控释型、骨架控释型和微贮库控释型四类。其优点有：①维持恒定的血药浓度，避免了其他给药方法产生的血药浓度峰谷现象，降低了治疗指数小的药物的不良反应；②延长作用时间，减少用药次数[3]。

一、贴剂的组成

　　贴剂主要由背衬层、药物贮库层、黏贴层及保护层组成。除药物、穿透促进剂外，贴剂中大多数材料为高分子聚合物，它们的选择、应用直接影响贴剂的释药速度、药物相容性、稳定性和外观，也影响制品的安全性和毒性。

（一）药物贮库层

　　贮库层主要作用是负载药物、控制药物释放速率等。比较常用的有乙烯－乙酸乙烯共聚物、硅橡胶和聚乙二醇等。

1. 乙烯－乙酸乙烯共聚物（EVA）

　　EVA 是乙烯和乙酸乙烯在过氧化物或偶氮异丁腈引发下而成的水不溶性高分子聚合物，不溶于水，能溶于二氯甲烷、二氯甲烷等有机溶剂，无毒、无刺激，与人体组织及黏膜有良好的相容性。EVA 的性能与其分子量及乙酸乙烯含量有很大关系。随着分子量的增加，共聚物的玻璃化转变温度和力学强度均增加。分子量相同时，乙酸乙烯比例越大，材料溶解性、柔韧性和透明度越大。当乙酸乙烯的含量增多时，药物的扩散增加，从而可应用不同的 EVA 来调节药物的扩散速率。EVA 可用热熔法或溶剂法制备膜材。

2. 硅橡胶

硅橡胶亦称聚硅氧烷，其分子是由 Si—O（硅－氧）键连成的链状结构。硅橡胶除按硫化特性分为热硫化型和室温硫化型外，随所用单体和共聚时配比成不同的品种和牌号的硅橡胶。常见的有二甲基硅橡胶、甲基苯基乙烯基硅橡胶、甲基乙烯基硅橡胶、硼硅橡胶、腈硅橡胶等，均不溶于水。硅橡胶易加工成型，力学强度较高，具有良好的防霉性，无味无毒，对皮肤和黏膜无刺激性，具生物相容性。硅橡胶膜材的渗透性都比较大，聚合物的主链结构对许多药物释放速率有很大影响。许多药物，尤其是甾体激素类药物在其中有很高的渗透速度，在膜聚物中加入微粉硅胶等填充剂能提高释药速率和机械强度。

3. 聚乙二醇（PEG）

PEG 是用环氧乙烷与水或用乙二醇逐步加成聚合得到的分子量较小的一类水溶性聚醚，分子量因聚合度不同而异，作为药用辅料在制剂中应用十分广泛。PEG 随着分子量的增加，在有机溶剂及水中的溶解度、蒸气压、稀释性均降低，同时凝固点、熔融范围、相对密度、闪光点和黏度增加。PEG 易溶于水和多数极性溶剂，不溶于乙醚，具有一定的表面活性，稳定性高，毒性小，对皮肤无刺激性，具有润滑作用，是贴剂很好的基质。

（二）黏贴层

黏贴层是透皮给药系统的主要组成部分，而压敏胶是黏贴剂中比较适于透皮释放，起着保证释药面与皮肤紧密接触、药库及控释等作用，故现黏贴层大多使用压敏胶。贴剂用压敏胶应适合皮肤应用，无刺激性，不致敏，具有好的皮肤黏结性，良好的生物相容性和高的药物负载量，具防水性能。

1. 聚异丁烯压敏胶

聚异丁烯压敏胶是异丁烯的均聚物，聚合度不同，对贴剂中药物的释放和经皮渗透的影响也不同。聚异丁烯压敏胶化学性质稳定，耐高温，耐水，耐老化。通常与高低分子量的聚异丁烯混合使用，高分子量聚异丁烯有较高的剥离强度和内聚强度，低分子量的聚异丁烯起增黏、改善柔韧性和润湿性的作用。聚异丁烯对水分和气体渗透性低，故选择聚异丁烯用于低溶解度和低极性的药物较为适宜。

2. 聚丙烯酸酯压敏胶

聚丙烯酸酯压敏胶是由丙烯酸酯与丙烯酸系化合物聚合得到的共聚物。丙烯酸酯类聚合物具有高的抗氧化性，不需要添加抗氧剂和稳定剂；具有低的玻璃化温度和较好的黏性，通常不需要添加低分子量的增黏剂或增塑剂。聚丙烯酸酯类压敏胶对皮肤的刺激作用比聚异丁烯压敏胶低，在透水气方面较聚异丁烯压敏胶有较大的进步。中药透皮贴剂中聚丙烯酸酯压敏胶可分为溶剂型和乳液型两种。溶液型压敏胶一般由 30%~50% 的丙烯酸酯共聚物及有机溶剂组成，对各种膜材有较好的涂布性、剥离强度及初黏性，但黏合力及耐溶剂性较差，在高温时更差，交联及共聚的丙烯酸类压敏胶的黏合力和耐溶剂性有较大改善。乳剂型压敏胶是各种丙烯酸酯单体以水为分散介质，经乳液聚合后加入增稠剂等得到的产品。耐热性好，无有机溶剂污染，但耐水耐湿性差，对极性的高能表面基材亲和较好，对聚乙烯、聚酯等低能表面基材湿润性差，加入丙二醇等润湿剂可得到改善。

3. 硅酮压敏胶

硅酮压敏胶是硅酮的二级结构与其三级结构树脂的缩合反应产物。合成时调节硅树脂与硅酮的比值可以改变压敏胶的黏性。增加硅树脂的比例，制得的压敏胶黏性较低，化学稳定性好。硅酮压敏胶具有较好的柔软性及黏附性，对皮肤无刺激性，对水蒸气有一定的渗透能力。硅酮压敏胶对亲脂性药物具有良好的释放速率。硅酮压敏胶用于亲水性药物时，可通过添加亲水性共聚物和增塑剂以改善药物的经皮渗透。

4. 水凝胶压敏胶

水凝胶是一些高聚物或共聚物吸收大量水分形成的溶胀交联状态的半固体，其交联方式有离子键、共价键及次价键（如范德华力和氢键）等。最近发展起来的亲水性水凝胶压敏胶含水量高，可与多种药物结合，具有很好的药物相容性和很高的经皮传递速率，不需要使用促透剂。目前水凝胶压敏胶主要为聚乙二醇（PEG）、聚乙烯基吡咯烷酮（PVP）的均聚物、共聚物或共混物。

（三）背衬层

用于支持药库或压敏胶等的薄膜，应对药物、胶液、溶剂、湿气和光线等有良好的阻隔性能，同时应柔软舒适，并有一定强度。常用多层复合铝箔，即由铝箔、聚乙烯或聚丙烯等膜材复合而成的双层或三层复合膜，提高了机械强度及封闭性，同时适合热合、黏合等工艺。其他如 PET、高密度 PE、聚苯乙烯等也可用作背衬材料。

（四）保护层

主要用于黏贴层的保护。常用材料有聚乙烯、聚苯乙烯、聚丙烯、聚碳酸酯等，有时也使用表面经石蜡或甲基硅油处理过的光滑厚纸。

二、制备

贴剂的制备复杂，工艺要求高，一般包括膜材的加工、膜材的改性和膜材的复合与成型三个步骤。

（一）膜材的加工

根据高分子材料的性质，膜材可分别用作控释膜、药库、保护层及背衬层等。膜材的加工方法有涂膜法和热熔法。实验室中小量制备可用涂膜法，制法同膜剂；热熔法是将高分子材料加热变形，经加工制成一定尺寸膜材的方法，适合于工业生产，加工方法常用挤出法和压延法。

（1）挤出法　根据使用的方法不同分为管膜法和平膜法。管膜法是将高聚物熔体经环形模头以膜管的形式连续挤出，随后吹胀到所需尺寸并同时用空气或液体冷却的方法；平膜法是利用平缝机头直接挤出所需尺寸薄膜并同时冷却的方法。

（2）压延法　系将高聚物熔体在旋转辊筒间的缝隙中连续挤压形成薄膜的方法。由于高聚物通过辊筒间的缝隙时，沿薄膜方向在高聚物中产生了高的纵向应力，得到的薄膜较挤压法具有更明显的各向异性。

（二）膜材的改性

为了获得适宜大小膜孔或一定渗透性的膜材，在膜材生产过程中还需将加工后的膜材作特殊处理使之改性。膜材改性可用溶蚀法、拉伸法或核辐射法。

（1）溶蚀法　取膜材用适宜的溶剂浸泡，溶解其中的可溶性成分（如小分子增塑剂等）或加工薄膜时加入致孔剂（如聚乙二醇、聚乙烯酸等）。膜孔的大小和均匀性取决于所加入物质的用量及其与高分子聚合物的相容性。膜材中最好使用水溶性添加剂，避免使用有机溶剂。

（2）拉伸法　该法是利用拉伸工艺制备单轴取向和双轴取向的多孔控释膜。将膜材冷却后重新加热至取向温度，趁热迅速向单侧或双侧拉伸，重新冷却后的薄膜长度、宽度或两者均有大幅度增加，高分子聚合物结构出现裂纹样孔洞，膜材发生改性。

（3）核辐射法　用荷电粒子对一般方法制得的无孔膜材在电子加速器中进行核照射，使膜上留下敏化轨迹，然后把敏化膜浸泡在蚀刻溶液中（如强碱溶液），敏化轨迹被选择性腐蚀形成膜孔，使膜发生改性。膜孔的数量与辐射时间有关，膜孔的大小则取决于浸泡时间。

（三）膜材的复合与成型

（1）涂布和干燥　黏贴层的制备及某些药库、保护层的制备和实验室膜材的制备常需采用涂布工艺。常用的涂布液有压敏胶溶液（或混悬液）、药库溶液（或混悬液）、其他成膜溶液及防黏纸上的硅油等。涂布前应确定涂布液的含固体量及涂布厚度或增重等。将涂布液涂布在铝箔、膜材或防黏材料等相应材料上，干燥，除去溶剂即得。

（2）复合　把药物贮库层、背衬层及保护层等各层复合在一起即形成完整贴剂。复合后得到的黏胶型贴剂再按设计要求切割成单剂量，包装即得。

三、质量评价与检查

（一）外观

应完整光洁，有均一的应用面积，冲切口应光滑，无锋利的边缘。

（二）重量差异

除另有规定外，取贴剂 20 片，精密称定，求得平均重量，再分别称定各片的重量，每片重量与平均重量相比较，超过 ±5% 的不得多于 2 片，不得有 1 片超过 ±10%。

（三）含量均匀度

照含量均匀度检查法（《中国药典》2015 年版四部通则 0941）测定，应符合规定。

（四）释放度

照溶出度与释放度测定法（《中国药典》2015 年版四部通则 0931 第四、五法）测定，应符合规定。

（五）微生物限度

除另有规定外，照非无菌产品微生物限度检查：微生物计数法（《中国药典》2015 年版四部通则 1105）和控制菌检查法（《中国药典》2015 年版四部通则 1106）及非无菌药品微生物限度标准（《中国药典》2015 年版四部通则 1107）检查，应符合规定。

四、应用实例

东莨菪碱贴剂[3]

【处方】

组成	药物贮库层（份）	黏附层（份）
聚异丁烯 MML–100	29.2	31.8
聚异丁烯 LM–MS	36.5	39.8
矿物油	360.2	63.6
东莨菪碱	15.7	4.6
三氯甲烷	860.2	58.4

【制法】按药物贮库层处方和黏附层处方量称取各成分，分别溶解，将药物贮库层溶液涂布在 65 μm 厚的铝塑膜上，烘干或自然干燥，形成约 50 μm 厚的药物贮库层；将黏附层溶液涂布 200 μm 厚的硅纸上，干燥，制成约 50 μm 厚的黏附层；将 25 μm 厚的聚丙烯控释膜复合到药物贮库层上，将黏附层复合到控释膜的另一面，切成 1 cm^2 的圆形贴剂。所设计的释药量为初始量 150~250 μg · cm^{-2} · h^{-1}，维持量 1~3 μg · cm^{-2} · h^{-1}。

【功能与主治】解除平滑肌痉挛、改善微循环、抑制腺体分泌、解除迷走神经对心脏的抑制、散大瞳孔和兴奋呼吸中枢等。用于防治晕动病及各类呕吐，能减少胃酸分泌，辅助临床麻醉等。

【用法与用量】外用，贴于耳后。

第六节　软膏剂与乳膏剂

软膏剂系指原料药物与适宜基质混合制成的均匀的半固体外用制剂。软膏剂基质可分为油脂性基质、水溶性基质和乳剂型基质，其中用乳剂型基质制成的软膏又称为乳膏剂。油脂性基质常用的有凡士林、液状石蜡、硅油、蜂蜡、羊毛脂等；水溶性基质主要有聚乙二醇；乳剂基质常用的有皂类、月桂醇硫酸钠、聚山梨酯类、脂肪酸山梨坦类、高级脂肪醇等。必要时可加入保湿剂、防腐剂、抗氧剂或透皮促进剂。

软膏剂主要发挥保护皮肤、润滑皮肤和局部治疗作用，某些药物通过皮肤吸收进入体循环，产生全身治疗作用。

一、软膏剂的组成

软膏剂由药物、基质和附加剂组成。基质作为软膏剂的赋形剂和药物的载体，对软膏剂的质量及药物的释放、吸收有重要影响。软膏剂的基质应具备下列质量要求：①具有适当稠度，润滑，无刺激性；②性质稳定，能与多种药物配伍，不发生配伍禁忌；③不妨碍皮肤的正常功能，有利于药物的释放吸收；④有吸水性，能吸收伤口分泌物；⑤易清洗，不污染衣物。实际应用中，很少有基质能完全符合上述要求，应根据医疗用途及皮肤的生理病理状况，使用混合基质或添加附加剂，以保证制剂的质量[26]。

（一）油脂性基质

油脂性基质包括油脂类、类脂类、烃类及硅酮类等。共同的特点是润滑、无刺激性，涂于皮肤能形成封闭性油膜，促进皮肤水合作用，对皮肤的保护及软化作用强，能与大多数药物配伍，不易霉变。但吸水性较差，对药物的释放穿透作用较差，不宜用于急性且有多量渗出液的皮肤疾病。

1. 油脂类

油脂类系指从动物或植物中得到的高级脂肪酸甘油酯及其混合物。因含有不饱和双键，在长期贮存过程中易分解、氧化、酸败，需加入抗氧化剂和防腐剂改善。

（1）植物油：常用麻油、花生油等。植物油在常温下多为液体，常与类脂类混合调制成稠度适宜的基质。

（2）氢化植物油：为植物油与加氢而成的饱和或部分饱和的脂肪酸甘油酯。完全氢化的植物油呈蜡状固体，不易酸败，熔点较高。不完全氢化的植物油呈半固体状，较植物油稳定，但仍能被氧化而酸败。

（3）动物油：常用豚脂，由于含有少量胆固醇，可吸收15%水分及适量甘油和乙醇，释放药物也较快。羊脂、牛脂也可作为软膏基质。但动物油脂容易酸败，可加入1%~2%苯甲酸或0.1%没食子酸丙酯防止酸败。

2. 类脂类

类脂类系高级脂肪酸与高级脂肪醇化合而成的酯类，其物理性质与油脂类似，化学性质较油脂稳定，常与油脂类基质合用。

（1）羊毛脂：又称无水羊毛脂，为淡棕黄色黏稠状半固体，有良好的吸水性，可吸水150%、甘油140%及70%的乙醇40%。羊毛脂与皮脂的组成接近，故有利于药物渗透。羊毛脂因过于黏稠而不宜单用，常与凡士林合用，以改善凡士林的吸水性和渗透性。

（2）蜂蜡：又称黄蜡，主要成分为棕榈酸蜂蜡醇酯，熔点为62~67℃。蜂蜡为较弱的W/O型乳化剂，常用于调节软膏的稠度，不易酸败。

（3）鲸蜡：主要成分为棕榈酸鲸蜡醇酯，并含少量高级脂肪酸酯，有表面活性作用，熔点为42~50℃，为较弱的W/O乳化剂，不易酸败，有较好的润滑性，主要用于调节基质的稠度。

3. 烃类

烃类系石油分馏得到的各种烃的混合物，大部分为饱和烃类，不易被皮肤吸收，适用于保护性软膏。不溶于水，能与多数植物油、挥发油混溶。

（1）凡士林：系液体烃类与固体烃类形成的半固体混合物。有黄、白两种，白凡士林系由黄凡士林漂白而得，熔点为38~60℃。能与大多数药物配伍，具有适宜的稠度和涂展性，无刺激性，能与蜂蜡、脂肪、植物油（除蓖麻油外）熔合。本品吸水能力差，仅能吸收其重量5%的水，故不适用于有多量渗出液的患处。凡士林中加入适量羊毛脂、胆固醇、某些高级醇类可增加其吸水性，加入适量的表面活性剂，可增加其吸水性和释药性。

（2）固体石蜡：为各种固体烃的混合物，用于调节软膏剂的稠度。其优点是结构均匀，与其他基质熔合后不会析出，故优于蜂蜡。

（3）液状石蜡：为液体烃的混合物，能与多数的脂肪油或挥发油混合。主要用于调节软膏的稠度，或用其研磨药粉使成糊状，有利于药物与基质混匀。

4. 硅酮类

硅酮类为一系列不同分子量的聚二甲基硅氧烷的总称，简称硅油。常用二甲聚硅与甲苯聚硅，黏度随分子量增大而增加，受温度的影响小。本品化学性质稳定，对皮肤无刺激性，润滑作用好，易于涂布，能与羊毛脂、硬脂酸、聚山梨酯、脂肪酸山梨坦等混合，故常用于乳膏中作润滑剂，也可与其他油脂性基质合用制成防护性软膏。

（二）乳剂型基质

乳剂型基质与乳剂相似，系由水相、油相和乳化剂制成的半固体基质，分为油包水（W/O）型基质与水包油（O/W）型基质两类。常用的水相有甘油、蒸馏水和聚乙二醇等；常用的油相有硬脂酸、蜂蜡、凡士林、液状石蜡等；常用的乳化剂有皂类、月桂醇硫酸钠、聚山梨酯类、乳化剂OP、脂肪酸山梨坦类、高级脂肪醇等。

W/O 与 O/W 型基质的形成与所使用的表面活性剂的亲水亲油平衡值（Hydrophilic Lipophilic Balance, HLB）有关，前者所需乳化剂 HLB 值一般为 3~8，后者一般为 8~16。非离子型表面活性剂的 HLB 值具有加和性，如简单的二组分混合型非离子型表面活性剂的 HLB 值可用下式计算：

$$HLB_{混合表面活性剂} = \frac{W_A \cdot HLB_A + W_B \cdot HLB_B}{W_A + W_B}$$

式中 W_A 与 W_B 分别为乳化剂 A 和 B 的重量，HLB_A 和 HLB_B 分别为乳化剂 A 和 B 的 HLB 值。

由于乳化剂的表面活性作用，对油和水有一定亲和力，可与创面渗出物或分泌物混合，对皮肤的正常功能影响较小；通常乳剂型基质适用于亚急性、慢性、无渗出的皮损和皮肤瘙痒症，忌糜烂、溃疡、水疱及化脓性创面；遇水不稳定的药物不宜用乳剂型基质制备软膏剂。一般 O/W 型乳剂基质中药物的释放和透皮吸收速度较其他基质快。由于 O/W 型基质外相含有大量水，在贮存过程中会霉变，因此常需加入防腐剂（如尼泊金类、三氯叔丁醇等），同时水分也易蒸发而使软膏变硬，故常需加入保湿剂（如甘油、丙二醇、山梨醇等），一般用量为 5%~20%。

乳膏剂基质常用乳化剂及稳定剂如下。

1. O/W 型乳化剂

（1）一价皂：系一价金属离子钠、钾、铵的氢氧化物或三乙醇胺等有机碱与脂肪酸（如硬脂酸）作用生成的新生皂，HLB 值为 15~18，为 O/W 型乳化剂。用硬脂酸制成的乳剂型基质光滑美观，涂于皮肤，水分蒸发后在皮肤表面形成一层硬脂酸薄膜而具保护作用。单用硬脂酸为油相制成的乳剂型基质润滑作用小，故常需加入适量的油脂性物质如凡士林、液状石蜡等调节其稠度和涂展性。一价皂基质易被酸、碱、钙、镁离子或电解质等破坏，不宜与酸性或强碱性药物配伍。

（2）脂肪醇硫酸（酯）钠类：常用十二烷基硫酸（酯）钠，又称月桂醇硫酸（酯）钠，为优良的 O/W 型乳化剂，HLB 值为 40，常用量为 0.5%~2%。本品常与 W/O 型乳化剂如十六醇、十八醇、硬脂酸甘油酯和脂肪酸山梨坦类等合用，以调整 HLB 值，使其达到油相所需范围。本品不能与阳离子型表面活性剂及阳离子药物配伍。

（3）聚山梨酯类：即吐温（Tweens）类，HLB 值为 10.5~16.7，为 O/W 型乳化剂。对皮肤黏膜刺激性小，并能与电解质配伍。聚山梨酯类能与某些防腐剂如尼泊金类、苯甲酸类络合而使之部分失活，但可以适当增加防腐剂用量予以克服。

（4）聚氧乙烯醚类　①平平加O：为脂肪醇聚氧乙烯醚类 O/W 型乳化剂，属于非离子表面活性剂类乳化剂，HLB 值为 16.5。本品在冷水中溶解度比热水中大，对皮肤无刺激性，性质稳定，其用量一般为油相的 5%~10%。与羟基或羧基化合物可形成络合物使乳剂基质破坏，故不宜与酚类、水杨酸、苯甲酸等配伍。②乳化剂OP：为烷基酚聚氧乙烯醚类，为非离子O/W型乳化剂，HLB值为14.5，其用量一般为油相的5%~10%。本品性质稳定，但当水溶液含大量高价金属离子时其表面活性会降低，不宜与酚羟基类化合物如苯酚、间苯二酚、水杨酸等配伍。

2. W/O型乳化剂

（1）多价皂：由钙、镁、锌、铝等二、三价金属氢氧化物与脂肪酸作用形成的多价皂。其HLB值小于6，亲油性强于亲水性，可作为W/O型乳剂型基质。多价皂形成的基质较一价皂形成的O/W型基质稳定。

（2）脂肪酸山梨坦类：即司盘（Spans）类，HLB值为4.3~8.6，为W/O型乳化剂。常与O/W型乳化剂如聚山梨酯类合用于O/W型基质中，用于调节HLB值并使之稳定；或与高级脂肪醇等合用于W/O型基质中，能吸收少量水分，对皮肤黏膜刺激性小。

（3）高级脂肪醇类及其他弱W/O乳化剂：①十六醇及十八醇：十六醇，即鲸蜡醇，熔点45~50℃；十八醇，即硬脂醇，熔点56~60℃，两者不溶于水而溶于乙醇，无刺激性，吸水后形成W/O乳剂型基质，可增加乳剂的稳定性和稠度。②硬脂酸甘油酯：是单、双硬脂酸甘油酯的混合物，主要含单硬脂酸甘油酯。本品不溶于水，可溶于热乙醇、液状石蜡及脂肪油，HLB值为3.8，为W/O型乳化剂，与一价皂或十二烷基硫酸钠等合用，可得O/W型乳剂型基质，常用作乳剂型基质的稳定剂或增稠剂。

（三）水溶性基质

水溶性基质由天然或合成的高分子水溶性物质所组成。常用基质有聚乙二醇等。水溶性基质一般释放药物较快，无油腻性，易涂展和洗除，能吸收组织渗出液，对皮肤和黏膜无刺激性，但润滑作用较差。

聚乙二醇（PEG）：为乙二醇的高分子聚合物，药剂中常用平均分子量为300~6000。PEG700以下是液体，PEG1000、PEG1500及PEG1540是半固体，PEG2000以上是固体，取不同平均分子量的聚乙二醇以适当比例混合可制成稠度适宜的基质。PEG易溶于水，化学性质稳定，可与多数药物配伍。但由于其较强的吸水性，用于皮肤常有刺激感，且长期应用能够引起皮肤干燥。PEG不适用于遇水不稳定的药物。

二、制备

软膏剂的基本要求是药物在基质中分布均匀、细腻，以保证药物剂量准确及药效，这与制备方法和药物的处理有直接的关系。软膏剂的制备方法有研和法、熔合法或乳化法，可根据药物和基质的性质、制备量等选用。

（一）制备方法

（1）研和法：基质为油脂性半固体时，可与药物直接研匀。一般在常温下将药物细粉用等量基质研匀或用适宜液体研磨成细糊状，再递加其余基质研匀。适用于软膏基质较软，在常温下通过研磨即可与药物均匀混合；或不宜加热、不溶性及量少的药物的制备。

（2）熔合法：制备时先将熔点高的基质加热熔化，再加入熔点低的基质熔合，然后分次加入药物，不断搅拌，直至冷却至凝结。常用于油脂性基质软膏剂的大量制备，特别适用于所含基质及药物各组分的熔点不同，在常温下不能均匀混合的软膏。

（3）乳化法：乳膏剂常采用乳化法制备，将处方中的油脂性和油溶性组分一起加热至80℃左右成油相，另将水溶性组分溶于水后一起加热至80℃左右成水相，两相混合，搅拌至乳化完全并冷凝。乳化法中油、水两相有三种混合方法：①两相同时混合，适用于连续的或大批量的操作，需要一定的设备，如输送泵、连续混合装置等；②分散相加到连续相中，适用于含小体积分散相的乳剂系统；③连续相加到分散相中，适用于多数乳剂系统，在混合过程中引起乳剂转型，能产生更为细小的分散相粒子。

（二）基质和药物的处理

1.基质的处理

油脂性基质应先加热熔融，趁热滤过，除去杂质，再于150℃灭菌1小时并除去水分。忌用直火加热。蒸汽加热，加热器夹层中压力应达到490.35kPa左右。

2.药物的处理

（1）不溶性药物或直接加入的药材：预先制成细粉，过六号筛。制备时取药粉先与少量基质或液体成分如液状石蜡、甘油、植物油等研成糊状，再与其余基质混匀；或将药物细粉在不断搅拌下加到熔融的基质中，继续搅拌至冷凝。

（2）可溶于基质的药物：应溶解于基质或基质组分中。脂溶性药物加入油相，或用少量有机溶剂溶解，再与油相混合。水溶性药物一般先用少量水溶解，以羊毛脂吸收，再与油脂性基质混匀；或直接溶解于水相，再与水溶性基质混合。中药饮片可以先用适宜方法提取，滤过后将提取液与基质混合。

（3）中药煎剂、浸膏等：可先浓缩至稠膏状，再与基质混合。固体浸膏可加少量溶剂如水、稀醇等使之软化或研成糊状，再与基质混匀。

（4）共熔组分：应先共熔，再与基质混合，如樟脑、薄荷脑、麝香草酚等并存时，可先研磨至共熔后，再与冷却至40℃左右的基质混匀。

（5）挥发性、易升华的药物，或遇热易结块的树脂类药物：应使基质降温至40℃左右，再与药物混合均匀。

三、质量评价与检查

（一）性状

软膏剂应均匀、细腻，具有适当的黏稠性，易涂布于皮肤或黏膜上并无刺激性。应无酸败、异臭、变色、变硬等变质现象。

（二）粒度

除另有规定外，混悬型软膏剂、含饮片细粉的软膏剂照下述方法检查，应符合规定。检查法：取供试品适量，置于载玻片上涂成薄层，薄层面积相当于盖玻片面积，共涂3片，照粒度和粒度分布测定法（《中国药典》2015年版四部通则0982第一法）测定，均不得检出大于180 μm的粒子。

（三）装量

照最低装量检查法（《中国药典》2015年版四部通则0942）检查，应符合规定。

（四）无菌

用于烧伤［除程度较轻的烧伤（Ⅰ°或浅Ⅱ°外）］或严重创伤的软膏剂，照无菌检查法（《中国药典》2015年版四部通则1101）检查，应符合规定。

（五）微生物限度

除另有规定外，照非无菌产品微生物限度检查：微生物计数法（《中国药典》2015年版四部通则1105）和控制菌检查法（《中国药典》2015年版四部通则1106）及非无菌药品微生物限度标准（《中国药典》2015年版四部通则1107）检查，应符合规定。

四、应用实例

1. 消痔软膏

【处方】熊胆粉，地榆，冰片；白凡士林

【制法】以上三味，熊胆粉、冰片分别研成中粉，备用；地榆加水煎煮三次，滤过，滤液合并，浓缩成稠膏，喷雾干燥，粉碎成最细粉，与上述熊胆粉和冰片粉混匀，加入白凡士林及适量羊毛脂，混匀，即得。

【功能与主治】凉血止血，消肿止痛。用于炎性、血栓性外痔及Ⅰ、Ⅱ期内痔属风热瘀阻或湿热壅滞证。

2. 外伤如意膏

【处方】紫草，地榆，栀子，大黄，黄芩，黄柏，冰片；单硬脂酸甘油酯、三乙醇胺、聚山梨酯80、液状石蜡、十八醇、羊毛脂、硬脂酸、丙二醇、羟苯乙酯、山梨酸钾

【制法】以上七味，紫草用乙醇作溶剂，浸渍48小时后进行渗漉，收集渗漉液，减压回收乙醇并浓缩成相对密度为1.20~1.30（60℃）的浸膏；大黄、地榆、栀子加水煎煮二次，第一次2小时，第二次1.5小时，合并煎液，滤过，滤液浓缩至相对密度为1.10~1.20（80℃），放冷，加3倍量的乙醇，搅拌，静置48小时，滤过，回收乙醇，浓缩成相对密度约为1.25（80℃）的浸膏，黄芩、黄柏同大黄等三味的制备方法，分别制成相对密度约为1.25（80℃）的浸膏，合并两种浸膏，备用；冰片用适量液状石蜡溶解。取适量单硬脂酸甘油酯、三乙醇胺、聚山梨酯80、液状石蜡、十八醇、羊毛脂、硬脂酸、丙二醇、羟苯乙酯、山梨酸钾等，制成基质，将上述浸膏和冰片溶液加入基质中，混匀，即得。

【功能与主治】清热解毒，凉血散瘀，消肿止痛，止血生肌。用于跌打损伤，骨折脱臼，筋伤积瘀，皮肉损伤化脓，烫火伤。

第七节　凝胶剂

凝胶剂系原料药物与能形成凝胶的辅料制成的具凝胶特性的稠厚液体或半固体制剂。除另有规定外，凝胶剂限局部用于皮肤及体腔，如鼻腔、阴道和直肠。

按基质不同，凝胶剂可分为溶液型凝胶、乳状液型凝胶、混悬型凝胶。乳状液

型凝胶剂又称为乳胶剂。由高分子基质如西黄蓍胶制成的凝胶剂也可称为胶浆剂。小分子无机原料药物如氢氧化铝凝胶剂是由分散的药物小粒子以网状结构存在于液体中，属两相分散系统，也称混悬型凝胶剂。混悬型凝胶剂有可触变性，静止时形成半固体，搅拌或振摇时成为液体。

按分散系统不同，凝胶剂分为单相凝胶和两相凝胶。单相凝胶系药物以分子分散于凝胶基质中形成的凝胶，分为水性凝胶和油性凝胶。临床上应用得较多的是水性凝胶。水性凝胶具有溶胀性、脱水收缩性、触变性、黏合性，利用凝胶的这些性质控制药物的释放和对皮肤或黏膜的黏附。水性凝胶无油腻感，易涂展，易洗除，能吸收组织渗出液，不妨碍皮肤的正常功能，有利于药物尤其是水溶性药物的释放，但润滑作用较差，易失水和霉变，需添加保湿剂和防腐剂。两相凝胶系药物胶体小粒子均匀分散于高分子网状结构的液体中，具有触变性，如氢氧化铝凝胶。

凝胶剂作为经皮给药的剂型之一，具有生物相容性好、局部给药后易吸收、具有一定的保水作用而促进药物透皮作用等优点，在近年来的医药市场中表现活跃，成为中药经皮给药制剂的研发热点。一些新型凝胶如脂质体凝胶、微乳凝胶、包合物凝胶等被引入并应用于中药经皮给药领域，扩大了中药凝胶剂的应用范围，使中药凝胶剂有更强的皮肤渗透能力，提高了药物的稳定性和生物利用度，且具有缓释性和靶向性，促进了中药经皮凝胶剂的发展。如周祥富等[27]以卡波姆940为基质制备的塞来昔布脂质体凝胶，体外透皮试验表明，塞来昔布脂质体凝胶的累积透过量、药物透皮速率和皮肤蓄积量均大于塞来昔布普通凝胶（$P < 0.05$ 或 $P < 0.01$）。何爱萍等[28]研究表明，活血止痛微乳凝胶剂具有良好的体外释放和透皮性能，且微乳凝胶中3种成分（丹皮酚、丁香酚、水杨酸甲酯）的皮肤滞留量均高于普通凝胶，表明微乳凝胶中指标成分在皮肤中形成了贮库，即使皮肤上药物被去除，皮肤中贮存的药物仍可继续发挥药效。洪霞[29]用 β– 环糊精对盐酸小檗碱和丹皮酚进行包合制备的包合物凝胶，与普通凝胶相比，制剂的稳定性、有效成分的生物利用度均有所提高。

一、凝胶剂的组成

凝胶剂由药物与凝胶剂基质组成。凝胶剂基质属单相分散系统，有水性与油性之分。水性凝胶基质一般由水、甘油或丙二醇与纤维素衍生物、卡波姆、海藻酸盐、西黄蓍胶、明胶、淀粉等构成；油性凝胶基质由液状石蜡与聚乙烯或脂肪油与胶体硅或铝皂、锌皂等构成。必要时可加入保湿剂、防腐剂、抗氧剂、透皮促进剂、增稠剂等附加剂。

水性凝胶基质较常见，其特性与水溶性软膏基质基本一致。常用的水性凝胶基质有如下。

（一）卡波姆

卡波姆系丙烯酸与丙烯基蔗糖交联的高分子聚合物，根据分子量不同有多种规格，如 934（分子量 3×10^6）、940（分子量 4×10^6）和 941（分子量 1×10^6）、934P（分子量 4×10^6）。为白色疏松粉末，吸湿性强，具亲水性，但不溶解，黏度较低。1% 水分散液的 pH 为 2.5~3.0。卡波姆很容易与氢氧化钠、氨水、碳酸氢钠、硼砂和三乙醇胺等无机碱或有机碱反应生成树脂盐，反应后在水、醇和甘油中逐渐溶解，黏度很快增大，低浓度时形成澄明溶液，浓度大时形成半透明的凝胶，在 pH 6~11 时稠度最大、稳定。盐类电解质使卡波普凝胶黏性降低，碱土金属离子及阳离子聚合物可与之结合成不溶性盐或结合物，应避免配伍使用。

（二）纤维素衍生物

纤维素经衍生化后成为在水中可溶胀或溶解的胶性物，常用的品种有羧甲基纤维素钠（CMC-Na）、甲基纤维素（MC）与羟丙甲纤维素（HPMC）。CMC-Na 溶于水，1% 水溶液的 pH 值在 6~8，高浓度时呈凝胶状，在 pH < 5 或 > 10 时黏度下降，与阳离子药物有配伍禁忌，遇强酸及重金属离子能生成不溶物。MC 能溶于冷水，不溶于热水，在 pH 2~12 中均稳定，与酚、鞣酸、硝酸银等有配伍禁忌。此类基质涂于皮肤有较强粘附性，易失水干燥而有不适感，宜加入 10%~15% 的甘油作保湿剂，并需加 0.2%~0.5% 的尼泊金乙酯等作防腐剂。

（三）其他

水性凝胶基质还有甘油明胶、淀粉甘油、海藻酸钠、壳聚糖等。甘油明胶由 1%~3% 明胶，10%~30% 甘油与水加热制成。淀粉甘油由 10% 淀粉、2% 苯甲酸钠、70% 甘油及水加热制成。海藻酸钠的浓度一般为 2%~10%，加少量钙盐增加稠度。壳聚糖的浓度一般为 3%~10%，也可将壳聚糖与海藻酸钠混合使用。

二、制备

中药饮片需经适宜方法提取、纯化，以半成品投料制备。先按基质配制方法配成水凝胶基质，注意基质的有限溶胀与无限溶胀阶段。药物若溶于水，先溶于部分水或甘油中，必要时加热制成溶液加于凝胶基质中；若不溶于水，可先用少量水或甘油研细、分散，再与基质搅拌混匀，最后加入保湿剂、防腐剂混匀即得。对有无菌度要求的凝胶剂，应注意无菌操作或采用适宜的方法灭菌。制备时应考虑基质溶胀、溶解条件，加入药物、附加剂对基质凝胶的影响，当使用卡波姆作为基质时应考虑 pH 值对基质稠度的影响，同时也应注意基质与其他成分的配伍禁忌。

三、质量评价与检查

（一）性状

凝胶剂应均匀、细腻，在常温时保持凝胶状，不干涸或液化。混悬型凝胶剂中胶粒应分散均匀，不应下沉、结块。

（二）粒度

除另有规定外，混悬型凝胶剂照下述方法检查，应符合规定。检查法：取供试品适量，置于载玻片上，涂成薄层，薄层面积相当于盖玻片面积，共涂 3 片，照粒度和粒度分布测定法（《中国药典》2015 年版四部通则 0982 第一法）测定，均不得检出大于 180 μm 的粒子。

（三）装量

照最低装量检查法（《中国药典》2015 年版四部通则 0942）检查，应符合规定。

（四）pH 值

按《中国药典》2015 年版四部通则规定的方法检查，应符合规定。

（五）无菌

除另有规定外，用于烧伤［除程度较轻的烧伤（Ⅰ°或浅Ⅱ°外）］或严重创伤的凝胶剂，照无菌检查法（《中国药典》2015 年版四部通则 1101）检查，应符合规定。

（六）微生物限度

除另有规定外，照非无菌产品微生物限度检查：微生物计数法（《中国药典》2015 年版四部通则 1105）和控制菌检查法（《中国药典》2015 年版四部通则 1106）及非无菌药品微生物限度标准（《中国药典》2015 年版四部通则 1107）检查，应符合规定。

四、应用实例

复方紫草凝胶剂[30]

【处方】药物：紫草，当归，苦参，黄柏；卡波姆940，甘油，吐温80，对羟基苯甲酸甲酯，三乙醇胺，冰片，薄荷脑。

【制法】称取卡波姆940粉末，撒入适量蒸馏水中，过夜，使其充分膨胀；取对羟基苯甲酸甲酯、冰片、薄荷脑，加入到无水乙醇中，充分搅拌直至完全溶解，再加入甘油及吐温80，混匀，边搅拌边加入到已经溶胀好的基质中；将紫草提取物、当归提取物、苦参提取物、黄柏提取物用不同浓度的乙醇分别配制成中药提取物药液，边搅拌边缓慢加入到上述基质中，充分搅拌，使药液分散均匀，再用三乙醇胺调节凝胶pH值至6.50，加蒸馏水，搅匀，即得。

【功能与主治】清热燥湿，凉血活血，祛风除湿。用于湿疹、皮肤瘙痒、湿毒疮疡等。

参考文献

[1] 郑俊民．经皮给药新剂型［M］．北京：人民卫生出版社，2006．

[2] 张皓，汤秀珍，韩伟，等．热熔胶和橡胶关节止痛膏中的挥发油成分体外释放对比研究［J］．光谱实验室，2012，29：3388-3391．

[3] 冯年平．中药药剂学［M］．北京：科学出版社，2017．

[4] Mikler C．Styrene-isoprene-styrene copolymer-based transdermal matrix system for the administration of an oestrogen and a progestogen［P］．US：US005580572．1996-11-3．

[5] Wilhelm M．Matrix-controlled transdermal therapeutic system based on an adhesive for administering no relgestomin or the combination thereof with an estrogen［P］．US：US20080279915A1．2008-7-8．

[6] 路易兹．具有可接触皮肤的热熔压敏粘合剂的吸收制品［P］．CN1806856A．2006-7-26．

[7] Wokovich AM, Produturi S, Doub WH, et al．Transdermal drug delivery system（TDDS）adhesion as a critical safety, efficacy and quality attribute［J］．Eur J Pharm Biopharm，2006，64：1-8．

[8] 熊开生，徐溢，付钰洁．SIS/SB压敏胶改性方法［J］．中国胶粘剂，2003，12：21-24．

[9] 丁秀英．SIS热熔压敏胶的研制［J］．中国胶粘剂，1996，9：18-21．

[10] 汤秀珍，王承潇，张皓，等．星点设计-效应面法优化关节止痛膏贴剂处方［J］．中草药，2012，43：86-90．

[11] Sasakia M, Fujitab K, Adachi M, et al．The effect of tackifier on phase structure and peel adhesion

of a triblock copolymer pressure–sensitive adhesive［J］. Int J Adhesion Adhesives，2007，28：372–381.

［12］常明明，孙玉明，汪晴，等. 止痛活血压敏胶贴片中有效成分的体外释放研究［J］. 中成药，2010，32：43–47.

［13］张皓. 热熔胶贴膏质量评价研究［D］. 华东理工大学，2011.

［14］Shen S, Liu SZ, Zhang YS, et al. Compound antimalarial ethosomal cataplasm：preparation, evaluation, and mechanism of penetration enhancement［J］. Int J Nanomedicine，2015. 10：4239–4253.

［15］李伟泽，张光伟，赵宁，等. 中药水凝胶巴布剂产业化工艺技术攻关研究［J］. 中草药，2012，43：1928–1933.

［16］王奕博，杜梓萱，黄特辉，等. 中药凝胶贴膏基质选择及挥发油加入方式研究进展［J］. 中草药，2018，49：2715–2721.

［17］蒋俏丽. 丹参多成分复合微乳凝胶贴膏的制备与透皮特性研究［D］. 北京：北京中医药大学，2016.

［18］李伟泽，赵宁，师湘月，等. 胶束增溶技术在含挥发油中药巴布剂试生产中的应用研究［J］. 中草药，2013，44：2677–2682.

［19］李学敏，王琼，兰颐，等. 微乳技术对止痛凝胶膏剂中成分释放和含量变化的影响［J］. 中国中药杂志，2013，38：2614–2617.

［20］梁秉文，刘淑芝，梁文权. 中药经皮给药制剂技术（第二版）［M］. 北京：化学工业出版社，2013.

［21］Venkatraman S, Gale R. Skin adhesives and skin adhesion. 1. Transdermal drug delivery systems［J］. Biomaterials，1998，19：1119–1136.

［22］史铁钧，吴德锋. 高分子流变学基础［M］. 北京：化学工业出版社，2009.

［23］Ho KY, Dodou K. Rheological studies on pressure–sensitive silicone adhesives and drug–in–adhesive layers as a means to characterise adhesive performance［J］. Int J Pharm，2007，333：24–33.

［24］Wang J, Zhang H, An D, et al. Rheological characterization of cataplasm bases composed of cross–linked partially neutralized polyacrylate hydrogel［J］. AAPS PharmSciTech，2014，15：1149–1154.

［25］侯雪梅，丁宝月，蔡溱，等. 水凝胶贴剂基质交联机制的研究［J］. 药学学报，2012，47：785–790.

［26］张兆旺. 中药药剂学［M］. 北京：中国中医药出版社，2003.

［27］周祥富，巫翠萍，孙鸿花. 塞来昔布脂质体凝胶的研制及其体外经皮渗透动力学考［J］. 中

国新药与临床杂志，2012，31：157-160.

[28] 何爱萍，易红，冯伟红，等.活血止痛微乳凝胶剂的体外释放和透皮吸收评价 [J].中国实验方剂学杂志，2017，23：17-21.

[29] 洪霞.复方BP凝胶剂工艺、质量标准和稳定性研究 [D].重庆：重庆大学，2005.

[30] 周彤.复方紫草凝胶剂的制备与研究 [D].天津：天津工业大学，2017.

第六章　新型经皮给药系统

第一节　脂质囊泡

一、概述

磷脂等两亲性分子分散在水中时，可以自组装形成具有封闭双分子层结构的分子有序组合体，被统称为脂质囊泡。脂质囊泡在生物膜、体内药物递送以及经皮给药等研究领域具有巨大的优势和良好的应用前景。

脂质体是最早发现的脂质囊泡。1964年，Bangham等在研究生物膜模型时，发现磷脂分散在水中能够自发形成类似生物膜结构的脂质双分子层微型囊泡，这种结构后来被命名为脂质体（liposome）。作为一种人工生物膜，脂质体和人体生物膜组成成分相似，均由磷脂和胆固醇组成，具有无毒、低免疫原性、可生物降解性、可包载水溶性和脂溶性药物且可提高包载药物稳定性等优点，在生物医学和化妆品等领域具有独特的优势，得到了广泛的关注和研究。

1980年Mezei等最早提出将脂质体用于经皮给药，继而使得以脂质体为载体的经皮给药研究得到了快速的发展。Christian Dior公司于1986年上市了第一个脂质体化妆品，其商品名为Capture；1988年，益康唑脂质体凝胶作为第一个脂质体经皮制剂在美国进入临床试验阶段，随后，不同给药途径的脂质体制剂也相继进入临床研究或上市，显示了脂质体在药物递送领域的广阔应用前景。

目前，已有公司专门从事脂质体的生产和开发，相关的制剂、疫苗和农药等也不断开始上市。中药脂质体制剂也已上市，包括中药单一有效成分脂质体（如紫杉醇、长春新碱、羟基喜树碱等）和中药复合成分脂质体（如冬虫夏草多糖脂质体口服液、双参脂质体口服液等）。以脂质体为载体的中药有效成分经皮制剂也有大量的研究和报道，包括有生物碱类、黄酮类、萜类、多糖类等几十种中药单一或复合有效成分。

虽然脂质体作为一种新型经皮给药制剂载体被广泛的研究和报道，但是随着研究的深入，研究者发现脂质体仍存在一些局限或不足，例如脂质体主要组成成分磷脂成本高、稳定性差，在生产和贮存过程中易发生氧化、水解。此外，在溶液状态下，脂质体也易发生聚集、融合、药物渗漏等问题，难以满足药物制剂稳定性的要求，且制备工艺较复杂、工业化生产难度大。更为重要的是，在研究中发现脂质体不能够完整的透过皮肤角质层，大多数的脂质体在经皮给药时滞留在皮肤角质层表面或中间，也有可能脱水后在皮肤表面形成脂质膜，反而进一步的增强皮肤角质层的屏障作用，减少药物的经皮渗透[1]。以上问题限制了脂质体在经皮给药方面的应用。

为了增强脂质体的经皮促透作用，研究者尝试了各种方法。常用的方法为与物理化学经皮促透技术合用，比如在脂质体中加入经皮促透剂；或者结合物理经皮促透技术（如，微针、离子导入、电致孔等）以增强药物的经皮渗透。此外，一些研究者在普通脂质体的基础上，通过添加或改变处方中的组成成分，得到一些新型脂质囊泡，如醇质体、传递体、类脂囊泡以及相应的脂质囊泡前体等。这些新型脂质囊泡能够通过不同作用机制改善药物的经皮渗透，在经皮给药系统方面显示了独特的优势。

二、不同类型脂质囊泡

（一）脂质体

作为一种具有脂质双分子层结构的脂质囊泡，脂质体主要由磷脂和附加剂组成。常用的磷脂材料为天然磷脂（如蛋黄卵磷脂、大豆卵磷脂）和合成磷脂（如二棕榈酰磷脂胆碱、二硬脂酰磷脂酰胆碱）等；常用的附加剂有胆固醇（Cholesterol）、十八胺、磷脂酸等。作为一种两亲性分子，磷脂分子中同时含有亲水和亲油基团：亲水基团为磷酸基团，亲油基团为两条长链的烃链。因此，磷脂分子在水中能够通过分子间弱相互作用力自发排列形成双分子层封闭囊泡结构，亲油基团在双分子层内部尾尾相连，亲水性基团在双分子层膜内外两侧。胆固醇同样为具有亲水和疏水基团的两亲性分子，但其疏水基团大于亲水基团。胆固醇能够嵌入到脂质双分子膜内，调节脂膜的流动性，增加脂膜的机械强度，减少脂膜对水溶性分子的通透性并且降低药物的渗漏，具有提高脂质体的稳定性和包封率等作用，因而被称作是脂质体膜流动性的"缓冲剂"。其余的附加剂均具有不同的作用，如十八胺和磷脂酸可以改变脂质体表面的电荷特性等。

脂质体粒径在 20 nm 到数十微米间，具有单层或多层脂质双分子层结构，其中每层磷脂双分子层厚度约为 4 nm。电镜下观察，脂质体常呈球形或椭球形。脂质体溶液为胶体分散系，具有相应的胶体分散特性，外观会因脂质体粒径及浓度的不同而变化。根据结构中所含磷脂双分子层的层数和结构不同，脂质体可分为单室脂质体（Unilamellar vesicle, ULV）、多室脂质体（Multilamellar vesicle, MLV）和多囊泡脂质体（Multivesicular vesicle, MVV）（图6-1）。单室脂质体根据粒径大小不同，又可分为小单室脂质体（Single unilamellar vesicle, SUV，粒径20~80 nm）和大单室脂质体（Large unilamellar vesicle, LUV，粒径0.1~1 μm）。和多室脂质体（1~5 μm）的同心圆结构不同的是，多囊泡脂质体由非同心腔室构成，粒径通常较大，多为5~50 μm。

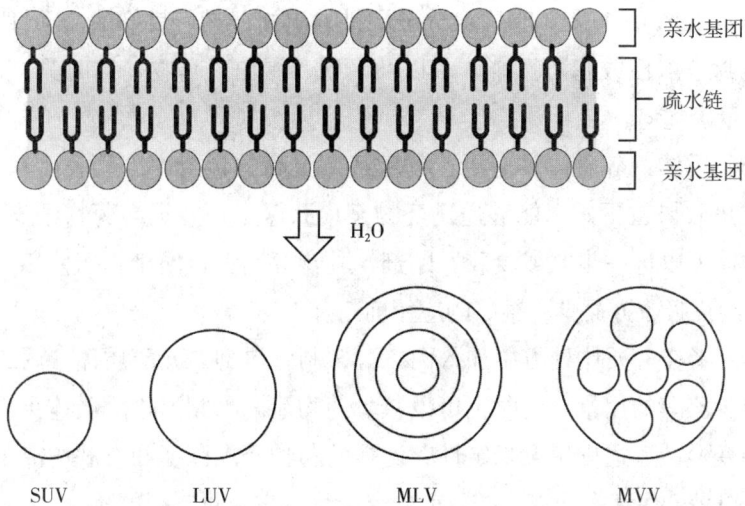

亲水基团

疏水链

亲水基团

H_2O

SUV   LUV   MLV   MVV

图6-1 脂质体的结构和不同类型的脂质体

脂质体能够包载亲脂性或亲水性药物，脂溶性药物可包封于磷脂双分子层中，而水溶性药物溶解于脂质体内水相中，通过不同的载药方法可以提高脂质体的包封率和载药量。也可以通过在脂质体处方中加入不同的成分，或者改变脂质体的制备方法等，得到具有不同特性的脂质体，如长循环脂质体、靶向脂质体以及各种给药途径脂质体，如注射、口服、眼用以及经皮给药等，从而达到不同的给药目的。

（二）传递体

Cevc等[2]于1992年首次制备了传递体（Transfersome），又称柔性脂质体或超级变形脂质体，是由普通脂质体经处方改进而得，即在脂质体脂膜中加入表面活性剂，使其脂膜具有高度的变形能力。传递体粒径多为几十纳米，外观同为胶体溶液。传递体的脂膜通常由10%~24%（W/W）的磷脂和表面活性剂组成，表面活性剂多为胆酸钠或去氧胆酸钠，也见使用司盘或吐温等。

在经皮给药时，传递体能够借助自身脂膜的高度变形性，以渗透压差为驱动力，高效的以完整结构穿透比自身小数倍的孔道，携载药物进入皮肤深层甚至血液循环中，显著促进药物的经皮吸收[3]。传递体作为分子量为 200~10⁶ 范围内的小分子或大分子药物如蛋白质和多肽的经皮给药载体具有巨大的优势。有研究显示，给药剂量相同时，传递体经皮给药后的药物生物分布甚至与注射给药相似[4, 5]。

（三）醇质体

醇质体（Ethosome）又名含醇脂质体或乙醇脂质体，最早于 2000 年由以色列学者 Touitou[6] 报道，是由磷脂、醇和水组成的一种新型脂质囊泡。由于含有高浓度的乙醇（20%~50%），醇质体脂质双分子层排列疏松，具有良好的流动性和变形性，可以有效包封水溶性或脂溶性小分子以及多肽、蛋白类药物，同时具有高包封率、高皮肤滞留量等优势。

相对于脂质体，醇质体具有更小的粒径，更高的包封率，其表面呈现负电荷，稳定性和透皮效果也更好，能够递送药物至皮肤深层，并提高药物经皮吸收速率。此外，醇质体可以进一步制成凝胶、贴剂、乳膏等剂型，便于临床使用。因此，醇质体在药物经皮吸收方面具有很好的应用前景。

现有研究者在醇质体处方中加入丙二醇，制备得到二元醇质体。丙二醇的加入不仅可以减少乙醇的用量，同时也可以减少药物泄漏。相比于醇质体，二元醇质体具有更好的变形性、透皮性及稳定性，增强的药物透皮深度和皮肤内滞留量，产品稳定性好、更易于保存等优点，是目前研究药物透皮吸收制剂的热点之一。

（四）非离子表面活性剂囊泡

非离子表面活性剂囊泡（Niosome）又名类脂囊泡或类脂质体，是由非离子表面活性剂和胆固醇组成的具有囊泡结构的封闭体系。类脂囊泡粒径一般为 0.05~20 μm，其中多数为 0.3~2 μm。类似于脂质体，从结构上，类脂囊泡也可分为单层、多层和多室类脂囊泡。根据分散状态，类脂囊泡又可分为类脂囊泡分散液和前体类脂囊泡。前体类脂囊泡和前体脂质体相似，为固体颗粒状或半固体凝胶状，具有稳定性好，便于生产、运输和贮存等优点。用于经皮给药的前体类脂囊泡多为凝胶状，经皮肤给药后，可以与皮肤中的水分水合形成类脂囊泡，进而发挥经皮促透作用[7, 8]。

相对于普通脂质体，类脂囊泡具有众多优势。如构成普通脂质体的两亲性分子为天然磷脂或合成磷脂，磷脂较难分离纯化、成本高、难以制备具有高载药量和包封率的脂质体，且制成的脂质体稳定性差，易发生药物渗漏，不利于存贮等。相比之下，构成类脂囊泡的两亲性分子为非离子型表面活性剂，如司盘类、吐温类、聚氧乙烯脂肪醇醚以及胆甾醇聚氧乙烯醚等。这些表面活性剂分子化学稳定性高、种类多、来源广泛且价格便宜，制成的类脂囊泡稳定性高且便于存贮；另外，可以通过不同表面活性剂制成类脂囊泡以调整其结构、大小和流动性等特性；表面活性剂在水中和有机溶剂中均有良好的溶解度，制成的类脂囊泡可包载更广泛的亲脂或亲水性药物，且相比脂质体具有更高的载药量和包封率；非离子表面活性剂还可减小皮肤表面张力，促进药物的经皮吸收并增加药物在角质层和上皮组织的滞留时间，延长药物的作用时间等。

　　非离子型表面活性剂囊泡的组成和形成原理与前述脂质囊泡略有不同。作为两亲性分子，当浓度超过临界胶束浓度（Critical micelle concentration, CMC），非离子型表面活性剂分子中的疏水片段受到水分子排斥会相互聚集，形成各种分子聚集体，如不同形态的单分子膜、液晶、胶团、囊泡、微乳等。亲水亲油平衡值（Hydrophile-lipophile balance, HLB）是非离子表面活性剂的一个重要参数，能够在一定程度上反映表面活性剂能否形成类脂囊泡。一般地，HLB 值为 4~8 之间的司盘类可形成较好的囊泡。另外，非离子型表面活性剂的临界聚集参数（Critical packing parameter, CPP）也决定了所形成聚集体的类型。CPP 可用公式 6-1 计算：

$$CPP = \frac{V}{I_c \times \alpha_0} \qquad\qquad （公式 6-1）$$

　　式中，V 为分子中疏水链的体积；I_c 为分子中疏水链在无约束条件下的伸长长度；α_0 为亲水基团所占截面积。当 $CPP \leq 1/3$ 时，为球形或椭球形胶束；$1/3 < CPP < 1/2$ 时，为柱状或棒状胶束；$1/2 < CPP < 1$ 时，为囊泡或层状胶团；$CPP \approx 1$ 时，为平面连续双层膜；$CPP > 1$ 时，为反相胶束。然而，大多数表面活性剂不具有上述形成囊泡的分子结构，即 CPP 值不能满足 $1/2 < CPP < 1$ 条件。实际应用中通常采用两种表面活性剂复配以解决上述问题，如采用 $CPP \geq 1$ 的圆柱状分子结构和 $CPP < 1/2$ 的圆锥状分子结构的表面活性剂可以在溶液中复配，自组装形成类脂囊泡。此外，制剂中加入的胆固醇分子也可以与部分 CPP 值较小的非离子表面活性剂（如吐温 80）作用形成类脂囊泡。

三、脂质囊泡的理化性质

（一）相变温度

　　介质温度会影响脂质囊泡膜的理化性质。因为，在不同温度下，脂膜存在不同的相，而这些相可以根据温度的变化而相互变换。以脂质体为例，温度升高时，双分子层中磷脂酰基侧链从有序排列变为无序排列，该变化会改变脂膜的物理性质，

使膜由 "胶晶" 态变为 "液晶" 态，膜的厚度和刚性降低、横切面和流动性增加。这种发生相转变时的温度称为相变温度（Phase transition temperature, Tc）。每一种磷脂分子都具有特定的 Tc 值，而不同磷脂分子的 Tc 值差异较大。相转变时，磷脂脂膜的流动性和通透性增加，内容物易泄露。可通过差示扫描量热法和电子自旋共振光谱等测定脂膜的 Tc 值。

（二）膜的流动性

膜的流动性是脂质囊泡的重要物理性质。如前所述，温度达到相变温度时，膜的流动性增加，包封的药物易于释放，脂质囊泡的稳定性降低。通常在制备中加入胆固醇，可起到调节脂膜流动性的作用，因此胆固醇又被称为 "流动性缓冲剂"（Fluidity buffer）。在高于相变温度时，胆固醇可以增加膜排列的有序性，降低脂膜的流动性，提高脂质体的稳定性。但传递体和醇质体则以表面活性剂或乙醇代替胆固醇，以提高脂质膜的流动性，促进药物透皮递送。

（三）荷电性

磷脂根据荷电性质不同，可分为正电性、负电性和中性三类，以其为材料制备构成脂质囊泡，可以使其脂质膜荷相应的电性。脂质囊泡表面电荷对其载药量、包封率、稳定性、组织分布以及对靶细胞作用等具有较大影响。可采用激光粒度分析仪、显微镜电泳法和荧光法等方法测定脂质囊泡荷电性。

（四）膜的通透性

磷脂双分子层脂膜作为一种人工膜，具有半透性。不同离子、分子跨膜的速率也不相同。极性分子穿透脂膜非常慢，而非极性分子穿透脂膜速度相对较快。故而，脂溶性和水溶性均较好的药物分子较易穿过脂膜。荷电离子穿透脂膜的速度存在较大的区别：质子和羟基离子穿透脂膜非常快；钠、钾离子穿透脂膜则非常慢。温度对脂膜的通透性存在较大的影响，当温度到达脂膜脂质的相变温度时，脂膜的通透性增加，并会随着温度的升高而升高。

四、脂质囊泡的制备

由于传递体、醇质体以及类脂囊泡等是在脂质体处方基础上改变得到的新型脂质载体，其制备方法和普通脂质体的制备方法具有相似性。本部分主要介绍相应制备方法的基本原理和过程，并辅以实例介绍各种脂质囊泡的制备方法。

（一）薄膜法

该方法最早由 Bangham 报道，是应用最广泛的方法。制备中，一般将脂溶性成分（如，磷脂和胆固醇等膜材、脂溶性药物）溶解于适量的挥发性有机溶剂中，常用的如三氯甲烷、二氯甲烷、乙醚等，通过旋转蒸发法除去有机溶剂，使得脂质成分在器壁上形成一层均匀的薄膜，然后加入适量的水相介质，水溶性药物可溶解在水相介质中，水合，振摇形成脂质囊泡，进一步通过超声、挤压、振荡或高压均质等机械方法分散得到粒径更小且均匀的脂质囊泡。该制备方法简单易行，虽然水溶性和脂溶性药物均可使用该方法包载，但脂溶性药物的包封率往往高于水溶性药物的包封率。需要注意的是，由于乙醇具有挥发性，该方法并不适合于醇质体的制备。

Zhang 等[9]通过薄膜分散法制备了补骨脂素脂质体用于经皮给药。其基本过程为：将补骨脂素、磷脂和胆固醇溶解于甲醇/三氯甲烷（3:1）混合溶剂中，并置于梨形瓶中，于 40℃水浴，减压旋转挥发，除去有机溶剂，梨形瓶内壁得到薄的脂质膜；于梨形瓶中加入 PBS（pH 7.4），于 30℃水浴，70 转/分钟旋转，减压下水化 1 小时；所制得的脂质悬液于冰水浴中，经探头超声（900Hz）超声 10 分钟，即得。所制得的脂质体粒径为 117.5 nm，多分散系数（Polydispersity index, PDI）为 0.21；体内微透析研究表明，局部皮肤深层药物浓度迅速增加，给药后 180 分钟达到最大浓度（319.35 ± 23.72）μg/ml，但消除较慢，皮肤局部 AUC 是药物混悬液的 3 倍；血中药动学特征与皮肤局部微透析研究结果一致，脂质体制剂的 C_{max} 和 AUC 分别为药物混悬液的 2.35 和 3.31 倍。

卢懿等[10]以不同表面活性剂，通过薄膜分散法制备了长春新碱传递体。基本过程为：将大豆磷脂、维生素 E 和表面活性剂（胆酸钠、去氧胆酸钠、十二烷基硫酸钠、Brij78 或吐温 80；磷脂/表面活性剂为 70:20，W/W）于圆底烧瓶中以无水乙醚溶解，真空旋转挥发，除去乙醚；长春新碱溶解于 PBS 中作为水相，并使其浓度为 0.2%，于 37℃水浴，将该水相滴加至圆底烧瓶，真空旋转，孵育 30 分钟后，将所得脂质悬液置于冰水浴中，探头式超声 4 次，每次 20 秒，即得。所制备的载药传递体包封率从 50% 至 80% 不等，粒径为 90 nm 左右；相较于脂质体，采用不同的表面活性剂制备的传递体均具有更好的体外透皮效果。

Zhang 等[11]以胆固醇、司盘 40 为载体材料，通过薄膜法制备了红景天苷类脂囊泡。首先将不同比例胆固醇和司盘 40 溶解于 20 ml 三氯甲烷中，并加入 10 mg 红景天苷，使溶解；55℃旋转蒸发除去三氯甲烷形成脂质膜，于真空中干燥过夜；随后加入蒸馏水，于 55℃水化 30 分钟（100 转/分钟）；所得悬液于冰水浴中探头超声（300Hz）超声 8 分钟，加入十二烷基硫酸钠溶解以稳定类脂囊泡。不同的司盘 40 和胆固醇比例可以制得不同粒径的类脂囊泡（70.6 nm ± 5.3 nm~246.8 nm ± 10.3 nm），但包封率均在 30% 左右；相对于药物悬液，类脂囊泡的体外透皮速率为其 1.26~2.30 倍，但以司盘 40/ 胆固醇为 4/3（摩尔比）时，制得的类脂囊泡具有最快的透皮速率和最大的皮肤蓄积量。

（二）溶剂注入法

将磷脂等膜材和脂溶性药物溶于有机溶剂（如乙醇和乙醚）中，作为有机相，然后将上述有机相注入到高于有机溶剂沸点的恒温（40~60℃）搅拌的水相中，水溶性药物可溶于水相中，挥发除去有机溶剂，即可得到脂质囊泡。根据有机溶剂的不同，该方法可分为乙醇注入法和乙醚注入法。该制备方法简单，因制备中需要高温和有机溶剂，故存在有机溶剂残留问题，一些药物对上述溶剂或高温不稳定时不适合此方法。此外，该方法制备的脂质囊泡粒径较大，可以结合高压均质或超声分散等方法，进一步控制脂质囊泡的粒径及其分布。

Song 等[12]以乙醇注入法制备了雷公藤红素脂质体，制备方法为：将 30 mg 雷公藤红素、300 mg 大豆磷脂以及 80 mg 胆固醇溶于适量的乙醇作为有机相；然后将上述有机相注入到 40 ml 55℃磁力搅拌的 0.5 mg/ml 吐温 80PBS 水相中，室温搅拌除去有机溶剂，即得到载雷公藤红素脂质体，测得包封率为 98.1%。

王娟等[13]以柠檬烯 / 柠檬醛（1 : 1）混合物作为表面活性剂，以 DSPE-PEG 为膜材制备盐酸青藤碱传递体。制备中，将膜材料溶于 2 ml 乙醇中作为有机相，另将盐酸青藤碱溶解在 23 ml PBS 缓冲液（0.067 mol/L 磷酸二氢钾溶液 –0.067 mol/L 磷酸氢二钠溶液，41.3 : 58.7）作为水相；磁力搅拌下，将有机相缓慢注入 25℃的水相中，继续搅拌 5 分钟，室温下放置 2 小时后，通过高压膜挤出器挤出，以使粒径均匀。所制备的传递体平均粒径在 93~118 nm，包封率在 11%~40%；以挥发油制备的传递体比传统的脱氧胆酸钠制备的传递体具有更好的囊泡弹性，其稳态透皮速率、36 小时累积透过率分别达到（17.06 ± 0.34）μg/（cm^2 · h）和 84.01 % ± 6.77 %，而后者分别只有（15.16 ± 0.55）μg/（cm^2 · h）和 73.98 % ± 10.55 %。

醇质体的制备也可以用类似的方法，但是为了避免乙醇的损失，往往在常温下进行，并将水相加入到磷脂的乙醇溶液中。Shen 等以磷脂、乙醇和丙二醇为载体材料，通过薄膜法制备了芹菜苷元醇质体[14]。制备中，首先将芹菜苷元溶解于磷脂、乙醇和丙二醇的混合溶液中，使其浓度达到 0.02%（W/V）；在 700 转 / 分钟搅拌下，将适量蒸馏水以 12 ml/h 的速度滴加到该溶剂中，并继续搅拌 5 分钟，探头超声 10 分钟，即得。以丙二醇 / 乙醇比例、醇含量和磷脂含量制得的醇质体，粒径处于（36.61 ± 1.78）nm 到（698.33 ± 124.30）nm 范围，zeta 电位处于（10.14 ± 2.04）mV

到（27.67 ± 3.23）mV 范围，包封率为 61.69 % ± 1.95% 到 85.21 % ± 3.97%，皮肤滞留量处于（0.482 ± 0.014）到（1.022 ± 0.045）µg/cm^2。通过均匀设计优化的处方为磷脂含量 5%，醇含量 50%，丙二醇 / 乙醇为 1/10（V/V）。相对于普通脂质体和传递体，该优化的处方具有最大的皮肤滞留量。

（三）逆相蒸发法

逆相蒸发法是由 Szoka 和 Papahadjopoulos 于 1978 年首次提出。该方法系将磷脂等膜材溶于三氯甲烷、乙醚等有机溶剂中，加入溶有水溶性药物的水溶液中，振荡，短时超声，待形成稳定的 W/O 型乳剂后，旋转蒸发除去有机溶剂，形成胶态后，滴加水性缓冲液（水溶性药物可溶解于其中），旋转使器壁上的凝胶脱落，分散均匀，制得水性混悬液，除去未包封药物，即得。该方法应用广泛，适合包载水溶性药物、大分子生物活性物质等。该制备方法可能存在有机溶剂残留的问题。若使用超临界 CO_2 代替有机溶剂作溶剂，可能改善有机溶剂残留这一问题。

Fan 等[15]采用逆相蒸发法制备载麦冬多糖脂质体，并采用效应面优化法优化处方工艺，得到了包封率为 65.4% 的载麦冬多糖脂质体。制备方法具体如下：将大豆磷脂和胆固醇以 8∶1 的质量比例溶于适量的三氯甲烷中，然后注入到 4 mg/ml 的麦冬多糖 PBS 溶液中并混合，冰浴超声均质处理得到稳定的 W/O 型乳剂。其中，大豆磷脂与药物的质量为 9.5∶1，三氯甲烷与 PBS 缓冲液的比例为 3∶1。将上述的 W/O 型乳剂经旋转蒸发得到胶体，加入 20 ml PBS 缓冲液水化 15 分钟，最后经超声均质处理 20 分钟得到粒径均一的载药脂质体。

姜素芳等[16]采用逆向蒸发法制备盐酸青藤碱传递体。将卵磷脂和硬脂酸溶解于氯仿，盐酸青藤碱和胆酸钠溶解于 PBS 后，将两者混合，通过探头超声制备 W/O 型初乳，45 ℃水浴中，减压旋转蒸发以除去三氯甲烷，得到胶状物，再以 PBS 水合，于冰水浴中探头超声以降低粒径，挤压通过 0.15 µm 的微孔滤膜，既得。相对于薄膜分散法和乙醇注入法，该方法制得的盐酸青藤碱传递体具有最高的包封率（51.2 %），前两者分别只有 31.4% 和 19.7%。

王建筑等[17]以逆相蒸发法制备了载苦参碱类脂囊泡，基本过程为：将山梨醇酐单硬脂酸酯与胆固醇溶于二氯甲烷中，另将苦参碱溶解于 PBS 中，两者混合，水浴中超声 5 分钟，形成 W/O 乳剂，减压下旋蒸除去二氯甲烷，形成胶状物，加入 10 ml PBS，继续旋转 30 分钟，静置 2 小时使充分水化，探头超声 20 分钟。通过 Box-Behnken 效应面优化，得到优化的处方为：山梨醇酐单硬脂酸酯 / 胆固醇为 2.64∶1，药物 / 类脂材料为 1∶5.15，有机相 / 水相为 5∶1，制得的类脂囊泡平均粒径为 246.4 nm，PDI 为 0.291，包封率 46.02%，载药量为 13.20%。

（四）冷冻干燥法

基本过程为将磷脂等膜材在水相中分散均匀后，加入保护剂，冷冻干燥，载药时，将冻干粉分散在溶有药物的水相中，即得。也可将脂质等膜材和亲脂性药物溶解于叔丁醇等有机溶剂中，冷冻干燥除去有机溶剂得到冻干粉，后续过程如前所述。该方法制备的实际为前体脂质囊泡，具有较好的长期稳定性，可避免脂质囊泡在存贮期间的聚集、融合、药物渗漏等物理问题，以及磷脂的氧化和水解等化学问题，也适用于热不稳定的药物，其缺点是成本较高，较为耗时。

Fan 等[15]提出以叔丁醇作为亲脂性药物的溶剂，制备脂质体，取得了良好的效果。现以尼莫地平前体脂质体为例，阐述其具体操作方法。制备中，将摩尔比率为 1∶30∶15 的尼莫地平、大豆磷脂以及胆固醇溶于适量的叔丁醇中，继续加入海藻糖水溶液，混合均匀，过 0.22 μm 微孔滤膜除菌，滤液封装于西林瓶中，冷冻干燥，即得到尼莫地平前体脂质体。该产品外观呈现黄色疏松状粉末，加入注射用水重悬外观呈带有乳光的脂质体混悬液，分散性良好，室温放置一周无聚集沉淀现象。

（五）二次乳化法

本法先将少量的水相与较多量的磷脂油相进行乳化，得到 W/O（反相）乳液，溶剂可经减压除去部分或不除去，接着加入大量的水相继续乳化，得到 W/O/W 复乳，减压旋蒸除去有机溶剂，得到脂质体。

Li 等[18]采用二次乳化法制备羟基积雪草苷脂质体，得到的载药脂质体显著的增强了药物羟基积雪草苷的皮肤穿透能力。具体制备方法为：质量比为 4.9∶1 的蛋黄卵磷脂和胆固醇溶解于三氯甲烷中，加入到 5 ml 浓度为 20.2 mg/ml 的羟基积雪草苷的 PBS 缓冲液（W_1）中，500 转 / 分钟高速搅拌 5 分钟得到 W/O 型乳剂，继续加入 PBS 缓冲液（W_2）并搅拌得到 W/O/W 复乳，其中各分散相的体积比为 1∶2∶1（W_1/O/W_2），然后经 30℃减压旋蒸除去有机溶剂，得到的复乳再经水浴超声均质处理 65 秒，过膜得到大小分布均匀的脂质体，测得药物包封率为 70.1%。

（六）化学梯度法

1. pH 梯度法

该法系先通过薄膜分散法制备得到空白脂质体，再通过调节脂质体膜内外的 pH 值，形成膜内外 pH 梯度差。该 pH 梯度为弱酸或弱碱性药物由脂质体膜外进入到膜内提供高效的驱动力。弱酸或弱碱性药物顺着 pH 梯度进入膜内，以分子形式穿过脂质双分子层，与膜内的离子结合形成离子形式，最终被稳定包封于膜内。

pH 梯度法是一种主动包封法，主要适用于弱酸和弱碱性药物。根据 Handerson-Hasselbalch 理论，pH 梯度每相差一个单位，分子型和离子型药物的浓度会相差 10 倍。这一巨大差异使得制备高包封率脂质体成为可能，从根本上改变了难以制备高包封率脂质体的局面。

Li 等[18]分别采用乙醇注入法和 pH 梯度法制备氧化苦参碱脂质体，两种制备方法分别如下。

（1）乙醇注入法：将大豆磷脂酰胆碱 – 胆固醇的质量比 4∶1 以及药物氧化苦参碱 – 脂质的质量比 1∶2~1∶6 的脂质和药物氧化苦参碱溶解于 3 ml 60℃预热的无水乙醇中，随即注入到 10 ml 60℃的水相介质中，挥发除去乙醇，得到载药脂质体。

（2）pH 梯度法：先将上述处方量的脂质通过薄膜分散法制备得到空白脂质体，采用碳酸钠溶液调节脂质体外水相的 pH 值至 8.0，然后加入处方量的氧化苦参碱药物溶液，50℃共孵育 10 分钟后，将溶液冷却至室温，即得的载氧化苦参碱脂质体。通过对上述两种制备方法得到的载氧化苦参碱脂质体的药物包封率进行分析发现，脂质的组成、水相介质的 pH 值以及药脂比等因素均会明显影响脂质体对苦参碱的包封率。此外，乙醇注入法和 pH 梯度法制备得到的脂质体对氧化苦参碱的包封率分别约为 20% 和 50%。可见相比乙醇注入法，pH 梯度法能过显著的增大脂质体对氧化生物碱的包封率。

2. 硫酸铵梯度法

大多数弱碱性药物水中溶解度较低，采用传统的制备方法制备的脂质体包封率较低。研究者根据 pH 梯度法衍生开发得到硫酸铵梯度法。该方法系根据化学平衡移动原理而设计的，也是一种主动包封法，适用于包载弱碱性药物，能够解决传统制备方法制备得到的脂质体对弱碱性药物包封率较低的问题。

该方法先通过薄膜分散法等方法制备得到包封有硫酸铵溶液的空白脂质体。脂质体膜内的 NH_4^+ 易解离为 NH_3 和 H^+。NH_3 的渗透系数和跨膜速率均远大于 SO_4^{2-}，更容易被动扩散到膜外并与外部的 H^+ 结合成 NH_4^+ 而留在膜外，最终间接形成以膜内高 H^+ 浓度的 pH 梯度。弱碱性药物顺 pH 梯度进入膜内，并且可与膜内的 SO_4^{2-} 生成低溶解度盐，便于保留在膜内。该方法简单便捷，并且制备过程无缓冲液或 pH 滴定，避免稀释并且有利于脂质体的稳定。

Yu 等[19]采用硫酸铵梯度法制备得到包封率高达 90% 的载绞股蓝总苷脂质体。研究者先采用乙醇注入法制备得到空白脂质体，即先将质量比为 6∶1 的大豆磷脂和胆固醇溶于乙醇中，然后与 250 mmol/L 硫酸铵缓冲液于 34.5℃水化，旋蒸挥发除去有机溶剂，得到空白脂质体。得到的脂质体混悬液于 PBS 缓冲液中透析除去泄露的硫酸铵分子。最终将脂质 – 药物质量比为 8∶1 处方量的绞股蓝总甙加入到上述脂质体混悬液中 55℃孵育 11 分钟，得到高包封率的载绞股蓝总苷脂质体。

3. 醋酸钙梯度法

该方法用于产生 pH 梯度的弱酸盐为醋酸钙，适用于弱酸性药物的包封。与硫酸铵梯度法相似，醋酸钙梯度法均是先通过薄膜分散法制备得到空白脂质体（内部含有醋酸钙）。由于醋酸（CH_3COOH）的渗透系数（6.6×10^{-4} cm·s^{-1}）是 Ca^{2+}（2.5×10^{-11} cm·s^{-1}）的 2.64×10^7 倍，所以解离后的 Ca^{2+} 基本保留在脂质体内部，而醋酸分子参与了质子转运，最终形成以膜外 H$^+$ 浓度的 pH 梯度，弱酸性药物可以与膜内的 Ca^{2+} 生成低溶解度钙盐而保留在膜内。同样，相比较普通 pH 梯度法，该方法较为简单，制备的脂质体载药量和稳定性更高，包封的药物不易受外界 pH 的改变而发生泄露。

秦晶等[20] 同时采用薄膜分散法、逆向蒸发法、乙醇注入法、乙醚蒸发法、pH 梯度法以及醋酸钙梯度法等不同方法制备载阿魏酸脂质体，并对制备得到的载药脂质体包封率进行分析和比较。结果发现，其他方法均无法将阿魏酸载入脂质体，而醋酸钙梯度法可以有效的将阿魏酸载入脂质体并且药物包封率可高达 80.2%。其具体操作方法为：将大豆磷脂 - 胆固醇摩尔比为 1∶1 的两种材料溶解于三氯甲烷 - 甲醇（5∶1）溶液中，旋蒸除去溶剂，成膜。随即加入 5 ml 三氯甲烷溶解脂膜，然后再加入 10 ml CaAc$_2$（120 mmol/L）溶液，水浴超声，混合形成 W/O 型乳剂，然后旋蒸除去有机溶剂形成凝胶，再继续旋蒸直至形成脂质体混悬液。将上述脂质体混悬液过 Sephadex G-50 柱得到空白脂质体。将大豆磷脂 - 药物摩尔比为 26∶1 的阿魏酸加入到上述制备得到的空白脂质体中，氮气保护下 37℃共孵育 30 分钟，微柱离心除去游离药物，得到载阿魏酸脂质体。

五、脂质囊泡的评价

（一）载药量和包封率

1. 载药量（loading efficiency, LE）

系指脂质囊泡中药物的百分含量，可用式（6-2）计算：

$$LE = \frac{W_e}{W_m} \times 100\% \qquad （公式 6-2）$$

式中，W_e 是包封于脂质囊泡内的药物重量；W_m 是载药脂质囊泡的总重量。脂质囊泡的载药量对其工业生产和临床应用具有十分重要的参考价值。

2. 包封率（encapsulation efficiency, EE）

主要有重量包封率、药脂包封比率和容积包封率，通常采用重量包封率表示。重量包封率系指包封于脂质囊泡内的药物重量占体系总药量的百分比，可用式（6-3）计算：

$$EE = \frac{W_e}{W_e + W_f} \times 100\%$$ （公式 6-3）

式中，W_e 指包封于脂质囊泡内的药物重量；W_f 为未包封于脂质囊泡内的游离药物重量。包封率是评价脂质囊泡制备工艺、载药方法以及质量评价的重要参数。包封率的测定方法有柱层析（如葡聚糖凝胶柱法、琼脂糖凝胶柱等）、透析法、超速离心法、超滤膜过滤法、微型柱离心法、鱼精蛋白凝聚法和荧光淬灭反应法等。

（二）形态和粒径

脂质囊泡的形态和粒径分布直接关系到脂质囊泡的稳定性以及在体内的命运。针对不同程度的外界环境和体内因素的变化，不同粒径的脂质囊泡的理化性质改变程度也不同。脂质囊泡粒径的测定方法有显微镜法，激光散射法、库尔特计数法、离心沉降法等。

（三）表面电荷

囊泡表面电荷对脂质囊泡的粒径、包封率、载药量、稳定性、不同给药途径等均有影响。脂质囊泡表面电荷的测定方法有显微电泳法、电渗法、荧光法、流动电位法、超声波法等。新方法有电动色谱和准弹性光散射等。

（四）渗漏率

由于脂膜具有一定的通透性，温度高于相变温度时，脂膜会变成液晶态，包封的药物溶液易泄露。渗漏率是考察脂质囊泡包载药物稳定性的主要指标，系指脂质囊泡在存贮期间包封率的变化情况，可用式（6-4）表示：

$$渗漏率 = \frac{存贮期间渗漏到介质中的药量}{存贮前包封的药量} \times 100\%$$ （公式 6-4）

测定方法为将样品存贮于不同的条件下，间隔不同时间取样，测定渗漏的药物占脂质囊泡存贮所有药物的百分率，考察脂质体的稳定性。

六、脂质囊泡经皮渗透机制

脂质囊泡的经皮渗透作用机制进尚未完全阐明，可能的机制有如下方面。

（一）脂质体经皮渗透机制

1. 水合作用

脂质体可以增加皮肤角质层的湿化和水合作用，进而使角质层细胞间结构改变，脂质双层中疏水性尾部排列紊乱，药物易通过扩散和毛细引力等作用突破角质层屏障，进入细胞间隙。

2. 融合机制

脂质体的脂膜磷脂成分可以与皮肤的角质层脂质融合，使角质层脂质组成和结构改变，形成一种扁平的颗粒状结构，使其屏障作用发生逆转。通过这些颗粒间隙，药物可以穿过角质层，克服皮肤屏障，进入皮肤深层，促进药物的透皮吸收。

（二）传递体经皮渗透机制

1. 传递体通过皮肤的主要通道

研究显示，传递体可通过两种通道穿过角质层，一种是存在于每 3~10 个角质细胞束之间的通道，此通道较宽，宽度 ≥ 0.1 μm，约占皮肤面积的 1%；另一种是存在于每个角质细胞间的均匀狭窄并且渗透性较差的水、气通道，孔径为 20~50 nm，约占皮肤总面积的 3%。第二种通道为传递体的主要通道，传递体可通过此通道经过多次变形穿过角质层。研究表明，传递体通过上述孔道的量和速率与粒径比其小 1500 倍的纯水相同，间接的显示了传递体的经皮促透能力[21]。

2. 透皮形式—变形作用

传递体脂质双分子层中表面活性剂和磷脂这两种亲和力不同的组成成分的存在，使得其脂膜具有自动调节能力。脂膜在发生变形时，磷脂和表面活性剂会发生重新排列，极性大的表面活性剂会在高曲折区（高压力部分）聚集，极性小的脂质能够在曲率小的膜区聚集，该重新排列能够降低传递体在变形过程中需要克服的弹性能，提高膜的柔韧性，使得传递体具有高度的变形能力。

研究显示[3]，在理想条件下，传递体的形变能力比普通脂质体大 5 个数量级；传递体在受到挤压后可拉长变形，能够高效穿过自身大小 1/10~1/5 的皮肤孔道，并且能够经过多次变形，穿过具有多层特性的角质层；而且传递体在穿透膜孔前后只有形状发生微小而短暂的改变，而粒径和组成保持不变。另有研究显示，粒径小于 200~300 nm 的传递体其粒径在穿透膜孔前后几乎不变，而粒径大于 200~300 nm 的传递体在穿透膜孔时会发生破裂，但因为其卓越的变形能力，大的传递体在穿透膜孔后会变成粒径较小的传递体。而普通脂质体在穿过膜孔时则会发生破裂，甚至脱水后滞留在角质层表面或中间，加剧皮肤角质层的屏障作用，降低药物的经皮吸收。

3. 透皮动力—渗透压驱动作用

皮肤各层的含水量不同，角质层的含水量为 10%~30%，而活性表皮层的含水量可高达 75%，这一差异使得两者之间存在水化梯度，形成渗透压梯度[22]。传递体具有高度的亲水性和渗透性，当经非封闭地涂在皮肤表面时，传递体制剂中的水分蒸发，形成水分梯度，在此驱动力的作用下，传递体可顺皮肤水化梯度，通过其高度的变形能力穿过角质层中的细胞间通道，进而克服皮肤屏障，穿过角质层。研究显示，上述涂于皮肤表面的传递体失水后，每个粒径为 100 nm 的传递体粒子受到的压力约为 10^{-9}N，该压力足够使得传递体穿过角质层间隙进入皮肤深层甚至体循环。

（三）醇质体经皮渗透机制

1. 变形穿透机制

一方面，醇质体中高浓度的醇可以与皮肤角质层脂质相互作用，改变脂质的组成和双分子层紧密排列结构，使角质层脂质结构紊乱，增加皮肤脂质的流动性和通透性，降低角质层的屏障作用。另一方面，醇质体中高浓度的醇也可以增强醇质体脂质双分子层的流动性，使其具有良好的柔性和变形特性，增强其经皮渗透能力。醇质体可以借助其自身的变形作用通过已经紊乱的皮肤角质细胞间隙和毛囊、皮脂腺等皮肤附属器途径携带药物到达皮肤深层，甚至血管，最终达到局部或全身治疗的目的。

2. 融合机制

醇质体中的高浓度醇不仅能够增强角质层脂质的流动性和通透性，也可以直接增强药物在角质层中的溶解度。醇质体脂膜中的磷脂也可以通过与角质层的脂质融合，使后者排列结构紊乱，相变温度发生改变，流动性和通透性增加。这些综合作用便于醇质体中包封的药物通过扩散和毛细吸力作用进入深层皮肤的细胞间隙，并进入血液循环。也可以通过与细胞膜发生脂质融合作用，直接将药物释放在细胞内，增加药物的皮肤滞留量。

（四）类脂囊泡

类脂囊泡可以融合到皮肤表层，扰乱角质层膜的性质，增加其流动性，使之处于疏松的、可以透过的状态，因此，显著降低了角质层的屏障作用，发挥类似透皮促进剂的作用，促进药物透皮转运。此外，研究者在角质层表层和皮肤深层发现了类脂囊泡，但是，在不同的皮肤部位，类脂囊泡具有不同的行为。在皮肤表层，类脂囊泡分散成独立的组分，但在皮肤深层，又重新组合形成类脂囊泡[23]。

七、应用实例

（一）在皮肤疾病中的应用

发生在皮肤部位的多种疾病，如由各种病原微生物引起的皮肤真皮、皮下组织及皮脂腺感染，毛发的炎症性或非炎症性脱落、银屑病等，这些感染或炎症具有较高的发生率和复发率，且多发生在皮肤深层或皮下组织。然而，皮肤表层存在的角质层形成一道天然屏障，阻碍了治疗药物的渗透，限制了传统经皮给药制剂的疗效和临床应用。以脂质囊泡为载体的经皮给药系统能够克服皮肤表皮角质层屏障作用，提高药物的渗透率，并且能够在皮肤中形成药物储库，对皮肤深层或皮下组织感染具有较好的持续的治疗效果。此外，因具有生物膜亲和力，脂质囊泡也可携带药物直接杀灭胞内致病菌。

金海蓉等[24]将水难溶性中药有效成分白藜芦醇制成脂质体凝胶剂，考察了白藜芦醇脂质体凝胶剂对咪喹莫特诱导的银屑病小鼠模型的治疗作用以及可能机制，并且对白藜芦醇脂质体凝胶的经皮给药药代动力学特征进行了研究。实验结果表明制备的白藜芦醇制成脂质体凝胶剂明显提高了药物的溶解度和生物利用度等。并且发现与普通白藜芦醇凝胶相比，白藜芦醇脂质体凝胶剂不仅能够显著提高药物的皮肤累积透过量，以及药物在皮肤内的保留时间和药物浓度，而且具有良好的缓释作用。药效学实验也显示了白藜芦醇脂质体凝胶剂对咪喹莫特诱导的银屑病具有一定的治疗作用。该研究为白藜芦醇的临床应用奠定了基础，同时也拓展了中药在皮肤疾病治疗方面的应用。

翁伟宇等[25]为减小草乌甲素的刺激性和毒性，并扩大临床应用，制备了草乌甲素脂质体。实验中考察了温度、介质 pH 以及常用透皮促进剂等因素对草乌甲素脂质体在不同鼠和人皮肤中的透过性的影响，同时也研究了草乌甲素脂质体对皮肤刺激性、抗炎及镇痛效果。研究结果显示草乌甲素脂质体能够明显加快草乌甲素的透皮吸收，减少其对皮肤的刺激性，同时显著增强其抗炎和镇痛效果。

（二）在系统疾病中的应用

卢懿等[27]采用大豆磷脂和去氧胆酸钠以及十二烷基硫酸钠等表面活性剂制备载长春新碱传递体，并对不同表面活性剂制备的传递体进行了处方优化、制剂的理化特性、体内药动学特性以及透皮效果等进行了考察，结果证明该载药传递体具有良好的透皮淋巴靶向作用，为恶性淋巴肿瘤和肿瘤淋巴转移的治疗提供了新策略。

吴焕林等[28]将中药有效成分丹参素制备成传递体控释型透皮贴剂，用于治疗冠心病心绞痛。体外释放实验结果表明该制剂具有显著的控释效果；动物模型结果表明该贴剂能够缩小由于长时间缺血所导致的心肌梗死范围。该传递体透皮贴剂同样为中药经皮全身治疗提供了新方法，扩展了以脂质囊泡为载体的药物递送研究范围。

（三）在化妆品中的应用

相比较其他化妆品成分，脂质囊泡脂质成分与皮肤表皮的组成成分相似且具有可生物降解、对皮肤的刺激性和毒性小且具有较高的安全性等优点。

脂质囊泡涂敷于皮肤表面后，脂质体中的脂膜可以沉积在皮肤表面，起到良好的闭塞作用。脂质囊泡中的磷脂等材料可以与皮肤角质层的角蛋白发生轻度键合，使皮肤具有良好的舒适感。这些角质蛋白与磷脂材料间的键合以及脂质囊泡脂膜在皮肤表面形成脂膜均会对皮肤具有较强的阻挡作用，使得皮肤具有良好的水合作用，能够起到增强保湿、改善皮肤弹性以及恢复屏障功能和皮肤活性等作用。

同时脂质囊泡脂质中的不饱和脂肪酸可以在皮肤部位发生水解，释放出的不饱和脂肪酸，一方面可以增加膜的流动性和渗透性，促进皮肤的新陈代谢；增加皮脂腺的功能，减少多余油脂和毒素在皮肤表面的堆积，焕发皮肤活力等。另一方面，不饱和脂肪酸可以填充在出现损伤或者磷脂排列不均匀的皮下组织，进而起到一定的修复作用。

脂质囊泡对包封的水溶性或脂溶性活性成分具有很好的保护作用，避免活性成分在透皮之前发生氧化、降解以及多种活性成分间相互作用而变质失活。以脂质囊泡为载体的化妆品可以有效的克服皮肤的屏障作用，改善活性成分或营养物质的局部递送，使得化妆品中的活性成分作用于皮肤深层的目标部位并减少全身吸收，同时增强药物在皮肤的集聚，具有长效的作用，从而实现对皮肤的防皱纹、抗衰老、去雀斑以及防粉刺等各种保健美容作用。

茶多酚作为茶叶中的丰富成分，具有抗氧化、抗衰老以及抗辐射等功效，被广泛的应用于食品和化妆品中，应用前景十分广泛。然而，茶多酚存在易氧化等稳定性问题限制了其临床应用。禤智东等[26]将其制备成传递体，提高了其稳定性和经皮渗透性，促进了其临床应用。

八、影响脂质囊泡经皮作用的因素

（一）药物的性质

包载药物的性质会影响脂质囊泡的稳定性，进而影响脂质囊泡的透皮效果。脂质囊泡可包载亲水性和亲脂性药物，亲脂性药物位于脂质囊泡的脂膜中，亲水性药物则位于脂质囊泡的内水相中，介于亲水性和亲脂性间的一些药物在脂质囊泡中无明显的界限，包载入脂质囊泡中可能容易泄露并导致脂质体的破裂。一般采用正辛醇–水分配系数（Octanol–water partition coefficient, K_{ow}）评价包载药物的极性，具有合适 K_{ow} 值的药物能够较好的被包载于脂质囊泡中并保持稳定。

（二）膜流动性和可变形性

脂质囊泡膜的流动性影响药物的经皮渗透性，相比固态脂质囊泡，液态脂质囊泡更容易渗透入皮肤。研究显示，液态的脂质囊泡脂膜易与皮肤脂质结合，且可替换或结合于细胞间或毛囊的脂质，导致皮肤的屏障功能严重紊乱，同时也可以增加皮肤脂质的流动性，进一步促进游离药物在皮肤中的扩散或载药脂质体在皮肤中的转运。反之，固态脂质囊泡与皮肤的结合较少，能够降低皮肤角质层脂质的流动性，进而降低药物或载药脂质体在皮肤中的渗透或转运。

同样脂质囊泡膜的可变形性可直接影响药物的经皮渗透性。如脂质体的脂膜变形能力差，不能以完整结构穿过角质层，仅仅通过脂质体脂质与皮肤脂质的相互作用而增加药物的经皮渗透，经皮渗透作用十分有限。相比之下，经处方改变得到的传递体和醇质体具有良好的变形能力，能够以完整结构穿透比自身小数倍的皮肤小孔和角质层细胞间质，显著增强药物的透皮吸收。

（三）温度

温度升高易造成脂质的水解，同时也会使磷脂发生相变。脂质水解可以影响脂质囊泡的粒径、电位、包封率、载药量以及稳定性等各种理化性质。脂质相变会改变磷脂的存在形态，如液态、液晶态或者胶晶态。磷脂相变易使药物发生泄漏，从而改变脂质囊泡稳定性。同时相变也会改变脂质囊泡脂膜的流动性和变形性。这些由温度变化而引起的脂质囊泡其他特性的改变均会直接影响脂质囊泡的经皮渗透行为。

（四）平均粒径

脂质囊泡的粒径大小是影响其经皮渗透的重要因数，粒径应该控制在 200 或 300 nm 以内。研究发现[29]，粒径大于 600 nm 的脂质体不能够将包载的药物有效的渗透到皮肤深层，而是主要滞留于皮肤表面或角质层里面，脱水后形成的脂膜甚至能够进一步的增强皮肤角质层的屏障作用。粒径小于 300 nm 的脂质体具有了较好的经皮促透作用，能将药物有效的递送到皮肤深层。另有研究发现[30, 31]，粒径在

200 nm 作用的脂质体具有最佳的经皮促透作用。而粒径在 200 nm 以下的脂质体对药物的经皮促透作用最低，可能与小粒径脂质体不稳定或对水溶性药物包封效果较差等有关。

（五）表面电荷

皮肤细胞在生理条件下带负电荷，表面带正电荷的脂质囊泡易与细胞结合，进而使得包载的药物随着脂质囊泡滞留于皮肤，适用于皮肤局部治疗。但带正电荷的脂质囊泡易被网状内皮系统（RES）识别并引起组织炎症。表面呈电中性的脂质囊泡虽然不易被 RES 摄取，但是其在溶液中不稳定，存在容易聚集或絮凝等稳定性问题。相反，表面带负电荷的脂质囊泡不易与细胞结合，能够促进药物的透皮能力。

处方中带电荷的脂质材料能够增加脂质双分子层间的排斥力，增加双分子层的厚度，进而增加脂质囊泡的包封体积。此外，电荷的存在可以增加脂质囊泡间的排斥力，减少脂质囊泡的絮凝或聚集，进而增加囊泡的稳定性。带电荷的脂质囊泡也可以与包载的带电荷药物相互作用，进而影响脂质体的稳定性等特性。如带电荷的脂质材料可以与带相反电荷的药物通过静电作用相结合，有利于减少药物的渗漏并提高载药脂质囊泡的稳定性。

（六）pH

脂质囊泡的 pH 可以影响脂质囊泡的理化性质。研究表明，pH 值的变化可以改变脂膜材料分子的离子化，进而改变囊泡的膨胀能力。如当环境 pH 超过分子的 pK_a 时，脂膜成分聚合物中羧基基团可能会发生离子化。由于分子内不同带电部分的相互作用，在 pK_a 以下以上，聚合物会呈现紧凑的分子构造；在 pK_a 以上，分子会呈现延伸/舒展构造。因此，构成囊泡脂膜的聚合物如含有可电离的成分，在储存过程中，囊泡制剂 pH 可能需要保持在合适的范围内，以保持制剂的稳定。

同时，pH 值也能够影响脂质的相变温度，影响脂膜的流动性，进而影响脂质囊泡的经皮促透作用。此外，在如 pH 梯度法主动载药等脂质体主动载药方法中，制备过程中介质 pH 值能够显著影响弱酸性和弱碱性药物在脂膜外水相和内水相中的分布，影响脂质囊泡的包封率以及药物的释放，进而可能影响药物的经皮渗透行为。此外，pH 也可以直接影响脂质囊泡中包载的离子型药物的跨膜以及透皮能力。

（七）Zeta 电位

Zeta 电位是对颗粒之间排斥或吸引力强度的度量，通过 Zeta 电位数值的大小可以初步预测液体制剂体系的物理稳定性，一般地，Zeta 电位绝对值越高则微粒间相互作用越大，颗粒间的静电斥力导致其不易聚集，液体体系稳定性越好[32]。脂质囊泡表面 Zeta 电位直接影响脂质囊泡的稳定性以及脂质体与皮肤的相互作用。脂质囊泡表面 Zeta 电位越高，粒子间的排斥力越大，越不容易聚集，脂质囊泡越稳定。以脂质体为例，研究表明，Zeta 电位大于 60 mV 表示脂质体非常稳定，40~60 mV 稳定，30~40 mV 较为稳定，而低于 30 mV 脂质体就开始不稳定。

（八）组成成分

不同脂质成分制备的脂质囊泡具有不同的性质。如主要以构成人角质层的脂质成分制成的角质脂质体能够增强所载药物的透皮能力和稳定性。另外研究证明，脂质体中磷脂和胆固醇的构成比对药物的透皮能力有明显的影响。此外，通过在脂质体组成中加入表面活性剂和低分子量醇类等成分制成的传递体、醇质体等新型脂质体均能够明显的增强药物的透皮能力、改变药物的皮肤滞留量，最终达到局部治疗或全身治疗的目的。或者在脂质囊泡中加入氮酮类、吡咯酮类、脂肪酸以及亚砜等透皮促进剂。这些透皮促进剂能够有效的透过皮肤，降低角质层的屏障作用，提高药物的皮肤渗透量。

例如，醇质体中含有大量的乙醇、丙二醇、异丙醇等低分子量醇，这些醇类能够直接影响醇质体的粒径、Zeta 电位、包封率、稳定性以及经皮促透等特性。同时这些醇类也是非常有效的经皮促透剂，能够显著增强药物的经皮渗透。其中，以乙醇醇质体为例，乙醇醇质体中乙醇的用量较高，常用浓度约为 10%~50%。近来一些研究结果表明[33~35]，随着乙醇含量的增加，醇质体的粒径呈下降趋势。乙醇的浓度超过最佳浓度范围时，醇质体的脂质双分子层膜易发生药物泄露，粒径轻微增加，包封率显著下降；乙醇浓度进一步增加甚至会溶解醇质体的脂膜。也有研究表明[36, 37]，高浓度的乙醇浓度导致乙醇分子中疏水链的互穿，进而降低脂膜的厚度和脂质体的粒径。高浓度的乙醇也可以将空白醇质体表面正电荷变为负电荷，随着乙醇浓度的增加，醇质体表面所带的负电荷增加；电荷增加，粒子不容易聚集，稳定性增加。同时乙醇能够增加醇质体的包封率，尤其是对于脂溶性和两亲性分子，脂质体能够增加溶解度，进而提高载药量。

（九）其他影响因素

制备方法可能会影响脂质囊泡的透皮效果。不同的制备方法可以得到不同形态、粒径、包封率、渗透性、稳定性等特性的脂质囊泡，这些特性均会影响脂质囊泡与皮肤的相互作用，进而影响脂质体的透皮能力。另外其他一些能够影响脂质囊泡稳定性的因素也均能够影响其经皮渗透。脂质囊泡的最终给药形式，如各种脂质囊泡溶液、脂质囊泡前体、凝胶剂、贴剂以及乳膏剂等均具有不同的经皮渗透作用。

第二节　微乳

一、概述

微乳（Microemulsion, ME）是粒径为 10~100 nm 的乳滴，分散在另一种互不溶的液体中形成的各向同性、热力学性质稳定、低黏度且外观澄明的胶体分散体系[38, 39]。1943 年 Hoar 和 Schulman 发现，将乙醇滴加到粗乳中，可以得到均匀透明的溶液，提出了微乳的概念，但直到 1959 年，Schulman 采用染色固化油相，才在电子显微镜下证实了微乳的存在。需要说明的是，从命名上看，微乳的大小似乎处于微米的范畴，但实际上其粒径小于 100 nm，本章也沿用了传统的命名法，并未采用纳米乳的名称。相反，微乳与纳米乳虽然联系紧密，却有区别（表 6-1）。纳米乳粒径约为 100~500 nm，外观为非透明的乳状液，其动力学稳定、热力学不稳定；另外，纳米乳的界面能较高，而微乳的界面能较低，因此，微乳可以自发形成，而纳米乳的制备多需要提供能量[40]。区别微乳和纳米乳最主要的因素在于热力学稳定性，而不是粒径。

表 6-1　纳米乳与微乳的区别

性质	纳米乳	微乳
粒径	多为 0.2~10 μm	< 150 nm
外观	乳状	澄清或透明
制备方法	需要能量输入	自发形成
稳定性	动力学稳定	热力学稳定
界面能	高	极低（~10^{-2}~10^{-3} mN/m）

微乳作为药物载体具有如下优点：①热力学稳定的各向同性透明液体，可过滤灭菌，易于制备和保存；②既能包载疏水性药物，提高其溶解度，也能包载水溶性药物，延长其释放时间，达到缓释效果；③黏度低，注射时疼痛小；④分散性好，可促进药物吸收，提高生物利用度；⑤对于易水解的药物，采用 W/O 型微乳可起到保护的作用。因此，微乳在药物递送领域受到了广泛关注，在透皮、口服、注射、黏膜等多种给药途径具有广阔的应用前景。

微乳可以促进药物的透皮吸收，其可能的机制在于：①微乳具有良好的增溶能力，可显著提高药物的跨皮肤浓度梯度，促进其透皮扩散，而微乳作为药物储库，可长期维持较高的扩散动力。②微乳制剂成分可能改变皮肤的渗透性，比如，表面活性剂、助表面活性剂及油相可以改变角质层脂质的结构，作为渗透促进剂提高药物在皮肤中的分配，并促进其在皮肤中的扩散。③微乳的亲水部分可促使角质层水化，打开"极性通道"，促进药物透皮吸收。④微乳具有较低的界面张力，易于润湿皮肤，可以确保与皮肤表面的紧密接触。⑤微乳可富集于皮肤附属器，促进药物通过毛囊、皮脂腺或汗腺等皮肤附属器的吸收。

（一）微乳的组成

微乳由油相、水相、表面活性剂和助表面活性剂四部分组成。

1. 油相

油相是微乳的重要组成部分，油相的选择对药物的增溶及微乳单相区的存在范围至关重要。对于水溶性差的药物需选择对其溶解度高的油相，以满足载药量的需求，但是同时也要考虑所选油相的成乳能力，以及对药物的经皮促透作用[41]。制备微乳的油相有很多种，经皮给药微乳常用的油相包括饱和及不饱和脂肪酸、脂肪酸酯、中链甘油三酯等。

饱和及不饱和脂肪酸具有较好的透皮促进作用，主要机制在于这些脂肪酸可以破坏角质层细胞间紧密堆积的脂质结构，降低角质层的屏障作用。饱和脂肪酸中，具有极性头基的C10~C12链长的脂肪酸具有较好的促透效果，它们在平衡分配系数或溶解度参数方面与皮肤亲和力之间具有较好的平衡；对于非饱和脂肪酸，C18链长的脂肪酸（如，油酸）具有较好的促透效果。油酸本身即为常用的渗透促进剂，人体皮肤体外透皮研究表明，油酸可分别使水杨酸和5-氟尿嘧啶的透皮速率提高28和56倍[42]。但是，需要注意的是，油酸可能引起朗格汉斯细胞形状的改变，后者位于皮肤表皮层，是较重要的抗原递呈细胞，在免疫应答中发挥重要的作用，相应细胞功能的缺失将会引起皮肤免疫抑制。另外，非饱和脂肪酸中，顺式构象（如，油酸、亚油酸和亚麻酸）优于反式构象，它们可以在角质层脂质中形成隔离区域，进而有效地降低药物的扩散距离或扩散阻力。需要注意的是，脂肪酸的促透作用对于药物具有选择性。比如，月桂酸和癸酸对于水杨酸的透皮均无促进作用，但却能促进纳洛酮的透皮转运[43]。

脂肪酸酯也是常用的油相，其中，肉豆蔻酸异丙酯（IPM）最为常用。但IPM的作用机制目前还知之甚少。棕榈酸异丙酯（IPP）的应用次之[44-46]，其他的包括有丙二醇单辛酸酯、月桂酸甲酯及乙酯、肉豆蔻酸乙酯和油酸乙酯等[47-53]。

中链甘油三酯也可用作微乳的油相。辛酸/癸酸甘油三酯（Miglyol 812）为常用的中链甘油三酯，其他常用的还有三醋酸甘油酯、异硬脂酰异硬脂酸酯、橄榄油和大豆油。这类脂质具有良好的铺展性，滑而不腻，易被皮肤吸收，同时具有一定的保湿及稳定作用[54-57]。

近年来，微乳制备倾向于采用半合成脂质作为油相，比如油酸聚乙二醇甘油酯（LABRAFIL M 1944CS）。相对于天然油脂，半合成油脂更为稳定，且具有类似表面活性剂的两亲性[58]。

2. 表面活性剂

微乳的形成离不开表面活性剂的选择，只有将界面张力降至足够低才有助于油滴的分散和微乳的形成，合适的乳化剂才能在油水界面提供正确的曲率。表面活性剂的选择可以以 HLB 值为参照。低 HLB 值的表面活性剂，易于形成 W/O 型微乳，而高 HLB 值的（＞ 12）易于形成 O/W 型微乳。对于 HLB 值高于 20 的表面活性剂，往往需要加入助表面活性剂以降低其 HLB 值至微乳形成所需的范围。

微乳中表面活性剂的用量往往较大，其选择还需考虑刺激性问题。非离子型表面活性剂的刺激性小于离子型表面活性剂，因此在微乳中使用最为频繁（89.7%），其次是两亲性表面活性剂（7%）和阴离子表面活性剂（2.5%）[59]。而在非离子表面活性剂中常用的有吐温类（约占 28%，如吐温 20、40、60、80），聚氧乙烯烷基蓖麻油类（约占 19.8%，如 Cremophor RH40、EL-40），乙二醇单乙基醚类或二甘醇醚类（约占 11.6%，如 Transcutol），其次是 Labrasol、脂肪酸山梨坦类（司盘类，如司盘 20、40、60、80）和泊洛沙姆类（Poloxamers）。用于微乳制剂的阴离子表面活性剂中，AOT（Aerosol-OT）占近 40%，其次是胆甾醇约占 23%。在表面活性剂中，最常用的表面活性剂依次是吐温 80、Labrasol、Cremophor RH 40、Cremophor EL 和 Transcutol、吐温 20、司盘 80 和天然乳化剂磷脂类[60, 61]。

表面活性剂具备渗透促进剂的作用，能够促进药物的透皮转运。这是因为表面活性剂分子能够渗透进入皮肤表层，扰乱角质层脂质结构，以促进药物透过角质层屏障，提高药物在皮肤中的溶解度，进而增加药物在皮肤中的分配系数。例如，磷脂可以与角质层脂质融合，扰乱其结构，促进药物透皮递送。但不同的磷脂可以产生不同的效果，卵磷脂、豆磷脂和二油酰磷脂酰乙醇胺（DOPE）具有流动状态，可以扩散进入角质层而促进药物的经皮转运，但二硬脂酰磷脂酰胆碱（DSPC）由于处于凝胶态则不能进入[43]。

3. 助表面活性剂

大多数情况下，表面活性剂单独使用并不足以降低油水界面张力使得微乳形成。而助表面活性剂的联用可以进一步降低界面张力，也可以使界面膜足够柔韧，在更广的微乳组成范围内，达到所需的曲率，有利于微乳液的形成。乙醇以及短链至中链（C3~C8）醇是常用的助表面活性剂，它们能够进一步降低界面张力，并提高界面流动性。乙醇还可以增加水相和油相的混合度。但若不含有助表面活性剂，或者使用长链助表面活性剂，则易于形成层状液晶相，而不是微乳。常用的助表面活性剂为乙醇、异丙醇、1，2–丙二醇、正丁醇、1，2–己二醇和1，2–辛二醇，此外，二乙二醇单乙基醚（Transcutol）[62]和PEG 400也常用于经皮给药微乳中的助表面活性剂。

乙醇本身具有优良的经皮促透效果，其促渗作用与增加药物在介质中溶解度有关，也可能与改变角质层屏障的结构有关。另外，乙醇易于挥发，可能形成药物的过饱和溶液，提供更大的透皮驱动力。中链醇也可以作为透皮促进剂。相对于支链醇，正丁醇对于左炔诺孕酮的促透作用最强；正辛醇到肉豆蔻醇碳链长度范围内的脂肪醇中，正癸醇对褪黑素具有最强的促透作用；丙二醇也具有与乙醇类似的促透机理，可以促进5–氟尿嘧啶的透皮转运。但是，如果制剂中含有大量的助表面活性剂，可能会降低药物在皮肤中的分配，反而起到相反的效果，降低透皮速率。

4. 水相

除了水以外，水相中还可加入增稠剂、氯化钠、缓冲盐、促渗剂、防腐剂等，需要根据所制备的微乳性质选择性添加。增稠剂可以使经皮给药微乳具有适宜的黏度，盐可能会降低非离子型表面活性剂的相变温度，促渗剂能使所制备的微乳具有更好的透皮性能，防腐剂可以使所制备的微乳保存更长时间[41]。

（二）微乳的结构分类

微乳为动态体系，其界面处于连续与自发的波动。其结构可分为水包油型（O/W）、油包水型（W/O）和双连续型三种（图6–2）。所有三种类型的微乳中，其界面均被表面活性剂和（或）助表面活性剂以适当的组合形成界面膜而稳定。因此，界面膜的柔韧性对于微乳的形成和稳定至关重要。

1. 油包水型

水相分散于油相中，表面覆盖一层由表面活性物质构成的单分子膜，分子的极性端朝向连续的水相，非极性端朝向油相，微乳与多余的油相共存，水相间的界面张力远大于微乳与油相间的界面张力。W/O型微乳可以延长水溶性药物的释放时间，从而起到缓释作用。

2. 水包油型

与W/O型微乳正好相反，水包油型的油相分散于水相中，油水间的界面张力远大于微乳与水相间的界面张力。O/W型微乳可以增加亲脂性药物的溶解度。

3. 双连续型

双连续型结构中的水相与油相并非球状，而类似于海绵状的结构，连续的水相或油相的宽度也在纳米尺度范围内。双连续型微乳是 W/O 型与 O/W 型之间的过渡状态，实际应用比较少。

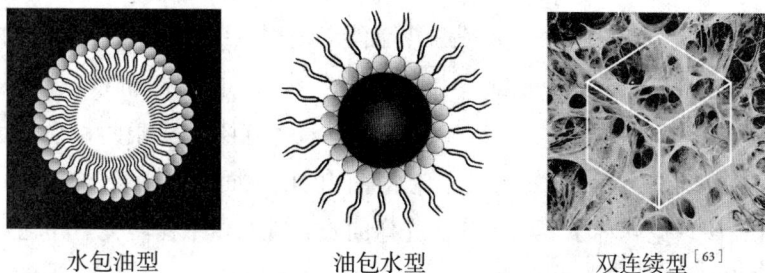

水包油型　　　　　　　　油包水型　　　　　双连续型[63]

图 6-2　三种常见的微乳结构示意图

（三）微乳的形成机制

由于微乳的形成过程是分散体系中各组分之间相互作用的结果，很难从理论上预测和解释微乳的形成过程及其微乳液形成区域的大小，因此目前对微乳的形成机理有不同的观点和理论，且与微乳体系有关的研究方法还在不断增加。目前较为成熟的理论有表面张力理论、界面膜弯曲理论、几何排列理论以及 R 比理论。

1. 表面张力理论

表面张力理论理论认为，加入乳化剂和助乳化剂，使油水界面张力降低，甚至降至负值，而界面张力是不可能存在负值的，随着界面张力的不断降低直至到达超低值，体系便会自动扩张界面，从而保持界面张力在较低的状态，即微乳[64]。此理论可很好的解释自微乳体系，但无法区分 O/W 型和 W/O 型微乳的形成机制，也无法解释液晶的形成原因，所以该理论存在一定的局限性。

2. 界面膜弯曲理论

界面膜弯曲理论认为，界面张力在微乳的形成过程中起着重要作用[65]。油相和水相分别分布于表面活性剂的两侧，形成水膜和油膜。两个界面分别与油、水的相互作用产生界面张力（γ_{o-s} 和 γ_{w-s}），其大小决定了微乳液的基本类型。当 $\gamma_{w-s} = \gamma_{o-s}$ 时，界面膜为平板状，两侧受力相等而不发生弯曲形成层状液晶；当 $\gamma_{o-s} > \gamma_{w-s}$ 时，界面膜扩张向油相弯曲，形成 O/W 型微乳液；当 $\gamma_{w-s} > \gamma_{o-s}$ 时，界面膜扩张向水相弯曲，形成 W/O 型微乳。其中助表面活性剂大大增加了界面膜的柔性、调节表面活性剂的 HLB 值、降低界面张力[66]。该理论解释了微乳类型形成的决定因素和界面的优先弯曲问题[67]。

3. 几何排列理论

几何排列理论[68, 69]是在双重膜理论的基础上提出的，认为界面膜是双重膜，提出了界面膜中排列的几何模型。亲水基团在水侧界面水化形成水化层，而油相分子在油侧界面是穿透到疏水基团的烷基链中的[70]。其核心问题是表面活性剂分子具有双亲的特殊结构在界面上的几何填充。假设 $v/\alpha_0 Lc$ 为填充系数（v 为表面活性剂分子中疏水基团烷基链的体积，α_0 为平界面上每个表面活性剂亲水基团的最佳界面积，Lc 烷基链的长度），当 $v/\alpha_0 Lc > 1$ 时，疏水基团中烷基链的横截面积大于亲水基团，形成 W/O 型微乳液；当 $v/\alpha_0 Lc < 1$ 时，疏水基团的横截面积小于亲水基团，形成 O/W 型微乳液；当 $v/\alpha_0 Lc=1$ 时，疏水基团的横截面积等于亲水基团，形成层状液晶。因此，该理论解释了界面膜的优先弯曲及微乳的相结构转变的问题。

4.R 比理论

与以上理论有所不同，R 比理论是为了解释油的结构和表面活性剂分子具有的双亲结构之间的相互作用，从分子间复杂的相互作用出发，R 比理论认为，表面活性剂、助表面活性剂、水和油之间存在着相互作用，其核心是内聚作用能比值 R（公式 6-5）：

$$R = A_{CO} - A_{OO} - \frac{A_{LL}}{A_{CW} - A_{WW} - A_{HH}} \qquad （公式 6-5）$$

式中，A_{CW}、A_{CO} 为表面活性剂与水、油间的内聚能；A_{WW}、A_{OO} 为水分子之间的内聚能、油分子间的内聚能；A_{HH}、A_{LL} 为表面活性剂亲水基间、亲油基间的内聚能。

R 比的变化不仅反映了界面膜对水和油的亲和性的相大小，还反映了微乳液的相结构转变相系[71, 72]。R=1 时，表面活性剂、油、水可最大程度的互溶，理论上，界面不会发生弯曲，呈无限伸展的胶束。实际上由于浓度的波动，尽管界面上 R 总平均值为 1，但各点 R 值并不完全相同，有局部弯曲现象，有可能向油侧或水侧弯曲，即双连续结构。当 R ≠ 1 时，界面的亲水亲油性不相等，界面发生弯曲。当 R < 1 时形成胶团，随着 R 比的进一步增大，形成 O/W 型微乳液；R > 1 时形成反胶团，随着 R 比的减小，形成 W/O 型微乳液。

这些理论分别从不同角度解释了微乳的形成机制及其某些特殊形成现象、理化性质和行为，但目前尚无统一理论能够对微乳的形成进行全面解释。

二、微乳的制备及评价

（一）微乳的制备

微乳能够自发形成，其处方设计的重点是选择合适的组分及合适的比例，可以通过相图的绘制直观地选择。相图是用 Gibbs 相律来分析平衡体系随温度、压力、组分等参数的改变而变化的关系图。在等温等压条件下，三组分体系的相行为采用平面三角形来表示，称为三元相图（Ternary phase diagrams）。图 6-3 为油 / 水 / 表面活性剂组成的三元相图，根据所使用的表面活性剂，油和水的比例不同可形成胶束、棒状、层状和海绵状结构[73]。但微乳中往往含有助表面活性剂，为四元体系。实际设计中可以先固定两组分的配比，使独立变量为三个，仍然采用三元相图的方法来绘制，即拟三元相图或伪三元相图（Pseudo-ternary phase diagrams）。

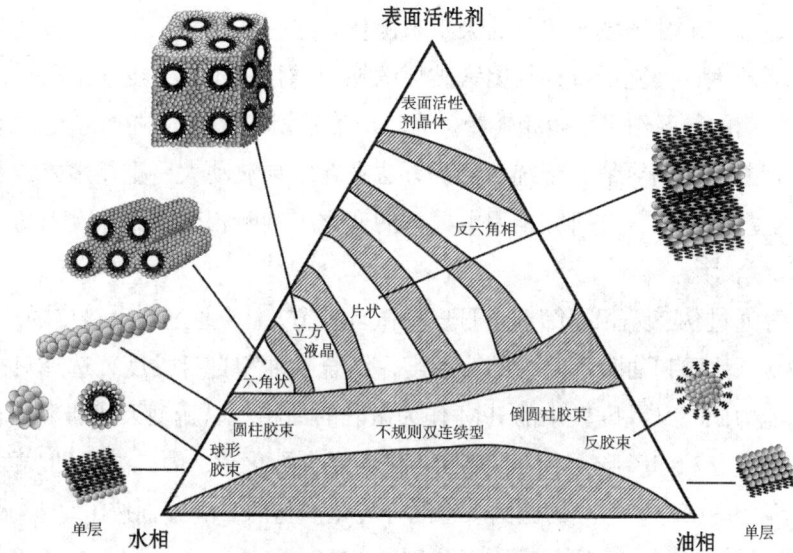

图 6-3　油 / 水 / 表面活性剂三元相图下各种结构的示意图

实际操作时，根据各成分加入的顺序不同，可将伪三元相图的制备方法分为加水滴定法、加油滴定法、加乳化剂滴定法、交替加入法[74, 75]。

1. 加水滴定法

在一定温度下，将表面活性剂和助表面活性剂按一定比值（K_m）混合，搅拌均匀得混合表面活性剂，再与油相分别按一定比例混合均匀，磁力搅拌充分混合以后，在旋涡震荡条件下，逐滴加入注射用水，目视观察体系以澄清、透明、黏度低状态为微乳；不透明、浑浊呈乳白色状态为普通乳剂；黏稠、倾斜后不流动状态为凝胶状态，记录临界点百分比，并将其绘制在相图上。

2. 加油滴定法

在一定温度下，将表面活性剂和助表面活性剂按 K_m 值混合，再与水分别按一定比例混合均匀，在旋涡震荡的条件下，逐滴加入油相，观察并记录体系由浊至清或由清至浊得临界点百分比，并将其绘制在相图上。

3. 加乳化剂滴定法

在一定温度下，将水相和油相分别按 K_m 值混合均匀，形成乳白色浑浊液再滴加一定 K_m 的混合表面活性剂溶液，观察并记录体系溶液由浊至清的状态及临界点百分比，并将其绘制在相图上。

4. 交替加入法

在一定温度下，逐滴交替将油相和混合表面活性剂加入一定量的水中，观察观察并记录体系浑浊和澄清的相变点，并将其绘制在相图上以确定微乳区。

上述方法中，加水滴定法最为常用。但无论哪种方法，对于微乳组成成分的确定，主要通过"微乳区域面积"的大小来衡量。这一区域面积越大，各组分比例可调节的空间越大，微乳抵抗外界因素破坏的能力越强，比如，皮肤给药时，微乳就不易受到汗液的稀释作用发生相转变。为了准确地划定真实的"微乳区域面积"，需要准确地判断相变临界值，传统的目测方法存在结果波动大、重复性差、受主观影响大等问题。近年来，有研究采用电导率的变化来判断相变临界点，以防止肉眼判断带来的误差[76]。

韩盈等通过伪三元相图筛选了丹皮酚微乳处方[77]。通过测定丹皮酚在橄榄油、MCT、IPM、油酸和油酸乙酯中的溶解度，结合各油相自身黏度，选择对丹皮酚有较好溶解能力同时又黏度较小的 IPM 作为微乳的油相。以新型天然非离子表面活性剂烷基葡萄糖苷和卵磷脂（2：1，*W/W*）作为混合乳化剂，丙二醇为助表面活性剂，通过伪三元相图筛选各组分的比例。将混合乳化剂与丙二醇分别按 1：1、2：1、3：1 和 4：1 的质量比（K_m）混合后，再分别与 IPM 按（9：1）~（1：9）（*W/W*）的比例混匀，于室温中，边搅拌边加水，观察并记录系统相变的临界点时各组分的比例，绘制伪三元相图，微乳区域面积随着 K_m 值的增加而增大。按处方（表 6-2）将丹皮酚溶解于 IPM，加入表面活性与助表面活性剂混匀后，搅拌下加入处方量水，即得。不同处方体外透皮效果如表 6-2 所示。

表 6-2　丹皮酚微乳处方及经皮渗透结果

处方	Km	IPM (g)	卵磷脂 (g)	APG (g)	丙二醇 (g)	水 (g)	Q/ μg/cm²	J/ μg/（cm²·h）
1	1：1	0.53	0.3	0.6	0.90	2.33	1235.8 ± 121.0	105.4
2	2：1	0.58	0.3	0.6	0.45	2.00	904.5 ± 89.6	75.9
3	3：1	0.56	0.3	0.6	0.30	1.173	763.8 ± 181.7	64.1
4	4：1	0.56	0.3	0.6	0.225	1.123	841.1 ± 120.8	70.3
5	2：1	0.58	0.3	0.6	0.45	3.00	1266.5 ± 124.1	103.8
6	2：1	0.58	0.3	0.6	0.45	4.00	1197.3 ± 40.6	100.4

（二）微乳表征

目前对于微乳透皮给药制剂的质量评价主要包括：微乳的结构鉴定（偏光显微镜、电导率、黏度、NMR），外观及形态学评价（制剂外观及澄明度、乳滴形态，粒径分布及 zeta 电位），质量控制（pH 值、药物含量、稳定性及安全性评价、体外释放和体内药效学研究），经皮给药性能评价（体外经皮渗透速率、药物滞留量、体内的药动学及生物等效性）等。

1. 微乳的结构鉴定

（1）偏光显微镜 偏光显微镜（Polarizing microscope, PLM）可根据物质的光学性质差异来鉴定物质的结构。PLM 能够观察到液晶相的双折射现象。在发生相分离之前少量的液晶相和微乳共存，这时需要用偏光显微镜来调整相图中的相边界。偏光显微镜下，微乳相呈各向同性无双折射性，镜下呈现黑视野[78]；薄层状或六方形液晶呈各向异性双折射；立方液晶相镜下为黑视野，无偏光现象；六角相呈扇形结构。当微乳被用来做药物载体时，采用偏光显微镜观察不同条件下偏光花纹的改变，以确定微乳结构的变化特点。

（2）电导率与黏度 电导率与黏度的测定可以提供微乳的结构信息，并检测微乳的相转变。当微乳液的连续相是水时（O/W 型），体系表现出高电导率，相反若连续相是油相（W/O 型）则有较低电导率或无导电性。如果导电率增加，说明产生渗流效应，表现出典型的双连续结构。

黏度是用来表征液体性质相关的阻力因子。可以通过黏度测量方法来区分微乳和液晶的相行为。结构上液晶体系属于高黏度流体而微乳通常是低黏度牛顿流体[79]。微乳体系的黏度随着水含量的增加先升高至最大值后又降低，这种变化是由于含水量的变化，而导致的微乳在相结构上发生的变化[80]。黏度大小反映了微乳系统凝聚的趋势。

（3）NMR 傅里叶变换脉冲梯度自旋回波核磁共振（Fourier transform pulse-gradient spin-echo NMR）可以通过测定微乳各组分分子的自扩散性质，确定其类型。如果组分被限制在密闭的聚集体内，则其分子的自扩散相对于溶液状态会低 2~3 个数量级。因此，对于 W/O 型微乳，水分子的自扩散较低，而油分子的自扩散较高；对于 O/W 型微乳，则相反；而对于双连续相，水和油均具有较高的自扩散系数。该仪器可以同时测定微乳中油、水和表面活性剂分子的自扩散系数，进而可以确定微乳的类型。

2. 微乳的外观及形态学表征

（1）制剂外观及澄清度 微乳的外观可以用直观观察法来区分，微乳外观是透明或半透明的，而二相体系为浑浊的。因此在拟三元体系的相图中，直观目测法是常用的确定相分界的简单方法。

（2）粒径分布　可以通过 X 射线、中子和激光散射技术定量测量微乳粒径和形态。其基本过程是应用入射光束照射样品，记录散射光束的强度与角度，进而得到微乳粒径和形态信息。小角 X 射线散射（SAXS）用于测量微乳粒径与形态，主要原理是油相或水相对 X 射线的散射不同而造成散射光的差异，可用于测定微乳中分散相的直径。而时间分辨 SAXS 可追踪微乳滴粒径和形态的改变，用于研究相分离动力学。不同的原子核或相同元素的不同同位素对于中子有不同的散射，小角中子散射（SANS）可以测量由此造成的散射长度密度（SLD）差异。通过同位素交换在样品内产生散射长度密度的可变反差，进而可以对特定相开展研究而不会影响整体的理化性质。此外，相对于 X 射线，中子是非破坏性的。动态光散射（DLS）[81]以激光照射样品，通过测量散射光强，可以获知样品粒径及其分布，后者以多分散指数（PDI）进行评价，一般认为 PDI < 0.5 时，粒径分布较集中，微乳较为均一、稳定。

（3）Zeta 电位　静电斥力可延迟聚结和絮凝，也相应延迟了相分离，这就是Zeta 电位经常被看作是乳液稳定性指标的原因。通常认为 Zeta 电位的绝对值大于30 mV 时，体系稳定，但 Zeta 电位并不能全面反映微乳的稳定性，对于含非离子型表面活性剂的微乳体系，空间位阻对微乳的稳定起重要作用，如文献报道 Zeta 电位绝对值并不高的微乳制剂稳定性依旧较好[82]。Sepeur 等[83]人提出应用液滴的 Zeta电位相对于时间或 Zeta 电位率来表述，可以获得更为准确的稳定性指标。

（4）乳滴形态　微乳外观上为透明或半透明的液体，乳滴的形态可通过透射电子显微镜（TEM）观察，应为圆球形。TEM 及改进的冷冻电镜、低压小型透射电镜等是研究微乳微结构的重要技术，其分辨率比光学显微镜高得多，可达到0.1~0.2 nm，能够看到微乳的超微结构及任何共存结构[84]。

3. 微乳的质量控制

（1）包封率和载药量　具体测定方法参见第一节相应部分。

（2）稳定性考察　稳定性研究是药品质量控制的关键，研究人员可以通过数据的趋势分析，了解产品的质量变化特点并及时作出调整，确保样品的质量及用药的安全[61]。稳定性研究主要包括在物理稳定性、热力学稳定性、含量稳定性的考察（表6-3）。

表 6-3　常用微乳稳定性研究方法

方法	操作	评价标准
物理稳定性	留样观察法：置于 25℃下保存三个月，每个月观察其外观和性状的变化情况	澄清透明状态，无颜色变化、相分离现象
	离心加速法：一定的转数离心 30 分钟	澄清透明状态，无相分离和分层现象
热力学稳定性	加热冷却循环法[85]：50℃恒温箱加热 24 小时后置于 5℃冰箱内冷却 24 小时，循环 6 次	澄清透明状态，无相分离和分层现象
	冷冻解冻循环法[86]：−40℃冰箱冷冻 24 h 后，室温下解冻 24 小时，循环 6 次	澄清透明状态，无相分离和分层现象，冷冻下未出现固体状
光照稳定性	将微乳置于西林瓶中，于光照（4500 ± 500）Lx 条件下放置	澄清透明状态，无颜色变化、相分离现象
含量稳定性	25℃下避光保存，于特定时间测定药物含量	药物含量变化的 RSD% 值 < 2%

（3）安全性评价　微乳处方中用到各种油相、混合表面活性剂，有增溶和促透皮吸收作用，但可能对皮肤有一定刺激性。所以皮肤刺激性研究是非常有必要的。

皮肤刺激性评价实验通常采用家兔法和 HE 染色相结合的方法，取完整皮肤和破损皮肤进行单次及多次给药后观察并记录家兔皮肤外观的变化情况，根据刺激评分标准来判断处方的刺激性，参照国家药品监督管理部门相关指导原则，刺激反应平均分值均 < 0.5，可评为无刺激性；将给药后的皮肤进行 HE 染色后观察病理组织学的变化，若表皮完整，结构清晰，无炎性渗出及炎性细胞浸润，说明对皮肤无刺激性。如齐多夫定[87]微乳的小鼠皮肤刺激研究表明，与对照组（水凝胶）相比，用微乳治疗的动物皮肤的组织学变化很小，能够促进药物渗透而不引起明显的皮肤刺激。韩旭华[88]制备了白芍总苷经皮微乳，并通过系列皮肤刺激性实验表明其经皮使用无刺激、过敏和毒性反应。翁婷[89]制备的 2.5%、5% 雷公藤纳米乳凝胶剂有轻度皮肤刺激性，但符合外用药物的皮肤刺激性要求。

4. 微乳的经皮给药性能的评价

微乳的经皮给药性能评价可采用改良的 Franz 扩散池装置法进行离体皮肤经皮渗透试验，具体的实验方法可参见本书相关章节内容。也可以采用微透析技术[90, 91]进行在体透皮吸收试验和在体药动学试验，在基本不干扰机体正常生命过程中的情况下进行活体观察、实时动态、微创采样[92]。张泉龙等[93]采用微透析取样技术取样，通过 HPLC–MS/MS 并分析大鼠血浆和微透析样品中乌头碱的含量。乌头碱经皮给药后，在皮肤中最大药物浓度为（2723.8 ± 848.8）mg · L^{-1}，AUC（0~t）为（18212.4 ± 4749.1）mg · h · L^{-1}，体内血药浓度比较稳定，微透析取样技术可用于乌头碱的皮肤药动学研究。

胶带剥离法可用以测定药物在角质层和表皮层的滞留量[94]。Vedrana Savic 等[95]以 Capryol 90/ 大豆卵磷脂 / 丙二醇为原料制备了水包油型和双连续型他克莫司微乳。采用 Franz 扩散池装置法考察其释放,两个双连续和水包油型微乳剂的释放速率分别为(0.98 ± 0.10)、(0.92 ± 0.11)和(1.00 ± 0.24)$\mu g \cdot cm^{-2} \cdot h^{-1}$,较 Protopic 软膏(0.15 ± 0.08)$\mu g \cdot cm^{-2} \cdot h^{-1}$ 明显提高。此外,采用胶带剥离的方法,使用猪耳朵皮肤评估其离体渗透性,证实双连续和水包油型微乳剂对角质层的穿透率显著提高。

三、影响微乳透皮的因素

(一)处方因素

1. 药物

药物透皮的主要动力是浓度梯度,通常情况下,微乳透皮效率随着微乳载药量的增加而增加,但载药量高并不是微乳促进透皮吸收的决定性因素。Kemken 等[96]通过制备过饱和微乳,提高微乳载药量,来增加药物的透皮速率。但药物过饱和时,易从微乳中沉淀析出而不稳定,透皮速率并不是随着药物含量的增加无限制的增大。有研究表明,药物的渗透量在某一个区间中随载药量增高而线性增加,而到达极限值时就不再增加[61]。可能是因为皮肤角质层脂质已经被药物所饱和,过量的药物含量也不能继续促进其渗透。所以考察微乳的载药量时,需根据需要,协调经皮累积渗透量和渗透速率两者的关系。

2. 油相

(1)药物在油相中溶解度 一般认为药物在油相中溶解度越大,其渗透梯度越高,透皮量越大。但是药物在油相中的溶解度要适宜,油相中药物溶解度越大,表明其亲和力越强,药物与油相在微乳中的溶解部位产生竞争,影响了药物在微乳中的整体溶解性,导致药物难以从油相中释放出来进入皮肤,引起透皮速率下降。常用的油相中,油酸溶解度适中,又具有一定的促透作用,可增强角质层脂质流动从而促进皮肤渗透。但药物透皮速率并不会随油酸用量的增多而提高,其用量应通过实验进行优化。

(2)油相的黏度 油相的黏度越小,药物越易于在微乳中扩散,因此一般选择中短链的油相,不仅能满足药物扩散的要求,也能很好的嵌入到表面活性剂中,形成微乳,如油酸、IPM 及中链三酰甘油等。中短链的脂肪酸酯安全性较好[97]。

3.表面活性剂和助表面活性剂

（1）表面活性剂的用量 表面活性剂可以扰乱皮肤角质层屏障，进而提高大多数药物的皮肤渗透性能，但是表面活性剂的用量并不是越大越好。有研究者认为随着表面活性剂用量的增加，药物的热力学活性反而降低，透皮速率反而与表面活性剂的量呈现负相关。另外，表面活性剂的用量还会影响微乳形成，因为，表面活性剂用量少时乳化能力低，形成的微乳区域小，不稳定；用量过大时又易形成胶束，影响药物的释放，最终影响制剂的透皮性能。

（2）表面活性剂与助表面活性剂的比值（K_m） Rhee 等[98]以 Labrasol（表面活性剂）和 cremophor RH40（助表面活性剂）为混合乳化剂制备了酮洛芬微乳。当 K_m 值为 1 时，形成的微乳区域最大；酮洛芬微乳透皮速率随着表面活性剂总量从 80% 降至 55% 和 30% 时，分别增加了 12 和 23 倍。主要原因在于酮洛芬难溶于水，适量表面活性剂能增加其溶解，但含量过多时则形成胶团，阻碍了酮洛芬的释放与透皮转运。

Kweon 等[99]发现药物的透皮吸收程度与 K_m 值密切相关。在微乳区域无显著差异的情况下，K_m 值为 1∶2 的药物透皮吸收程度比 5∶1 时高出了 9.7 倍。所以，K_m 值对微乳的透皮能力有很大的影响。

4.水相

微乳中的水相会对粒径大小和透皮吸收有一定影响，但其影响透皮吸收的主要因素是与皮肤发生水合作用。水分可渗透到皮肤中，增强药物的流动性，可有效减小角质层屏障，从而提高药物的透皮速率和皮肤透过量。微乳含水量会影响药物释放和透皮能力，尤其是水溶性药物[100]。

Osborne 等[101]发现微乳含水量与人体皮肤透过量及时滞作用密切相关。水溶性药物微乳透皮，微乳处方中应确保含适量以自由状态流动的水。微乳中含水量低时，大多数水已与表面活性剂键合，药物处于裹入状态；随着水含量增加，角质层水化作用增强，药物才能顺利透过皮肤。微乳含水量增加，黏度下降，流动性增强，药物的透皮速率变大，但不会改变微乳的结构[102]。

5.化学促渗剂

与渗透促进剂合用可进一步提高微乳的经皮促透作用。Rhee 等[98]以 5% 柠檬烯、薄荷脑、桉叶脑和樟脑为化学促渗剂制备酮洛芬微乳，结果发现柠檬烯使酮洛芬透皮量增加了 3 倍，但时滞作用无变化；而其他萜烯类化学促渗剂无促渗作用。萜烯类化学促渗剂可破坏角质层脂质双层结构，进而增加药物扩散进入角质层中的能力，其促渗强度依赖于药物与其亲脂性的强弱。Gasco 等[103]以 1% 和 2% 的二甲亚砜为促渗剂制备壬二酸微乳，壬二酸 8 小时裸鼠皮肤通过量分别从原先的 35% 增至 43% 和 64%，且时滞作用消失。

（二）制剂因素

1. 粒径

微乳是乳液系统中发现的尺寸最小的液滴，能够以完整的结构进入毛囊，促进药物吸收，且乳剂通过毛囊的吸收具有粒径依赖性[104]。小粒径（80 nm）可以渗透到活的表皮和整个毛囊；而较大粒径（500 nm）不能通过角质层，只能沿毛囊迁移。若同时选用与毛囊皮脂相容的油作为 W/O 型微乳的连续相，能进一步促进皮肤吸收。

2. 微乳类型

不同结构类型的微乳，药物从载体中释放速度以及对皮肤的水合作用不同，可能会影响透皮效果。亲脂性的药物溶解在 O/W 型的微乳的油滴中，药物的扩散受阻，可能延缓药物的释放，降低透皮速率；亲脂性药物 W/O 型的微乳在的释放阻力较小，但是由于载体中含水量较少，角质层的水化程度不够，也有可能导致药物的皮肤渗透较慢[105]。因此，对于微乳类型的确认，需要结合药物、辅料的性质，综合考虑。

董晓卉等[106]以油酸（油相）\氢化聚氧乙烯蓖麻油（乳化剂）\乙醇（助乳化剂）制备微乳（K_m=2），探究不同结构微乳对美洛昔康的透皮行为的影响。微乳结构通过测定电导率、黏度和表面张力等予以确定，同时测定了不同结构微乳对药物的增溶能力经皮渗透系数。结果表明增溶能力 W/O ＞双连续型＞ O/W 型；相同载药量的情况下，经皮渗透能力 O/W ＞双连续型和 W/O 型。研究结果证明了微乳的结构对其载药能力和经皮渗透速度有显著的影响。

（三）皮肤因素

1. 角质层

微乳的界面张力较低，易润湿皮肤，可改变角质层的结构。微乳所选用的油相和表面活性剂材料通常是一种促渗剂，其疏水部分可扰乱角质层脂质双分子层结构，亲水部分可以水化角质层，二者共同作用可增强药物在角质层的透过性，利于药物渗透吸收[107]。

Dreher 等[108]以 IPP 为油相、卵磷脂为表面活性剂分别制备了吲哚美辛和双氯芬酸微乳，采用 DSC 法分别扫描经微乳或 IPP 处理的皮肤角质层，结果显示微乳油相 IPP 通过破坏皮肤角质层脂质双层结构，增加其流动性，从而增加透皮药量。

2. 皮肤附属器

毛囊仅占皮肤表面积的 1%，因此，长期以来不被认为是药物透皮吸收的主要途径。但实际上，毛囊管的内壁却可以显著增加毛囊途径药物吸收的表面积，而且，毛囊深部缺乏角质层屏障，更有利于药物的透皮吸收[104]。近年研究表明，毛囊途径可能是纳米制剂主要的透皮吸收通路，种种证据证明纳米粒不能完整地透过角质层屏障，但却易于在毛囊部位聚集，释放药物，穿透皮肤。而微乳中加入的透皮促进剂可以扩大汗腺和毛囊口，通过膨胀和软化作用进一步降低药物的透皮阻力，有利于药物透过和吸收。

四、应用实例

（一）中药提取物

1. 雪上一枝蒿总生物碱

雪上一枝蒿具有祛风除湿、通利关节、消肿止痛等作用，其主要活性成分为二萜类生物碱。但其毒性较大，临床上时有中毒现象发生。透皮给药可以直接作用于治疗局部，也可随时停药，具有较好的安全性。为了促进雪上一枝蒿总生物碱的透皮递送，有研究者[109, 110]以 IPM 为油相、Cremophor EL35 为表面活性剂、乙醇为助表面活性剂，制备了雪上一枝蒿总生物碱微乳，平均粒径为 18.72 nm，多分散指数为 0.663；其体外透皮过程近似零级速率过程，相对于溶液剂，微乳中雪甲素渗透系数为其 1.2 倍；经皮药动学研究发现微乳具有更大的 AUC 而较小的 C_{max}，表明微乳吸收平稳，生物利用度高。

2. 吴茱萸

吴茱萸具有保护心脏、抗心律失常、抗炎镇痛等药理作用，吴茱萸碱和吴茱萸次碱为其主要有效成分，脂溶性强，难溶于水。张光唱等[111]制备吴茱萸提取物 O/W 微乳以促进其透皮吸收，并以卡波姆为基质制备巴布剂，便于涂布。IPM 和氢化蓖麻油作为微乳的混合油相，吐温 80 作为表面活性剂，丙二醇为助表面活性剂，所制得微乳的粒径为 50.57 nm。离体透皮实验表明，微乳巴布剂可显著提高吴茱萸碱、吴茱萸次碱的透皮转运，其 24 h 累积渗透量分别为常规巴布剂的 1.86 和 1.40 倍。

3. 天山雪莲

天山雪莲是维吾尔医常用的民族药，具有消炎镇痛、消肿、活血化瘀等作用，主要活性成分为绿原酸及芦丁。有研究者[112]通过伪三元相图研究，分别以油酸、聚氧乙烯氢化蓖麻油和乙醇为油相、表面活性剂和助表面活性剂，制备了的天山雪莲提取物微乳，粒径为 28.85 nm、PDI 为 0.282；并考察了载药量对体外透皮的影响，发现微乳透过百分率随微乳载药量的增加而增加，皮内滞留率则相反。

（二）中药单体成分

1. 丹皮酚

丹皮酚具有镇痛、抗炎、抗过敏、抗菌等多种药理活性。丹皮酚经皮给药可以克服其他给药途径副作用大的缺点，且使用方便，持续起效。但其水溶性差、易挥发、稳定性差等缺点限制了临床应用。刘继勇等[113]制备了IPM为油相、卵磷脂/烷基葡萄糖苷为表面活性剂、1，2-丙二醇为助表面活性剂的丹皮酚微乳，显著提高了其体外透皮特性，微乳稳态渗透速率达到103.76 $\mu g \cdot cm^{-2} \cdot h^{-1}$，是丹皮酚饱和溶液的1.93倍。

2. 苦参碱

苦参碱具有抗炎、抗病毒、抗纤维化、镇痛、镇静等作用。临床上剂型以注射剂为主，但体内消除快，药效不持久，透皮给药可能改善现有剂型的缺点。为了改善其透皮效果，赵永哲等[114]制备了IPM为油相、磷脂为表面活性剂、聚氧乙烯辛基苯基醚为助表面活性剂的苦参碱微乳，其体外透皮释放符合零级动力学，24小时累积透皮流量达到（1 056.1±74.9）$\mu g/cm^2$，为水溶液的2.3倍。

3. 辣椒碱

辣椒碱是茄科植物辣椒的果实中含有的主要活性成分，多用于治疗关节炎和关节痛，但其常规透皮制剂的透皮速率太慢。张鹏威等[115]制备了无表面活性剂的辣椒碱微乳（苯甲醇/丙二醇/水），其粒径为（18.2±2.1）nm；大鼠体外透皮实验，微乳的Js达到（17.54±1.10）$\mu g \cdot cm^{-2} \cdot h^{-1}$，分别为软膏和水凝胶的6.3和2.4倍；家兔在体透皮实验，微乳总吸收量、Js和AUC分别为（299.0±42.1）$\mu g \cdot cm^{-2}$、（8.13±1.21）$\mu g \cdot cm^{-2} \cdot h^{-1}$和（578.7±81.8）$\mu g \cdot h \cdot cm^{-2}$，分别为软膏剂的3.4、3.8和3.4倍。

4. 雷公藤甲素

雷公藤甲素是从雷公藤中提取出的环氧二萜内酯类化合物，治疗类风湿性关节炎疗效显著，但水溶性差、口服途径的毒副作用严重限制了其应用。经皮给药可以避免肝脏首过效应及胃肠道的刺激，对于关节炎的治疗还能直接作用于病变部位，提高其疗效。余雅婷等[116]制备了雷公藤甲素微乳（油酸–Gemseal 40/吐温–Labraso/乙醇），其粒径为（27.8±0.3）nm，体外透皮符合Higuchi方程，24小时累积渗透量和透皮速率分别为（7.07±0.16）$\mu g \cdot cm^{-2}$和1.9871 $\mu g \cdot cm^{-2} \cdot h^{-1}$，分别为乳膏的1.6和2.2倍。

5. 高乌甲素

高乌甲素是从高乌头根中提取的二萜生物碱，具有显著的抗炎消肿、降温解热与局部麻醉等作用，其口服生物利用度较低，半衰期较短，且安全范围很窄，将其制成经皮给药制剂可显著改善上述问题。根据伪三元相图结果及体外透皮研究，李西林等[117]制备了选择以油酸/Miglyol 812 为混合油相、Cremopher EL 为表面活性剂、Transcutol P 为助表面活性剂的高乌甲素微乳，其平均粒径为 16.6 nm，渗透系数达到 12.74 cm·h^{-1}。

（三）中药挥发油为油相的微乳

部分具有药理活性的中药挥发油也有较好的透皮促进作用，以其作为油相制备微乳，达到药辅同源的效果。

桉叶油的主要成分是 1,8-桉叶素，常作食用香料、杀菌剂、防腐剂使用，具有较强的经皮渗透作用，可用作透皮促进剂。有研究者比较了油酸、IPM 和桉叶油为油相制备的微乳的性质，分别以吐温 80 和乙醇为表面活性剂和助表面活性剂（K$_m$ = 1）筛选了 9 个水包油微乳处方（表 6-4）。结果发现桉叶油微乳具有最大的微乳相区为 50%，油酸微乳为 35%，而 IPM 微乳区域只占相图面积的 26%，而且，桉叶油微乳没有凝胶相出现；以非诺贝特为模型药物时，桉叶油微乳仍具有最好的透皮效果，且比胶束对照组透皮速率高 3 倍多（表 6-4）；表明在透皮给药用微乳中桉叶油比传统油相优势明显。

表 6-4　桉叶油为油相的微乳处方及透皮速率

	油酸	IPM	桉叶油	表面活性剂	水	黏度	电导率	折光率	粒径	J μg·cm^{-2}·h^{-1}
1	5			45	50	53.5	49.00	1.3846	29.72	3.660
2	5			55	40	30.0	35.30	1.3921	47.02	6.707
3	5			65	30	26.0	23.83	1.4001	63.63	3.923
4		5		45	50	47.0	54.86	1.3825	24.01	5.680
5		5		55	40	45.0	38.86	1.3899	53.37	6.849
6		5		65	30	33.0	26.53	1.3991	54.90	7.858
7			5	45	50	41.0	54.17	1.3833	22.27	6.455
8			5	55	40	25.5	39.33	1.3920	63.15	7.997
9			5	65	30	24.0	29.56	1.3992	66.30	4.473
胶束				60	40					2.288

苍术油为南苍术根茎中提取的挥发油，是一种天然的透皮吸收促进剂。庞博等[118]以苍术油为油相制备了丹皮酚微乳，其平均粒径为 34.24 nm，PDI 为 0.085，平均透皮速率为（110.11 ± 7.13）μg·cm^{-2}·h^{-1}，分别为 2% 苍术油的丹皮酚溶液及丹皮酚水溶液的 1.87 倍与 4.72 倍。

陈晶晶等[119]制备了 IPM– 丁香花蕾精油（*W/W*，3/2）为油相、吐温 80 为表面活性剂、乙醇为助表面活性剂的黄芩苷微乳，平均粒径为（41.3 ± 5.1）nm，PDI 为 0.18。丁香花蕾精油微乳、丁香花蕾精油（2%）和不含丁香花蕾精油微乳对黄芩苷的促透作用不同，其透皮速率分别为（0.60 ± 0.07）、（0.37 ± 0.03）和（0.29 ± 0.04）cm·h^{-1}，分别为黄芩苷溶液的 14、7.4 和 6 倍。

茶油是从山茶科油茶树种子中获得的一种脂肪油，能抗菌消炎，且具有活血化瘀的功效，可消炎、退肿。任瑾等[120]通过伪三元相图的绘制，及星点设计优化，制备了茶油 /GTCC（1∶1，*W/W*）为油相、Cremorphor RH40 为表面活性剂、PEG400 为助表面活性剂的芹菜素茶油微乳，12 h 累积经皮渗透量为 79.47 μg·cm^{-2}，透皮速率常数为 6.45 μg·cm^{-2}·h^{-1}，分别是芹菜素茶油溶液的 4.7 和 4.6 倍。

第三节　脂质纳米粒

一、概述

脂质纳米粒（LNs）包括固体脂质纳米粒（SLNs）和纳米结构脂质载体（Nanostructured lipid carriers，NLCs）两种类型，是由室温下为固态的脂质和乳化剂所组成的胶体分散体系[121~124]。SLNs 是第一代脂质纳米粒，发展于 20 世纪 90 年代，从 O/W 纳米乳中衍生出来，通过使用固体脂质以期提高纳米乳的长期稳定性和增加对药物的包载。纳米结构脂质载体是第二代脂质纳米粒，是为改善 SLNs 的缺点发展而来。NLCs 的组成和 SLNs 的组成类似，但额外加入了液态脂质（图 6-4）。SLNs 中的固体脂质以有序的"砖块"形式存在，只留下有限的空间包载药物分子，因而载药量有限。另一方面，当脂质转变成更稳定的晶型时，可能会将药物从 SLNs 中挤出，造成药物泄漏。因此，NLCs 中加入液态脂质，形成残缺的脂质骨架结构，以增加药物分子的包载空间[125, 126]。此外，NLCs 中的液态脂质延长了脂质以不稳定晶型存在的时间，这可以提高其稳定性[127, 128]。

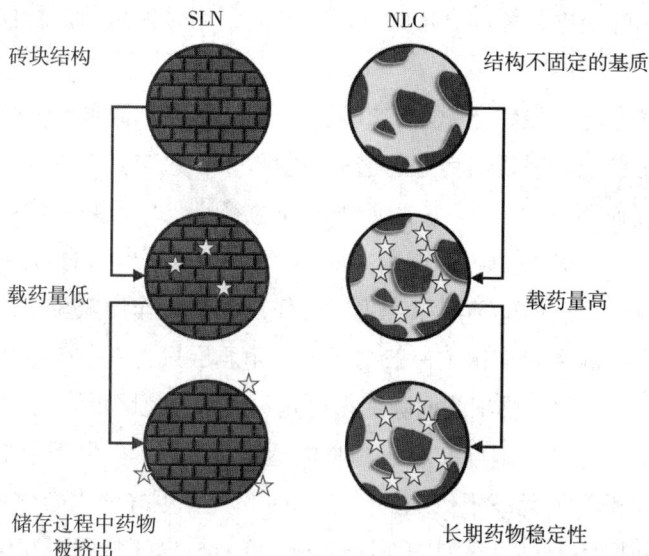

SLN　　　　　NLC

砖块结构　　　　　　　　　　　结构不固定的基质

载药量低　　　　　　　　　　　载药量高

储存过程中药物　　　　　　长期药物稳定性
被挤出

图 6-4　固体脂质纳米粒和纳米结构脂质载体的结构示意图

　　脂质纳米粒的组成主要包含脂质和表面活性剂两部分。脂质成分组成其骨架，常用的脂质包括有①甘油三酯，如软脂酸甘油酯（Dynasan® 116）、三肉豆蔻酸甘油酯（Dynasan® 114）、三硬脂酸甘油酯（Dynasan® 118）等；②部分甘油酯，如山嵛酸甘油酯（Compritol® 888ATO）、棕榈酸硬脂酸甘油酯（Precirol® ATO 5）、硬脂酸甘油酯（Imwitor® 900）等；③脂肪酸，如硬脂酸、棕榈酸和癸酸等；④甾体，如胆固醇；⑤蜡，如鲸蜡。表面活性剂可以稳定脂质纳米粒，但需要有足够量的表面活性剂来减少脂 / 水界面的表面张力。常用的表面活性剂包括有大豆和卵磷脂、磷脂酰胆碱、泊洛沙姆类（泊洛沙姆 188 和 407）、胆盐（胆酸钠和甘氨酸钠）和聚山梨醇酯类等。在某些情况下，也可以加入复合乳化剂。

　　脂质纳米粒结合了纳米乳和纳米粒的优点，比如，脂质纳米粒物理稳定性良好，可以对所包载的药物起到保护作用，同时，还具有缓释或者控释的作用。此外，脂质纳米粒具有良好的生物相容性，制备方法简单，且易于应用于工业大生产[129, 130]。目前，脂质纳米粒已广泛用于药物递送和化妆品领域。由于脂质核心的存在，亲脂性药物可以溶解于脂质相中，从而，亲脂性药物的溶解度和生物利用度得以提高。因此，大部分情况下，通常采用脂质纳米粒进行亲脂性药物的递送。最近，脂质纳米粒也被用来改善生物大分子的递送，比如蛋白质、肽、抗体和 DNA 等[124]。通过优化制备技术，甚至可以将亲水性的生物大分子装载到脂质纳米粒中。脂质骨架防止生物大分子在给药后被水解，同时脂质骨架还可调节所装载的药物的释放行为[131-133]。采用特殊的配体对纳米粒表面进行修饰，比如细胞渗透促进肽或其他促进细胞吸收因子已经被用来提高脂质纳米粒的性能[7]，用甘露聚糖或半乳糖苷进行修饰会提高肝脏靶向，用叶酸进行修饰会增加乳腺瘤靶向，用转铁蛋白进行修饰会增加脑靶向[134, 135]。

脂质纳米粒给药途径广泛，除了口服、注射、鼻腔和眼部给药外，脂质纳米粒也广泛用于透皮给药，展现出良好的透皮吸收效果，这与其在皮肤表面滞留以及与皮肤脂质的相互作用有关[136]。①脂质纳米粒粒径小，导致其与皮肤表面相互作用力增加（比如：范德华力，疏水作用，当脂质纳米粒带正电荷时有静电作用），易于在皮肤表面形成一个连续的薄膜来产生闭合作用，闭合作用减少了皮肤中水分的蒸发，提高了角质层的水和作用（一般情况下，角质层只含有 10%~15% 的水分），从而疏松角质层细胞，使角质细胞间隙变得更宽。这些变化降低了角质层的屏障作用，增加了角质层的渗透性，因此有利于药物的透皮吸收[137]。由于脂质纳米粒粒径细小，其皮肤覆盖程度远远高于传统的乳剂，因此具有更好的水合作用[138]。②在脂质纳米粒中所使用的辅料，比如表面活性剂，可能与皮肤脂质相互作用，使角质层细胞的排列疏松，促进药物渗透。此外，脂质纳米粒可能与角质层中的脂质发生融合，从而促进药物分配到皮肤。③脂质纳米粒可以提高难溶性药物的溶解度，导致药物的跨膜浓度梯度增大，促进药物的透皮吸收。

二、脂质纳米粒的制备方法

制备脂质纳米粒的方法有高压匀质法（HPH）、微乳法、乳化溶剂蒸发法、乳化溶剂扩散法、熔融分散法、超声法、复乳化法、溶剂注入法、超临界流体和微流体技术等方法。其中，高压匀质法和微乳法是最常使用的两种方法。

（一）高压匀质法

高压匀质法的原理是利用高压使脂质混悬剂以较大的速度通过几微米的狭缝，通过机械力的作用降低脂质纳米粒的粒径。此过程中产生的机械力包括有高剪切力，粒子之间以及粒子和冲击阀之间的撞击力，以及空化效应。采用此方法制备脂质纳米粒，脂质的浓度可以高达 40%，而其他方法脂质浓度通常在 5%~10%。高压匀质法可以根据处理过程中的温度，细分为热匀法（HHT）和冷匀法（CHT）。

1. 热匀法

在热匀法过程中，药物分散 / 溶解在熔融的脂质中作为油相，在高剪切力的作用下，将油相和同等温度的表面活性剂水溶液进行混合，制备热的初乳。通过高压均质机（控制温度高于脂质熔点 5~10℃）进一步将初乳的粒径减小到理想的粒径范围，经过冷却，即形成脂质纳米粒。由于药物分散于熔融的脂质中，此方法可以不引入有机溶剂。另一方面，热匀法较容易实现工业放大。一般地，温度越高，脂质黏度越低，因此，高温有利于制备粒径较小的脂质纳米粒，但是高温不利于将热不稳定的药物制备成脂质纳米粒。此外，热匀法也不适用于亲水性药物，因为药物在制备过程中可能泄漏至水相，即使能够装载足够的亲水性药物，这些药物主要停留在脂/水界面上，易引起突释。

芦丁具有抗氧化、抗压力以及蓝光过滤等作用，因此可以保护皮肤不被光损伤。但芦丁溶解性差，因此，Khalil 等采用热匀法分别制备了载芦丁固体脂质纳米粒和纳米结构脂质载体，以促进其经皮转运[139]。两种脂质纳米粒的处方如表 6-5 所示。在 80℃将固体脂质（用于制备 SLN）或固体脂质与液体脂质的混合脂质（用于制备 NLC）加热熔融，并加入芦丁使其浓度为 1.0%（*W/W*），混合均匀。辛基/癸基葡糖苷（Plantacare® 810）水溶液（1.5%）为乳化剂，加热到 80℃后，加入到熔融的油相，以 8000 转/分钟的速度搅拌 1 分钟，制备热的初乳，趁热在 500bar 压力下，高压匀质器乳匀三次，得到热的 O/W 纳米乳。立即在冰浴里冷却，制备两种类型脂质纳米粒。用 Zetasizer Nano ZS 测定其粒径，各纳米粒粒径均小于 250 nm 左右，多分散系数均小 0.35；Zeta 电位居于 -40 至 -63 mV，室温放置一个月稳定性良好。

表 6-5　芦丁脂质纳米粒的处方组成

	固体脂质	%	液体脂质	%	乳化剂	%
SLN1	十六酸十六酯	9	—	—	辛基/癸基葡糖苷	1.5
SLN2	甘油三棕榈酸酯	9	—	—	辛基/癸基葡糖苷	1.5
SLN3	巴西棕榈蜡	9	—	—	辛基/癸基葡糖苷	1.5
NLC1	甘油三棕榈酸酯	7	辛酸/癸酸甘油三酯	2	辛基/癸基葡糖苷	1.5
NLC2	巴西棕榈蜡	7	辛酸/癸酸甘油三酯	2	辛基/癸基葡糖苷	1.5
纳米乳	—	—	辛酸/癸酸甘油三酯	9	辛基/癸基葡糖苷	1.5

Han 等采用热匀法制备了槲皮素固体脂质纳米粒[140]。棕榈酸为油相，加热到 70℃使熔融，同时加入 0.5%（*W/V*）槲皮素溶液（乙醇和乙酸乙酯以 1∶1 混合作为溶剂），以 300 转/分钟的速度搅拌 1 分钟；吐温 80 水溶液为乳化剂，预热至 70℃后，加入熔融的油相中，以 300 转/分钟搅拌 3 分钟，得到热的初乳；于相同的温度下通过 9000 转/分钟高剪切 3 分钟后，超声 10 分钟，制得 O/W 乳液，温度控制在 4℃，然后迅速冷却制得槲皮素固体脂质纳米粒。改变吐温 80 浓度（0.1%、0.5%、1%、2%、3% 和 4%，*W/V*）可制得不同粒径（nm）的固体脂质纳米粒（416.9 ± 11.4、373.7 ± 7.8、341.2 ± 1.0、274.0 ± 14.5、532.2 ± 9.6 和 986.6 ± 72.2），Zeta 电位处于 -50.4 至 -29.4 mV 范围，槲皮素包封率为 15.2%~46.2%。场发射-扫描电镜所获得的图像

表明固体脂质纳米粒可以覆盖于皮肤表面，形成脂质膜，并使得皮肤水化。因此，固体脂质纳米粒可提高槲皮素的皮肤转运效果，固体脂质纳米粒透皮速率和透过量分别为 33.5 μg·cm^{-2} 和 21.9%，而槲皮素丙二醇溶液分别为 6.6 μg·cm^{-2} 和 4.2%。

2. 冷匀法

冷匀法是对热匀法的改进，因为热匀法中，高温可能使药物降解。冷匀法第一步的制备工艺与热匀法相同，即首先将药物分散/溶解在熔融的脂质中，随后用液氮或干冰进行降温，使得脂质快速冷却，形成固态脂质，将固体脂质初步粉碎并悬浮在乳化剂溶液中，然后通过高压匀质处理以获得理想的粒径。尽管制备过程并不能完全避免热暴露，但是和热匀法相比，其总体热暴露的时间减少，避免或减少了所装载药物的降解。此外，固体脂质可能阻碍亲水性药物分配到水相中，因此冷匀法可能提高亲水性药物的载药量。也可以用药物的不良溶剂代替水，以进一步提高载药量。

（二）微乳法

采用微乳法制备脂质纳米粒时，首先将脂质加热至熔点以上的温度使其熔融；然后在搅拌下，将同等温度的表面活性剂和助表面活性剂溶液加入到熔融的脂质中，搅拌使形成微乳；进一步加入 10~50 倍冷水（2~3℃）使冷却固化，即得[141, 142]。快速的冷却过程和固体脂质结构可以阻止药物分子结晶，因此，药物以无定型形式分散到脂质纳米粒的脂质骨架中[143, 144]。尽管微乳法需要使用大量表面活性剂和助表面活性剂，但是其制备过程较为简单，易于实现工业化生产。

Kaisar 等[145] 分别以单硬脂酸甘油酯、硬脂酸和鲸蜡醇棕榈酸酯为固体脂质，肉豆蔻酸异丙酯为液态脂质，采用微乳法制备了辣椒素纳米结构脂质载体。将辣椒素溶解于肉豆蔻酸异丙酯中，然后加入 70℃ 熔融的固体脂质中，固体脂质与肉豆蔻酸异丙酯的比例为 7∶3；将磷脂（固定脂质与磷脂比例为 7∶3）和吐温 80 分散到水中作为水相，于相同的温度下，将 20% 水相与油相混合，得到微乳；剩余的水相冷却至 4℃，将热的微乳倒入余下的水相中，于 4℃ 以 3000 转/分钟的速度搅拌 20 分钟，得到辣椒素纳米结构脂质载体（制剂中含辣椒素 0.025%，W/W；含脂质与磷脂 0.25%，W/W；含吐温 80 6%，W/W）。通过透射电镜图像表明所制备的纳米结构脂质载体为球型。用单硬脂酸甘油酯、硬脂酸和鲸蜡醇棕榈酸酯制得的纳米结构脂质载体粒径（nm）分别为 137.7 ± 2.1、290.6 ± 0.9 和 345.6 ± 2.9，Zeta 电位（mV）分别为 −15.03 ± 1.31、−22.46 ± 2.72 和 −10.93 ± 1.21，包封率分别为 74.8% ± 2.1%、70.1% ± 3.7% 和 66.3% ± 1.9%，PDI 分别为 0.313 ± 0.02、0.224 ± 0.01 和 0.421 ± 0.03。相对于辣椒素乳膏，辣椒素纳米结构脂质载体透皮效果更好，其透皮速率和透过量分别为（75.48 ± 2.12）mg·cm^{-2}·h^{-1} 和 70.12% ± 3.51%，而前者只有（35.67 ± 1.29）

$mg \cdot cm^{-2} \cdot h^{-1}$ 和 45.23% ± 2.34%，因此，纳米结构脂质载体展现出更好的镇痛效果，皮肤刺激和红斑也明显减轻。

Carolina 等[146]通过微乳化法制备了染料木素固体脂质纳米粒（山嵛酸甘油酯为脂质）和纳米结构脂质载体（山嵛酸甘油酯与癸酸甘油三酯按 7∶1 混合作为脂质）。将脂质、聚山梨酯 80、三油酸山梨坦和氯化十六烷基吡啶加热熔融，并加入染料木素（1.6 mg/ml）。在磁力搅拌下，加入 250 ml 蒸馏水制得热的微乳。将热的微乳分散到 20 倍冷水（2~4℃）中，13400 转 / 分钟高剪切 10 分钟，即得。所制得的 SLN 和 NLC 粒径（nm）分别为 358.2 ± 1.69 和 304.8 ± 11.74，PDI 分别为 0.349 ± 0.026 和 0.246 ± 0.016，Zeta 电位（mV）分别为 29.80 ± 6.44 和 36.12 ± 1.20，包封率分别为 73.46% ± 0.57% 和 75.98% ± 3.19%。但是，DSC 研究表明 SLN 具有较高的结晶度，电子自旋共振结果表明 SLN 中自旋标记物的流动性更低，因此，NLC 具有更好的柔韧性和较慢的染料木素释放速率。两种脂质纳米粒均提高了染料木素的透皮速率，但 NLC 能促进药物到达更深的皮肤组织。

Patel 等[147]使用微乳法制备了石杉碱甲固体脂质纳米粒（单硬脂酸甘油酯为脂质）和纳米结构脂质载体（Capmul® MCM 与单硬脂酸甘油酯为混合脂质）。将脂质或混合脂质熔融，并与吐温 80（乳化剂）和 Transcutol P（助乳化剂）进行混合均匀，然后加入等温的水，形成热的微乳；将热的微乳加入 2~3℃的冷水中，以 2500~3000 转 / 分钟的速度搅拌 5 分钟，冷却固化，即得。采用粒径仪测定其粒径，实验结果表明所制备的 SLN 的粒径在 120 nm 左右，Zeta 电位在 –20 mV 左右；而所制备的 NLC 的粒径在 137 nm 左右，Zeta 电位在 –17 mV 左右。SLN 和 NLC 均无皮肤刺激性，其离体透皮速率分别为（10.74 ± 0.68）$\mu g \cdot cm^{-2}$ 和（129.11 ± 32.76）$\mu g \cdot cm^{-2}$。

（三）乳化溶剂挥发法

通常采用乳化溶剂挥发法来制备纳米粒，该法也可用于制备脂质纳米粒。类似地，首先将脂质和疏水性药物溶解在与水不互溶的有机溶剂中，并与表面活性剂水溶液混合，在机械力的作用下制备 O/W 纳米乳；在室温下，通过搅拌或减压旋转蒸发等方法，去除有机溶剂，即可成功制备脂质纳米粒[148, 149]。尽管在此过程可以避免高温破坏，但有机溶剂的使用会带来环境危害。通常不采用此方法制备亲水性药物脂质纳米粒，因为在溶剂挥发过程中，药物分子会分配到水相中。因此，可以采用 W/O/W 复乳法来提高亲水性药物的包封率，亲水性药物溶解于内水相，而居中的脂质相可以防止亲水性药物分配到外水相中。因此，该方法适合包载蛋白、多肽类药物。

Fan 等[150]采用乳化溶剂挥发法制备了多西他赛 – 烟酰胺纳米结构脂质载体。将

2 mg 多西他赛 – 烟酰胺复合物、50 mg 单硬脂酸甘油酯和 20 mg 鲸蜡醇溶解于 5 ml 甲醇中，30 mg 蛋黄软磷脂溶解于 5 ml 乙醇中。在 60℃将两个有机溶液混合，用注射针快速地注入到 30 ml 相同温度的水中，在 60℃温度下，磁力搅拌速度为 400 转 / 分钟下，搅拌 3 小时，即可除去有机溶剂，得到蓝色荧光的纳米乳。将纳米乳立即加入到 20 ml 温度为 0℃的蒸馏水中，搅拌 30 分钟，即得。所得 NLC 粒径、PDI 和包封率分别为 59.48 nm ± 4.29 nm、0.24 ± 0.08 和 79.48% ± 8.02%；相对于多西他赛，NLC 透皮速率从 0.01 $\mu g \cdot cm^{-2} \cdot h^{-1}$ 提高到（0.28 ± 0.02）$\mu g \cdot cm^{-2} \cdot h^{-1}$，30 小时皮肤滞留量从（0.30 ± 0.17）$\mu g \cdot cm^{-2}$ 提高到（4.78 ± 0.88）$\mu g \cdot cm^{-2}$。

三、脂质纳米粒的体外评价

对于控制脂质纳米粒的质量而言，进行体外表征十分必要。通常，纳米粒的表征有：粒径，Zeta 电位，形态，载药量和药物释放等。这些表征同样适用于脂质纳米粒，具体的方法可参见相应章节，此处不再赘述。但是，脂质纳米粒中脂质可能存在多晶型现象，在制备和贮存过程中，脂质晶型变化可能导致脂质纳米粒物理化学性质的改变，从而影响递送系统的性能。另外，在制备脂质纳米粒的过程中，往往伴随有胶束、脂质体、混合胶束、过冷熔融体和药物晶体等结构的形成，有必要对其进行表征或量化。

（一）多晶型和结晶度

用于制备脂质纳米粒的脂质可能存在多晶型，不同晶型间理化性质有所差异，比如溶解度和稳定性等。甘油三酯的主要晶型是 α– 型和 β– 型，而 β– 型是最稳定的晶型，因为其侧链排列和堆积更紧密。因此，α– 型容易通过亚稳态 β'– 型向 β– 型转变[151, 152]。在此转变过程中，脂质分子的排列会发生变化，可能导致药物突释或者改变药物释放速度。利用 X 射线衍射（XRD），差式扫描量热法（DSC）和拉曼光谱可以确定脂质纳米粒的结晶度和多晶型。

1. XRD

XRD 通过测定 X 射线单色光束的衍射角，被广泛用于结晶度的研究。由于衍射的强度和位置对于特定的晶体结构而言是独一无二的，所以可以用 XRD 图谱来预测脂质分子的排列情况和相行为，并对脂质和药物分子进行表征和鉴别[153, 154]。XRD 又分为单晶衍射和粉末衍射，其中粉末衍射是研究脂质纳米粒晶型的常用方法[155]。

2. DSC

DSC 可以通过测量熔点和熔融焓来提供关于脂质晶型和结晶度的信息。材料结构的变化会导致热的变化，比如熔融时吸热，结晶时放热。通过对热的变化进行测量，DSC 测量结果可以判断晶型转变和脂质物理性质的变化。可通过热循环（热—冷—热）测量熔融焓和重结晶焓，并鉴别 α 和 β 晶型。脂质纳米粒中所使用的脂质大多在 80℃ 以下就能熔化，而药物往往需要更高的温度。设置合理的温度范围，以避免热循环过程中脂质的降解是非常重要的。另外，需要注意的是，药物在熔融脂质中的溶解可能会导致药物熔融峰的消失或者降低。

3. 拉曼光谱

当单色光束与分子相互作用时，会产生弹性碰撞和非弹性碰撞。在非弹性碰撞过程中，分子的振动发生变化，这种变化被称为拉曼散射。拉曼光谱通过检测光束激发的分子振动，提供晶型转变的信息。由于水不干扰拉曼分析，所以可以直接检测脂质纳米粒的水性混悬液。而拉曼光谱对脂质链的构象、堆积和动力学的变化都很敏感，所以需要的样品量较少。

（二）共存结构的评价

在制备脂质纳米粒时，可能会同时形成胶束、混合胶束、脂质体、药物结晶和过冷熔融体等结构，而这些结构的体内行为可能与脂质纳米粒不同，对其进行表征和量化十分必要。但是，由于这些结构形态相似、粒径较小，很难对其进行鉴别。此外，样品制备过程，比如稀释等，可能会导致结构发生变化。核磁共振（Nuclear magnetic resonance, NMR）和电子自旋共振（Electron spin resonance, ESR）是适合于研究这些共存结构动态变化的技术，可以直接对样品进行检测，检测过程也不会破坏样品。

四、透皮效果评价

（一）皮肤渗透研究

通常用 Franz 扩散池对制剂的体外经皮透过性进行研究。Andrade 等[156] 制备了染料木素固体脂质纳米粒和纳米结构脂质载体，发现 NLC 提高了染料木素在角质层以下的皮肤中的滞留。角质层以下的皮肤靶向递送对染料木素发挥治疗效果非常有利（光保护和抗氧化活性）。NLC 与 SLN 相比，虽然脂质基质中加入了油（12.5%，v/w），但是其理化性质几乎不变（比如：Zeta 电势，包封率）。但是，NLC 的粒径比 SLN 的粒径要小，可能会增强粒子与皮肤角质层的相互作用，导致药物进入更深层的皮肤。

Fang 等[157]研究了补骨脂素在 SLN 和 NLC 两种载体中的渗透作用，发现，当补骨脂素包裹于 NLC 中时，其滞留时间变长。但是其他研究表明当药物包封于不同的载体时（SLN 和 NLC），其药物滞留作用没有明显差异。

（二）体内评价

对于系统药物递送而言，应该检测血液药物代谢来评估系统生物利用度。在药物渗透后，可以提取皮肤样品，来对皮肤中药物的滞留和渗透定量化。同样，纵向或横向的皮肤切片，可以用于定性评估。显微图像，比如荧光显微镜、共聚焦激光扫描显微镜（CLSM）和共聚焦拉曼显微镜或拉曼光谱，可以提供脂质纳米粒渗透皮肤的深度信息和药物经皮吸收途径的信息。

但是，对局部治疗而言，渗透效率取决于靶部位活性成分的浓度。通过其他途径，比如口服和静脉注射，其药动学一般步骤不适用于透皮途径，因为对局部制剂而言，只有有限量的药物进入血液循环。因此，皮肤药动学行为对评价局部药物生物利用度的速度和程度是必要的。胶带剥离和真皮透析是研究皮肤药动学的有力的工具，它们也可以应用于人体。胶带剥离是一种非侵入性的方法。但它主要集中于角质层，不能提供底层皮肤的局部生物利用度的信息，比如表皮和真皮。皮肤病通常发生在表皮和真皮处。角质层是局部渗透的主要屏障。胶带剥离获得的结果可以用来预测在下层活体组织的药物水平。真皮微透析可用于直接评价真皮中的药物浓度，可以通过真皮微透析来连续监测渗透到真皮的实时药物，提供完整的药动学行为。

五、应用实例

1. 甘草次酸固体脂质纳米粒凝胶

甘草次酸从豆科植物甘草中提取而得，具有显著的抗炎、抗菌、抗肿瘤的药理活性。临床上主要运用甘草次酸来治疗慢性肝炎、静脉炎等疾病，但是其口服生物利用度低。宋艳丽等[158]为了提高甘草次酸的生物利用度，制备了甘草次酸固体脂质纳米粒凝胶。采用微乳化法所制备的甘草次酸固体脂质纳米粒，采用透射电镜对样品进行观察，所制备的脂质纳米粒呈球形，且分布均匀。用 Zeta 电位分析仪测定其电位，发现脂质纳米粒的 Zeta 电位分布范围为 -53.4 mV ± 7.11 mV。用研磨法制备甘草次酸固体脂质纳米粒凝胶，并进行经皮渗透实验。甘草次酸固体脂质纳米粒凝胶与甘草次酸固体脂质纳米粒相比，其在前 6 小时具有一定的缓释作用，在 6 小时后促进甘草次酸的释放。但是 24 小时内，甘草次酸固体脂质纳米粒凝胶的累积透过量比甘草次酸固体脂质纳米粒提高了 66%。

2. 黄芪甲苷固体脂质纳米粒凝胶

黄芪是豆科植物膜荚黄芪和蒙古黄芪的干燥根。黄芪甲苷是黄芪的主要活性成分之一，具有抗炎、增强免疫力等药理作用。由于黄芪甲苷溶液进行局部给药时，面临着操作困难和给药频率高等问题，陈希等[159]制备了黄芪甲苷固体脂质纳米粒凝胶，来改进黄芪甲苷的给药方式。采用溶剂蒸发法进行黄芪甲苷固体脂质纳米粒的制备，用透射电镜对其进行观察，所制备的纳米粒子形态圆整，有较好的粒径分布。其 Zeta 电位分布范围为 23.6 mV ± 1.5 mV，且包封率较高。在脂质纳米粒中加入卡波姆，得到固体脂质纳米粒凝胶，可增强黄芪甲苷的创伤治疗和抑制疤痕形成作用，且药物在凝胶中有很好的缓释行为。此外，黄芪甲苷固体脂质纳米粒凝胶触变性好、使用方便、毒性较低，适宜局部给药，有很广阔的应用前景。

3. 雷公藤甲素固体脂质纳米粒

Mei 等[160]制备了雷公藤甲素固体脂质纳米粒，采用粒径仪测得其粒径范围是（123 ± 0.9）nm, Zeta 电位为 –45 mV，透皮实验表明其稳态渗透速率为（3.1 ± 0.4）$\mu g \cdot cm^{-2} \cdot h^{-1}$，是雷公藤甲素溶液的 3.45 倍。

4. 鬼臼毒素固体脂质纳米粒

鬼臼毒素是小檗科植物华鬼臼的主要活性成分，体外实验证明鬼臼毒素能够抑制疱疹病毒，并抑制细胞中期的有丝分裂。现有的鬼臼毒素药物制剂以复方搽剂为主，其透皮能力差，且鬼臼毒素复方搽剂对上皮组织的靶向性不高，且大面积使用时毒副作用明显，所以其使用范围受限。黄碧瑜等[161]研制了鬼臼毒素固体脂质纳米粒，并采用粒径仪测得其粒径在 50~200 nm 之间，包封率为 95% 左右。用 Franz 扩散池对鬼臼毒素固体脂质纳米粒的经皮渗透速率进行测定，和市售酊剂相比，所制备的鬼臼毒素固体脂质纳米粒的平均渗透速率和累积透过量明显下降，皮肤靶向性显著增加，且鬼臼毒素的药动学性质得到了改善，其安全性也得到了提高。

第四节 其他新型给药系统

一、树枝状聚合物

（一）概述

树枝状聚合物是一种合成的、具有树枝状结构的球状大分子，首次发现于 20 世纪 70 年代，其本身可以作为治疗性药物用于局部杀菌，也可以作为载体（共价结合或非共价包封）递送药物。由于树枝状聚合物具有优异的物理性质和化学性质，可以采用树枝状聚合物作为药物载体，来改善药物的生物分布和药物代谢动力学行为。近些年来，树枝状聚合物在提高药物的经皮递送方面也展现出极大的潜力，由于其皮肤刺激性小，且载药能力高，有利于药物的经皮递送。美国 FDA 已经批准了 Vivagel®（Starpharma）的上市，这是一种阴离子 G4- 聚（L- 赖氨酸）型树枝状聚合物，有强力的局部阴道杀菌活性[162]。

根据分子结构，将树枝状聚合物分子划分为四个区域（图 6-5）：①内部核心骨架；②由连接在核心骨架上的重复单元组成的内层，根据重复单元的层数可将树枝状聚合物分成不同的代（Generation，记作 Gn, n 可以从 1~10）；③连接在最外层重复单元上的末端基团；④空腔。常见的树枝状聚合物包括有聚酰胺（PAMAM）树枝状聚合物、聚（L- 赖氨酸）骨架树枝状聚合物（PLL）、聚酯树枝状聚合物（PGLSA–OH）、聚丙烯亚胺树枝状聚合物（PPI）等。一般情况下，树枝状聚合物的合成有两种方法，即分散法和收敛法。分散法，即从树枝状聚合物的中心开始，由内部向外部进行合成，每循环一个反应就增加一代，但随着反应级数的增加，反应越不容易进行，易产生结构缺陷的树枝状聚合物，所以一般树枝状聚合物的代数不超过 10 代。收敛法，即从树枝状聚合物分子的外部开始，向内部进行合成。采用收敛法合成树枝状聚合物时，随着反应级数的增加，反应基团的位阻也会随之增加，从而导致聚合物的代数较少[163]。

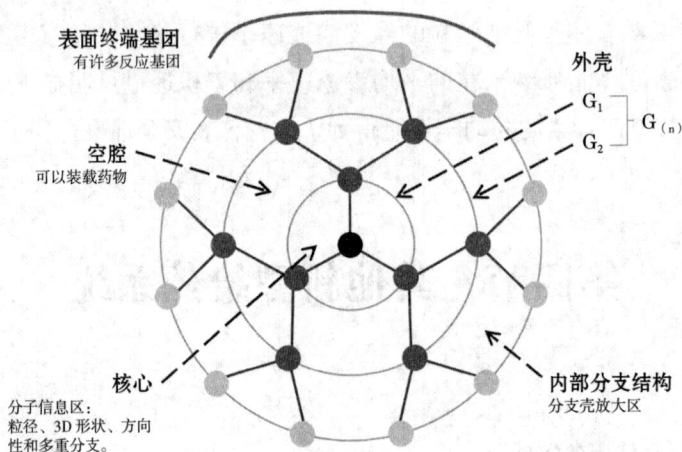

图 6-5　树枝状聚合物的结构

树枝状聚合物是纳米分子，其体积可由代数精确控制，表 6-6 为 PAMAM 不同代数对应的直径和表面基团数，从 G0 到 G10，其直径从 15Å 增加到 135Å，表面基团数也以倍数增加。另外，可以通过化学反应合成不同的表面基团，如，—NH$_2$、—COOH、—OH 和—COCH$_3$ 等，使树枝状聚合物呈现不同的性质，如表面电荷或亲、疏水性。药物分子可以通过共价键或静电作用等与树枝状聚合物的表面官能团相结合，也可以通过极性与非极性相互作用包封于聚合物分子内部。

表 6-6　PAMAM 分子不同代数对应的直径与表面基团数

代数	分子量	直径（Å）	表面基团
0	517	15	4
1	1430	22	8
2	3256	29	16
3	6909	36	32
4	14215	45	64
5	28826	54	128
6	58048	67	256
7	116493	81	512
8	233383	97	1024
9	467162	114	2048
10	934720	135	4096

（二）树枝状聚合物促进药物皮肤渗透的机制

1. 增加药物透皮浓度梯度

根据 Higuchi 方程，可知药物的透皮速率和其热力学活性有关，而其热力学活性与药物在介质中的浓度有关。有研究认为树枝状聚合物不能透过皮肤，但能增加药物在皮肤表面的浓度，以增加其透皮浓度梯度。Chauhan 等[164]分别用 G4-NH$_2$、G4-OH 和 G4.5-COOH 的 PAMAM 载带吲哚美辛，实验结果表明 PAMAM 不能够渗透皮肤，但是与吲哚美辛混悬液相比，树枝状聚合物可以明显地增加药物的透皮程度。与吲哚美辛混悬液相比，吲哚美辛溶解于树枝状聚合物中，药物在透皮之前，首先快速地从树枝状聚合物中释放到介质中，从而保持了高度的热力学活性，增加了药物渗透的驱动力。Küchler 等[165]制备了装载尼罗红的树枝状聚合物，证明树枝状聚合物载体不能透过角质层，但实验证明树枝状载体可以增加药物在角质层和活性表皮中的吸收。然而，这种机制仅适用于解释药物释放为药物渗透的限速步骤的情况。

2. 基质依赖性的渗透增强作用

某些基质比如肉豆蔻酸异丙酯（IPM）等，是强的皮肤渗透促进剂，可使角质层的层状－凝胶相液化或部分溶解角质层的脂质，从而破坏其屏障性作用。因此，当小粒径的树枝状聚合物分子和这些基质共同使用时，其渗透至角质层的程度会大大增加。在进入角质层后，阳离子树枝状聚合物可以通过流化作用、改变极性、相分离和脂质提取等方式来干扰脂质双分子层。基质和树枝状聚合物对皮肤脂质的调节有协同作用，角质层中游离药物的扩散能力得到增加。有实验证明，制剂的应用形式也会对药物的递送产生影响。当皮肤首先用树枝状聚合物处理后，与药物和聚合物共同递送相比，其递送效果增强。因为在角质层中，没有装载药物的空白树枝状聚合物可作为储库，增加药物在皮肤中的溶解度，特别是对亲水性药物而言，可促进游离药物从基质中释放到角质层中。因此，强有力的促透基质在树枝状聚合物的透皮递送中起着重要作用[166]。

3. 通过毛囊进行透皮作用

尽管毛囊在皮肤表面只占据 0.1%，但是纳米粒通过皮肤毛囊途径进行递送逐渐引起大家的关注。Alvarez 等[167]发现小粒径的聚苯乙烯纳米粒可以积聚在皮肤的毛囊处，研究表明，纳米粒的组成和疏水性会影响其在毛囊处的分布程度，粒径是其分布至毛囊的先决条件。树枝状聚合物粒径细小且精细可调，其表面也可以采用不同的官能团修饰，从而调节其表面疏水性，以达到最佳的毛囊靶向性和渗透性。Venuganti 等[168]用 FITC 来标记 PAMAM 树枝状聚合物，实验结果表示其可以靶向猪皮的毛囊部分，该实验证明了树枝状聚合物可以通过毛囊途径渗透到皮肤当中。

（三）影响树枝状聚合物透皮转运的因素

树枝状聚合物的粒径、表面电荷和疏水性都会对其透皮行为产生影响。Yang 等[169]制备了 G2–RITC–NH$_2$（正电性）、G4–RITC–NH$_2$（正电性）、G2–RITC–Ac（电中性）、G2–RITC–COOH（负电性）。G4–RITC–NH$_2$ 几乎不能渗透过角质层，仅仅只有少部分的 G4–RITC–NH$_2$ 滞留在角质层的最外层，而 G2–RITC–NH$_2$ 能被角质层和活性表皮所吸收。表明只有小粒径的树枝状聚合物才可能进入皮肤。树枝状聚合物的表面性质也能影响其透皮效果。G2–RITC–NH$_2$ 被表皮层和真皮层的细胞所摄取，但 G2–RITC–Ac 和 G2–RITC–COOH 都不能与细胞发生相互作用。这是因为细胞膜带负电，由于静电作用，易与带正电的树枝状聚合物发生相互作用，而与电中性或负电性的树枝状聚合物不容易发生反应。树枝状纳米粒的疏水性也会影响其透皮效果，疏水性越强，其透皮效果越好[169]。

（四）树枝状聚合物在中药经皮给药方面的应用

补骨脂素具有光敏活性，可以治疗各种皮肤疾病。但口服途径给药容易产生胃肠道方面的副作用，增加肿瘤发生的概率，也可能会导致青光眼的产生。为了减少补骨脂素的副作用，可以采用经皮给药方式，采取局部光敏治疗。目前可用于局部使用的 8- 甲氧基补骨脂素（8-MOP）的剂型有溶液剂、乳剂和乳膏，但是 8-MOP本身经皮渗透性较差，也不能渗透到达皮肤深层。Katarzyna Borowskaa 等[170] 研究了 PAMAM 树枝状聚合物 G3 和 G4 在体促进 8-MOP 的透皮递送的能力。共聚焦激光扫描显微镜图片显示 PAMAM 可以促进 8-MOP 向皮肤更深层的渗透，且 G4 促进药物皮肤渗透的作用要比 G3 强。

二、纳米结晶

（一）概述

采用纳米载体进行药物递送最大的挑战是，药物的装载量有限，为了达到有效的治疗剂量，必须使用大量的载体材料，这可能会引起毒副作用。为了解决这个难题，在 20 世纪 90 年代，纳米结晶（Nanocrystal）得以发展。纳米结晶是纯的药物粒子，其粒径处于纳米级别。由于纳米结晶分散度高，易发生聚集，通常，加入适当的聚合物或表面活性剂来增加其稳定性。常用的稳定剂有十二烷基硫酸钠、聚山梨酯、聚维酮、羟丙甲纤维素（HPMC）和泊洛沙姆等[171]。纳米结晶最初被用于提高难溶性药物口服生物利用度。和普通的药物晶体相比，纳米结晶的粒径更小，比表面积更大，导致其溶出度大大增加，有利于难溶性药物的生物利用度的提高。另外，对于纯药物纳米结晶，其载药量可以高达 100%，因此，相对于纳米载体递送系统，纳米结晶在药物递送方面的能力更强，也可以避免由载体所引起的潜在毒性。目前，已经成功上市了许多纳米结晶药物，但是大部分纳米结晶药物的给药方式都是口服途径。除了口服途径外，纳米结晶在其他给药途径方面也具有潜在的应用前景，比如眼部给药、肺部吸入给药、静脉注射和透皮给药[172]。2007 年，芦丁纳米结晶为主要活性成分已经在化妆品中得以商业应用。

（二）制备工艺

纳米结晶的制备工艺主要分为两种，即分散法（Top-down）和凝聚法（Bottom-up）。分散法指的是通过外力作用，将微米级的药物晶体破碎到纳米级。而凝聚法指的是从溶液中生长晶体的方法，通过控制条件使药物分子聚集而形成纳米结晶。

1. 分散法

分散法主要包括介质研磨法（Media milling）和高压乳匀法（High pressure homogenization, HPH）。介质研磨法由 Liversidge 等研发，是制备纳米结晶的常用技术，大部分已上市的产品都是采用这种技术。介质研磨主要通过球磨机实现，其基本过程为，将药物与适量稳定剂、溶剂混合形成粗浆，球磨机研磨，通过药物和研磨介质间的撞击力，将药物晶体粉碎至纳米尺度。介质研磨法通用性好，适用于在水和有机溶剂中溶解性都不好的药物，其操作简单、生产成本低，且易于放大。但介质研磨法的主要缺点是，在生产过程中，研磨介质可能脱落，造成产品污染。高压乳匀法通过高压乳匀机，高压下使药物混悬液快速通过匀质通道，借助空化作用、高剪切力和碰撞等，降低药物颗粒粒径。和介质研磨法类似，高压乳匀法也适用于在水和有机溶剂中溶解度都不好的药物。高压乳匀法的缺点是设备昂贵、耗能高，也需要在高压乳匀前对药物进行微粉化处理。目前，已经成功上市了采用高压乳匀法制备的非诺贝特纳米结晶。

2. 凝聚法

凝聚法，即利用结晶技术制备纳米结晶的方法，成核和晶体生长是最关键的步骤。晶核形成的速率越快，导致形成的晶核越多，最终得到的纳米结晶更均匀，且粒径更小。与分散法相比，凝聚法耗能低，且所产生的纳米结晶完整度较好。但是，结晶过程比较难以控制。溶剂—非溶剂沉淀法是最常用的凝聚法，即将药物溶解到良溶剂中得到药物溶液，然后将此药物溶液与非溶剂混合，使得药物结晶析出。但此过程中，往往会引入乙醇、甲醇、乙腈和丙酮等有机溶剂，会引起终产品中溶剂残留等问题。此外，溶剂与非溶剂的体积比、温度等因素都会影响所得纳米结晶的粒径和粒径分布。

（三）纳米结晶的评价

1. 晶型

药物的晶型发生改变，会导致其溶解度产生变化，从而影响其透皮能力。通常采用 X 射线衍射法（XRD）来区别晶态和非晶态。也可以通过差式扫描量热法（DSC）来分析样品的熔融分解情况以及是否有转晶或混晶现象。

2. 形态

一般通过扫描电镜和透射电镜对纳米结晶的形态进行观察。

3. 体外溶出和透皮吸收

通常采用 Franz 扩散池来研究纳米结晶的体外溶出和透皮吸收。

（四）纳米结晶在中药透皮方面的应用

1. 小檗碱

小檗碱是中药黄连的活性成分之一，具有抗菌和抗肿瘤等药理作用。徐和[173]等采用十二烷基硫酸钠和聚维酮 K30 作为稳定剂，通过高压乳匀法制备小檗碱纳米结晶，并通过物理吸附技术将盐酸小檗碱纳米结晶包载于水凝胶复合织物中，且其载药量为 0.8%。通过红外光谱图，可知盐酸小檗碱成功地被包封于水凝胶的三维网格状结构中。在伤口感染的大鼠身上给予盐酸小檗碱水凝胶复合织物，发现伤口愈合加快，且有缓释功能，防止了换药过程中发生交叉感染。

2. 光甘草定

光甘草定是光果甘草根茎的主要活性成分之一，具有抗色素异常沉积、抗氧化、抗炎等药理作用，常用于治疗色斑和黄褐斑等皮肤疾病。但是由于光甘草定难溶于水且稳定性差，其在临床上的应用受限。为了改善光甘草定的透皮能力，提高其稳定性，胡进等[174]采用沉淀法结合高速剪切法制备了光甘草定纳米结晶，并采用Box–Behnken 响应面法优化了处方。最终，采用泊洛沙姆 188 作为表面活性剂，聚维酮 K30 作为稳定剂，制备了光甘草定纳米结晶混悬剂，其粒径在 150 nm 左右。和普通混悬液相比，纳米混悬剂的稳态透皮速率提高了约 10.7 倍。同时，还通过加入卡波姆 934P 制备了光甘草定纳米结晶凝胶剂，此凝胶剂为半透明状，体外稳态透皮速率为 25.92 $\mu g \cdot cm^{-2} \cdot h^{-1}$，和普通混悬液凝胶剂（2.41 $\mu g \cdot cm^{-2} \cdot h^{-1}$）相比，有显著提高。对大鼠背部皮肤多次给药，发现药物对皮肤无刺激性，此纳米结晶凝胶剂室温放置 3 个月后无沉淀或聚集现象。

3. 姜黄素

姜黄素是姜科植物郁金的主要活性成分，具有抗炎、抗氧化和抗肿瘤等药理作用。Lucie 等[175]采用 SmartCrystals® 技术，即将介质研磨法和高压乳匀法相结合，用烷基聚糖苷表面活性剂作为稳定剂，成功制备了粒径在 200 nm 左右姜黄素纳米结晶。使用羟丙基纤维素（HPC）凝胶作为凝胶剂，制备浓度分别为 2%、0.2%、0.02%和 0.002% 纳米结晶凝胶剂。浓度为 2%、0.2% 和 0.02% 的制剂有相似的体外透皮曲线，但浓度为 0.002% 姜黄素纳米结晶制剂中，透皮速度明显降低。通过观察光学显微镜图片和荧光显微镜图片，可以发现姜黄素纳米结晶在毛囊处有聚集。实验表明通过 SmartCrystals® 技术制备的姜黄素纳米结晶在皮肤给药中具有较好的应用前景，此外，在姜黄素纳米结晶皮肤制剂中，纳米结晶的理想浓度为 0.02%。

结语

新型给药系统的发展为中药的经皮递送带来了契机，促进了中药成分的透皮吸收。然而，现有研究均采用化学药物制剂的研究思路，以中药单体成分为研究对象，即使以中药提取物为研究对象，也仅仅以单一或几个单体成分作为检测指标，忽略了复杂中药成分间的相互影响，无法体现中医、中药特色。另外，对于新型给药系统经皮给药后的体内命运的研究较少，对于相应作用机制的揭示，有利于发展新型透皮给药系统。中药成分复杂，剂量较大，而以纳米载体构建的新型给药系统载药量有限，难以实现对中药成分的高效包载。如何结合中药的特点，构建适用于中药特色的新型经皮给药系统，开发针对新型中药经皮给药系统的质量评价方法，是进行中药新型经皮给药系统研发需要解决的关键问题。

参考文献

[1] Pandey V, Golhani D, Shukla R. Ethosomes : versatile vesicular carriers for efficient transdermal delivery of therapeutic agents [J]. Drug Deliv, 2015, 22 : 988–1002.

[2] Planas ME, Gonzalez P, Rodriguez L, et al. Noninvasive percutaneous induction of topical analgesia by a new type of drug carrier, and prolongation of local pain insensitivity by anesthetic liposomes [J]. Anesth Analg, 1992, 75 : 615–621.

[3] Cevc G, Schätzlein A, Blume G. Transdermal drug carriers : Basic properties, optimization and transfer efficiency in the case of epicutaneously applied peptides [J]. J Control Release, 1995, 36 : 3–16.

[4] Cevc DG. Transdermal Drug Delivery of Insulin with Ultradeformable Carriers [J]. Clinic Pharmacokinet, 2003, 42 : 461–474.

[5] 丁平田, 赵红. 透皮吸收药物的载体——传递体 [J]. 世界临床药物, 1997, 1 : 48–51.

[6] Touitou E, Dayan N, Bergelson L, et al. Ethosomes – novel vesicular carriers for enhanced delivery : characterization and skin penetration properties [J]. J Control Release, 2000, 65 (3) : 403–418.

[7] Vora B, Khopade AJ, Jain NK. Proniosome based transdermal delivery of levonorgestrel for effective contraception [J]. J Control Release, 1998, 54 : 149–165.

[8] Mokhtar M, Sammour OA, Hammad MA, et al. Effect of some formulation parameters on flurbiprofen encapsulation and release rates of niosomes prepared from proniosomes [J]. Int J Pharm, 2008, 361 : 104–111.

[9] Zhang H, Zhang K, Li Z, et al. In Vivo Microdialysis for Dynamic Monitoring of the Effectiveness of Nano–liposomes as Vehicles for Topical Psoralen Application [J]. Biol Pharm Bull, 2017, 40 : 1996–2000.

［10］卢懿，侯世祥，姚倩，等．长春新碱透皮给药系统筛选及其透皮机理研究［J］．高技术通讯，2006，16：271-274．

［11］Zhang Y, Zhang K, Wu Z, et al. Evaluation of transdermal salidroside delivery using niosomes via in vitro cellular uptake［J］. Int J Pharm, 2015, 478：138-146.

［12］Song J, Shi F, Zhang Z, et al. Formulation and evaluation of celastrol-loaded liposomes［J］. Molecules, 2011, 16：7880-7892.

［13］王娟，郑杭生，魏燕，等．盐酸青藤碱挥发油边缘活化PEG修饰传递体的离体皮肤渗透研究［J］．中草药，2016，47：3602-3609．

［14］Shen LN, Zhang YT, Wang Q, et al. Enhanced in vitro and in vivo skin deposition of apigenin delivered using ethosomes［J］. Int J Pharm, 2014, 460：280-288.

［15］Fan Y, Song X, Gao Y, et al. Preparation and optimization of ophiopogon polysaccharide liposome and its activity on Kupffer cells［J］. Int J Pharm, 2014, 477：421-430.

［16］姜素芳，姚瑶，陶昱斐，等．盐酸青藤碱传递体的制备及质量评价［J］．中草药，2007，38：362-365．

［17］王建筑，毕研平，李菲，等．Box-Behnken效应面法优化苦参碱类脂囊泡的处方［J］．中国现代应用药学，2015，11：1342-1346．

［18］Li Z, Liu M, Wang H, et al. Increased cutaneous wound healing effect of biodegradable liposomes containing madecassoside：preparation optimization, in vitro dermal permeation, and in vivo bioevaluation［J］. Int J Nanomedicine, 2016, 11：2995-3007.

［19］Yu Y, Lu Y, Bo R, et al. The preparation of gypenosides liposomes and its effects on the peritoneal macrophages function in vitro［J］. Int J Pharm, 2014, 460：248-254.

［20］秦晶．RGD介导脑靶向阿魏酸脂质体的研究［D］．沈阳药科大学，2007．

［21］El Maghraby GM, Williams AC, Barry BW. Skin delivery of oestradiol from lipid vesicles：importance of liposome structure［J］. Int J Pharm, 2000, 204：159-169.

［22］Warner RR, Myers MC, Taylor DA. Electron Probe Analysis of Human Skin：Determination of the Water Concentration Profile［J］. J Invest Dermatol, 1988, 90：218-224.

［23］Pierre MB, Dos Santos Miranda Costa I. Liposomal systems as drug delivery vehicles for dermal and transdermal applications［J］. Arch Dermatol Res, 2011, 303：607-621.

［24］金海蓉．白藜芦醇脂质体凝胶对小鼠银屑病模型的治疗及经皮给药药代动力学研究［D］．第二军医大学，2015．

［25］翁伟宇．草乌甲素经皮渗透特性及其透皮给药系统的研究［D］．复旦大学．2003．

［26］褚智东．EPC/CH-茶多酚柔性脂质的制备与性能研究［D］．华南理工大学．2014．

［27］卢懿．抗恶性淋巴瘤中药有效成分长春新碱透皮靶向给药系统及其转运机理的研究［D］．四

川大学. 2006.

[28] 吴焕林. 丹参素纳米柔性脂质体控释型皮肤贴片的研制［D］. 中南大学. 2008.

[29] Verma DD, Verma S, Blume G, et al. Particle size of liposomes influences dermal delivery of substances into skin［J］. Int J Pharm, 2003, 258: 141-151.

[30] Coderch L, de Pera M, Perez-Cullell N, et al. The effect of liposomes on skin barrier structure［J］. Skin Pharmacol Appl Skin Physiol, 1999, 12: 235-246.

[31] Sentjurc M, Vrhovnik K, Kristl J. Liposomes as a topical delivery system: the role of size on transport studied by the EPR imaging method［J］. J Control Release, 1999, 59: 87-97.

[32] Yilmaz E, Borchert HH. Effect of lipid-containing, positively charged nanoemulsions on skin hydration, elasticity and erythema—An in vivo study［J］. Int J Pharm, 2006, 307: 232-238.

[33] Touitou E, Dayan N, Bergelson L, et al. Ethosomes – novel vesicular carriers for enhanced delivery: characterization and skin penetration properties［J］. J Control Release, 2000, 65: 403-418.

[34] Li G, Fan Y, Fan C, et al. Tacrolimus-loaded ethosomes: physicochemical characterization and in vivo evaluation［J］. Eur J Pharm Biopharm, 2012, 82: 49-57.

[35] López-Pinto JM, González-Rodríguez ML, Rabasco AM. Effect of cholesterol and ethanol on dermal delivery from DPPC liposomes［J］. Int J Pharm, 2005, 298: 1-12.

[36] Fang Y-P, Tsai Y-H, Wu P-C, et al. Comparison of 5-aminolevulinic acid-encapsulated liposome versus ethosome for skin delivery for photodynamic therapy［J］. Int J Pharm, 2008, 356: 144-152.

[37] Ahad A, Aqil M, Kohli K, et al. Enhanced transdermal delivery of an anti-hypertensive agent via nanoethosomes: Statistical optimization, characterization and pharmacokinetic assessment［J］. Int J Pharm, 2013, 443: 26-38.

[38] Jadhav KR. Applications of microemulsion based drug delivery system［J］. Cur Drug Deliv, 2006, 3: 267-273.

[39] Slomkowski S, Alemán JV, Gilbert RG, et al. Terminology of polymers and polymerization processes in dispersed systems（IUPAC Recommendations 2011）［J］. Pure Appl Chem, 2011. 83: 2229-2259.

[40] Lu Y, Qi J, Wu W. Absorption, disposition and pharmacokinetics of nanoemulsions［J］. Curr Drug Metab, 2012, 13: 396-417.

[41] 康荣荣, 杨苏芳, 韩萌, 等. 微乳在经皮给药系统中的应用［J］. 中南药学, 2014, 3: 253-258.

[42] 高鹏飞. 经皮渗透促进剂的研究［J］. 广州化工, 2010, 38: 42-43.

［43］Azeem A, Khan ZI, Aqil M, et al. Microemulsions as a surrogate carrier for dermal drug delivery ［J］. Drug Dev Ind Pharm，2009，35：525-547.

［44］韩旻，傅韶，方晓玲. 三七总皂苷油包水微乳的处方筛选及体内外评价［J］. 药学学报. 2007，42：780-786.

［45］Dreher F, Walde P, Luisi PL, et al. Human skin irritation studies of a lecithin microemulsion gel and of lecithin liposomes［J］. Skin Pharmacol Phys，1996，9：124-129.

［46］Sintov AC, Shapiro L. New microemulsion vehicle facilitates percutaneous penetration in vitro and cutaneous drug bioavailability in vivo［J］. J Control Release，2004，95：173-183.

［47］肖衍宇，刘芳，陈志鹏，等. 氟尿嘧啶经皮给药微乳凝胶的研究. 药学学报，2010，45：1440-1446.

［48］Djordjevic L, Primorac MM, Krajisnik D. Characterization of caprylocaproyl macrogolglycerides based microemulsion drug delivery vehicles for an amphiphilic drug［J］. Int J Pharm，2004，271：11-19.

［49］Kitagawa S, Tanaka Y, Tanaka M, et al. Enhanced skin delivery of quercetin by microemulsion［J］. J Pharm Pharmacol，2009，61：855-860.

［50］Okur NÜ, Apaydın Ş, Yavaşoğlu NÜK, et al. Evaluation of skin permeation and anti-inflammatory and analgesic effects of new naproxen microemulsion formulations［J］. Int J Pharm，2011，416：136-144.

［51］Panapisal V, Charoensri S, Tantituvanont A. Formulation of microemulsion systems for dermal delivery of silymarin［J］. AAPS PharmSciTech，2012，13：389-399.

［52］Yuan Y, Li SM, Mo FK, et al. Investigation of microemulsion system for transdermal delivery of meloxicam［J］. Int J Pharm，2006，321：117-123.

［53］Tian Q, Ren F, Xu Z, et al. Preparation of high solubilizable microemulsion of naproxen and its solubilization mechanism［J］. Int J Pharm，2012，426：202-210.

［54］Valenta C, Schultz K. Influence of carrageenan on the rheology and skin permeation of microemulsion formulations［J］. J Control Release，2004，95：257-265.

［55］Paolino D, Ventura CA, Nisticò S, et al. Lecithin microemulsions for the topical administration of ketoprofen：percutaneous adsorption through human skin and in vivo human skin tolerability［J］. Int J Pharm，2002，244：21-31.

［56］Spiclin P, Gasperlin M, Kmetec V. Stability of ascorbyl palmitate in topical microemulsions［J］. Int J Pharm，2001，222：271-279.

［57］Xing Q, Song J, You X, et al. Microemulsions containing long chain oil ethyl oleate improve the oral bioavailability of piroxicam by increasing drug solubility and lymphatic transportation simultaneously［J］．Int J Pharm，2016，511：709-718．

［58］马惠贤．咖啡因微乳局部靶向给药系统用于抑制 UVB 诱导皮肤癌的研究［D］．天津大学．2015．

［59］Callender SP，Mathews JA，Kobernyk K，et al．Microemulsion utility in pharmaceuticals：Implications for multi-drug delivery［J］．Int J Pharm，2017，526：425-442．

［60］Kreilgaard M，Pedersen EJ，Jaroszewski JW．NMR characterisation and transdermal drug delivery potential of microemulsion systems［J］．J Control Release，2000，69：421-433．

［61］邱少峰．非洛地平微乳经皮给药制剂研究［D］．天津大学．2012．

［62］Hua L，Weisan P，Jiayu L，et al．Preparation，evaluation，and NMR characterization of vinpocetine microemulsion for transdermal delivery［J］．Drug Dev Ind Pharm，2004，30：657-666．

［63］Fanun M．Microemulsions：properties and applications［M］．Nihon Chikusan Gakkaiho，2009．

［64］Prince L．Microemulsions Theory and Practice［M］．New York：Academic Press，1977．

［65］Mittal KL．Micellization，Solubilization，and Microemulsions［J］．Colloid Polym Sci，1980，258：980-981．

［66］Zhou M，Rhue RD．Effect of Interfacial Alcohol Concentrations on Oil Solubilization by Sodium Dodecyl Sulfate Micelles［J］．J Colloid Interf Sci，2000，228：18-23．

［67］Schulman JH，Stoeckenius W，Prince LM．Mechanism of Formation and Structure of Micro Emulsions by Electron Microscopy［J］．J Phys Chem，1959，63：1677-1680．

［68］Mittal KL．Micellization，solubilization，and microemulsions［M］．Plenum Press，1977．

［69］Mitchell DJ，Ninham BW．Curvature elasticity of charged membranes［J］．Langmuir，1989，5：1121-1123．

［70］白永庆，龚福忠，李丹，等．微乳液的结构性质及其应用进展［J］．化工技术与开发，2007，36：24-28．

［71］MauriceBourrel，Schechter R．Microemulsions and related systems：formulation，solvency，and physical properties［M］．M．Dekker，1988．

［72］刘向军．均相微乳液驱室内研究［D］．西安石油大学，2015．

［73］Callender SP，Mathews JA，Kobernyk K，et al．Microemulsion utility in pharmaceuticals：implications for multi-drug delivery［J］．Int J Pharm，2017，526：425-442．

［74］潘国梁，贾晓斌，魏惠华，等．药用微乳伪三元相图的几种制备方法比较研究［J］．中国药房，2006，17：21-23．

［75］Sintov AC，Botner S．Transdermal drug delivery using microemulsion and aqueous systems：influence of skin storage conditions on the in vitro permeability of diclofenac from aqueous vehicle systems［J］．Int J Pharm，2006，311：55-62．

［76］陈丽华，赵小婷，吴德智，等．电导率法筛选微乳处方及对其相行为的研究［J］．中国药学杂志，2011，1：40–43．

［77］韩盈，刘继勇，王玫，等．丹皮酚微乳的制备及经皮吸收研究［J］．中国医药工业杂志，2009，40：671–675．

［78］Hathout RM, Woodman TJ, Mansour S, et al. Microemulsion formulations for the transdermal delivery of testosterone［J］. Eur J Pharm Sci, 2010, 40：188–196.

［79］Kajbafvala A, Salabat A, Salimi A. Formulation, characterization and in–vitro/ex–vivo evaluation of quercetin–loaded microemulsion for topical application［J］. Pharm Dev Tech, 2018, 23：741–750.

［80］张淼．拟三元系微乳相图与其粘度、电导性质研究［D］．苏州大学，2012．

［81］Fu X, Feng F, Huang B. Physicochemical characterization and evaluation of a microemulsion system for antimicrobial activity of glycerol monolaurate［J］. Int J Pharm, 2006, 321：171–175.

［82］Obitte NC, Rohan LC, Adeyeye CM, et al. The utility of self–emulsifying oil formulation to improve the poor solubility of the anti HIV drug CSIC［J］. AIDS Res Therapy, 2013, 10：14.

［83］Sepeur S. Nanotechnology：Technical Basics and Applications［M］. Vincentz Network, 2008.

［84］Mishra R, Prabhavalkar KS, Bhatt LK. Preparation, optimization, and evaluation of Zaltoprofen–loaded microemulsion and microemulsion–based gel for transdermal delivery［J］. J Liposome Res, 2016, 26：297–306.

［85］Ambade KW, Jadhav SL, Gambhire MN, et al. Formulation and evaluation of flurbiprofen microemulsion［J］. Cur Drug Del, 2008, 5：32–41.

［86］Azeem A, Rizwan M, Ahmad FJ, et al. Nanoemulsion components screening and selection：a technical note［J］. AAPS PharmSciTech, 2009, 10：69–76.

［87］Carvalho AL, Silva JA, Lira AA, et al. Evaluation of Microemulsion and Lamellar Liquid Crystalline Systems for Transdermal Zidovudine Delivery［J］. J Pharm Sci, 2016, 105：2188–2193.

［88］韩旭华．白芍有效成分经皮微乳的抗炎镇痛作用及其药效物质基础［D］．北京中医药大学，2006．

［89］翁婷．雷公藤微乳凝胶剂体外透皮和药效学初步研究［D］．华中科技大学，2004．

［90］Jiang S, Liang Z, Hao L, et al. Investigation of signaling molecules and metabolites found in crustacean hemolymph via in vivo microdialysis using a multifaceted mass spectrometric platform［J］. Electrophoresis, 2016, 37：1031–1038.

［91］Guo J, Shang EX, Duan JA, et al. Determination of ligustilide in the brains of freely moving rats using microdialysis coupled with ultra performance liquid chromatography/mass spectrometry［J］. Fitoterapia, 2011, 82：441-445.

［92］陈芳, 胡晋红, 朱全刚. 微透析技术在皮肤药动学研究中的应用［J］. 药学服务与研究, 2012, 12：30-33.

［93］张泉龙, 贾正平, 胡晋红, 等. 在体皮肤微透析的建立及对乌头碱经皮给药药代动力学研究［J］. 药物分析杂志, 2011, 7：1237-1244.

［94］吴修富, 高培平, 苑振亭, 等. 蛇床子素在人皮肤角质层和去角质层皮肤中的分布测定［J］. 中国医院药学杂志, 2017, 27：49-51.

［95］Savić V, Todosijević M, Ilić T, et al. Tacrolimus loaded biocompatible lecithin-based microemulsions with improved skin penetration：Structure characterization and in vitro/in vivo performances［J］. World J Microbiol Biotechnol, 2017, 529：491-505.

［96］Kemken J, Ziegler A, Müller BW. Influence of Supersaturation on the Pharmacodynamic Effect of Bupranolol After Dermal Administration Using Microemulsions as Vehicle［J］. Pharm Res, 1992, 9：554-558.

［97］邵建芳, 孙占国. 微乳经皮给药系统的研究进展［J］. 中国医药指南, 2011, 35：289-291.

［98］Rhee YS, Choi JG, Park ES, et al. Transdermal delivery of ketoprofen using microemulsions［J］. Int J Pharm, 2001, 228：161-170.

［99］Kweon JH, Chi SC, Park ES. Transdermal delivery of diclofenac using microemulsions［J］. Arch Pharm Res, 2004, 27（3）：351-356.

［100］Hoppel M, Ettl H, Holper E, et al. Influence of the composition of monoacyl phosphatidylcholine based microemulsions on the dermal delivery of flufenamic acid［J］. Int J Pharm, 2014, 475：156-162.

［101］Osborne DW, Ward AJ, O'Neill KJ. Microemulsions as topical drug delivery vehicles：in-vitro transdermal studies of a model hydrophilic drug［J］. J Pharm Pharmacol, 2011, 43：451-454.

［102］Sintov AC, Shapiro L. New microemulsion vehicle facilitates percutaneous penetration in vitro and cutaneous drug bioavailability in vivo［J］. J Control Release, 2004, 95：173-183.

［103］Gasco MR, Gallarate M, Pattarino F. In vitro permeation of azelaic acid from viscosized microemulsions［J］. Int J Pharm, 1991, 69：193-196.

［104］Su R, Fan W, Yu Q, et al. Size-dependent penetration of nanoemulsions into epidermis and hair follicles：implications for transdermal delivery and immunization［J］. Oncotarget, 2017, 8：38214-38226.

［105］Podlogar F, Gasperlin M, Tomsic M, et al. Structural characterisation of water-Tween 40/Imwitor 308-isopropyl myristate microemulsions using different experimental methods［J］. Int J Pharm,

2004，276：115-128．

［106］董晓卉，柯学．美洛昔康微乳的结构对其经皮性质的影响［J］.中国药科大学学报，2010，41：235-239．

［107］El Maghraby GM, Williams AC, Barry BW. Interactions of surfactants（edge activators）and skin penetration enhancers with liposomes［J］. Int J Pharm，2004，276：143-161．

［108］Dreher F, Walde P, Walther P, et al. Interaction of a lecithin microemulsion gel with human stratum corneum and its effect on transdermal transport［J］. J Control Release，1997，45：131-140．

［109］吴玉梅，陈晓兰，唐红艳，等．雪上一枝蒿总生物碱微乳凝胶的制备及质量评价［J］.中国实验方剂学杂志，2016，22：10-13．

［110］魏文珍，陈晓兰，吴玉梅，等．雪上一枝蒿微乳体外透皮及影响因素研究［J］.时珍国医国药，2015，26：2132-2134．

［111］张广唱，郭殿锐，武哲丽，等．吴茱萸水包油微乳巴布剂的体外透皮吸收特性［J］.中国实验方剂学杂志，2015，21：1-4．

［112］谢敏，邢建国，王新春，等．天山雪莲透皮微乳制备处方优化［J］.中国实验方剂学杂志，2012，18：8-11．

［113］刘继勇，韩盈，杨明，等．丹皮酚微乳凝胶剂的制备及体外透皮特性研究［J］.中国中药杂志，2009，34：2730-2733．

［114］赵永哲，刘继勇，胡晋红，等．苦参碱微乳的制备及透皮研究［J］.药学服务与研究，2008，4：252-254．

［115］张鹏威．辣椒碱透皮微乳的研究［D］.天津大学．2009．

［116］余雅婷，朱卫丰，陈丽华，等．雷公藤甲素微乳凝胶的制备及体外透皮性能考察［J］.中国医院药学杂志，2016，36：1087-1091．

［117］李西林，栾晶，王慧，等．高乌甲素微乳的研制与评价［J］.上海中医药大学学报，2012，26：98-101．

［118］庞博，王园．苍术油作为微乳油相促进丹皮酚透皮吸收的实验研究［J］.甘肃中医学院学报，2013，30：17-19．

［119］陈晶晶，夏静，宋佳，等．丁香花蕾油作为微乳的油相促进黄芩苷透皮吸收的研究［J］.现代生物医学进展，2016，16：410-413．

［120］任瑾，方正杰．芹菜素茶油微乳的制备及其透皮性能的考察［J］.广州化工，2017，45：57-60．

［121］Feeney OM, Crum MF, McEvoy CL, et al. 50years of oral lipid-based formulations：Provenance, progress and future perspectives［J］. Adv Drug Deliver Rev，2016，101：167-194．

［122］Naseri N, Valizadeh H, Zakeri-Milani P. Solid lipid nanoparticles and nanostructured lipid carriers : structure, preparation and application [J]. Adv Pharm Bull. 2015, 5 : 305–313.

[123] Tseng YC, Xu Z, Guley K, et al. Lipid–calcium phosphate nanoparticles for delivery to the lymphatic system and SPECT/CT imaging of lymph node metastases [J]. Biomaterials, 2014, 35 : 4688–4698.

[124] Silva AC, Amaral MH, Lobo JM, et al. Lipid nanoparticles for the delivery of biopharmaceuticals [J]. Curr Pharm Biotechnol, 2015, 16 : 291–302.

[125] Cipolla D, Shekunov B, Blanchard J, et al. Lipid–based carriers for pulmonary products : preclinical development and case studies in humans [J]. Adv Drug Deliver Rev, 2014, 75 : 53–80.

[126] Jaiswal P, Gidwani B, Vyas A. Nanostructured lipid carriers and their current application in targeted drug delivery [J]. Artif Cells Nanomed Biotechnol, 2016, 44 : 27–40.

[127] Muller RH, Radtke M, Wissing SA. Solid lipid nanoparticles (SLN) and nanostructured lipid carriers (NLC) in cosmetic and dermatological preparations [J]. Adv Drug Deliver Rev, 2002, 54Suppl 1 : S131–155.

[128] Muller RH, Shegokar R, Keck CM. 20years of lipid nanoparticles (SLN and NLC): present state of development and industrial applications [J]. Curr Drug Discov Technol, 2011, 8 : 207–227.

[129] Das S, Chaudhury A. Recent advances in lipid nanoparticle formulations with solid matrix for oral drug delivery [J]. AAPS PharmSciTech, 2011, 12 : 62–76.

[130] Parhi R, Suresh P. Preparation and characterization of solid lipid nanoparticles–a review [J]. Curr Drug Discov Technol, 2012, 9 : 2–16.

[131] Yang R, Gao R, Li F, et al. The influence of lipid characteristics on the formation, in vitro release, and in vivo absorption of protein–loaded SLN prepared by the double emulsion process [J]. Drug Dev Ind Pharm, 2011, 37 : 139–148.

[132] Zhang N, Ping QN, Huang GH, et al. Lectin–modified solid lipid nanoparticles as carriers for oral administration of insulin [J]. Int J Pharm, 2006, 327 : 153–159.

[133] Almeida AJ, Runge S, Muller RH. Peptide–loaded solid lipid nanoparticles (SLN): Influence of production parameters [J]. Int J Pharm, 1997, 149 : 255–265.

[134] de Jesus MB, Zuhorn IS. Solid lipid nanoparticles as nucleic acid delivery system : properties and molecular mechanisms [J]. J Control Release, 2015, 201 : 1–13.

[135] del Pozo–Rodriguez A, Pujals S, Delgado D, et al. A proline–rich peptide improves cell transfection of solid lipid nanoparticle–based non–viral vectors [J]. J Control Release, 2009, 133 : 52–59.

［136］Lauterbach A, Muller–Goymann CC. Applications and limitations of lipid nanoparticles in dermal and transdermal drug delivery via the follicular route［J］. Eur J Pharm Biopharm, 2015, 97：152–163.

［137］Pardeike J, Hommoss A, Muller RH. Lipid nanoparticles（SLN, NLC）in cosmetic and pharmaceutical dermal products［J］. Int J Pharm, 2009, 366：170–184.

［138］Wissing SA, Muller RH. The influence of solid lipid nanoparticles on skin hydration and viscoelasticity--in vivo study［J］. Eur J Pharm Biopharm, 2003, 56：67–72.

［139］Mitri K, Shegokar R, Gohla S, et al. Lipid nanocarriers for dermal delivery of lutein：preparation, characterization, stability and performance［J］. Int J Pharm, 2011, 414：267–275.

［140］Han SB, Kwon SS, Jeong YM, et al. Physical characterization and in vitro skin permeation of solid lipid nanoparticles for transdermal delivery of quercetin［J］. Int J Cosmet Sci, 2014, 36：588–597.

［141］Marengo E, Cavalli R, Caputo O, et al. Scale–up of the preparation process of solid lipid nanospheres. Part I［J］. Int J Pharm, 2000, 205：3–13.

［142］Heydenreich AV, Westmeier R, Pedersen N, et al. Preparation and purification of cationic solid lipid nanospheres--effects on particle size, physical stability and cell toxicity［J］. Int J Pharm, 2003, 254：83–87.

［143］Cavalli R, Morel S, Gasco MR, et al. Preparation and evaluation in–vitro of colloidal lipospheres containing pilocarpine as ion–pair［J］. Int J Pharm, 1995, 117：243–246.

［144］Mukherjee S, Ray S, Thakur RS. Solid lipid nanoparticles：a modern formulation approach in drug delivery system［J］. Indian J Pharm Sci, 2009, 71：349–358.

［145］Raza K, Shareef MA, Singal P, et al. Lipid–based capsaicin–loaded nano–colloidal biocompatible topical carriers with enhanced analgesic potential and decreased dermal irritation［J］. J Liposome Res, 2014, 24：290–296.

［146］Andrade LM, de Fatima Reis C, Maione–Silva L, et al. Impact of lipid dynamic behavior on physical stability, in vitro release and skin permeation of genistein–loaded lipid nanoparticles［J］. Eur J Pharm Biopharm, 2014, 88：40–47.

［147］Patel PA, Patil SC, Kalaria DR, et al. Comparative in vitro and in vivo evaluation of lipid based nanocarriers of Huperzine A［J］. Int J Pharm, 2013, 446：16–23.

［148］Lemos–Senna E, Wouessidjewe D, Lesieur S, et al. Preparation of amphiphilic cyclodextrin nanospheres using the emulsification solvent evaporation method. Influence of the surfactant on preparation and hydrophobic drug loading［J］. Int J Pharm, 1998, 170：119–128.

［149］Tan CP, Nakajima M. beta–Carotene nanodispersions：preparation, characterization and stability evaluation〔J〕. Food Chem, 2005, 92：661-671.

〔150〕Fan X, Chen J, Shen Q. Docetaxel-nicotinamide complex-loaded nanostructured lipid carriers for transdermal delivery〔J〕. Int J Pharm, 2013, 458：296-304.

〔151〕Freitas C, Müller RH. Correlation between long-term stability of solid lipid nanoparticles（SLN™）and crystallinity of the lipid phase〔J〕. Eur J Pharm Biopharm, 1999, 47：125-132.

〔152〕Jenning V, Schäfer-Korting M, Gohla S. Vitamin A-loaded solid lipid nanoparticles for topical use：drug release properties〔J〕. J Control Release, 2000, 66：115-126.

〔153〕Bunjes H, Steiniger F, Richter W. Visualizing the Structure of Triglyceride Nanoparticles in Different Crystal Modifications〔J〕. Langmuir, 2007, 23：4005-4011.

〔154〕Estella-Hermoso de Mendoza A, Rayo M, Mollinedo F, et al. Lipid nanoparticles for alkyl lysophospholipid edelfosine encapsulation：development and in vitro characterization〔J〕. Eur J Pharm Biopharm, 2008, 68：207-213.

〔155〕Muller RH, Runge SA, Ravelli V, et al. Cyclosporine-loaded solid lipid nanoparticles（SLN）：drug-lipid physicochemical interactions and characterization of drug incorporation〔J〕. Eur J Pharm Biopharm, 2008, 68：535-544.

〔156〕Andrade LM, de Fátima Reis C, Maione-Silva L, et al. Impact of lipid dynamic behavior on physical stability, in vitro release and skin permeation of genistein-loaded lipid nanoparticles〔J〕. Eur J Pharm Biopharm, 2014, 88：40-47.

〔157〕Fang JY, Fang CL, Liu CH, et al. Lipid nanoparticles as vehicles for topical psoralen delivery：solid lipid nanoparticles（SLN）versus nanostructured lipid carriers（NLC）〔J〕. Eur J Pharm Biopharm, 2008, 70：633-640.

〔158〕宋艳丽, 徐坤, 韩腾飞, 等. 甘草次酸固体脂质纳米凝胶的制备及体外透皮效应〔J〕. 中成药, 2014, 28：952-956.

〔159〕陈希. 黄芪甲苷固体脂质纳米粒凝胶的制备及其对创伤修复和疤痕抑制的研究〔D〕. 浙江大学, 2013.

〔160〕Mei Z, Chen H, Weng T, et al. Solid lipid nanoparticle and microemulsion for topical delivery of triptolide〔J〕. Eur J Pharm Biopharm, 2003, 56：189-196.

〔161〕黄碧瑜, 黄海潮. 鬼臼毒素固体脂质纳米粒经皮渗透和皮肤贮留研究〔J〕. 广东药学院学报, 2009, 25：564-569.

〔162〕Venuganti VV, Sahdev P, Hildreth M, et al. Structure-skin permeability relationship of dendrimers〔J〕. Pharm Res, 2011, 28：2246-2260.

〔163〕Mignani S, El Kazzouli S, Bousmina M, et al. Expand classical drug administration ways by emerging routes using dendrimer drug delivery systems：a concise overview〔J〕. Adv Drug

Deliver Rev, 2013, 65: 1316–1330.

[164] Chauhan AS, Sridevi S, Chalasani KB, et al. Dendrimer-mediated transdermal delivery: enhanced bioavailability of indomethacin [J]. J Control Release, 2003, 90: 335–343.

[165] Kuchler S, Radowski MR, Blaschke T, et al. Nanoparticles for skin penetration enhancement——a comparison of a dendritic core-multishell-nanotransporter and solid lipid nanoparticles [J]. Eur J Pharm Biopharm, 2009, 71: 243–250.

[166] Venuganti VV, Perumal OP. Poly (amidoamine) dendrimers as skin penetration enhancers: Influence of charge, generation, and concentration [J]. J Pharm Sci, 2009, 98: 2345–2356.

[167] Alvarez-Roman R, Naik A, Kalia YN, et al. Skin penetration and distribution of polymeric nanoparticles [J]. J Control Release, 2004, 99: 53–62.

[168] Sun M, Fan A, Wang Z, et al. Dendrimer-mediated drug delivery to the skin [J]. Soft Matter, 2012, 8: 4301.

[169] Yang Y, Sunoqrot S, Stowell C, et al. Effect of size, surface charge, and hydrophobicity of poly (amidoamine) dendrimers on their skin penetration [J]. Biomacromolecules, 2012, 13: 2154–2162.

[170] Borowska K, Wolowiec S, Rubaj A, et al. Effect of polyamidoamine dendrimer G3and G4on skin permeation of 8-methoxypsoralene——in vivo study [J]. Int J Pharm, 2012, 426: 280–283.

[171] Tran TT, Tran PH, Khanh TN, et al. Solubilization of poorly water-soluble drugs using solid dispersions [J]. Recent Pat Drug Deliv Formul, 2013, 7: 122–133.

[172] Bikiaris DN. Solid dispersions, part II: new strategies in manufacturing methods for dissolution rate enhancement of poorly water-soluble drugs [J]. Expert Opin Drug Deliv, 2011, 8: 1663–1680.

[173] Xu H, Yuan XD, Shen BD, et al. Development of poly (N-isopropylacrylamide) /alginate copolymer hydrogel-grafted fabrics embedding of berberine nanosuspension for the infected wound treatment [J]. Journal Biomater Appl, 2014, 28: 1376–1385.

[174] 胡进. 光甘草定纳米结晶凝胶剂的制备与评价 [D]. 宁夏医科大学, 2016.

[175] Vidlarova L, Romero GB, Hanus J, et al. Nanocrystals for dermal penetration enhancement - Effect of concentration and underlying mechanisms using curcumin as model [J]. Eur J Pharm Biopharm, 2016, 104: 216–225.

第七章　中药经皮给药制剂的
设计与开发

中药经皮给药制剂的设计与优化是中药经皮给药新药开发的关键环节之一，关系到制剂的安全性、有效性、稳定性、可控性、依从性。

中药经皮给药制剂的临床疗效不仅取决于药物本身的作用，也与制剂的处方制备工艺密切相关。有些药物需发挥全身作用，即药物成分需进入体循环发挥疗效，在其经皮给药制剂处方中常需加入促渗剂，以保证有足够量的药物经皮渗透进入体循环。对于采用经皮给药发挥局部作用的药物制剂，则可通过选择、设计适宜的剂型，减少全身吸收，从而减少毒副作用。

中药经皮给药制剂的设计应在中医药理论指导下，对中药处方、药物剂型、制剂工艺等进行合理的设计。其设计的目的是根据临床用药需要和药物的理化性质，结合临床实践和中药现代研究的成果，采用现代经皮给药技术，运用科学的实验设计方法，拟定合理的药物处方，确定适宜的剂型，优化最佳的制备工艺，最终形成质量可靠、适合于生产和临床应用的中药经皮给药制剂。

第一节　中药经皮给药制剂的设计原则

中药经皮给药制剂的设计既要满足临床用药要求，又要适应药物的性质，还应结合工业化生产等因素进行全面考虑。在设计时应遵循以下基本原则，而其中安全性、有效性和质量可控性是中药经皮给药制剂设计的基本要素[1]。

一、安全性

安全性是在中药经皮给药制剂设计时应首要考虑的基本要素。在进行中药处方的选择设计时，应慎用有毒中药，对于既是毒性成分又是有效成分、治疗窗狭窄的药物，可选用适宜的剂型与辅料，控制其经皮吸收速率，避免因经皮吸收过快而产生的刺激性和毒副作用；在药物剂型设计时，应选择符合现行法律法规要求的现代剂型，慎选含有有毒有害基质的传统剂型；在制剂工艺设计时，应避免使用安全性差的溶剂、辅料，采用能尽量降低制剂的刺激性或毒副反应的工艺方法。

二、有效性

开发中药经皮给药制剂的前提是所载药物有确切的临床疗效，而适宜的剂型和制备工艺是使药物发挥疗效的关键。在制剂的设计阶段，应根据药物性质和临床需要尽量选择有助于药物疗效发挥的剂型。由于大多数中药经皮给药制剂是由中药复方制备而成，其所含药物成分十分复杂，且多数复方的功效物质基础不明确，因此在工艺设计中应特别关注各种工艺因素对于药物成分的影响。如进行制剂成型前处理工艺的设计时，若设计不合理，则难以有效提取、纯化中药有效成分，或者造成有效成分的损失与破坏，就会降低制剂的有效性。

三、稳定性

中药制剂的稳定性是有效性和安全性的重要保证。制剂设计要将稳定性纳入考虑范围，如在中药制剂前处理的过程中，应当选用适当的工艺，尽量减少原料药中的杂质或无效成分，避免其可能导致的使制剂中的有效成分降解或霉变等问题；在制剂工艺设计时，也需考察辅料对药物成分稳定性的影响，以及制备过程中的药物成分变化。

四、可控性

中药经皮给药制剂在工业生产过程中必须做到质量可控，才能确保临床应用的安全、有效。质量控制应在原料药、半成品和成品三个环节进行，应选择先进、成熟的制剂工艺与技术，确定合理的工艺参数，制定和完善质量标准。通过生产过程中相关工艺参数的控制，确保按照确定工艺生产的制剂符合质量标准的要求。

五、依从性

传统的中药经皮给药制剂临床用药剂量大，且制剂的外观、大小、形状、色泽、嗅味等在一定程度上影响了患者与医护人员对所用药物的接受程度，依从性差。因此，在剂型及制剂工艺设计时应尽量采用敷贴舒适、使用方便、过敏性及刺激性小，安全有效的现代剂型。

六、可行性

为确保制剂大规模工业生产的可能性，中药经皮给药制剂研究方案的设计必须是切实可行的。如在中药提取与纯化工艺的设计中，若采用大量毒性较大的有机溶剂，不仅对生产设施条件要求高，而且安全隐患大、生产成本高，故此类生产工艺的可行性小，也不能为企业所接受。在制剂设计时，还应考虑现有的制药设备或生产条件能否满足所设计的剂型和制备工艺的技术要求，应尽量简化制备工艺，降低生产成本，以提高制剂生产的可行性。

第二节 中药经皮给药制剂设计的内容与方法

中药经皮给药制剂的设计一般包括处方设计、剂型设计和工艺设计。三者在制剂设计中研究内容各不相同，但又相互联系、相互影响。因此，在制剂设计时应综合考虑[2, 3]。

一、处方设计

处方是药物发挥临床疗效的基础，处方设计是在中药经皮给药制剂研究中关键的环节，包括中药处方设计和制剂处方设计。

（一）中药处方设计

中药处方设计是指在中医药理论的指导下，根据临床需要、药物性质和制剂生产、质量控制等相关技术要求，对处方药物的组成及其配比进行优化，形成组方合理、临床定位明确的中药处方（方剂）的过程。为区别于天然药物，新颁布的《中药、天然药物注册分类及申报资料要求》规定用于中药组方的提取物、有效成分的起始原料为中药饮片，而用于天然药物组方的提取物、有效成分的起始原料为净制后的药材。中药处方设计应遵循以下原则。

1. 以中医药理论为指导

中医药理论是历代医家在长期的临床实践中，基于丰富的临床经验，总结出的独特的理论体系。理、法、方、药是中医药理论的重要组成部分，对中药经皮给药制剂的处方设计具有重要的指导作用。中药处方设计可按照"辨证立法，以法统方，据方选药"的辨证论治原则，以及"君、臣、佐、使"的方剂组方原则，针对拟外用治疗的"病"、"证"，确定相应的治法，以治法为指导选药组方。组方后，应阐述符合中医药理论的"方解"，确定方剂的功能主治及各味中药在方中的作用与配伍关系。

2. 以有效方药或有效物质为基础

中医药学在长期的医疗实践中，总结出许多法度严谨、结构完备、配伍得当、疗效突出的经皮给药方剂，来源主要包括：古代医籍经典名方、名老中医经验方、医院制剂处方、民间单验秘方、科研成果新方等，中药处方设计可在继承前人经验的基础上，结合中药经皮给药制剂的相关技术要求，对原有中药处方进行筛选和优化，对于优化的中药处方，参照中药新药临床试验的要求对其进行临床预试验，并根据所观察得到的临床疗效，评价处方优化的合理性以及进一步研发的可行性。

3. 应具有准确的临床定位和明显的组方特色

中药经皮给药制剂处方设计应充分发挥中医药外用治疗的优势，明确所治疗的"病"、"证"。此外，在药物组成上，与已上市的同类中成药组方相比较，应有明显的特点与优势，在保证临床疗效的前提下，尽可能地选用药味较少的中药复方。同时还应注意谨慎选用尚无法定标准的中药、毒性中药、国家保护的中药或稀缺中药；若有特殊炮制要求的药物，应在处方中予以注明；所选君药一般应具有可定量检测的有效成分或质控指标，以便进行制剂的质量控制；若采用有效成分或有效部位进行处方设计，应具备系统的活性筛选研究数据作为支撑，以避免因活性或疗效不确切而造成制剂研发的失败。

（二）制剂处方设计

制剂处方设计是中药材经过提取、纯化、浓缩与干燥等过程，获得中药提取物或有效成分（有效部位）后，根据临床要求，为制成适宜剂型的制剂，对制剂处方的辅料组成、药物与辅料的配比进行优化的过程，它与制剂的成型性、稳定性及药物的释放、吸收等密切相关。

1. 辅料的选择

药剂辅料不仅是原料药物制剂成型的物质基础，而且与制剂工艺过程的难易、药品的质量、稳定性与安全性、给药途径、作用方式、释药行为、临床疗效密切相关。辅料的选择一般应考虑以下原则：满足制剂成型、稳定、作用特点的要求，不与药物发生不良相互作用，避免影响药物的检测。由于中药经皮给药制剂的特殊性，部分辅料可能具有一定的药理活性，因此，选择辅料不仅要考虑其对生产工艺和制剂外观性质等方面的影响，而且要考虑其自身的生物活性等问题，辅料的用量应在尽可能少的情况下获得良好的制剂成型性。

对于含水量较高的制剂如水凝胶和水包油型（O/W）乳液，可适当添加水溶性醇如聚乙二醇、丙二醇、乙醇、异丙醇等，以提高药物的溶解度。丙二醇、甘油、甘油三乙酸酯和多元醇还具有较好的保湿作用，可改善霜剂、软膏的保湿和皮肤水合效果。霜剂、软膏中常用的某些脂质辅料具有较好的润肤效果，经常用于干性和炎症性皮肤病，如皮炎、银屑病和湿疹患者，可以保护和软化皮肤。

为了减少角质层的屏障功能，制剂处方中可添加促渗剂。在不影响处方药效的前提下，可以选用某些具有较好促渗作用的中药成分，如冰片、挥发油等。外用制剂中常用的氮酮、吡咯烷酮、脂肪酸、醇、二醇、表面活性剂和磷脂均具有一定的促透作用。其中，脂肪酸、醇、二醇和表面活性剂除了具有促透作用外，通常还具有增溶作用。促透剂的选择应结合制剂类型和性质而定，还应考虑促透剂潜在的药理活性、毒性、作用持续时间、促透机制、稳定性和依从性。

如果处方中含有易被氧化的药物成分，还需添加抗氧化剂。某些制剂辅料如固态油脂、脂肪和二乙基醚化合物如 Transcutol P® 可能含有少量的过氧化物，可能加速药物的氧化，应避免在含有易被氧化的药物制剂处方中使用。如处方中使用了不饱和油和脂肪酸作为基质，则需添加抗氧化剂，以抑制其酸败。常用抗氧化剂没食子酸烷基酯、丁基化羟基苯甲醚、丁基化羟基甲苯和生育酚等，当组合使用或在金属螯合剂如乙二酸存在时，具有协同抗氧化效应。除了氧化作用，药物的稳定性也可能受 pH 的影响，因此，外用制剂在配制时可使用缓冲盐溶液，用以保持制剂在有效期内的 pH 值稳定。除药物以外，某些制剂辅料也受 pH 影响，如多数卡波姆的 pK_a 约为 6，在一定 pH 下才形成凝胶，如果在储存时制剂 pH 发生较大变化，则包含卡波姆作为胶凝剂的凝胶制剂的黏度可能受到影响。在外用制剂的稳定性中起重要作用的另一类辅料为乳化剂，可在界面处形成屏障，防止分散的液滴在乳化体系中的聚合。处方中有光不稳定成分的制剂，如某些易于光降解的维生素，可考虑加入光稳定剂。

在水凝胶和霜剂等制剂中，通常要加入防腐剂，以防止微生物的污染。油脂性基质的软膏中，由于微生物在其中难以增殖，因此一般不添加防腐剂。防腐剂应对多种微生物具有活性，其选择考虑其与制剂的相容性、毒性、刺激性等。由于制剂中的其他辅料可能具有一定的防腐作用，应尽量减少防腐剂的用量。

2. 制剂处方的筛选

应根据药物、辅料的性质，结合剂型特点，采用科学、合理的试验方法和评价指标筛选制剂处方。研究中应考察以下因素：临床用药的要求、制剂原辅料性质、剂型特点等。通过处方筛选，初步确定制剂处方的组成，明确所用辅料的种类、型号、规格、用量等。为了避免研究的盲目性，提高工作效率，获得预期效果，可在预实验的基础上，应用各种实验设计方法优化处方，如单因素比较法、正交设计、均匀设计或其他适宜的方法。

二、剂型设计

剂型设计是中药经皮给药制剂设计的重要内容，是以中医药理论为指导，基于中药处方设计，根据药物的性质、不同的治疗目的，结合不同剂型的特点和制剂生产条件等，为拟开发的药物选择合理的剂型与给药方式的过程。《中国药典》2015年版一部通则中所列的经皮给药制剂包括软膏剂、乳膏剂、糊剂、喷雾剂、气雾剂、凝胶剂、散剂、搽剂、涂剂、涂膜剂、酊剂、贴剂、贴膏剂（凝胶贴膏、橡胶贴膏）、洗剂、冲洗剂、膏药（黑膏药、白膏药）等。这些剂型各具特点，剂型的选择对于制剂疗效的发挥、用药的安全性等具有重要的影响。

（一）剂型选择的原则

剂型选择的基本原则主要包括：①根据临床需要及用药对象。应考虑不同剂型可能适用于不同的临床病症需要，以及用药对象的依从性和生理情况等。②根据药物性质及处方剂量。中药有效成分复杂，各成分溶解性、稳定性，在体内的吸收、分布、代谢、排泄过程各不相同，应根据药物的性质选择适宜的剂型，同时考虑处方量、半成品量及性质、临床用药剂量，以及不同剂型的载药量。③根据药物的安全性。在选择剂型时应根据以往用药经验和研究结果充分考虑药物的安全性，应在比较剂型因素产生疗效增益的同时，关注可能产生的安全隐患，包括毒性和副作用。④应考虑便于生产、使用、携带、运输、贮藏等要求。

药物采用经皮给药途径，需要进行系统的体外经皮渗透、毒理学、刺激性和致敏性测试。将口服药物转换成经皮给药剂型，则必须考虑口服给药时的血药浓度峰谷现象，若口服药物有效血药浓度接近 C_{max}，则不宜采用经皮给药。治疗窗窄的药物适宜经皮给药，但需谨慎考察其经皮吸收行为。

基于以上剂型设计原则，在进行剂型的选择与设计时，可从以下方面进行综合考虑。

1. 药物的溶解性

难溶性药物可通过剂型设计，改善其溶解性。易溶性的药物在进行剂型设计时，也需考虑制剂对其释放的影响。因此，根据药物的溶解度，需要选择适宜的剂型。例如，高亲脂性药物不宜配制成水凝胶，但可选择乳膏、软膏或非水性凝胶作为载体。

用于溶解药物、局部给药的制剂可选择使用共溶剂，与 pH 调节剂、络合剂、表面活性剂等协同使用。共溶剂的使用是提高水性体系中难溶性化合物溶解度的实用和常用的方法。当药物在单一溶剂中不能达到足够的溶解度时，可选择使用可与其互溶的助溶剂来增加药物溶解度。此外，溶剂和非溶剂也可用于共溶剂体系，以增加药物的热力学活性。改变溶剂 pH 值是提高药物溶解度的有效方法，因为大多数药物是弱电离的酸或碱，基于药物的 pK_a 值，可通过调节溶液的 pH 值优化药物溶解度。最终配方的 pH 值应在 5~7 范围内。表面活性剂体系如乳液、微乳液，和纳米乳液等均可改善难溶性药物的溶解性，而其他方法如包合、固体分散技术等也被广泛用于改进药物溶解度。

2. 药物作用

药物在人体内的作用不仅与药物的性质相关，还受到剂型的影响，在选择剂型时需充分考虑安全性与有效性。应在评价剂型因素产生药效增益的同时，关注可能产生的安全隐患。剂型对药物作用的影响主要包括：①剂型不同可使药物产生不同的治疗作用；②剂型不同可使药物起效的速度不同；③剂型不同可使药物的作用强度不同；④剂型不同可改变药物的毒副反应的大小；⑤有些剂型还可产生靶向作用，如脂质体、微乳等，如结合微针等使用，可能进入体循环。

3. 制剂稳定性

剂型因素可对药物的稳定性产生影响。《药品注册管理办法》明确规定对新制剂需做稳定性考察，不同剂型的稳定性考核项目、考核时间各异。如膏药应考核在 1 年内于室温条件下存放后样品的性状、鉴别、软化点、含量变化，以及皮肤刺激性等。

4. 药物的生物药剂学与药物动力学特点

使用口服剂型，剂量通常以重量单位表示，例如毫克。这不适用于许多经皮给药制剂，尤其是通过经皮给药实现全身作用的制剂。含有同样同量活性成分的不同经皮给药制剂，其经皮吸收药物量可能存在较大差异。因此，建议经皮给药制剂以单位时间经皮吸收的药物量来标示，如微克/小时或毫克/天，以方便医生计算相同药物不同制剂或不同给药途径的某些等同性。另外，由于药物的经皮吸收量一般与敷药皮肤表面积成正比例，因此还可结合单位面积皮肤吸收量来标示经皮给药制剂用量。对于经皮给药制剂的药代动力学评价，需结合其用药目的，采用适宜的方法进行研究。如某经皮给药制剂用以局部给药治疗皮肤病，不需要达到全身循环，则不宜采用血中药物浓度进行药动学评价，而应测定施药部位的组织中的药物浓度，考察药物的局部药动学行为。

血液中药物的半衰期取决于其消除率，药物主要通过肝脏或肾脏的代谢或排泄；皮肤中药物的半衰期则主要取决于药物透过皮肤进入体循环的速度，以及皮表制剂的损耗，和药物在皮肤中的代谢。由于皮肤对药物的贮库作用，可持续释放药物，其药代动力学行为难以遵循经典的房室模型，一般可采用非房室模型进行相关参数的拟合。当采用经皮给药达到全身作用时，则需测定血中药物浓度，建立全身给药的药动学模型，但由于皮肤的贮库作用，药物的经皮渗透可能持续数天，血样采集也需要持续较长时间，可参照口服缓释制剂的评价方法考察此类制剂的生物利用度和生物等效性。由于不同皮肤部位对药物的经皮渗透作用差异较大，当评估生物等效性时，需采用相同皮肤部位及施药面积。如有相同制剂配合不同辅助装置进行经皮给药的情况，可能使药物吸收发生变化，应该重新进行生物等效性研究。为了充分评价两种经皮给药剂型的生物等效性，除了考察药代动力学外，还建议考察依从性、刺激性、致敏性、光毒性及其他不良反应等。

对于采用经皮给药发挥局部作用的制剂，可采用考察局部药动学评价生物等效性，或结合药效学进行评估。

5. 特殊使用人群

经皮给药是儿童、吞咽困难及抗拒注射患者的优选给药途径。儿童皮肤角质层较薄，体表面积/体重比值较大，药物更易于经皮吸收。施药部位的药物吸收可能随儿童年龄变化而呈现较大改变，在剂型设计时需评估儿童年龄对药物吸收的影响，注意用药安全性问题。

某些皮肤病造成的皮损现象，如银屑病等，破坏了皮肤结构，使药物较之正常皮肤更易经皮渗透，在针对此类疾病的药物进行剂型选择与设计时，需综合考虑药物可能较多进入体循环的情况，以期从制剂角度减少药物造成的全身不良反应。

（二）剂型设计的其他注意事项

由于经皮给药制剂为外用制剂，在使用过程中需暴露于环境中，易受环境影响和可能影响环境，在进行特殊药物的剂型设计时，需要综合评估各种因素的相互影响，保证剂型设计合理，确保在制剂应用时的安全性与有效性。

1. 剂型对药物转移的影响

经皮给药时直接暴露于环境中的制剂，如凝胶、霜剂和喷雾剂等，在使用过程中，容易沾染扩散至患者所处环境中，如衣物、床上用品、相接触人群（如儿童）、空气等。对于某些毒副作用较强的药物，在设计剂型时，需考虑其对他人安全的间接影响。目前，国外已经开始对相关制剂如睾酮贴片等在使用过程中的间接危害的监测。

2. 洗涤和其他产品对剂型的影响

凝胶、霜剂和喷雾剂等外用制剂，容易被患者清洗掉，从而降低了药物的经皮吸收，对于某些需要长时间发挥药效的药物而言，若选择此类制剂，需强调在使用期间，施药部位不可清洗，或采用贴片等黏附性强的剂型。另外，在进行剂型选择时，还要考虑到直接涂用的经皮给药剂型，可能受到患者同时使用防晒霜、洗剂、除臭剂等对药物经皮吸收产生的影响。

3. 剂型使用过程中可能出现的问题

在外用制剂使用过程中，多数配方应用于皮肤表面后可能发生较大的物理变化。例如，摩擦的作用可能降低包含触变胶凝剂如黄原胶的制剂的黏度，继而影响药物释放和经皮渗透。如果存在挥发性溶剂，制剂中药物溶剂的蒸发可能会降低药物的溶解度，并导致制剂物理状态不稳定。可供多次使用的产品，可能会因为打开后长时间暴露于空气中，使氧化反应加速而影响制剂稳定性，在这种情况下，必须考虑选择合适的抗氧化剂。同样，制剂中虽添加一定量的防腐剂，但可能由于患者频繁打开包装使用制剂，使防腐剂难以抵御多次污染。以上情况，在制剂处方的设计中均值得认真考量。

三、工艺设计

工艺设计是指在中医药理论指导下，结合现代制药技术，运用科学的实验设计方法，通过系统的研究，对工艺路线与工艺条件（参数）进行优化，确定出合理的制备工艺，最终生产出理想的中药制剂的过程，一般包括中药的提取与纯化、浓缩与干燥、制剂成型及中试生产等研究内容。

（一）原料的前处理

中药制剂原料前处理工艺应遵循原国家食品药品监督管理总局颁布的《中药、

天然药物注册申报资料要求》中相关规定。用于中药组方的提取物、有效成分的起始原料为中药饮片。为了保证中药经皮给药制剂的安全性、有效性和质量可控性，应对原料进行必要的前处理。原料的前处理主要包括：①鉴定与检验：原料的鉴定与检验应依据法定标准，没有法定标准的原料，应按照自行制定的质量标准进行鉴定与检验。涉及濒危物种的药材应符合国家的有关规定，并特别注意来源的合法性。提取物和有效成分应特别注意有机溶剂残留的检查。②炮制与加工：在完成药材的鉴定与检验之后，应根据处方中药材的要求以及药材质地、特性的不同和提取方法的需要，对药材进行必要的净制、切制、炮炙、粉碎等炮制与加工。

（二）工艺路线的设计

中药制剂的工艺路线是指中药制剂生产过程中采用适宜的方法、设备等对物料（包括原料与辅料）进行加工处理的操作步骤。它通常由多个工序按照一定的顺序排列组成，常以工艺流程图表示，可直观地显示中药制剂生产过程的全貌，有助于对制剂生产过程的控制与管理。

工艺路线的设计是中药经皮给药制剂研发的重要环节，需综合考虑各方面因素对制剂质量的影响，力求根据所设计的制剂工艺路线制成的制剂能最大程度地发挥中药的临床疗效，并具有可靠的安全性和良好的稳定性。为了确保设计的工艺路线合理，可同时设计 2~3 个工艺路线方案，以有效成分或药理作用等为指标进行比较评价。

1. 提取与纯化工艺

提取与纯化的工艺路线是中药经皮给药制剂生产工艺科学性、合理性和可行性的基础。工艺路线的设计应以保证其安全性和有效性为前提，一般应考虑处方的特点和药材的性质，制剂的类型和临床用药要求，大生产的可行性和生产成本，以及环境保护的要求。药物的提取应尽可能多地提出有效成分。提取溶剂应尽量避免使用国际协调大会（ICH）指导原则中规定的一、二类有机溶剂。含挥发油较多的中药可考虑采用双提法同时提取挥发油和水溶性部位，或先提取挥发油，药渣再进行水提或与其他中药混合水提；主要有效成分为水溶性的中药可采用水煎提取，主要有效成分为脂溶性的中药可采用醇提法。对于有效成分不明确的中药，可根据与复方功能主治相关的药理作用研究的受试物是水提物还是醇等有机溶剂的提取物，选择相应的溶剂进行提取；若无相关药理研究报道，常根据传统用药习惯，用水煎提取。对于处方中用量小的贵重、细料药物，或者因有效成分不稳定而不宜提取的中药，可考虑直接打粉入药。

药物的纯化应依据中药传统用药经验，或根据提取物中已确认的一些有效成分的存在状态、极性、溶解性等特性，设计科学、合理、稳定、可行的工艺，采用系列纯化技术，尽可能多地富集有效成分，除去无效成分。

2. 浓缩与干燥工艺

浓缩、干燥工艺应主要依据物料的理化性质、制剂的要求，以及影响浓缩、干燥效果的因素，选择相应的工艺路线，使所得物的相对密度或含水量达到要求，以便于制剂成型。对含有热不稳定性有效成分、易熔化物料的浓缩与干燥，需要注意方法的选择，尽量减少浓缩与干燥过程中对有效成分的破坏，以保障浓缩物或干燥物的质量。

（三）工艺条件的优化

工艺路线初步确定后，对采用的工艺方法，应进行科学、合理的试验设计，对工艺条件进行优化。影响工艺的因素通常是多方面的，因此工艺的优选应采用准确、简便、具有代表性、可量化的综合性评价指标与合理的方法，对多因素、多水平同时进行考察。为了保证工艺的稳定性，减少批间质量差异，还应固定工艺流程及相应设备。

1. 提取与纯化工艺条件的优化

提取是现代中药制剂生产过程中的重要的环节。采用的提取方法不同，影响提取效果的因素有别，因此应根据所采用的提取方法与设备，来考察相应的影响因素，确定工艺参数。例如以水为溶剂，采用煎煮法或回流法提取时，主要考察的影响因素有浸泡时间、提取次数、加水量、提取时间等；以醇为溶剂提取时，还需考察醇浓度、加醇量等。

纯化工艺应根据纯化的目的、纯化原理和影响因素进行选择。一般应考虑所选择的剂型及其用法用量，有效成分与待去除成分的性质，制剂成型工艺的需要，生产的可行性，环保问题等。有效成分提取纯化的评价指标主要是其得率、纯度；有效部位提取、纯化的评价指标除得率、含量等外，还应关注有效部位主要成分组成的稳定性。单方或复方提取纯化的评价指标还应顾及其所含成分的作用特点，既要重视传统用药经验、组方理论，充分考虑药物作用的物质基础不明的现状，又要尽量改善制剂状况，以满足临床用药的需求。在评价指标的选择上，应结合品种的具体情况，选择能够对其安全、疗效、质量可控做出合理判断的综合评价指标。

2. 浓缩与干燥工艺条件的优化

浓缩与干燥的方法与程度、设备与工艺参数等因素都直接影响物料中成分的稳定性。在物料浓缩与干燥过程中，应结合制剂的要求，对工艺条件进行研究和优化。根据物料情况，结合工艺、设备等特点，选择相应的评价指标。对含有挥发性、热敏性有效成分的物料，在浓缩、干燥时还应考察以上成分的保留情况。

浓缩工艺的主要任务是蒸发除去中药提取液中部分溶剂，提高药液浓度或有助于进一步干燥，以满足中药制剂成型的要求。考虑到中药成分的复杂性及中药制剂工业化生产的实际情况，浓缩工艺多采用真空（减压）浓缩法，其真空度一般控制在 $-0.09\sim-0.06$ MPa，温度控制在 $60\sim75$℃。

干燥工艺对于物料的质量可能有较大影响。一些热敏性中药有效成分在干燥过程中，尤其是在中药提取物含糖类成分多、难于干燥的情况下往往破坏严重。因此，选择适宜的干燥方法与工艺很重要。目前，常用的干燥方法有真空干燥法、微波真空干燥法、喷雾干燥法等，后两种方法的干燥效率较高且干燥物的质量好。优化设计时，可根据物料的性质和实际生产条件进行选择。在选定干燥方法，进行干燥工艺条件优化时，可重点考察温度、药液浓缩程度（常用某一温度下的相对密度表示）等对干膏中主要有效成分的影响，以确定适宜的工艺参数。

中药制剂提取与纯化、浓缩与干燥工艺研究应遵循原国家食品药品监督管理总局颁布的《中药、天然药物提取纯化工艺研究的技术指导原则》（指导原则编号：[Z] GPH2-1）及《中药、天然药物注册申报资料要求》中相关规定。

（四）制剂成型工艺

中药经皮给药制剂成型工艺是指按照制剂处方研究的内容，将药物与辅料进行加工处理、筛选、确定适宜的辅料、工艺和设备，制成剂型并形成最终产品的过程。在这一过程中，药物的理化性质、辅料的种类与用量、加工方法与设备及环境的温度、湿度等对制剂产品的成型及其质量，甚至临床疗效均可产生影响，因此在成型工艺的研究中应对各种影响因素综合评估[4]。

中药制剂工艺研究应遵循原国家食品药品监督管理总局颁布的《中药、天然药物制剂研究的技术指导原则》（指导原则编号：[Z] GPH3-1）及《中药、天然药物注册申报资料要求》中相关规定。制剂成型工艺的设计一般应考察成型工艺路线和制备技术，应注意实验室条件与中试和生产的衔接，评估所定工艺对于大生产制剂设备的可行性。考察单元操作或关键工艺，以保证制剂质量的稳定。在制剂过程中，对于含有有毒成分以及用量小而活性强的药物，应特别注意其在制剂中的分布均匀性。

制剂成型工艺的评价指标应根据药物及其剂型的具体情况选择。制剂技术和设备可对成型工艺以及所使用辅料的种类、用量产生很大的影响，应合理选用。同一制剂，可能有不同的加工方法和不同的制药设备，要结合现有的生产条件来选择相应的方法设备。应固定所用设备及工艺参数，以减少批次间的质量差异，保证制剂的安全、有效及其质量的稳定。

（五）中试研究

中试研究是基于实验室进行的工艺研究所形成的工艺路线和工艺条件，在符合《药品生产质量管理规范》（GMP）条件的车间里，进行制剂的放大试验，进一步对制剂工艺的合理性进行验证和完善，其目的是考察工艺的稳定性和成熟程度，探索、积累大规模生产条件下中药制剂生产的工艺参数，以期通过进一步的修订、完善，形成能适应工业化生产的制备工艺。

中药中试工艺研究应遵循原国家食品药品监督管理总局颁布的《中药、天然药物中试研究的技术指导原则》（指导原则编号：[Z] GPH4-1）及《中药、天然药物注册申报资料要求》中相关规定。中试研究设备与生产设备的技术参数应基本相符。中试样品如用于临床研究，应当在符合 GMP 条件的车间制备。由于药品剂型不同，所用生产工艺、设备、生产车间条件、辅料、包装等有很大差异，因此在中试研究中要结合剂型与工业生产的特点开展工作。

投料量、半成品量、成品率是衡量中试研究可行性、稳定性的重要指标。一般情况下，中试研究的投料量为制剂处方量（以制成 1000 个制剂单位计算）的 10 倍以上，装量大于或等于 100 ml 的液体制剂应适当扩大中试规模。一般应采用同一批合格的中药饮片，按照实验研究拟定的制备工艺进行连续 3 批次以上中试样品的生产，详细记录每批样品的投料量、半成品量、辅料用量、成品量、成品率等，同时注意考察制备工艺与生产设备的相容性。以有效成分、有效部位为原料或以全生药粉入药的制剂，可适当降低中试研究的投料量，但均要达到中试研究的目的。半成品率、成品率应相对稳定。

中试生产的样品，应及时进行质量研究与评价，这样可以结合质量研究的检测数据与生产过程记录的工艺数据，评价实验研究所设计的制剂工艺的合理性与可行性，而且可据此制订中药制剂的质量标准草案，为进一步开展制剂稳定性的考察提供检测方法与标准。

中试研究完成后，还可为后续的药效学试验、毒理学试验及临床研究用样品的生产提供相对成熟的制备工艺，从而保证上述试验研究所用样品的质量及其试验结果的可靠性，这对于正确评价中药制剂的安全性、有效性及市场前景均具有重要的意义。

四、质量研究

质量研究部分是中药经皮给药制剂的重要研究内容之一。在建立药品质量标准时，对制剂的分析应按照现行版《中国药典》四部通则 9101 中相关规定，进行分析方法学验证。方法验证理由、过程和结果均应记载在药品质量标准起草说明中。

验证的分析项目有：鉴别试验、限量或定量检查、原料药或制剂中有效成分含量测定，以及制剂中其他成分（如防腐剂等，中药中其他残留物、添加剂等）的测定。药品溶出度、释放度等检查中，其溶出量等的测定方法也应进行必要验证。验证指标有：准确度、精密度（包括重复性、中间精密度和重现性）、专属性、检测限、定量限、线性、范围和耐用性。在分析方法验证中，须采用标准物质进行试验。由于分析方法具有各自的特点，并随分析对象而变化，因此需要视具体方法拟订验证的指标。

在《中药、天然药物注册申报资料要求（试行）》中，将中药制剂质量研究分为成品质量标准、化学成分、质量研究三部分。其中质量标准的研究鼓励采用指纹图谱（特征图谱）及生物活性检测等方法进行；所用对照品应为药典对照品，如用自制对照品，还需在中国食品药品检定研究院进行标定；含量测定限度等一般可采用 III 期临床试验用样品的实际含量为基准上下小幅波动，或以临床试验用多批样品的实际含量为依据确定合理的含量限度范围。对外源性污染物应分析杂质的产生来源，结合相关指导原则要求，控制限度。

五、稳定性研究

中药的稳定性是指中药原料或制剂的化学、物理及生物学特性发生变化的程度。通过稳定性试验，考察中药在不同环境条件（如温度、湿度、光线等）下药品特性随时间变化的规律，以认识和预测药品的稳定趋势，为药品生产、包装、贮存、运输条件的确定和有效期的建立提供科学依据。稳定性研究是评价药品质量的主要内容之一，在药品的研究、开发和注册管理中占有重要地位。中药制剂稳定性研究应遵循国家食品药品监督管理总局颁布的《中药、天然药物稳定性研究技术指导原则》《中药、天然药物注册申报资料要求》，以及现行《中国药典》四部通则 9001 中相关规定。根据研究目的和条件的不同，稳定性研究内容可分为影响因素试验、加速试验和长期试验等。稳定性研究具有阶段性特点，不同阶段具有不同的目的。一般始于药品的临床前研究，贯穿药品研究与开发的全过程，在药品上市后还要继续进行稳定性研究。

影响因素试验可采用一批小试规模样品进行；加速试验和长期试验应采用 3 批中试以上规模样品进行。加速试验和长期试验所用包装材料和封装条件应与拟上市包装一致。稳定性研究中需要设置多个时间点。长期试验的总体考察时间应涵盖所预期的有效期，中间取样点的设置要考虑药品的稳定特性和剂型特点。对某些环境因素敏感的药品，应适当增加考察时间点。考察项目一般参照质量标准及《中国药典》中与稳定性相关的指标，有效成分及其制剂应考察有关物质的变化，有效部位及其制剂应关注其同类成分中各成分的变化，复方制剂应注意考察项目的选择，注意试验中信息量的采集和分析。中药经皮给药水性液体制剂可不进行高湿实验，中药贴剂、乳剂等还可进行低温试验。膏药、软膏剂、凝胶剂等中药经皮给药制剂可直接采用 30℃ ±2℃、相对湿度 65% ±5% 的条件进行加速试验，按 2015 年版《中国药典》四部通则 9001 中规定的稳定性重点考察项目检测。

第三节　常用试验设计方法

为了用最少的试验取得关于所研究工艺的尽量充分的信息，常常需要选择合理的实验设计方法安排试验，考察多因素多水平对实验结果的影响及各因素之间的相互作用，以便确定最佳的工艺条件。常用的实验设计方法有以下几种。

一、析因设计

析因设计（Factorial design）又称全因子试验设计，是一种多因素的交叉分组设计，其不仅可以检验每个因素各水平间的差异，而且可以检验各因素间的交互作用。析因设计的显著特征是有两个或两个以上处理因素，每个处理因素至少有两个水平，总处理数为各因素各水平数的乘积，即将每个因素的水平都进行组合。在析因设计中应注意各个处理组内的试验单位数应相等且每组至少有两个试验单位，否则无法分析因素间的交互作用，另需注意每个实验条件下需进行两次或两次以上的独立重复试验。最终试验结果可借助 SAS、Matlab、SPSS 等统计软件进行分析，通过方差分析来判断因素的主效应与因素间的交互作用大小，并在此基础上，比较各种组合，结合专业知识优选出最佳组合。

析因设计的优点在于其可全面均衡地对各因素的不同水平进行组合，分组进行试验，探讨各因素不同水平的效应，因而获得的信息量多，可以准确地估计各实验因素的主效应大小，并可检验各因素之间各级交互作用效应的大小[5]。其缺陷是当因素个数较多时，所需处理组数、试验单位数、试验次数与计算量呈几何倍数增加

（即 n^k 次，其中 n 为水平数，k 为因素数），例如 2 因素各 3 水平 5 次重复需要的试验次数为 45 次。试验次数的增加使统计分析难度增大，同时给众多交互作用的解释带来困难。因此，当试验设计中的因素与水平较多时，不建议使用完全交叉分组的析因设计，一般采用非全面试验的设计方法，例如正交设计、均匀设计等，可大幅度减少试验次数，节省时间，降低成本，提高经济效益。

二、正交设计

正交试验设计法（Orthogonal design）由日本统计学家田口玄一（Genichi Taguchi）在英美正交理论基础上提出。它是一种用正交表安排多因素多水平的试验，并用普通的统计分析方法（如直观分析与方差分析）分析各因素对实验结果的影响程度，进而结合专业知识推断或确定各因素的最佳水平与最优组合方案的科学方法。在正交设计中，选择合适的正交表是试验的关键，一般根据试验因素水平减 1 乘以因素数，最后加 1，若有交互影响，再加上交互作用因素的自由度乘以交互作用因素数，即得最少所需的试验次数，最后根据最少所需超过的试验数和因素水平数来选择正交表。当试验中有 k 个因素，每个因素有 n 个水平时，假如进行全面试验，共有 n^k 种组合，正交设计是从这些组合中挑选出 n^2 个试验，减少了试验次数[6]。但应注意，正交设计之所以能成倍的减少试验次数，是以牺牲分析各因素的部分或大部分交互作用为代价的。因此，在正交设计时要充分结合药剂学与医学专业知识，只分析有意义的主效应和部分重要因素的一阶交互作用。

三、均匀设计

均匀设计（Uniform design）是由我国数学家方开泰教授和王元教授在 1978 年共同提出的一种试验设计方法。均匀设计与正交设计一样适用于多因素、多水平的试验，但其抛开了正交设计中的"整齐可比性"，而只考虑试验点的"均匀分散性"，即让试验点尽量均衡地分布在试验范围内，使每个试验点有充分的代表性，忽略了那些在正交设计中为整齐可比而设计的实验点，使每个因素的每个水平做一次且仅做一次试验，较正交设计进一步减少了试验次数。且采用均匀设计可适当增加试验的水平数，避免了正交设计的试验次数呈平方次的增长。例如设计一个 5 因素 5 水平的试验，若按正交设计安排试验，需进行 25 次试验，而均匀设计只需要做 5 次试验，显著减小了工作量。因此，均匀设计非常适合于多因素多水平的试验和系统模型完全未知的情况。

进行均匀设计时，可根据拟考察的因素与水平数，选择适宜的均匀设计表，并利用相应均匀设计使用表安排试验[7]。均匀设计表可分为等水平的均匀设计表与混合水平的均匀设计表。设计试验时应注意：①各因素选取的水平数应相等；②试验点分布应均匀，即不同水平应均匀分散；③最多可安排的因素数比水平数少1。

均匀设计的优势为减小了试验次数，其缺点则是强调试验点在试验范围内均匀分散，使试验结果的分析较为繁琐，由于每个因素选取的水平数较多，而试验次数又较少，不能采用一般的方差分析，因此试验结果必须经过统计处理才能进行合理分析和解释，即采用统计计算处理来弥补"整齐可比"。实验结果一般可采用多元线性回归、逐步回归以及多项式回归等方法求得多元回归方程，然后求出其极值即可求得多因素的优化条件。依据实验目的和支持条件的不同，有时也可从试验点中找出一个最优的指标，则相应的试验条件即为要选的工艺条件。另外，最终通过回归分析方法计算得出的优化实验条件还需进行优化实验条件的实际试验验证，以便进一步修正回归模型。若有必要，还可考虑缩小试验范围进行更精确的试验，寻找更好的试验条件，直至达到试验目的为止。目前常借助 SAS、Matlab、SPSS 等统计软件进行均匀设计与数据处理，简便高效，便于工艺条件的筛选优化。

四、星点设计

星点设计（Central composite design, CCD）又称为中心组合实验设计或中心复合实验设计，是由 Box 和 Wilson 开发的、国际上较为常用的响应面试验设计方法，可以通过最少的试验来拟合响应模型，试验精度较正交设计与均匀设计有所提升，建立的数学模型预测性较好。该法能在有限的试验次数下，对影响结果的因素及其交互作用进行评价，而且还能对各因素进行优化，以获得影响过程的最佳条件。

星点设计的实验设计表可由 Minitab、SAS、Design-Expert 等统计软件生成，实验结果一般用效应面优化法（Response surface methodology, RSM）进行分析。RSM是通过描绘效应对考察因素的效应面，从效应面上选择较佳的效应区，从而回推出自变量取值范围即最佳实验条件的优化法，使用起来直观、方便。CCD-RSM法最早用于普通剂型处方的筛选，近年来在新型给药系统处方筛选和工艺优化方面应用较多，此法可进行因素数在 2~6 个范围内的试验，为多因素 5 个水平实验设计，是在二水平析因设计的基础上加上极值点（如以坐标表示，极值点在坐标轴上的位置称为星点或轴点）和一定数量的中心点重复试验所构成，对于所选用的模型多为二次多项式或三次多项式，对于表头设计大致相同，析因部分和星点部分比较统一，但对于中心点的设置则有很大的不一致，对于试验次序没有严格的要求，可以分组分别试验。试验设计时应注意：①应选择试验次数最少且能可靠地建立线性与非线性模型拟合的试验设计；②应严格按设计表进行实验，控制实验误差在最小范围内，如果所得数据重复性较差，则很难得到满意的实验结果；③在试验优化时应选用连续的自变量，非连续变量会使预测精度下降。

CCD 设计虽然操作简便，但相对于析因设计分析，精度仍不够，并且试验次数仍偏高，尤其是在较多因素时，如 5 因素需 52 次试验，即使析因设计部分采用 1/2 设计表，试验次数仍有 32 次。总体来说使用 CCD 设计较均匀设计和正交设计效果好，但最可靠的设计法仍然是析因设计分析，如果先用 CCD 设计找到较优区后，再缩小范围使用析因设计的 RSM 优化法会收到最佳效果。

五、Box–Behnken 试验设计

Box–Behnken 试验设计（Box–Behnken design, BBD）也是响应面优化法常用的一种实验设计方法，是由 Box 和 Behnken 在 1960 年开发，它可以提供多因素 3 水平的实验设计及分析，采用多元二次方程来拟合因素和响应值之间的函数关系，通过对回归方程的分析来寻求最优工艺参数，解决多变量的问题。Box–Behnken 试验设计的特点是：①可进行因素数在 3~7 个范围内的试验，试验次数一般为 15~62 次，在因素数相同时试验次数比 CCD 设计少；②可以评估因素的非线性影响，适用于所有因素均为计量值的试验；③使用时无需多次连续试验；④与 CCD 相比，不存在轴向点，不会将所有试验因素同时安排为高水平的试验组合，因而在实际操作时其水平设置不会超出安全操作范围，故对某些有特别需要和安全要求的试验尤其适用，如某些化学反应不能同时安排在高水平的压力、温度、时间下进行，否则有可能带来风险。Box–Behnken 试验设计表可由 Minitab、SAS、Design-Expert 等统计软件生成，试验结果的分析与星点设计类似，一般用效应面优化法进行分析。选用 BBD 设计时应注意：①分析前需根据最佳水平来设定试验的中心点，如果中心点选取不当，效应面优化也无法得到精准的结果；②当因素数较多时，建议在 BBD 设计之前进行析因设计以减少试验次数；③当因素数大于 5 时，一般不建议采用 BBD 设计。

六、应用实例

（一）星点设计 – 效应面法优化蟾酥提取物固体脂质纳米粒处方工艺[8]

为了增加药物吸收，以固体脂质纳米粒（SLN）作为蟾酥提取物（TV）的给药

载体，采用高压均质法制备蟾酥固体脂质纳米粒（TV-SLN）。在单因素考察的基础上，优选出载体中各辅料种类，确定以山嵛酸甘油酯（Compritol® 888ATO）、磷脂（Lipoid® S 100）、泊洛沙姆 188（Pluronic® F68）。以包封率、载药量和平均粒径为指标，采用星点设计-效应面法进一步优选处方组成。

【实验设计】采用星点设计优化 TV-SLN 制备处方，结果见表 7-1。

表 7-1　星点设计及实验结果

处方编号	自变量			因变量			
	X1	X2	X3	Y1（%）	Y2（%）	Y3（nm）	Y4
SLN1	−1	−1	−1	93.41	1.64	79.35	0.40
SLN2	1	−1	−1	68.74	0.74	90.12	0.31
SLN3	−1	1	−1	55.05	0.71	44.29	0.33
SLN4	1	1	−1	83.72	0.57	36.13	0.35
SLN5	−1	−1	1	88.79	1.37	146.00	0.35
SLN6	1	−1	1	91.24	0.82	259.60	0.31
SLN7	−1	1	1	84.22	0.87	73.26	0.35
SLN8	1	1	1	96.75	0.66	245.50	0.34
SLN9	−1.732	0	0	77.29	1.26	114.30	0.32
SLN10	1.732	0	0	98.16	0.76	222.90	0.36
SLN11	0	−1.732	0	82.97	1.06	401.30	0.22
SLN12	0	1.732	0	87.19	0.66	32.02	0.37
SLN13	0	0	−1.732	82.03	0.93	32.57	0.35
SLN14	0	0	1.732	93.94	0.79	71.21	0.39
SLN15	0	0	0	84.33	0.84	70.52	0.35
SLN16	0	0	0	89.92	0.96	133.90	0.36
SLN17	0	0	0	81.66	0.91	295.40	0.19
SLN18	0	0	0	84.01	1.08	71.36	0.35
SLN19	0	0	0	83.90	1.20	51.28	0.36
SLN20	0	0	0	86.69	1.19	56.48	0.37

自变量	水平及代码				
	−1.732	−1	0	1	+1.732
X1= Compritol® 888ATO（%，*W/V*）	0.50	1.13	2.00	2.87	3.50
X2 = Lipoid S 100（%，*W/V*）	0.50	0.92	1.50	2.08	2.50
X3 = Pluronic® F68（%，*W/V*）	0.50	0.92	1.50	2.08	2.50

注：Y1：TV-SLN 的包封率；Y2：TV-SLN 的载药量；Y3：TV-SLN 的平均粒径。

【模型拟合】用 SPSS15.0 统计软件进行多元线性回归方程拟合。从拟合方程的复相关系数 R 值见，四个指标采用多元线性回归方程拟合效果较好。X1 和 X3 对包封率均有较大影响，X1 和 X2 对载药量均有较大影响，X1、X2 和 X3 对粒径均有较大影响。

$Y1 = 54.370 + 5.107 \times X1 - 1.753 \times X2 + 15.159 \times X3$（$R = 0.626$，$P = 0.042$）

$Y2 = 1.873 - 0.232 \times X1 - 0.0318 \times X2 + 0.014 \times X3$（$R = 0.796$，$P = 0.001$）

$Y3 = 38.972 + 42.660 \times X1 - 114.990 \times X2 + 116.790 \times X3$（$R = 0.6685$，$P = 0.015$）

$Y4 = 0.906 - 0.009 \times X1 + 0.117 \times X2 - 0.035 \times X3$（$R = 0.359$，$P = 0.517$）

根据 Design-Expert 软件描绘因变量和自变量的三维效应面及二维等高图，设定 5 个优化处方（表 7-2），最终确定的优化工艺条件为：每 100 ml 处方量 X1=2 g，X2=2 g，X3=2 g。

表 7-2 优化处方组成和实验结果（n=3，$\overline{x} \pm s$）

处方	预测值			实测值			偏差		
	Y1（%）	Y2（%）	Y3（nm）	Y1（%）	Y2（%）	Y3（nm）	Y1（%）	Y2（%）	Y3（%）
1	92.35	0.76	133.70	92.97 ± 0.57	0.79 ± 0.08	127.80 ± 2.14	0.67	3.60	4.35
2	90.71	0.80	127.20	91.57 ± 0.62	0.64 ± 0.13	145.60 ± 3.74	0.95	20.00	14.47
3	88.22	0.62	115.60	88.14 ± 1.27	0.65 ± 0.02	120.20 ± 4.98	0.09	4.84	3.98
4	89.10	0.67	145.10	90.10 ± 0.95	0.65 ± 0.01	141.00 ± 5.97	1.12	2.99	2.93
5	91.54	0.71	134.50	92.07 ± 0.47	0.69 ± 0.19	131.80 ± 2.79	0.58	2.82	2.01

组成	处方				
	1	2	3	4	5
Compritol® 888ATO（%，*W/V*）	2.00	1.50	0.50	1.00	2.50
Lipoid S 100（%，*W/V*）	2.00	1.80	0.50	1.20	2.50
Pluronic® F68（%，*W/V*）	2.00	2.00	0.50	1.00	2.50

【工艺验证】由表 7-3 可见偏差的绝对值均小于 5%，说明本试验得到的拟合方程可以较好的描述因素与指标的关系，所得纳米粒主要分布在 100~200 nm 范围。

表7-3　工艺验证结果（n=3，$\bar{x} \pm s$）

因变量	预测值	实测值	偏差的绝对值（%）
包封率 Y1（%）	92.35	92.97 ± 0.57	0.67
载药量 Y2（%）	0.76	0.79 ± 0.08	3.60
粒径 Y3（nm）	133.7	127.8 ± 2.14	4.35

（三）Box-Behnken 设计优选宝泻灵凝胶贴膏处方[9]

宝泻灵由吴茱萸、丁香、肉桂 3 味药物组成，为临床确有疗效的抗小儿腹泻的经验方。临床的传统用法为将各药材按照处方比例混和、研磨后，用醋调成糊状，贴敷于小儿神阙穴，用纱布固定。该研究采用宝泻灵提取物为主药，制备凝胶贴膏。以初黏力、均匀性、涂展性、稠度、皮肤追随性、反复揭贴性与残留等多指标的综合评分为响应结果，运用 Box-Behnken 试验设计法对宝泻灵凝胶贴膏处方进行优化。评分标准与结果见表 7-4、7-5。

表7-4　评分标准

指标	分值	
稠度	0~100	反映了在制备过程中搅拌的难易，稠度越大，越难搅拌。100分：混合过程中膏体稠度较小，易于搅拌；0分：膏体非常稠，难以搅拌均匀；按搅拌难易稠度分为 6 个等级：0、20、40、60、80、100 分
交联速度	0~100	通过膏体涂布后至交联固化基本完成的所需时间进行评价，时间越长，交联速度越慢。100分：涂布后第 2 天即可完成固化；0分：涂布后 6d 或以上才可完成固化；按交联时间交联速度分为 6 个等级：0、20、40、60、80、100 分
初黏力	0~20	20分：24~26 号球；16分：20~22 号球；12分：16~18；8分：14~15.5 号球；4分：10~13 号球；0分：8 号球以下
均匀性	0~20	20分：膏体分散均匀，无胶团颗粒；0分：膏体表面凹凸不平或有明显结块；按均匀程度分为 6 个等级：0、4、8、12、16、20
涂展性	0~20	20分：抛锚性好，涂布时膏体不断条；0分：大面积溢出背衬或抛锚性太差无法涂布；按涂展性分为 6 个等级：0、4、8、12、16、20 分
稠度	0~20	20分：A、B 相及其混合物和最终膏体稠度都较佳，易于搅拌；0分：A、B 相及其混合物和最终膏体都很稠，难以搅拌均匀；按稠度分为 6 个等级：0、4、8、12、16、20 分
皮肤追随性	0~20	20分：贴于手腕上，用力甩动 10 次，不脱落，与皮肤黏附紧密，膏体在皮肤上残留少；0分：不能黏在皮肤上，多次脱落或膏体在皮肤上残留很多；按追随程度分为 6 个等级：0、4、8、12、16、20 分
反复揭帖性与残留	0~20	将成型凝胶贴膏反复揭开、粘贴于手腕背部，重复 3 次。20分：最后 1 次揭帖后无膏体残留，用力甩 10 次不脱落；0分：大量膏体残留；按揭贴性与残留性分为 6 个等级：0、4、8、12、16、20 分

表 7-5　响应面实验设计与结果

试验号	聚丙烯酸钠 NP800（A）/g	甘羟铝（B）/g	微粉硅胶 - 高岭土（C）/g	初黏力	综合感官	评价总分
1	1.0（1）	0.03（1）	2（0）	4	32	36
2	0.8（0）	0.03（1）	3（1）	4	24	28
3	1.0（1）	0.01（−1）	2（0）	4	72	76
4	1.0（1）	0.02（0）	1（−1）	16	84	100
5	0.8（0）	0.01（−1）	1（−1）	4	68	72
6	0.6（−1）	0.02（0）	3（1）	8	52	60
7	0.6（−1）	0.01（−1）	2（0）	4	56	60
8	0.8（0）	0.01（−1）	3（1）	20	56	76
9	0.8（0）	0.02（0）	2（0）	16	96	112
10	0.8（0）	0.02（0）	2（0）	20	100	120
11	0.8（0）	0.03（1）	1（−1）	8	72	80
12	0.6（−1）	0.02（0）	1（−1）	16	68	84
13	0.8（0）	0.02（0）	2（0）	16	96	112
14	0.8（0）	0.02（0）	2（0）	16	100	116
15	1.0（1）	0.02（0）	3（1）	8	40	48
16	0.6（−1）	0.03（1）	2（0）	4	48	52
17	0.8（0）	0.02（0）	2（0）	16	100	116

采用 Design Expert 8.05 软件对试验数据进行多元回归拟合分析，得到的基质综合评分与基质因素变量的二次回归方程模型为 $Y=115.20 + 0.50A-11.00B-15.50C-8.00AB-7.00AC-14.00BC-25.10A^2-34.10B^2-17.10C^2$（$R^2$=0.9891）。优选出宝泻灵凝胶膏剂最佳配方为聚丙烯酸钠 NP 800- 甘羟铝 - 微粉硅胶高岭土（0.82∶0.02∶1.56），填充剂微粉硅胶高岭土和交联剂甘羟铝的用量是最主要影响因素。

第四节　中药经皮给药制剂的药理毒理学研究

在进行中药经皮给药制剂的药理毒理研究时，应遵循中医药理论，运用现代科学方法，制定出符合中医药特点的试验方案。动物模型应首选符合中医病证、且与临床适应证密切相关的模型，毒性试验应针对受试动物完整或受损皮肤短期及长期接触制剂所产生的毒性反应，力求对中药经皮给药制剂的有效性和安全性做出科学全面的评价。下面将依据国家食品药品监督管理局颁布的《中药、天然药物一般药理学研究技术指导原则》（指导原则编号：【Z】GPT1-1~5-1）等文件，介绍中药经皮给药制剂的药理毒理研究内容。

一、一般药理学研究

一般药理学研究的目的包括：确定受试物可能关系到人的安全性的非期望出现的药物效应；评价受试物在毒理学和（或）临床研究中观察到的药物不良反应和（或）病理生理作用；研究所观察到的和（或）推测的药物不良反应机制。

（一）基本原则

一般药理学研究中，重要生命功能系统的安全药理学研究一般应执行《药物非临床研究质量管理规范》。试验设计应符合随机、对照、重复的基本原则。

（二）基本内容

1. 制剂与生物材料

制剂一般用中试或中试以上规模的样品。如果由于给药容量或给药方法限制，可采用提取物（如浸膏、有效部位等）进行试验。实验动物常用小鼠、大鼠、兔等，所用动物应符合国家有关药物非临床安全性研究的要求；常用体外生物材料主要包括：离体器官和组织、细胞、亚细胞器、受体、离子通道和酶等。

2. 分组与给药

每组小鼠和大鼠数一般不少于 10 只。原则上动物应雌雄各半，当临床拟用于单性别时，可采用相应性别的动物。试验设计应考虑采用合理的空白、阴性对照，必要时还应设阳性对照。给药前需在给药部位脱毛处理，在脱毛时应避免破坏皮肤结构，如用脱毛膏脱毛，则需在脱毛后等待一段时间，待角质层恢复后再给药。由于动物不同部位皮肤厚度均有差异，给药时需涂敷于同样部位，药物在皮表的渗透面积应保持一致。如需多次给药，则应注意多次脱毛，并参考药动学研究结果确定给药时间间隔。经皮给药后，应尽量避免给药期间的药物损失，使药物在给药期间内能够有效固定于给药部位，并维持有效的渗透面积。采用清醒动物实验时，为避免相互舔舐药物，应分笼单独饲养。由于经皮给药的特殊性，给药时间不宜过长。

体内研究应尽量确定不良反应的量效关系和时效关系（如不良反应的发生和持

续时间），至少应设三个剂量组。低剂量应相当于主要药效学的有效剂量，高剂量以不产生严重毒性反应为限。体外研究应尽量确定受试物的剂量–反应关系。受试物的上限浓度应尽可能不影响生物材料的理化性质和其他影响评价的特殊因素。

3. 观察指标

根据器官系统与生命功能的重要性，可选用相关器官系统进行一般药理学研究。心血管系统、呼吸系统和中枢神经系统是维持生命的重要系统，临床前一般药理学试验必须完成对这些系统的一般观察。

4. 结果及分析

应根据详细的试验记录，选用合适的统计方法，对结果进行定性和定量的统计分析，同时应注意对个体试验结果的评价。根据统计结果，分析受试物的一般药理作用，结合其他安全性试验、有效性试验及质量可控性试验结果，进行综合评价。

二、急性毒性试验

急性毒性是指动物一次或 24 小时内多次接受一定剂量的受试物，在一定时间内出现的毒性反应。其目的是为新药的研发提供参考信息。

（一）基本原则

根据《中华人民共和国药品管理法》，急性毒性试验必须执行《药物非临床研究质量管理规范》。试验设计应符合随机、对照、重复的原则。

（二）基本内容

1. 制剂与生物材料

制剂采用制备工艺稳定、符合临床试用质量标准规定的中试样品，如果由于给药容量或给药方法限制，可采用原料药进行试验。一般应采用哺乳动物，雌雄各半，如临床为单性别用药，则可采用相对应的单一性别的动物。所用动物应符合国家有关药物非临床安全性研究的要求。通常采用健康成年动物进行试验。如果受试物拟用于儿童，建议考虑采用幼年动物。动物初始体重不应超过或低于平均体重的 20%。

2. 分组与给药

除设受试物的不同剂量组外，还应设空白和（或）阴性对照组。给药方法与注意事项参看《一般药理学》研究内容。

3. 观察指标

一般观察 14 天，如果毒性反应出现较慢，应适当延长观察时间，如观察时间不足 14 天，应充分说明理由。观察指标包括动物体重变化、饮食、外观、行为、分泌物、排泄物、死亡情况及中毒反应（中毒反应的症状、严重程度、起始时间、持续时间、是否可逆）等。对濒死及死亡动物应及时进行大体解剖，其他动物在观察期结束后进行大体解剖，当发现器官出现体积、颜色、质地等改变时，则对改变的器官进行组织病理学检查。

4. 结果处理和分析

急性毒性试验一般测定最大给药量、最大无毒性反应剂量、最大耐受量、致死量等反应剂量。根据所观察到的各种反应出现的时间、严重程度、持续时间等，分析各种反应在不同剂量时的发生率、严重程度。根据观察结果归纳分析，考察每种反应的剂量 – 反应及时间 – 反应关系。根据大体解剖中肉眼可见的病变和组织病理学检查的结果，初步判断可能的毒性靶器官。如组织病理学检查发现有异常变化，应附有相应的组织病理学照片。组织病理学检查报告应经检查者签名和病理检查单位盖章。

三、长期毒性试验

长期毒性试验是重复给药的毒性试验的总称，描述动物重复接受受试物后的毒性特征，它是非临床安全性评价的重要内容。

（一）基本原则

根据《中华人民共和国药品管理法》，长期毒性试验必须执行《药物非临床研究质量管理规范》。长期毒性试验设计应充分考虑其他药理毒理研究的试验设计和研究结果，力求与其他药理毒理研究结果互为印证、说明和补充。试验设计应符合随机、对照、重复的原则。

（二）基本内容

1. 制剂与生物材料

一般用中试样品。如果由于给药容量或给药方法限制，可采用原料药进行试验。一般需采用两种动物进行，一种为啮齿类，常用大鼠；另一种为非啮齿类。所用动物应符合国家有关药物非临床安全性研究的要求。一般选择健康、体重均一的动物，雌性应未孕。必要时，也可选用疾病模型动物进行试验。原则上，动物应雌雄各半。当临床拟用于单性别时，可采用相应性别的动物。

应根据研究期限的长短和受试物的使用人群范围确定动物的年龄。一般情况下，大鼠为 6~9 周龄。

2. 分组与给药

一般大鼠可为雌、雄各 10~30 只。原则上应每天给药，且每天给药时间相同。试验周期长（3 个月或以上）者，也可采取每周给药 6 天。给药期限应充分考虑预期临床的实际疗程。一般设 3 个剂量组和溶媒或赋形剂对照组，必要时还需设立空白对照组和 / 或阳性对照组。低剂量组原则上应高于动物药效学试验的等效剂量或预期的临床治疗剂量的等效剂量。高剂量组原则上应使动物产生明显的毒性反应，甚至可引起少量动物死亡（对于毒性较小的中药，可尽量采用最大给药量）。在高、低剂量之间至少应再设一个中剂量组。局部给药时，应尽可能保证给药剂量的准确性及与局部充分接触的时间。

3. 观察指标

在试验期间，应观察动物外观体征、行为活动、腺体分泌、呼吸、粪便、摄食量、体重、给药局部反应，另有血液学指标、血液生化学指标、系统尸解和组织病理学检查。应根据试验期限的长短和受试物的特点而确定试验期间观察指标的时间和次数，原则上应尽早、及时发现出现的毒性反应。

试验前，啮齿类动物至少应进行适应性观察 5 天，非啮齿类至少应驯养观察 1~2 周，应对试验动物进行外观体征、行为活动、摄食量和体重检查，非啮齿类动物还至少应进行 2 次体温、心电图、有关血液学和血液生化学指标的检测。试验期间，一般状况和症状的观察，应每天观察一次，饲料消耗和体重应每周记录一次。大鼠体重应雌雄分开进行计算。试验结束时应进行一次全面的检测。当给药期限较长时，应根据受试物的特点选择合适的时间进行中期阶段性的检测。

长期毒性试验应在给药结束时留存部分动物进行恢复期观察，以了解毒性反应的可逆程度和可能出现的延迟性毒性反应。应根据受试物的代谢动力学特点、靶器官或靶组织的毒性反应和恢复情况确定恢复期的长短。恢复期观察期间除不给受试物外，其他观察内容与给药期间相同。在试验期间，对濒死或死亡动物应及时检查并分析原因。

4. 结果处理和分析

试验报告应全面客观反映整个试验过程收集的原始资料和信息，应详细描述毒性的主要表现、大体解剖检查和（或）病理组织学检查结果等，并说明数据处理的统计学方法，如用计算机处理数据，应说明所用软件。

注意观察毒性反应出现的时间和恢复的时间及动物的死亡时间，对所获取的数据进行全面和科学的分析，对在正常范围以外的各实测值应在试验结果中详细列出，对异常数据予以合理的分析。在分析长期毒性试验结果时，应正确理解均值数据和单个数据的意义，综合考虑数据的统计学意义和生物学意义。长期毒性试验结果还应结合其他相关安全性试验及药／毒代动力学的结果进行分析。

四、皮肤刺激性试验

中药经皮给药制剂皮肤刺激性是指制剂经皮肤给药，经局部吸收后对给药部位产生的可逆性炎症反应，若给药部位产生了不可逆性的组织损伤则称为腐蚀性。

（一）基本原则

根据《中华人民共和国药品管理法》，药物的免疫毒性试验必须执行《药物非临床研究质量管理规范》。实验设计应符合随机、对照、重复的原则。

（二）基本内容

1. 制剂与生物材料

制剂采用中试或中试以上规模的、制备工艺稳定、符合临床试用质量标准规定的样品。

应选择与人类皮肤、黏膜反应比较相近的动物，如家兔、豚鼠和小型猪等。通常一个试验类型选择一种动物进行评价。动物应具有试验动物质量合格证。

2. 分组与给药

对照可用溶媒和（或）赋形剂和（或）基质作为阴性对照，必要时可设阳性对照。若出现毒性反应，应与已上市品种进行比较性研究，以保证药物临床应用的安全性。可选择几种不同浓度的制剂进行试验，其中包括拟用于临床研究的浓度。可以通过改变给药频次进行剂量的调整。对于局部用膏状制剂，在给药面积不变的情况下，不应通过增加厚度来满足增加给药量的目的。

一般应选择与临床应用相似的部位，并注意对可能接触到制剂的周围组织的影响。设计剂量和给药频次时，应保证受试物在给药部位的有效暴露时间。给药频率和时间应依据拟定临床用药方案来决定，多次给药一般不超过4周。

3. 观察指标

肉眼观察：应详细描述动物局部反应，包括红斑、水肿、充血程度及范围，并以计分的方式表示。同时观察动物的一般状态、行为、体征等。

组织病理学检查：组织病理学检查应详细描述给药部位的病理变化，并进行半定量分析、判断。提供相应的组织病理学照片。

可逆性观察：若出现刺激性反应，应进行停药后的恢复期观察，以明确毒性反应的恢复情况。

4. 结果处理和分析

应详细描述试验结果，如中毒表现、毒性反应持续时间、恢复情况及时间，提供组织病理学检查报告及照片，以利于对结果的分析和判断。根据试验结果，按评分方式对不同剂量（或浓度）下某种反应发生情况及严重程度进行表述，分析毒性反应的量效关系和可能的时效关系及其可逆性，判断数据变化是否与受试物有关，确定中毒剂量、安全剂量及安全范围等。根据局部用药部位的毒性反应、病理检查及全身毒性观察结果，判断毒性靶器官或毒性可能涉及的器官组织等。结合药效学及其他毒理学试验结果进行综合分析和评价。

（三）推荐试验方法

1. 实验动物

首选家兔，每组动物数 4~8 只，一般雌、雄各半，也可选用小型猪或其他种属的动物，但应阐明合理性。设赋形剂或溶媒对照，采用同体左右侧自身对比法。试验前 24 小时对给药区（通常在背部）进行脱毛处理（可剪、剃或用适宜的脱毛剂）。去毛范围左、右各 3 cm × 3 cm。给药前应检查去毛皮肤是否因去毛而受损伤，有损伤的皮肤不宜进行试验。进行破损皮肤的刺激性研究时，在用药部位用砂纸磨或划"井"字并以渗血为度。

2. 给药方法

取受试物 0.5 ml 直接涂布于一侧已去毛的皮肤上，然后用二层纱布（2.5 cm × 2.5 cm）和一层玻璃纸或类似物覆盖，再用无刺激性胶布和绷带加以固定；另一侧涂布赋形剂或溶媒做对照。贴敷时间至少 4 小时。贴敷结束后，除去受试物并用温水或无刺激性溶剂清洁给药部位。多次给药皮肤刺激性试验应连续在同一部位给药，每次给药时间相同，贴敷期限一般不超过 4 周。

3. 结果观察

在自然光线或全光谱灯光下观察皮肤反应。按表 7–6 给出的评分标准对皮肤红斑和水肿进行评分。

单次给药皮肤刺激性试验，在去除药物后 30~60 分钟，24、48 和 72 小时肉眼观察并记录涂敷部位有无红斑和水肿等情况。如存在持久性损伤，有必要延长观察期限以评价上述变化的恢复情况和时间。但延长期一般不超过 14 天。对出现中度及以中度上皮肤刺激性的动物应在观察期结束时对给药局部进行病理组织学检查，并提供病理照片。

多次给药皮肤刺激性试验，在每次去除药物后 1 小时以及再次贴敷前观察及记录红斑及水肿、涂敷部位是否有色素沉着、出血点、皮肤粗糙或皮肤菲薄情况及其发生时间及消退时间，并对红斑及水肿进行评分。末次贴敷后，在去除药物后 30~60 分钟，24、48 和 72 小时肉眼观察并记录涂敷部位有无红斑和水肿等情况。如存在持久性损伤，有必要延长观察期限以评价上述变化的恢复情况和时间。但延长期一般不超过 14 天。对出现中度及中度以上皮肤刺激性的动物应在观察期结束时对给药局部进行组织病理学检查，并提供病理照片。

4. 结果评价

单次给药皮肤刺激性试验，计算每一观察时间点各组受试物及赋形剂或溶媒皮肤反应积分的平均分值，按表 7-6 进行刺激强度评价。多次给药皮肤刺激性试验，首先计算每一观察时间点各组积分均值，然后计算观察期限内每天每只动物刺激积分均值，按表 7-7 进行刺激强度评价。

表 7-6　皮肤刺激反应评分标准

刺激反应	分值
红斑	
无红斑	0
轻度红斑（勉强可见）	1
中度红斑（明显可见）	2
重度红斑	3
紫红色红斑到轻度焦痂形成	4
水　肿	
无水肿	0
轻度水肿（勉强可见）	1
中度水肿（明显隆起）	2
重度水肿（皮肤隆起 1 mm，轮廓清楚）	3
严重水肿（皮肤隆起 1 mm 以上并有扩大）	4
最高总分值	8

表 7-7　皮肤刺激强度评价标准

分值	评价
0~0.49	无刺激性
0.5~2.99	轻度刺激性
3.0~5.99	中度刺激性
6.0~8.00	重度刺激性

五、光毒性（光刺激性）试验

光毒性是由光诱导的非免疫性的皮肤对光的反应，是指药物吸收的紫外光能量在皮肤中释放导致皮肤损伤的作用，是光敏反应中最常见的一种反应，具有剂量依赖性，其临床表现与晒伤相似，严重者可产生局部坏死、溃烂或表皮脱落。

（一）原则与内容

光毒性的试验原则与基本内容可参考上述"皮肤刺激性实验"内容。

（二）推荐试验方法

1. 动物与分组

成年白色豚鼠，雌雄各半。也可选用小鼠或家兔等。设阴性、阳性对照组和受试物不同剂量组。阴性对照组应给予赋形剂或溶剂，阳性对照组给予 8- 甲氧基补骨脂素，受试物低剂量组给予临床用药浓度，高剂量组给予不引起皮肤刺激反应的浓度。正式试验的每组动物至少 6 只。

2. 光源

UV 光源：波长为 320~400 nm 的 UVA，如含有 UVB，其剂量不得超过 $0.1J/cm^2$。用前需用辐射计量仪在实验动物背部照射区设 6 个点测定光强度（mW/cm^2），以平均值计。照射剂量为 $10J/cm^2$，按下式计算照射时间：照射时间（秒）= 照射剂量（$10000mJ/cm^2$）/ 光强度（$mJ/cm^2 \cdot s$）（注：$1mW/cm^2=1mJ/cm^2 \cdot s$）。

3. 试验步骤

进行正式光毒性试验前 18~24 小时，将动物脊柱两侧皮肤去毛，试验部位皮肤需完好，无损伤及异常。备四块去毛区，每块去毛面积约为 2 cm × 2 cm。将动物固定，按表 7-8 所示，在动物去毛 1 和 2 区涂敷 0.2 ml（g）受试物或阳性对照药，3 和 4 区涂敷适量赋形剂或溶媒。给药 30 分钟后，左侧用铝箔覆盖，胶带固定，右侧用 UVA 进行照射。UVA 照射结束后分别于 1、24、48 和 72 小时观察皮肤反应，根据表 7-9 判定每只动物皮肤反应评分。

4. 结果评价

单纯涂受试物而未经照射区域未出现皮肤反应，而涂受试物后经照射的区域出现皮肤反应分值之和为 2 或 2 以上的动物数为 1 只或 1 只以上时，判为受试物具有光毒性。

表7-8　动物去毛区的试验安排

去毛区编号	试验处理
1（左上区）	涂受试物或阳性对照药，不照射
2（右上区）	涂受试物或阳性对照药，照射
3（左下区）	涂赋形剂或溶剂，不照射
4（右下区）	涂赋形剂或溶剂，照射

表7-9　皮肤反应的评分标准

红斑和焦痂形成	分值	水肿形成	分值
无红斑	0	无水肿	0
非常轻的红斑，勉强可见	1	非常轻度水肿，勉强可见	1
明显的红斑	2	轻度水肿（边缘清晰）	2
中度至重度的红斑	3	中度水肿（皮肤隆起约1 mm）	3
重度红斑（鲜红色）至轻度焦痂形成（深层损伤）	4	重度水肿（皮肤隆起大于1 mm，并超过涂受试物的区域）	4

六、免疫毒性试验

按抗原与抗体或细胞反应的方式和补体是否参加等，将过敏反应分为Ⅰ、Ⅱ、Ⅲ、Ⅳ四型。中药可能作为过敏原引发机体产生过敏反应，其动物免疫毒理学评价对估测人群的免疫毒性具有一定的意义。

（一）基本原则

根据《中华人民共和国药品管理法》，药物的免疫毒性试验必须执行《药物非临床研究质量管理规范》。实验设计应符合随机、对照、重复的原则。

经皮给药制剂需进行主动皮肤过敏试验和Ⅳ型过敏反应试验，Ⅱ和Ⅲ型过敏反应可在进行长期毒性试验中选择相关指标进行观察。

（二）基本内容

1. 制剂与生物材料

采用中试或中试以上规模的、制备工艺稳定、符合临床试用质量标准规定的样品。过敏试验常选用认为对致敏物质比较敏感的豚鼠。

2. 分组与给药

过敏试验均应设立阳性对照和阴性对照。可选择多个剂量进行试验，尽可能找出无过敏反应的剂量。经皮给药后应保证制剂在局部的有效暴露时间。

3. 观察指标

Ⅰ型过敏反应通常用主动皮肤过敏试验（Active Cutaneous Anaphylaxis, ACA）、主动全身过敏试验（Active Systemic Anaphylaxis, ASA）和被动皮肤过敏试验（Passive Cutaneous Anaphylaxis, PCA）等考察。当药理学和毒理学试验结果提示有潜在的Ⅱ和Ⅲ型过敏反应时，建议可进行进一步的相关试验研究。Ⅳ型过敏反应又称迟发型，无抗体参与，发生较慢，一般在再次接触相同抗原48~72小时后才出现临床表现，主要表现为药疹、接触性皮炎、剥脱性皮炎等。光过敏反应应属Ⅳ型（迟发型）过敏反应，可由局部给药和系统给药诱发，并不仅限于局部给药。

4. 结果处理与分析

详细描述过敏反应的表现、反应持续时间、恢复情况及时间、死亡动物数。在主动全身过敏反应试验中出现动物死亡时，应进行解剖，若有明显病变则应进行组织病理学检查，并提供相应的照片。根据试验结果，按评分方式对不同剂量（或浓度）下反应发生情况及严重程度进行表述，分析过敏反应的量效关系和时效关系及其可逆性，判断数据变化是否与受试物有关，确定过敏反应剂量、安全剂量及安全范围等。结合药效学及其他毒理学试验结果进行综合分析，整体评价。

（三）推荐试验方法

1. 主动皮肤过敏试验

（1）动物分组与给药　一般选用豚鼠。给药前背部两侧脱毛，脱毛区应不小于 3 cm×3 cm。设置阳性对照药组和阴性或赋形剂对照组，阳性药可选择2, 4- 二硝基氯代苯（1% 的致敏浓度和0.1% 的激发浓度）。在受试物的致敏接触阶段，应充分保证其在皮肤上的停留时间（6 小时）和接触皮肤的范围。

（2）致敏　在第0、第7和第14天，以同样的方法局部给药。末次给受试物致敏后14天，在激发接触阶段，再次将受试物涂于脱毛区，6小时左右后，观察72小时内皮肤过敏反应情况，并按皮肤过敏反应评分标准进行评分。

（3）结果评价　应详细叙述实验方法，按表7-10记录各组各时间的平均分值，同时应密切观察动物是否有哮喘、站立不稳或休克等严重的全身性过敏反应出现。

根据试验组和对照组动物皮肤反应的差别，判断受试物对皮肤过敏反应的性质，并根据表7-11计算致敏发生率，即将出现皮肤红斑、水肿或全身过敏反应的动物例数（不论程度轻重）除以受试物总数。

表 7-10　皮肤过敏反应程度的评分标准

皮肤过敏反应	分 值
红斑	
无红斑	0
轻度红斑，勉强可见	1
中度红斑，明显可见	2
重度红斑	3
紫红色红斑到轻度焦痂形成	4
水 肿	
无水肿	0
轻度水肿，勉强可见	1
中度水肿，明显可见（边缘高出周围皮肤）	2
重度水肿，皮肤隆起 1 mm，轮廓清楚	3
严重水肿，皮肤隆起 1 mm 以上或有水泡或破溃	4
最高总分值	8

表 7-11　皮肤致敏性评价标准

致敏发生率（%）	皮肤致敏性评价
0~10	无致敏性
11~30	轻度致敏性
31~60	中度致敏性
61~80	高度致敏性
81~100	极度致敏性

2. 豚鼠最大化试验（GPMT）和 Buehler 试验（BT）

（1）动物分组与给药　选择成年豚鼠，雌雄不拘。受试物组不少于 20 只、对照组不少于 10 只。设立阴性对照组和阳性对照组。推荐的阳性对照物有巯基苯并噻唑、苯佐卡因、二硝基氯苯、331 环氧树脂等，也可以使用其阳性对照物，但轻 - 中度的致敏剂在加佐剂的试验中至少 30% 和不加佐剂试验中至少 15% 应有反应。

在 Buehler 试验中，致敏剂量应当足够高，以产生轻微的刺激性，激发剂量为不产生刺激性的最高剂量。在 GPMT 试验中，致敏剂量应足够高以产生轻 - 中度的皮肤刺激性且能很好地全身耐受，激发剂量为不产生刺激性的最高剂量。

（2）试验步骤　Buehler 试验在第 0，6~8 和 13~15 天用封闭片局部给药以诱导，在第 27~28 天在未给药的肋腹部贴 6 小时以局部激发。去除封闭片 24 和 48 小时后读取结果。如果结果难以判定，一周后再次激发，可采用原来的对照组或新的对照组。可采用剪、刮或脱毛的手段去除给药部位的毛发，去除受试物建议采用水或适当溶剂，以不改变已经存在的皮肤反应和表皮的完整性为宜。

GMPT 试验采用皮内注射给药，使用或者不使用佐剂进行诱导，局部诱导 5~8 天后，第 20~22 天给予激发剂量 24 小时，在去除激发剂量 24 和 48 小时后读取结果。同 Buehler 试验一样，如果结果难以判定，一周后再次激发。

（3）观察指标　一般在致敏后 1 和 24 小时及激发后 24 和 48 小时观察皮肤红斑、水肿和其他异常反应，参照表 7-12 进行皮肤反应评分，根据表刺激反应的评分标准对红斑和水肿进行评分。可根据毒性反应情况适当调整观察时间。测定开始和结束时的动物体重。

（4）结果评价　计算过敏反应发生率。按表 7-13 判断过敏反应强度。

表 7-12　皮肤反应评分标准

皮肤反应强度	积 分
红斑	
无红斑	0
轻微可见红斑	1
中度红斑	2
重度红斑	3
水肿性红斑	4
水 肿	
无水肿	0
轻度水肿	1
中度水肿	2
重度水肿	3
总积分	7

表 7-13　致敏强度

致敏率	分 级	皮肤致敏性评价
0~8	I	无致敏性
9~28	II	轻度致敏性
29~64	III	中度致敏性
65~80	IV	高度致敏性
81~100	V	极度致敏性

3. 皮肤光过敏反应试验

（1）动物分组与给药　原则上使用健康白色豚鼠，每组不少于 5 只。设阳性对照药组、阴性对照组和受试物组。

Adjuvant and Strip 法：本法是先皮内注射 FCA，用透明胶带擦伤皮肤角质层，涂敷受试物，照射紫外线，以上操作反复 5 次进行致敏，2 周后再次涂敷受试物，照射紫外线激发。

Harber 法：涂敷受试物，照射紫外线，此操作隔日进行一次共 3 次致敏。3 周后再次涂敷受试物的稀释液，30 分钟后照射紫外线激发。

Horio 法：涂敷 20% 的月桂醇硫酸钠，再涂敷受试物，立即照射紫外线，此操作每日一次共 3 次致敏。14 天后再次涂敷受试物，照射紫外线激发。

Jordan 法：本法是用尼龙刷子擦伤皮肤后，涂敷受试物，1 小时后照射紫外线，此操作每周 5 次，连续 3 周进行致敏，2 周后再涂敷受试物，6 小时后照射紫外线，此操作连续 2 日进行激发。

Maurer 法：涂敷受试物，1 小时后照射紫外线及可见光线进行致敏。6 周和 9 周后，各 3 日连续涂敷受试物，30 分钟后照射紫外线进行激发。

Morikawa 法：本法是 Harber 改良法，涂敷受试物，30 分钟后照射紫外线，本操作每周连续 5 天，共 2 周进行致敏，致敏 2 周后，涂敷受试物，30 分钟后照射紫外线进行激发。

Vinson 法：涂敷受试物，照射紫外线，本操作每日 1 次，连续 5 次进行致敏，7~10 天后，再次涂敷受试物，照射紫外线进行激发。

（2）结果评价　皮肤光敏性试验是根据比较对照组和给药组的反应进行评价的。阳性结果时，应追加试验。另外，光敏性是光毒性和光敏性两类混合难分的反应。必要时，应追加研究光毒性试验。

七、研究实例

痹痛宁透皮贴剂镇痛、抗炎作用研究[10]

痹痛宁透皮贴剂原方由川乌、洋金花、麝香、樟脑四味药组成，将川乌、洋金花药材经提取精制获取总生物碱浸膏粉，并与樟脑一同以 70% 乙醇溶解，人工麝香以乙醚溶解后与骨架材料、增塑剂、促透剂等辅料混合均匀，以流涎工艺在平板玻璃上铺膜，自然晾干，切割即得。本研究针对痹痛宁透皮贴剂的镇痛、抗炎等药理作用做出评价。

【镇痛作用研究】

（1）痹痛宁透皮贴剂对热板法致痛小鼠的镇痛作用：取雌性小鼠，放入 55℃±0.5℃热板水浴中，以舔后足作为疼痛反应指标，预测小鼠痛阈值以＞5 秒，＜30 秒示为合格小鼠，将痛阈合格的 50 只小鼠随机分为 5 组，第 1 组为等剂量的赋形剂对照组，剂量为 2.07 g 赋形剂 /kg；第 2 组为阳性对照药天和骨通贴膏治疗组；第 3 组为痹痛宁透皮贴剂大剂量组，剂量为 6.21 g 生药 /kg；第 4 组为痹痛宁透皮贴剂中剂量组，剂量为 4.14 g 生药 /kg；第 5 组为痹痛宁透皮贴剂小剂量组，剂量为 2.07 g 生药 /kg。将药物贴于小鼠尾部，面积为 1 cm²，以不致敏胶布固定，每天给药 1 次，连续给药 7 日，于末次给药后 0.5 小时,1 小时,1.5 小时分别测定痛阈值。结果（表 7-14）表明，痹痛宁贴剂大、中剂量组能显著提高小鼠痛阈值，具有明显的镇痛作用。

表 7-14　痹痛宁透皮贴剂对热板法致痛小鼠的镇痛作用（n=10, $\bar{x}$ ±s）

组别	剂量（g/kg）	痛阈值（S）			
		给药前	0.5 h	1 h	1.5 h
赋形剂组	—	22.9 ± 4.5	23.6 ± 6.8	23.2 ± 8.1	20.8 ± 4.1
天和骨通组	4.20	22.3 ± 4.7	33.2 ± 8.2*	28.1 ± 9.6	29.7 ± 11.2
痹痛宁大剂量组	6.21	22.8 ± 5.4	39.5 ± 15.2*	34.2 ± 15.1	37.4 ± 14.3*
痹痛宁中剂量组	4.14	23.3 ± 3.6	44.2 ± 14.2**	35.4 ± 17.6	41.2 ± 14.0**
痹痛宁小剂量组	2.07	23.6 ± 4.3	24.5 ± 11.3	28.4 ± 10.9	32.7 ± 15.7

注：与赋形剂组比较，*P＜0.05，**P＜0.01

（2）痹痛宁透皮贴剂对醋酸致痛小鼠的镇痛作用：取体重 18~22 g 健康小鼠 50 只，雌雄各半，随机分为 5 组，分组及给药剂量同（1）。将药物贴于小鼠尾部，面积为 1 cm²，以不致敏胶布固定，每天给药 1 次，连续给药 7 天，于第 7 天腹腔注射 0.6% 醋酸 0.2 ml 10 g，同时用秒表计时，记录各鼠出现第 1 次扭体反应的时间（即潜伏期）及 10 分钟内各鼠的扭体次数。药物镇痛百分率（%）=（对照组扭体次数 - 给药组扭体次数）/ 对照组扭体次数 ×100 %。结果（表 7-15）显示，痹痛宁透皮贴剂大、中、小剂量组均能延长小鼠镇痛潜伏期，并能降低小鼠的扭体次数，提示痹痛宁透皮贴剂有明显的镇痛作用。

表 7-15　痹痛宁透皮贴剂对醋酸致痛小鼠的镇痛作用（n=10, $\bar{x}$ ±s）

组别	剂量（g/kg）	潜伏期（min）	扭体次数	镇痛率（%）
赋形剂组	—	3.57 ± 1.40	31.9 ± 9.0	
天和骨通组	4.20	7.53 ± 2.03**	17.0 ± 11.8*	46.7

续表

组别	剂量（g/kg）	潜伏期（min）	扭体次数	镇痛率（%）
痹痛宁大剂量组	6.21	6.19 ± 2.80*	17.3 ± 11.18*	45.8
痹痛宁中剂量组	4.14	7.15 ± 2.78**	13.5 ± 6.9*	57.7
痹痛宁小剂量组	2.07	6.91 ± 3.53*	14.8 ± 6.8**	53.6

注：与赋形剂组比较，*P < 0.05，**P < 0.01

【抗炎作用研究】

（1）痹痛宁透皮贴剂对小鼠毛细血管通透性的影响：取体重 18~22 g 健康小鼠 50 只，雌雄各半，随机分为 5 组，分组及给药剂量同"镇痛作用研究"。将药物贴于小鼠尾部，面积为 1 cm²，以不致敏胶布固定，每天给药一次，连续给药 7 日。第 8 日，每只小鼠尾静脉注射 1 % 伊文思蓝 0.1 ml/ 只，并同时腹腔注射 0.6 % 醋酸 0.2 ml/ 只，20 分钟后，断头处死，剪开腹腔，用 5 ml 蒸馏水冲洗腹腔 3 次，用吸管吸取腹腔洗出液约 4 ml，1000 转 / 分钟离心 5 分钟，以上清液 3 ml，在 751 分光光度计 590 nm 处测定吸收度 OD 值。结果（表 7-16）显示不同剂量的痹痛宁透皮贴剂均可降低小鼠毛细血管通透性，减少炎性介质的渗出，说明痹痛宁透皮贴剂有显著的抗炎作用。

表 7-16　痹痛宁透皮贴剂对小鼠毛细血管通透性的影响（n=8, $\bar{x}$ ±s）

组别	剂量（g/kg）	吸收度（OD 值）
赋形剂组	—	0.556 ± 0.073
天和骨通组	4.20	0.149 ± 0.041**
痹痛宁大剂量组	6.21	0.240 ± 0.070**
痹痛宁中剂量组	4.14	0.188 ± 0.074**
痹痛宁小剂量组	2.07	0.427 ± 0.090**

注：与赋形剂组比较，*P < 0.05，**P < 0.01

（2）痹痛宁透皮贴剂对小鼠耳肿胀的抑制作用：取体重 25~28 g 雄性健康小鼠 50 只，分组及给药剂量同（1），连续给药 7 日，第 8 日每只小鼠右耳均匀的涂二甲苯 0.05 ml/ 只，致炎 15 分钟后，将小鼠脱颈椎处死，用直径 8 mm 的打孔器冲下左右耳廓，分别在电子天平上称重后，计算耳肿胀率。耳肿胀率（%）=（右耳重量 - 左耳重量）/ 左耳重量 ×100 %。结果（表 7-17）显示，痹痛宁透皮贴剂能明显抑制小鼠由二甲苯引起的小鼠耳廓肿胀。

表 7-17　痹痛宁透皮贴剂对小鼠耳廓肿胀的影响（n=8，$\bar{x} \pm s$）

组别	剂量（g/kg）	耳肿胀率（%）	镇痛率（%）
赋形剂组	—	103.2 ± 41.1	
天和骨通组	4.20	50.2 ± 26.8*	51.4
痹痛宁大剂量组	6.21	57.5 ± 22.8	44.3
痹痛宁中剂量组	4.14	46.7 ± 23.4*	54.7
痹痛宁小剂量组	2.07	78.6 ± 34.2*	23.8

注：与赋形剂组比较，*$p < 0.05$

（3）痹痛宁透皮贴剂对大鼠白细胞游走的影响：取雄性 Wistar 种大鼠 40 只，体重 150 g ± 20 g，随机分为 5 组：第 1 组为等剂量的赋形剂对照组，剂量为 2.07 g 赋形剂/kg；第 2 组为阳性对照药天和骨通贴膏组；第 3 组为痹痛宁透皮贴剂大剂量组，剂量为 6.21 g 生药/kg；第 4 组为痹痛宁透皮贴剂中剂量组，剂量为 4.14 g 生药/kg。第 5 组为痹痛宁透皮贴剂小剂量组，剂量为（2.07 g 生药/kg）。大鼠背部脱毛面积为 4 cm²，在脱毛部位贴药，每天 1 次，共贴 7 日，第 8 日用乙醚麻醉大鼠，左侧胸腔注入 1% 角叉菜胶（0.4 ml/只），5 小时后处死，剖开胸脱，用吸管吸取胸腔渗出液 20μl，加入 0.38 ml 的白细胞稀释液中，按白细胞计数法计数胸腔液中白细胞数。结果（表 7-18）显示，不同剂量的痹痛宁透皮贴剂均可以显著抑制角叉菜胶所致的炎症反应，降低白细胞数目，具有明显的抗炎作用。

表 7-18　痹痛宁透皮贴剂对小鼠白细胞游走的影响（n=8，$\bar{x} \pm s$）

组别	剂量（g/kg）	白细胞数（109 个/1）
赋形剂组	—	1.84 ± 0.50
天和骨通组	4.20	0.35 ± 0.16**
痹痛宁大剂量组	6.21	0.40 ± 0.16**
痹痛宁中剂量组	4.14	0.31 ± 0.08**
痹痛宁小剂量组	2.07	0.49 ± 0.15**

注：与赋形剂组比较，**$p < 0.01$

（4）痹痛宁透皮贴剂对大鼠棉球肉芽肿的影响：取雄性 Wistar 种大鼠 40 只，体重 150 g ± 20 g，随机分为 5 组。分组及给药剂同（3）。乙醚浅麻醉，在各鼠的右蹊部用碘酒消毒后，切开 1 cm 长的小口，用眼科镊子将已干燥称重 10 mg 的灭菌棉球（加青霉素和庆大霉素混合液 0.1 ml 并烘干）从小切口植入皮下，随即用灭菌纱布包好。24 小时后将大鼠背部脱毛，脱毛面积为 4 cm²，在脱毛区开始给药。每天 1 次，连续给药 7 日，于第 8 日将动物处死，打开原切口，将棉球连同周围结缔组织一起取出，剔除脂肪组织，放烘箱中烘干称重。将称得的重量减去棉球重量即得肉芽肿的重量。结果（表7-19）表明，痹痛宁透皮贴剂大、中、小剂量组对棉球肉芽肿均具有明显的抑制效果。

表7-19　痹痛宁透皮贴剂对大鼠棉球肉芽肿的影响（n=8，$\bar{x}$ ±s）

组别	剂量（g/kg）	肉芽干重（mg）	抑制率（%）
赋形剂组	—	30.7 ± 5.4	
天和骨通组	4.20	22.4 ± 5.0[**]	27.0
痹痛宁大剂量组	6.21	20.9 ± 5.8[**]	31.9
痹痛宁中剂量组	4.14	21.7 ± 5.3[**]	29.3
痹痛宁小剂量组	2.07	23.0 ± 6.7[*]	25.1

注：与赋形剂组比较，$*P < 0.05$，$**P < 0.01$。

第五节　中药经皮给药制剂的注册

药品注册，是指国家药品监督管理局根据药品注册申请人的申请，依照法定程序和相关要求提出申请，对拟上市销售药品的安全性、有效性、质量可控性等进行审查，并决定是否同意其申请的审批过程。药品注册申请包括药物临床试验申请、药品上市许可申请、上市后补充申请及再注册申请。中药经皮给药制剂的注册管理需严格执行国家药品监督管理局制定的有关新药研发的各种法定程序。

一、中药经皮给药新药注册要求

新颁布的《中药、天然药物注册分类及申报资料要求（试行）》明确区分了中药与天然药物的定义及新药注册要求。中药经皮给药制剂为局部给药制剂，其注册申报要符合现行中药新药的申报规定。

（一）制备工艺研究

制备工艺的研究是中药经皮给药制剂研发的一个关键环节，制备工艺的科学合理与否，直接关系到经皮给药制剂的安全有效，并与经皮给药制剂质量的可控性和稳定性密切相关。

中药经皮给药制剂制备工艺研究的基本内容包括：经皮给药剂型选择、工艺路线设计、工艺条件筛选和中试试验等系列研究。要求经皮给药制剂剂型适合临床应用，投料、提取、精制、浓缩、成型、包装等工艺过程参数明确，质量可控。

1. 经皮给药剂型选择

根据药物性质、处方剂量、给药途径、用药对象等，通过文献研究或预试验研究，选择适合临床应用的经皮给药剂型。需要考虑剂型对经皮给药药物安全性、有效性和适用性的影响，认识药物的基本理化性质、经皮给药剂型特点以及要求。

2. 工艺路线设计及预试

根据选择的经皮给药剂型，针对药物理化性质和透皮吸收性能的差异，以尽可能保留药效成分为目的，设计较为合理的工艺路线，并进行预试验，初步考察所选经皮给药剂型和所设计工艺路线的可行性。

3. 中药饮片的鉴定与处理

饮片必须经过鉴定，符合《中国药典》《××省中药饮片炮制规范》等标准中的药材品种来源。未收载的饮片应提供炮制方法来源及研究资料。

经皮给药制剂所用中药饮片一般需经过粉碎处理或提取纯化才可使用。

4. 提取工艺研究

（1）提取工艺条件的研究 采用单因素或多因素、多水平（如正交设计、均匀设计、星点设计）等方法，对提取溶媒、提取时间、提取次数及加溶媒量等进行考察。

如有相同的成熟工艺技术条件可借鉴时，可提供相关文献资料，并进行三批验证试验，若验证试验的评价指标（如单一成分或大类成分）的转移率等与相关文献资料相符，也可作为制订合理的工艺技术条件的依据。

（2）评价指标 选用浸膏量、单一成分或大类成分等指标进行综合评价。一般不能单用浸膏量作为评价指标。指标成分含量常用高效液相色谱法、紫外分光光度法、薄层色谱法等进行测定。

5. 分离、纯化、浓缩与干燥工艺研究

（1）分离与纯化工艺研究 采用单因素或多因素、多水平（如正交设计、均匀设计、星点设计）等方法，考察分离与纯化各步骤的合理性及所测成分的转移率，如对醇沉、水沉、滤过、离心等方法的考察。通过试验确定分离纯化工艺的具体条件，如醇沉工艺的乙醇浓度、水沉工艺的相对密度、滤过方式、离心转速等。

若采用大孔吸附树脂、聚酰胺、硅胶或有机溶剂等分离与纯化方法，还应对方法的可行性、安全性等相关内容进行研究。

（2）浓缩、干燥工艺研究 根据经皮给药剂型的要求和物料的性质，考察浓缩方法如常压蒸发、减压蒸发、薄膜蒸发等，考察干燥方法如烘干法、沸腾干燥法、喷雾干燥法等，确定浓缩、干燥的工艺参数，如浓缩液的相对密度、减压浓缩的压力与温度、干燥的时间与温度等。

（3）评价指标　选用浸膏量、单一成分或大类成分等指标进行综合评价。一般不能单用浸膏量作为评价指标。指标成分含量常用高效液相色谱法、紫外分光光度法、薄层色谱法等进行测定。

6. 成型工艺研究

经皮给药制剂成型研究应在粉碎、提取、分离、纯化、浓缩、干燥等工艺技术条件确定的前提下进行研究，涉及经皮给药制剂处方的设计、辅料选择及制剂成型工艺等研究。

（1）经皮给药制剂处方设计　经皮给药制剂处方设计是指根据中间体（粉末、提取物、浸膏或浓缩液等，下同）性质、经皮给药剂型特点、临床要求等筛选适宜的辅料及确定制剂处方的过程。原则上，应首先研究与经皮给药制剂成型性、稳定性有关的原辅料物理化学性质及其影响因素，然后根据在不同经皮给药剂型中各辅料作用的特点，建立相应的评价指标与方法，有针对性地筛选辅料的种类、用量，所用辅料应符合药用要求。

经皮给药制剂处方量应以 1000 个制剂单位（克、毫升等）计，并写出辅料名称及用量等，明确制剂分剂量与使用量确定的依据。

（2）制剂成型工艺研究　经皮给药制剂成型工艺是将中间体与辅料进行加工处理，制成剂型并形成最终经皮给药产品的过程。一般应根据中间体等特性，选择简便可行的成型工艺路线进行试验。处理好工艺与制剂处方设计间的关系，筛选各工序合理的加工方法与方式，应用较为先进的成型设备，选用适宜的直接接触药品的包装材料和容器（以下简称"药包材"），完成制剂的成型。

成型工艺需要考虑工艺的合理性、放大生产的可操作性、制剂的稳定性等因素。因此，需要有相应的考察指标评价制剂处方和成型工艺的优劣，如半固体制剂考察流动性、均匀度、粒度、相对密度等；液体制剂考察澄清度、pH 值、相对密度等；贴膏剂考察含膏量、耐热性、赋形性、黏附力、均匀度等。

（3）直接接触药品的包装材料和容器的选择　所用药包材应符合国家《直接接触药品的包装材料和容器管理办法》的要求。对选择的药包材可行性提供相应说明，同时结合稳定性试验，确定直接接触药品的包装材料。

7. 中试研究

中试研究是对实验室工艺合理性研究的验证与完善，是保证经皮给药制剂制法达到批量配制可操作性的必经环节。

中试规模一般不少于制剂处方量的10倍；中试过程中应考察工艺关键技术参数，并视情况修订和完善，确定制备工艺；提供连续三批中试生产数据，包括投料量、中间体量、辅料用量、成品量及成品收率等；按《中国药典》制剂通则项下的要求对中试产品进行检查。

8. 无菌经皮给药制剂的要求

有无菌要求的中药经皮给药制剂，如烧伤或严重创伤用制剂等必须符合《中国药典》相关要求。

（二）质量及稳定性研究

1. 质量标准研究的总体要求

（1）标准正文的编写体例与现行版《中国药典》一部一致。顺序如下：中文名和汉语拼音名、处方、制法、性状、鉴别、检查、含量测定、功能与主治、用法与用量、规格、贮藏、有效期等。

（2）标准正文中所用术语及符号的含义和计量单位应符合现行版《中国药典》凡例的规定。所使用的试剂、试药、试液、指示剂等均应符合现行版《中国药典》四部的有关规定，若现行版《中国药典》四部没有收载的，应在标准正文中以加注括号内容的方式列出。

（3）检测所需的对照品或对照药材（或对照提取物）一般应为中国食品药品检定研究院（以下简称"中检院"）提供，若使用的对照药材非中检院提供，可自行建立对照药材标准。自行建立的对照药材标准需经省级食品药品检验所鉴定标化后使用。

（4）标准项目中所有涉及检验的方法与技术均按现行版《中国药典》一部凡例和四部的要求执行，如采用现行版《中国药典》以外的特殊方法或技术应在标准正文中予以具体描述。

（5）标准起草说明应对标准正文中各项目逐一说明。

2. 质量标准各项目的具体要求

（1）名称与汉语拼音

a. 中文名称按中药命名原则的要求命名，汉语拼音按现行版新华字典进行相应标注。

b. 名称必须后缀剂型。

c. 不得与现行国家药品标准所收载的品种或已批准的不同医疗机构制剂品种重名。

d. 不得使用商品名。

e. 不得采用"回春"、"宝"、"灵"等不科学或夸大疗效的文字命名。

f. 起草说明中，应对命名的依据作简要说明。

（2）处方

a. 处方中的全部药味及辅料一般应为法定药品标准收载品种。个别辅料如无法定药用标准，应符合食品的国家标准（申报时应附标准复印件）。如使用的药材（如鸡蛋壳、猪大肠等）或辅料未收载于法定药用标准的，注册申请应提交使用历史、安全性及质量控制等相关资料。

b. 处方应列出全部药味的名称及用量，药材名应与法定标准收载名称一致，炮制品需注明。药味的排列顺序应根据"君、臣、佐、使"组方原则排列。

c. 处方中的药味必须是经炮制或净制的"饮片"。

d. 法定药材标准标注"大毒（或剧毒）"、"有毒"的药材，原则上不能超过法定标准规定的日用量。

e. 处方中各药味用量应以制成 1000 个制剂单位（如 1000 g，1000 ml）的成品量进行标注。

f. 起草说明中，应对处方的来源、各药味标准的收载情况、产地等作出说明。

（3）制法

a. 在标准正文中，应根据制备工艺写出简明扼要的工艺全过程，对质量有影响的关键工艺，必须标明参数。如处方中各药味的提取、精制、浓缩等工艺，应标明提取温度、溶媒及其用量、提取时间、醇沉的乙醇浓度及醇沉前浸膏的相对密度、固液分离方式、浓缩（或干燥）的温度等；粉碎工艺应注明粉末的细度；成型工艺标明采用的制备方法；辅料应注明名称；防腐剂及矫味剂必须标明名称及用量；各种剂型均应标明制成总量。辅料如使用了白酒，应标明浓度；如使用了植物油，应标明植物油的种类及名称。

b. 起草说明中，可对制法的工艺控制条件作进一步说明。

（4）性状

a. 标准正文中，应对经皮给药制剂除去包装的直观情况，按颜色、外形、气味依次描述。溶液剂应注意对其颜色及澄清状态的描述。外用药不描述味觉。

b. 起草说明中，对颜色的色系及幅度可作必要的说明。

（5）鉴别

a. 鉴别应满足专属、灵敏、重现性好的基本要求。鉴别方法包括显微鉴别、理化鉴别、光谱鉴别、色谱鉴别等方法。

b. 应首先对君药进行鉴别，且鉴别药味原则上不少于全方药味的 30%。除此之外，有下列情况的药味必须进行鉴别：处方中含有培植牛黄、体外培植牛黄、人工

牛黄、人工麝香、冬虫夏草、人参、西洋参、三七、西红花、血竭等贵细药材。

c. 大类化合物的理化鉴别，由于其专属性往往较差，一般不提倡，若要采用，应在起草说明中对专属性进行有关说明。

d. 薄层鉴别的研究必须设置空白样品。质量研究资料中，应对样品的前处理、薄层板及展开剂的选择进行详细说明，还应参照现行版中国药典四部中"药品质量标准分析方法验证指导原则"进行方法的专属性和耐用性考察。应附必要的薄层鉴别色谱彩色照片。所使用对照物质的来源、批号等信息必须标明。

（6）检查

a. 处方中含有现行版《中国药典》一部列为大毒的药材、国务院《医疗用毒性药品管理办法》（1988 年）规定的 28 种毒性药材、卫生部药品标准（中药材分册、藏药分册、维药分册、蒙药分册）注明大毒或剧毒的药材、全国各省区（市）药材标准注明大毒或剧毒的药材应建立毒性成分的限量检查项。一般采用薄层色谱或高效液相色谱的方法对毒性成分的限量进行控制。

质量研究资料中，应对样品的前处理、色谱条件的筛选、对照品浓度的设置、限度的合理性等进行说明。还应参照现行版《中国药典》四部"药品质量标准分析方法验证指导原则"对方法的专属性（即设置空白）、耐用性进行考察。同时标明所使用对照物质的来源、批号等信息。附必要的薄层鉴别色谱彩色照片或色谱图。

b. 含矿物药的经皮给药制剂，应对重金属和砷盐的检查方法进行研究，并纳入标准正文。含动物类药材的经皮给药制剂，应对沙门杆菌进行检查，并纳入标准正文。

c. 应符合现行版《中国药典》四部各有关经皮给药剂型通则项目的要求。如有通则规定以外的项目或与通则中某项检查要求不同时，需阐明充分理由。通则以外的剂型应另行制定要求。

（7）含量测定

a. 含量测定应满足专属、灵敏、重现性好的基本要求。含量测定方法包括色谱法、紫外 – 可见分光光度法、容量法、重量法等。含量测定目标成分一般应为单一化学成分，也可以为大类化学成分（如总黄酮、总皂苷、总生物碱等）。

b. 首选处方中的君药（主药）、贵重药（培植牛黄、体外培植牛黄、人工麝香等）、毒性药材（马钱子、蟾酥、斑蝥等）制定含量测定项目。对国家标准中已有含量测定方法的毒性药味（包括有毒矿物药和动物药），应研究建立毒性成分的含量测定方法，并规定上、下限。

c. 含量测定方法均应进行方法学考察参见现行版《中国药典》四部"药品质量标准分析方法验证指导原则"。

d. 经过研究有些品种或剂型（如黑膏药）确实无法建立含量测定方法，或者含量测定限度低于万分之一时，可采用浸出物测定方法作为质量控制，但必须进行必要的研究，如溶剂的选择、溶剂的用量、提取方法的考察、重复性及耐用性研究等。浸出物测定，一般采用最小制剂单位的含量作限值规定，如"每贴含浸出物不少于××mg"。

（8）功能与主治　中药经皮给药制剂的功能主治应依据临床试验的结果拟定，并有符合要求的相关临床试验资料作为技术支持。功能主治的描述应使用规范的医学术语，不得使用生僻或有歧义的术语。中药经皮给药制剂功能主治的表述原则上应符合中医的传统表述习惯，主治中一般应有相应的中医证候或中医病症的表述。

（9）用法与用量　用法用量应依据临床应用的结果说明临床推荐使用的用法和用量，先写用法，后写用量。如同一药物不同的适应证、不同的年龄阶段其用法用量不一致，应详细列出。

用法与用量的表述应规范、详细、易懂、便于患者自行服用。具体要求参见《药品说明书和标签管理规定》（局令24号）等有关规定。

（10）规格　规格指制剂单位的含量、装量、重量等，必须规范表述，如每瓶装10 ml、每盒（支）装20 g、每张净重12 g等。如有多种规格应由小到大的顺序全部列出，并且与说明书中的表达方式一致。不同剂型的规范表述举例如下：

天河追风膏（贴膏剂）7 cm×10 cm

阳和解凝膏（黑膏药）每张净重3 g

京万红软膏每支装10 g

烧伤灵酊每瓶装100 ml

（11）贮藏　贮藏条件应根据稳定性试验结果拟定，贮藏条件所用术语应符合现行版《中国药典》的规定。

（12）有效期　①有效期格式应标注为：××个月，如【有效期】12个月。②有效期应通过加速试验或长期试验的结果予以确定。

3. 稳定性研究

药品的稳定性是其质量的重要评价指标之一，是确定药品有效期的主要依据。

（1）样品　进行稳定性试验的样品批次至少不少于三批。

（2）包装　包装材料应与最终制剂的包装材料一致，且直接接触药品的包装材料应符合国家相关规定。

（3）实验方法　一般采用加速试验或长期试验（可任选一种方式）进行稳定性考察。

①加速试验一般应在40℃±2℃，相对湿度75%±5%条件下进行试验，分别于

0、1、2、3、6个月取样检测。若供试品经检测不符合质量标准或发生显著变化，可在 30℃ ±2℃，相对湿度 65%±5% 条件下进行试验。或根据中药经皮给药制剂品种的具体情况确定考察时间及时间点。

对温度特别敏感的中药经皮给药制剂（需在 4~8℃冷藏保存），加速试验可在温度 25℃ ±2℃，相对湿度 60%±10% 的条件下进行；对采用半通透性的容器包装的液体制剂，如塑料瓶装洗剂、搽剂等，建议在相对湿度 20%±2% 的条件进行试验。对膏药、胶剂、软膏剂等制剂可直接在温度 30℃ ±2℃、相对湿度 60%±5% 的条件下进行试验。

②长期试验是在接近药品的实际贮存条件下进行的稳定性试验，建议在常温（10~30℃），相对湿度 60%±20% 的条件下进行试验，分别于 0、3、6、9、12 个月取样检测。或根据中药经皮给药制剂品种的具体情况确定考察时间及时间点。

对温度特别敏感的药品，长期试验可在温度 6℃ ±2℃ 的条件下放置 12 个月，按上述时间要求进行检测。

（4）稳定性重点考察项目　除另有规定外，各剂型按表 7-20 中稳定性重点考察项目进行。

（5）稳定性试验结果评价　对稳定性试验结果应进行评价，以确定药品的有效期等。一般情况下，药品的稳定性以长期试验的结果为依据，长期实验考察结果与零月比较无明显变化，且指标成分的含量改变小于 20%，可根据实际考察时间确定有效期。长期实验考察结果发生变化（各项目检测结果与零月比较有明显变化，且指标成分的含量改变大于 20%）的前 3 个月为有效期的终点。加速试验结果也可作为确定有效期的参考依据，3 个月加速实验各项目检测结果与零月比较无明显变化，且指标成分的含量改变小于 20%，可推测有效期为 12 个月。6 个月加速实验各项目检测结果与零月比较无明显变化，且指标成分的含量改变小于 20%，可推测有效期为 18 个月。

表 7-20　稳定性试验各剂型重点考察项目表

剂型	稳定性考察项目
酊剂	性状、鉴别、乙醇量、含量测定、微生物限度检查
散剂	性状、鉴别、均匀度、水分、粒度、含量测定、微生物限度检查、无菌（用于烧伤和严重创伤的外用散剂）
软膏剂	性状（酸败、异臭、变色、分层、涂展性）、鉴别、粒度、含量测定、微生物限度检查、无菌（用于烧伤和严重创伤的软膏剂）
膏药	性状、鉴别、含量测定、软化点

剂型	稳定性考察项目
贴膏剂	性状、鉴别、含膏量、耐热性（橡胶膏剂）、赋形性（凝胶膏剂）、黏附性、微生物限度检查
搽剂、洗剂、涂膜剂	性状、鉴别、相对密度（以水或稀乙醇为溶剂）、pH值、乙醇量（以乙醇为溶剂）、折光率（以油为溶剂）、微生物限度检查、无菌（用于烧伤和严重创伤的洗剂、涂膜剂）、含量测定
胶剂	性状、鉴别、水分、含量测定、微生物限度检查
凝胶剂	性状、鉴别、水分、含量测定、微生物限度检查、无菌（用于烧伤和严重创伤的凝胶剂）

注：表中项目应根据具体品种，可适当选择。

（6）稳定性试验报告的内容　稳定性试验报告的内容通常应包括以下内容。

a. 供试中药经皮给药制剂的品名、剂型、规格、批号、配制单位、配制日期和每个考察时间点的日期。

b. 各稳定性试验的条件，如温度、相对湿度、光照强度（必要时）、容器等。应明确药包材类型、形状和颜色等。

c. 稳定性研究中各重点考察项目的质量和指标的限度要求。

d. 在研究起始和试验中间的各个取样点获得的实际分析数据，一般应以表格方式提交，并附相应的图谱或照片。

e. 检测结果应如实标明数据，不宜采用"符合要求"等表述。

f. 应对试验结果进行分析评价，给出结论。

（三）临床前药效学与安全性研究

1. 一般要求

（1）实验管理　根据《中华人民共和国药品管理法》，药物临床前毒性试验必须执行《药物非临床研究质量管理规范》。研究机构必须具有相关研究领域所需的设备和相应设施。

所有参加研究的人员必须接受过相关领域的正规训练，其项目负责人必须是相关专业领域的副高职称及以上的人员。

（2）试验样品/对照药物要求　临床前药效学与安全性研究试验所用样品，应当采用制备工艺稳定、符合申报临床质量标准要求的样品，并注明受试物的名称、来源、批号、含量（或规格）、保存条件及配制方法等（如果由于给药容量或给药方法限制，可采用提取的浸膏进行试验）。应提供所用溶媒和（或）辅料的批号、规格、生产厂家。对照药物原则上应采用已上市的、适应证相同或类似且疗效公认的药物。

（3）试验设计　试验设计应符合随机、对照、重复的原则。在进行研究时，应遵循"具体问题具体分析"的原则。

2. 不同类型制剂的研究技术要求

中药经皮给药制剂的临床前安全性研究内容应根据立题依据、临床意义和定位、处方来源、使用历史、有效性与安全性等背景资料进行综合考虑。研究内容应该以能够科学、合理、充分地评价制剂的临床前安全性为原则。

3. 药效学研究基本内容

预测药物疗效的重要手段就是围绕其拟定的临床适应证开展系列药效学评价。药效学评价的方法应该遵照公认的或经验证后的方法、模型。根据药效学研究结果判定药物的作用强弱及主要作用特点，为临床应用提供科学参考。

（1）实验动物　大鼠、小鼠应为清洁级及以上的实验动物，兔、豚鼠、犬等动物应为普通级及以上等级动物。提供单位必须是已经取得相应实验动物生产合格证的单位。

（2）动物模型　药效学评价尽量采用整体动物实验，尽量采用与拟治疾病相似或相近的成熟中医"证候"模型或疾病模型，如无相应的"证候"动物模型或疾病模型，则可通过观察药物的相近"功能（药理作用）"来评价药效。根据药物作用特点选择相应的动物模型，鼓励创新，但应有相应的试验数据支持。应围绕制剂的临床适应证选择最具代表性的 2 个（含 2 个）以上动物模型，对中药经皮给药制剂的药效进行评价。

（3）组别设置　至少应设三个剂量组，同时还应设溶媒组以及证明试验方法可靠性的阳性药物组。必要时需设正常对照组。

（4）检测指标选择　检测指标应与其临床适应证相匹配，且所检测的指标应能进行定量或半定量。

（5）统计学处理　所有结果均应选择适宜的统计学方法进行分析，并用合适的用语进行描述。

（6）结果表述　应选择合适的图、表进行表示，病理观察应有相应的病理照片佐证。对结论应有简略的讨论，简要说明检测指标与疾病的关系，初步阐明药物的作用特点。

4. 临床前安全性研究基本内容

包括皮肤用药急性毒性试验和皮肤用药长期毒性试验、皮肤刺激性实验等，具体做法可参考本章第四节内容。

皮肤用药急性毒性试验研究资料包括观察动物完整皮肤及破损皮肤短期内接触

受试药物所产生的毒性反应。皮肤用药长期毒性试验研究资料包括观察动物皮肤长期接触受试药物，经皮肤渗透或吸收后对机体产生的异常反应及其可逆度。

中药经皮给药制剂新药研究时应进行皮肤刺激性试验，试验目的是观察动物皮肤接触受试物后产生的刺激反应情况，分为单次给药的皮肤刺激试验与多次给药的皮肤刺激试验。

随着新技术的不断应用，有较多的新型辅料被应用于中药经皮给药制剂中，如透皮促进剂、增溶剂、抗氧剂、乳化剂、pH 值调节剂、渗透压调节剂等。在进行刺激性试验时，应严格考察所用新型辅料对皮肤的安全性，若发现其有明显刺激性，则应做进一步的研究，重新选择适宜辅料。另外，对使用透皮吸收促进剂的含有毒性药物的经皮给药制剂，应关注其可能对全身的毒性反应。

经皮给药制剂应进行皮肤过敏试验，必要时需进行光过敏性试验。原则上所有给药途径的药物，只要有皮肤分布，均应进行光敏检测。若受试物的化学结构或某些组成（包括药物和赋形剂）文献报道有光过敏作用者，或其化学结构与已知光敏剂相似者，曾有报道具有光过敏作用或可疑具有光过敏作用的中药制剂，建议作光过敏试验。

（四）临床疗效与安全性的研究与评价

根据《药物临床试验质量管理规范》的有关规定，参照《药品注册管理办法》和《中药注册管理补充规定》，规范临床研究行为，真实客观地获得中药经皮给药制剂安全性、有效性的数据及结论。

1. 临床研究方案的制定

根据《药物临床试验质量管理规范》的有关规定，结合中药经皮给药制剂拟定的功能主治，制定合理、可行的临床研究方案，取得临床研究批件后，再经伦理委员会审查批准后，方可实施。

经审评通过存档的临床研究方案将作为临床总结资料审评的依据，研究者应严格按存档的临床研究方案开展临床研究。

2. 临床研究方案设计规范

（1）试验目的

a. 确立试验目的原则　中药临床试验目的应明确、具体，具有可行性，要注重突出中医药特点。一个临床试验一般以一个主要试验目的设计，根据试验需要有时可设计次要试验目的。

b. 确定试验目的的依据　参照中药制剂处方组成、功能特点以及既往临床使用经验。

参照临床前的药效、毒理学试验结果。临床前的药效学试验已证实的药理作用，是确定试验目的的重要依据之一。一般临床试验目的应与药效学实验结果相适应，而临床前的毒理学试验的支持是确定试验目的的必要前提。

（2）试验设计

a.临床试验设计的原则　临床试验必须遵循对照、随机和可重复的原则。

b.临床试验设计的基本方法包括随机化、盲法、对照法三种。

随机化：临床试验的随机化主要包括分组随机和试验顺序随机，常采用分层、分段随机化方法。

盲法：临床试验根据设盲的程度分为双盲、单盲。不设盲的试验称为开放试验或非盲法试验。盲法的实施应符合有关法规和技术规范的要求。鼓励采用盲法设计。

对照：对照方法包括阳性药物对照、空白对照、安慰剂对照。阳性对照药一般采用已上市的、功能相同或类似且疗效公认的中成药。

样本量：应根据相关要求设定足够的样本量，对照组另设。试验样本量要符合统计学要求。

（3）受试病例选择

a.疾病诊断标准　疾病西医诊断标准应采用国际、国内普遍接受的诊断标准，或权威机构颁布、全国性专业学会和一些权威性的著作标准。对疾病有不同分型（分期、分度、分级）的要列出分型（分期、分度、分级）标准。诊断标准要公认、先进、可行，并注明西医诊断标准的名称、来源等。必要时对标准采用的具体情况加以说明。

b.证候诊断标准　中医证候诊断标准应参照现行的全国统一标准制定，若无现行标准，可采用全国专业学会或国际会议等提出的标准。中医证候诊断标准应公认、权威、可行，注意说明诊断标准的名称、来源等。

中医证候诊断标准的内容一般应包括主症和次症，主症和次症宜分别列出。要注意到中医舌、脉特征，并特别注意证候的特异性指标或特征性指标。

c.症状体征量化标准　需要尽量使观察指标客观化。症状体征需分级量化。症状体征的分级量化应根据病症情况决定，分级量化要合理。

d.病例纳入标准　入选标准必须与临床试验的目的相符合，包括疾病的诊断标准、证候诊断标准，入选前患者相关的病史、病程和治疗情况要求；其他相关的标准如年龄、性别等。应特别注意的是，为了保障受试者的合法权益，患者签署知情同意书亦应作为入选的标准之一。

e.病例排除标准　制定排除标准，应根据试验目的，考虑年龄、合并症、妇女特殊生理期、病因、病型、病期、病情程度、病程、既往病史、过敏史、生活史、治疗史、家族史、鉴别诊断等因素。

（4）研究用药物　包括试验药物的名称、规格、配制单位、批号及标签格式、包装规格等；对照药物的名称、规格、生产单位、批号及药品批准文号等，并阐明对照药物选择的理由及依据。

（5）治疗方案　包括基础治疗、具体分组治疗方法、疗程、合并用药等。

（6）观测指标

a.人口学资料　包括年龄、性别、种族、身高、体重、健康史、用药史、患病史等。

b.一般体格检查　如呼吸、心率、血压、脉搏等。

c.安全性指标　试验过程中出现的不良事件。

与安全性判断相关的实验室数据和理化检查，如三大常规、肝肾功能、心电图等。注意加强对毒性靶器官不良反应的观察。

处方中不含毒性药材、疗程3天以内、预期安全性风险小的皮肤外用制剂可不作实验室指标检测。

与预期不良反应相关的检测指标。

d.疗效指标　主要疗效指标：反映制剂主要作用的特征性指标，可以是症状、体征、生化指标、病理指标等，主要疗效指标应该明确，一般为1~2个。

次要疗效指标：反映制剂次要作用的疗效指标。

（7）疗效评定标准　应根据试验目的选择最新、公认的疗效评定标准，包括疾病疗效评定标准、证候疗效评定标准及标准来源等。

（8）不良事件的观察与记录　包括预期不良事件、试验期间实际发生的不良事件的观察与记录方法、不良事件与试验药物因果关系判断方式、严重不良事件的报告途径等。

（9）数据管理与统计分析　应有数据双份录入、核查、答疑等的规定；统计分析计划，统计分析数据集的规定；所选用的统计分析软件，检验水准的规定，给出统计分析方法、统计量及P值等。

（10）预期进度　包括临床试验需要的总时间、病例收集时间、统计及总结时间等。

（11）临床试验的质量控制与质量保证　包括试验相关的伦理学，临床试验预期的进度和完成日期，临床观察、随访和保证受试者依从性的措施，数据可溯源性的规定，试验结束后的随访和医疗措施，参加试验各方承担的职责及其他有关规定等。

（五）其他资料

如果经皮给药制剂是处方中含有尚无法定标准的药材，或来源于未有法定标准药材的有效部位，以及用于育龄人群并可能对生殖系统产生影响的新药，还应报送遗传毒性试验资料。若经皮给药制剂是在长期毒性试验中发现有细胞毒作用，或者对某些脏器组织生长有异常促进作用的，以及致突变试验结果为阳性的新药，则必须提供致癌试验资料及文献资料。如果制剂是用于育龄人群，并可能对生殖系统产生影响的新药（如避孕药、性激素、治疗性功能障碍药、促精子生成药、保胎药以及遗传毒性试验阳性或有细胞毒作用等的新药），应根据具体情况提供相应的生殖毒性研究资料。

二、注册审批程序

研制新药，必须按照国务院药品监督管理部门的规定如实报送研制方法、质量指标、药理及毒理试验结果等有关资料和样品，经国务院药品监督管理部门批准后，方可进行临床试验。自 2017 年 12 月 1 日起，将原先由省级食品药品监督管理部门受理、国家药品监督管理局审评审批的药品注册申请，调整为国家药品监督管理局集中受理[14-15]。

（一）注册审批一般程序

指通用过程，包括申请、受理、审查与决定、证件（文书）制作与送达、结果公开等（图 7-1）。

1. 资料提交

药品注册申请可采取电子申报、邮寄或现场提交的方式提交申报资料，同时提交纸质文本和电子文档，申请人应保证提交的纸质文本与电子文档内容一致。

2. 受理审查

总局药审中心收到资料当日或当场进行签收登记，在规定工作日内完成受理审查并做出审查决定。经审查符合规定的或者申请人完成补正资料后符合规定的，出具《受理通知书》《缴费通知书》；经审查不符合规定的，出具《补正资料通知书》或《不予受理通知书》。

3. 现场核查及注册检验

集中受理实施后，国家药品监督管理局新受理的药品注册申请，根据药品技术审评中的需求，由国家药品监督管理局食品药品审核查验中心统一组织全国药品注册检查资源实施现场核查。需要进行注册检验的或核查中认为需要抽样检验的，由检查部门按规定抽取样品送中国食品药品检定研究院或省级药品检验机构检验。

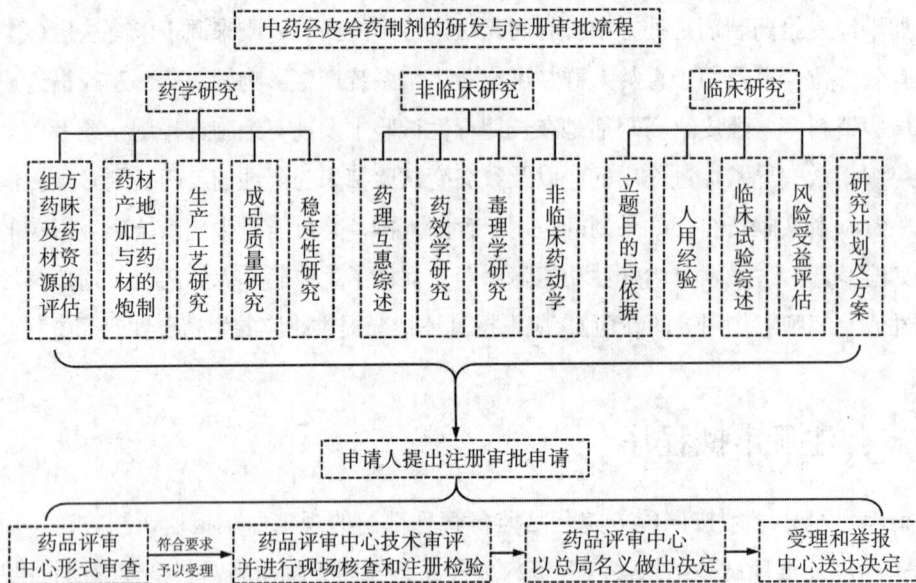

图 7-1 中药经皮给药制剂研发与注册审批流程图

（二）优先审评审批制度

为加强药品注册管理，保证具有临床价值的新药和临床急需仿制药的研发加快上市，解决药品注册申请积压的矛盾，国家鼓励药品创新实行优先审评审批[16]。

1. 具有明显临床价值，符合下列情形之一的药品注册申请

（1）未在中国境内外上市销售的创新药注册申请。

（2）转移到中国境内生产的创新药注册申请。

（3）使用先进制剂技术、创新治疗手段、具有明显治疗优势的药品注册申请。

（4）专利到期前 3 年的药品临床试验申请和专利到期前 1 年的药品生产申请。

（5）申请人在美国、欧盟同步申请并获准开展药物临床试验的新药临床试验申请；在中国境内用同一生产线生产并在美国、欧盟药品审批机构同步申请上市且通过了其现场检查的药品注册申请。

（6）在重大疾病防治中具有清晰的临床定位的中药（含民族药）注册申请。

（7）列入国家科技重大专项、国家重点研发计划，以及由国家临床医学研究中心开展临床试验并经中心管理部门认可的新药注册申请。

2. 防治下列疾病且具有明显临床优势的药品注册申请

①艾滋病；②肺结核；③病毒性肝炎；④罕见病；⑤恶性肿瘤；⑥儿童用药品；⑦老年人特有和多发的疾病。

3. 其他

（1）在仿制药质量一致性评价中，需改变已批准工艺重新申报的补充申请；

（2）列入《关于开展药物临床试验数据自查核查工作的公告》（原国家食品药品监督管理总局公告 2015 年第 117 号）的自查核查项目，申请人主动撤回并改为按与原研药质量和疗效一致的标准完善后重新申报的仿制药注册申请；

（3）临床急需、市场短缺的药品注册申请。具体品种名单由国家卫生计生委和工业和信息化部提出，国家药品监督管理局药品审评中心（以下简称药审中心）组织相关部门和专家论证后确定。

（4）在公共健康受到重大威胁情况下，对取得实施强制许可的药品注册申请，予以优先审评审批。公共健康受到重大威胁的情形和启动强制许可的程序，由国家卫生计生委会同有关部门规定。

4. 优先审评审批的程序

（1）申请。注册申请转入药审中心后，由申请人通过"申请人之窗"向药审中心提交优先审评审批的申请，说明品种信息及纳入优先审评审批的理由。

（2）审核。对申请人提交的优先审评审批申请，由药审中心每月组织专家审核论证，并将审核结果和理由以及拟定优先审评的品种具体信息予以公示。公示 5 日（指工作日，下同）内无异议的即优先进入审评程序；对公示品种提出异议的，应在 5 日内向药审中心提交书面意见并说明理由；药审中心在 10 日内另行组织论证后作出决定并通知各相关方。对于临床急需、市场短缺的仿制药申请，自该品种公示之日起，不再接受活性成分和给药途径相同的新申报品种优先审评审批申请。

（3）审评。药审中心对列入优先审评审批的药品注册申请，按照注册申请转入药审中心的时间顺序优先配置资源进行审评。

（4）报送。药审中心在收到样品生产现场检查报告和样品检验结果后 5 日内完成综合审评报告，3 日内报送食品药品监管总局审批。对于在综合审评过程中发现需要重新审评的情况，则根据具体情况优先安排

（5）审批。国家药品监督管理局在接到药审中心报送的审核材料后 10 日内作出审批决定。

三、医院中药经皮给药制剂的研究与注册

（一）医院中药经皮给药制剂的研究

医院中药经皮给药制剂众多，但目前尚无统一法定研究技术指导原则。可根据

现行《药品注册管理办法》、中药制剂研究技术指导原则以及《医疗机构制剂注册管理办法》（试行）等，结合医疗机构中药经皮给药制剂的特点，进行医院中药经皮给药制剂的研究与注册（图7-2）。

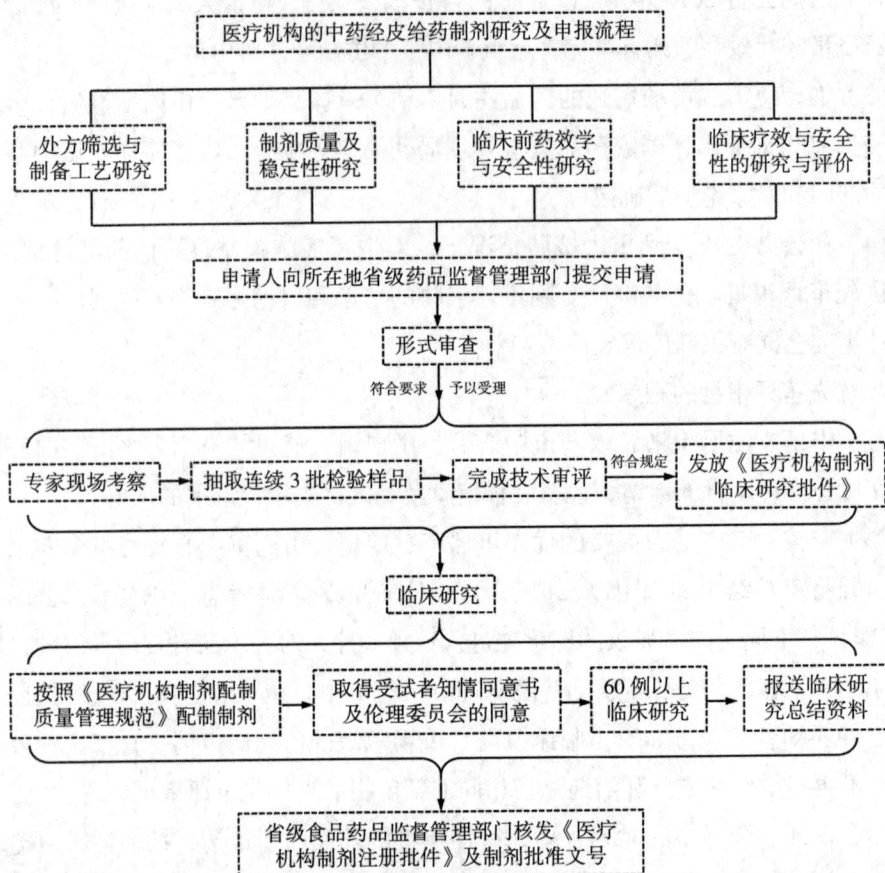

图 7-2　医疗机构中药经皮给药制剂研究及申报流程图

1. 制备工艺研究

医院中药经皮给药制剂制备工艺研究可参考中药经皮给药制剂的研究方法进行。剂型选择可借鉴前期临床治疗该类疾病所用相关处方的经验，所选经皮给药剂型的用法应与前期临床用法相近，且制备技术需求与医疗机构制剂能力相适应。

2. 临床前药效学与安全性研究

医院中药经皮给药制剂研究，应当根据《中华人民共和国药品管理法》《药物非临床研究质量管理规范》进行相应的临床前药效学与安全性研究。具体研究内容与方法可参考本章中"中药经皮给药制剂研究"相关内容。

符合以下条件，可免报药效学及长期毒性资料：

（1）已有同品种获得医院制剂批准文号的中药经皮给药制剂（需取得首家获得

医院制剂批准文号注册申请人的书面同意）。此情况可免报急性毒性资料。

（2）根据中医药理论组方，利用传统工艺配制（即制剂制备过程没有使原组方中治疗疾病的物质基础发生变化的），且该处方在本医疗机构具有 5 年以上（含 5 年）使用历史的中药经皮给药制剂。

（3）利用传统工艺制备（即制剂制备过程没有使原组方中治疗疾病的物质基础发生变化的）的古代经典名方品种。

以下情况可免报长期毒性试验资料，但需说明理由及依据：

（1）若处方中各药味符合法定药材标准，无毒性药材，无十八反、十九畏等配伍禁忌，又未经化学处理或仅用水处理，急性毒性试验（采用最大给药容量、最大给药浓度）未见明显毒性反应，临床实际用药期为 1 周以内者，可免报长期毒性试验。

（2）皮肤刺激、皮肤过敏以及皮肤急性毒性试验结果未见明显毒性反应的外用制剂，可免报长期毒性试验资料。

（3）增加适应证或主治病症的中药经皮给药制剂，给药途径不变、不延长用药周期或（和）不增加剂量者，可免报长期毒性试验资料。

如果有下列情况之一者需报送注册急性毒性资料及长期毒性资料：

（1）处方组成含有法定标准中标识有毒性或现代毒理学证明有毒性的药材。

（2）处方组成含有十八反、十九畏配伍禁忌。

（3）处方中的药味用量超过药品标准规定的。

3. 临床疗效与安全性的研究与评价

根据《医疗机构制剂注册管理办法》（试行）、《药物临床试验质量管理规范》的有关规定，结合医疗机构中药经皮给药制剂的特点，参照《药品注册管理办法》和《中药注册管理补充规定》进行。

（1）临床研究的前提　进行医院中药经皮给药制剂的临床研究前，必须取得所在地省级食品药品监督管理局《医疗机构制剂临床研究批件》和本单位医学伦理委员会《临床研究医学伦理审查批件》。医疗机构中药经皮给药制剂的临床研究应当遵循《药物临床试验质量管理规范》。

临床研究用的中药经皮给药制剂，应当按照《医疗机构制剂配制质量管理规范》的要求配制，配制的制剂应当符合申报的质量标准，并经检验合格。

（2）临床研究的场所　医疗机构制剂的临床研究，一般应在提出申请的本医疗机构进行。

如本单位不具备开展临床试验的条件，可委托具有药物临床试验资格的机构开展临床试验。

（3）临床研究的期限 《医疗机构制剂临床研究批件》的有效期为2年，逾期未启动临床研究者需重新申请。自批准之日起3年内应完成临床研究及总结报告，如临床试验已开展但因特殊情况未如期完成，应提前60日向所在地省级食品药品监督管理局提出延期申请。

（4）免报临床研究资料的条件及范围

a.根据中医药理论组方，利用传统工艺配制（即制剂配制过程没有使原组方中治疗疾病的物质基础发生变化），且该处方在医疗机构具有5年及以上使用历史，需提供100例以上的相关原始病历或处方等相关使用证明文件。

b.利用传统工艺配制（即制剂配制过程中没有使原组方中治疗疾病的物质基础发生变化）的古代经典名方品种，适应症必须在原处方的功效主治中选择，可采用适宜的现代医学术语表达，同时符合中医理法方药特点；制剂名称应符合医疗机构中药经皮给药制剂命名原则，处方剂量、剂型和用法用量应根据临床实际合理选择。

c已有同品种取得医院制剂批准文号的中药经皮给药制剂（需取得首家获得批准文号注册申请人的书面同意）。

d.改变剂型不改变给药途径，且物质基础不发生变化的制剂。

e.已经完成100例以上临床试验，能够提供临床试验报告或阶段报告的各级科技管理部门正式立项的科研课题协定处方或制剂。

f.采用国家公布的药食两用中药进行组方研制的中药制剂。采用国家公布的"药食两用物品"和"可以作为保健食品的物品"进行组方研制的中药制剂（其中可以作为食品的中药药味数不得超过处方药味数的30%）。

g.临床协定方、经典名方、药食两用验方、科研协定方等的组成中，不得含有毒性药材（指现行版《中国药典》和已颁布的法定药材标准中标注为"有毒"、"大毒"或"剧毒"的药材），不得有配伍禁忌，单味药日用量不得超过药典规定日用最大量。

（5）临床研究方案的制定 根据《药物临床试验质量管理规范》的有关规定，结合医疗机构中药经皮给药制剂拟定的功能主治，制定合理、可行的临床研究方案，取得《医疗机构制剂临床研究批件》后，再经伦理委员会审查批准后，方可实施。

经审评通过存档的临床研究方案将作为临床总结资料审评的依据，研究者应严格按存档的临床研究方案开展临床研究。

（6）临床研究方案设计规范 具体方案可参考本章"中药经皮给药制剂研究"相关内容进行。在设置对照组时，由于医疗机构制剂临床试验的主要目的是确定对目标适应证的有效性和安全性，且样本量较小，因此，应在符合医学伦理学原则的前提下鼓励采取安慰剂对照。

（二）注册

医院中药经皮给药制剂的注册应按照原国家食品药品监督管理局颁布的《医疗机构制剂注册管理办法》（试行）（局令第 20 号）进行，所申请注册的制剂应为市场上没有供应的品种。

参考文献

［1］冯年平. 中药药剂学［M］. 北京：科学出版社，2017.

［2］谢秀琼. 中药新制剂开发与应用［M］. 北京：人民卫生出版社，2006.

［3］侯世祥. 现代中药制剂设计理论与实践［M］. 北京：人民卫生出版社，2010.

［4］梁秉文. 中药经皮给药制剂技术［M］. 北京：化学工业出版社，2006.

［5］曾明辉，熊静悦，朱九群，等. 析因设计优化塞来昔布凝胶中透皮促渗剂用量研究［J］. 中国药学杂志，2017，52：293-297.

［6］朱春赟，张娣丹，张永太，等. 雷公藤多苷凝胶膏剂的处方优化［J］. 中国实验方剂学杂志，2015，21：16-18.

［7］Guo T, Zhang Y, Zhao J, et al. Nanostructured lipid carriers for percutaneous administration of alkaloids isolated from Aconitum sinomontanum［J］. J Nanobiotechnology，2015，13：47.

［8］Zhang SJ, Zhang YT, Zhao JH, et al. Preparation and in vitro anti-tumor properties of toad venom extract-loaded solid lipid nanoparticles［J］. Pharmazie，2013，68：653-660.

［9］林媛媛，刘静，王冬梅，等. Box-Behnken 试验设计法优化宝泻灵凝胶膏剂处方及其体外透皮特性研究［J］. 中草药，2014，45：1238-1244.

［10］刘继勇，田景振，胡晋红. 痹痛宁透皮贴剂镇痛、抗炎作用研究［J］. 中国实验方剂学杂志，2003，9：35-37.

第八章 中药功效性化妆品的
配方设计与评价

第一节 概述

化妆品作为个人护理产品，必须具备以下特性。

1. 高度的安全性

化妆品的安全性与人体健康息息相关，使用于人体表面的化妆品，轻则会可能导致皮肤过敏，重则会导致不可挽回的伤害。要确保化妆品的安全性，首先必须使用安全性好的原料。从安全性角度，可将原料分为：允许用原料、限用原料、禁用原料。其中，允许用原料原则上是安全的；限用原料在限用量范围内使用，绝大多数情况下是安全的；而禁用原料不允许添加，对人体是有危害的。前两者的安全性也是因不同人、不同的皮肤特点而异，即使是允许用的原料，也可能因人自身皮肤特点，而发生过敏，比如羊毛脂，就会引起少数的消费者过敏。

2. 相对的稳定性

化妆品的稳定性是指在一定时间（保质期限，化妆品货架期一般为2~3年）内，即在存储、使用的过程中，化妆品能保持原有的性质，其香气、颜色、形态等均无变化，即使在气候炎热和寒冷的极端环境中，也能保持稳定。

3. 良好的使用性

成膜性、保湿性、渗透性、铺展性和滋润性等是化妆品使用性能的重要指标，对使用性能的要求因产品类型、使用者（年龄、肤质）、季节、地域等因素的不同而不同，所开发的产品需要考虑到上述因素。

4. 一定的功效性

一般化妆品除了常规的清洁、护理、美化等使用效果外，消费者还期望产品具备保湿、防晒、祛斑等作用，即"功效性"。

上述化妆品的特性主要受到两方面因素的影响：一方面是中药自身的特点与功

效性；另一方面是化妆品的配方特点及微观结构，这一因素影响了中药原料在人体表面的停留时间及是否渗透的作用机制。

在中国市场监管中，将化妆品分为特殊用途化妆品与非特殊用途化妆品，而欧美按照化妆品在人体表面的停留时间，分为洗去型与滞留型。这样的分类方法有利于界定同一原料在不同类型产品中的安全性，也有利于界定功效性原料可能实现功效的产品体系。

中药功效性化妆品是将中药成分添加于化妆品中，以凸显化妆品的某些功效[1]。因此，将中药应用于滞留型产品体系，使用于人体表面有更长的存留时间，才有可能实现化妆品预期的功效性。滞留型化妆品按使用部位可以分为护肤、护发两大类，这两类产品按照剂型又分为水剂体系、乳霜体系、膜类体系。

本章主要介绍适合中药添加并体现功效性的化妆品配方设计与体外评价方法。

第二节　水剂体系

水剂体系包含了护理类水体系及清洁类表面活性剂水体系。清洁类表面活性剂水体系属于洗去型产品，在人体表面驻留时间短，很难实现所添加活性成分的功效性，因此，本节重点介绍用于皮肤护理的化妆水。

化妆水按外观一般为透明或半透明状液体，通常是在用洁面产品等洗净黏附于皮肤上的污垢后，为给皮肤的角质层补充水分，调整皮肤生理作用而使用的化妆品。和乳液相比，化妆水油分少，有清爽的使用感。中药应用于化妆水中，不能影响到化妆品水原有的透明度及稳定性，因此，可添加的中药多为水提取物，与化妆水其他成分之间有很好的相溶性；如果是一些油溶性的成分，则需要利用增溶技术，但添加量不宜太高。

消费者对于化妆水的期望，除了保湿，还有润肤、营养、延缓衰老、收敛、防晒、防止皮肤长粉刺等多种功能，但很多油溶性的成分难以充分加到水剂体系中，这些附加性能的实现会有一定的局限性。

化妆水按其使用目的和功能可分为如下类型：① 柔软性化妆水，以保持皮肤柔软、润湿为目的；② 收敛性化妆水，抑制皮肤分泌过多油分，收敛而调整皮肤；③ 须后水，抑制剃须后所造成的刺激，使脸部产生舒适感；④ 痱子水，去除痱子，并赋予清凉舒适的感觉。

一、产品配方结构

化妆水的基本原料是水、保湿剂；但为了赋予产品良好的使用性能及合格的产品质量，其配方还包括润肤剂、增溶剂、防腐剂和香精等成分。化妆水的主要配方组成见表 8-1 [2]。

表 8-1　化妆水的主要配方组成

成分	主要功能	代表性原料
水	补充角质层的水分、基质	去离子水
保湿剂	角质层的保湿	甘油、丙二醇、1，3-丁二醇、甘油聚醚-26、透明质酸钠等
润肤剂	滋润皮肤、保湿软化皮肤、改善使用感	水溶性植物油脂、水溶性硅油
流变调节剂	改变流变性、改善肤感	各种水溶性聚合物，如汉生胶、羟乙基纤维素、羟丙基纤维素、聚丙烯酸系聚合物
增溶剂	增溶香精	短碳链醇或非离子表面活性剂
香精	赋香	
防腐剂	抑制微生物的繁殖	苯氧乙醇，1，2-乙二醇等
其他活性组分	紧缩皮肤、皮肤营养	如收敛剂、营养剂

二、原料选择

1. 水

化妆品产品对水质要求较高，一般采用蒸馏水或去离子水。

2. 保湿剂

保湿剂的主要作用是保持皮肤角质层适宜的水分含量，同时改善其他原料在水中的溶解性。常用的保湿剂如下。

（1）多元醇类保湿剂。

（2）高分子类保湿剂。

（3）氨基酸类保湿剂。

（4）乳酸和乳酸钠。

（5）吡咯烷酮羧酸钠。

（6）神经酰胺类保湿剂。

（7）胶原（蛋白）类保湿剂。

（8）甲壳质衍生物和脱乙酰壳多糖。

化妆水的保湿主要是依赖于保湿剂分子结构上的羟基与水分子之间形成氢键[3]。多元醇类保湿剂因其分子结构上的 –OH 数量最多，是不可替代的主要保湿原料；其次是高分子类保湿剂，常用类型有透明质酸钠与葡聚糖，透明质酸钠在低相对湿度（33%）下的吸湿量最高，而在高相对湿度（75%）下的吸湿量最低，这种独特的性质正适应皮肤在不同季节、不同环境湿度下所需产品的保湿作用[4]。而且透明质酸钠可渗透于皮肤真皮层等组织，分布在细胞间质中，对细胞器官本身起润滑与滋养作用。目前被关注较多的保湿剂还有神经酰胺类，可应用于化妆品中的神经酰胺有 9 大类，常用神经酰胺（Ⅱ）和神经酰胺（Ⅲ）[5]。

其他类型的保湿剂虽然在锁水性能上与多元醇比较有很大差距，但常常会通过复配达到协同增效，提升产品的保湿性能。

3. 润肤剂

纯油性的润肤剂一般很难添加到水剂体系中，常用水溶性植物油应用于化妆水中，为产品带来一定的润肤作用，以及比较丰富的肤感。常用的水溶性油脂包括水溶性硅油类、水溶性霍霍巴油类及其他。主要有：双 –PEG–18 甲基醚二甲基硅烷、双 –PEG–15 甲基醚聚二甲基硅氧烷、PEG–7 甘油椰油酸酯、PEG–75 羊毛脂、琥珀酸二乙氧基乙酯、巴巴苏籽油甘油聚醚 –8 酯类、霍霍巴蜡 PEG–80 酯类、霍霍巴蜡 PEG–120 酯类、PEG–10 向日葵油甘油酯类、霍霍巴油 PEG–150 酯类、PEG–16 澳洲坚果甘油酯类、PEG–50 牛油树脂、聚甘油 –10 二十碳二酸酯 / 十四碳二酸酯、双 –二乙氧基二甘醇环己烷 –1，4– 二羧酸酯。

水溶性油脂应用于水剂体系中，其乙氧基数（EO 数）决定了其水溶性，EO 数越大，水溶性越强，可以形成完全透明的产品；而 EO 数较小时，可能会形成半透明的、泛蓝光的体系。

4. 流变调节剂

化妆水虽为水剂体系，也需要有一定的流变特性，以在使用过程中更好地控制其流动性。用于化妆水体系的流变调节剂主要有以下三种。

（1）天然水溶性聚合物　天然聚合物以植物或动物为原料，经提取而得，主要是胶原（蛋白）类和聚多糖类聚合物。常用于化妆水中的有汉生胶、瓜尔胶。汉生胶通过改性分为透明型与不透明型。这类聚合物加入量大时，会为体系带来使人不愉快的黏感。

（2）半合成水溶性聚合物　半合成水溶性聚合物是由天然物质经化学改性而制得的，主要有两大类：改性纤维素和改性淀粉。由于这类聚合物水溶性较差，很容易影响透明度，在化妆水中使用不多。

（3）合成水溶性聚合物　合成类水溶性聚合物又称水溶性高分子或水溶性树脂，是亲水性的高分子材料。常用于化妆水的主要有聚丙烯酸、聚甲基丙烯酸和聚丙烯酰胺的衍生物，包括以下几种：① 聚丙烯酸类聚合物；② 丙烯酸/丙烯酸钠聚合物；③ 丙烯酸二元共聚物；④ 丙烯酸酯的三元共聚物；⑤ 丙烯酰胺二元共聚物。这类水溶性聚合物加入很少的量就可以达到要求的性能，而且可以形成透明度很高的体系，因此，在化妆水中的使用较多。

5. 增溶剂

增溶剂主要作用是增溶香精等油溶性成分。常用的增溶剂有聚氧乙烯（40）氢化蓖麻油、聚氧乙烯（20）油醇醚等。增溶剂在增溶油溶性成分的同时，也改善了化妆水在皮肤上的铺展性。

6. 防腐剂

水剂体系中防腐剂的选择很重要，由于化妆品用防腐剂多为油溶性，在水剂体系中溶解性不好，会大大影响防腐剂的效能[6]。应尽可能选用一些水溶性比较好的防腐剂，或者防腐剂/丙二醇体系。但是防腐剂/丙二醇体系加入到水剂体系中后，有可能会有防腐剂析出的现象，导致防腐剂在体系中分布不均一，而影响防腐性能。如果用表面活性剂来增溶，防腐剂被增溶到胶束里面，同样降低对水介质的防腐效能。因此，一般选择水溶性、醇溶性的防腐剂，然后再借助于醇类化合物来增溶。

常用于水剂体系的防腐剂包括：1，2-己二醇、1，2-戊二醇、辛甘醇、苯氧乙醇、乙基己基甘油、氯苯甘醚、尼泊金甲酯等。它们具有一定的水溶性，可复配形成防腐体系。

7. 功效成分

应用于化妆水的功效成分主要是一些水溶性的成分，主要有：天然植物提取物、中药提取物、海洋生物提取物、动物提取物、发酵产物等。这些原料多数有营养、保湿、祛斑等功效性，但由于技术的局限，其含量往往不能达到发挥功效所需的浓度，限制了功效性的实现。

8. 其他

除上述原料外，还需要加入其他成分以保证化妆水的品质。如为赋予令人愉快舒适的香气而加有香精；为赋予用后清凉的感觉而加入薄荷脑等；加入金属离子螯合剂，如 EDTA 二钠等以防止氧化反应；为赋予艳丽的外观而加入色素；为防止褪色或赋予防晒功能可加入水溶性紫外线吸收剂等。

三、配方示例与工艺

（一）基础型化妆水体系

化妆水产品的配方各有侧重，配方示例如表8-2、表8-3[2]。由于原料大多水溶性比较好，制备时可直接冷配，不需要加热。但是为防止微生物污染，可以把水加热到90℃，保温20分钟，冷却再用。

表8-2　柔软性化妆水

组相	原料名称	质量分数/%
A组分	水	加至100
	EDTA二钠	0.05
	尿囊素	0.1
	透明质酸（钠）	0.03
	甘油	6
	1，3-丁二醇	4
	吡咯烷酮羧酸钠	0.1
B组分	芦荟提取物	2
	防腐剂	适量
	柠檬酸	适量
C组分	香精	适量
	PEG-40氢化蓖麻油	0.5

制备工艺：

（1）将A组分各原料依次加入主容器，升温至80~85℃；

（2）搅拌至均匀无不溶物，保温20分钟，开始降温；

（3）降温至45℃以下，加入B组分各原料，搅拌至均匀无不溶物；

（4）预混合C组分原料，搅拌至均匀透明，缓慢加入主容器，搅拌至均匀；

（5）降温至常温，使用400目以上滤布，过滤即可。

表8-3　保湿性化妆水

组相	原料名称	质量分数/%
A组分	水	加至100
	甘油	5
	吡咯烷酮羧酸钠	0.5
	透明质酸（钠）	0.02

组相	原料名称	质量分数 /%
B 组分	EDTA 二钠	0.05
	银耳提取物	0.6
	D- 泛醇	1
	柠檬酸	适量
	防腐剂	适量
C 组分	聚甘油 -10 月桂酸脂	0.5
	香精	适量

制备工艺：

（1）将 A 组分各原料依次加入主容器，升温至 80~85℃；

（2）搅拌至均匀无不溶物，保温 20 分钟，开始降温；

（3）降温至 45℃以下，加入 B 组分，搅拌至均匀无不溶物；

（4）预混合 C 组分原料，搅拌至均匀透明，缓慢加入主容器，搅拌至均匀；

（5）降温至常温，使用 400 目以上滤布，过滤即可。

（二）中药化妆水体系

在基础化妆水体系中，添加适当的中药功效性成分，以期提升化妆水的护理效果，配方示例见表 8-4、表 8-5、表 8-6。

表 8-4　舒缓保湿水

组相	原料名称	质量分数 /%
A 组分	水	加至 100
	丁二醇	5
	EDTA 二钠	0.05
	丙烯酸（酯）类 /C10-30 烷醇丙烯酸酯交联聚合物	0.1
	1，2- 己二醇	0.5
	尿囊素	0.15
	甘草酸二钾	0.1
	甲基葡糖醇聚醚 -20	2

组相	原料名称	质量分数 /%
	水，β 葡聚糖	3
	中药提取物	10
B 组分	辛酰羟肟酸，己二醇，1，3- 丙二醇	1
	水，精氨酸	8
	1，2- 己二醇	0.5

备注：中药提取物：水、丙二醇、龙胆提取物、忍冬花提取物、野菊花提取物、齿瓣延胡索根提取物、薄荷提取物、苦参根提取物、1，2- 戊二醇、辛甘醇。

制备工艺：

（1）将 A 组分中的原料加入至烧杯中，搅拌均匀，加热至 80~85℃，溶解完全后，保温 10 分钟后降温；

（2）温度降至 45℃，将 B 组分加入至烧杯中，搅拌均匀，溶解完全。

表 8-5　参芍舒缓水

组相	原料名称	质量分数 /%
	水	加至 100
A 组分	甘油	3
	尿囊素	0.1
	甲基葡糖醇聚醚 -20	3
B 组分	丙烯酸羟乙酯 / 丙烯酰二甲基牛磺酸钠共聚物	0.5
C 组分	对羟基苯乙酮	0.5
	丁二醇	3
	突厥蔷薇花水	10
	水、β- 葡聚糖	3
D 组分	参芍抗敏剂	1
	复合清凉剂	0.1
	1，2- 己二醇	0.5

备注：

1. 参芍抗敏剂：丙二醇、水、芍药根提取物、水解人参皂草苷类、忍冬花提取物、齿瓣延胡索根提取物、1，2- 己二醇

2. 复合清凉剂：薄荷醇乳酸酯、甲基二异丙基丙酰胺、薄荷烷甲酰乙胺

制备工艺：

（1）将 A 组分中的原料加入至烧杯中，搅拌均匀；

（2）在搅拌条件下，将 B 组分的原料加入至烧杯，搅拌均匀后，加热至 80~85℃，保温 10 分钟后降温；

（3）将 C 组分预先混匀溶解均匀；

（4）温度降至 45℃，将 D 组分加入至烧杯中，搅拌均匀。

表 8-6　舒缓保湿喷雾

组相	原料名称	质量分数 /%
A 组分	水	加至 100
	尿囊素	0.15
	甘油	5
	丙烯酸酯 /C10-30 烷基丙烯酸酯交链共聚物	0.15
B 组分	对羟基苯乙酮	0.5
	1，2- 己二醇	0.5
	燕麦 β- 葡聚糖	3
	参芍抗敏剂	1
C 组分	亚硫酸氢钠	0.1
	神经酰胺 2 脂质体	1
	精氨酸（10% 水溶液）	1.5

备注：

1. 参芍抗敏剂：丙二醇、水、芍药根提取物、水解人参皂草苷类、忍冬花提取物、齿瓣延胡索根提取物、1，2- 己二醇。

2. 神经酰胺 2 脂质体：水，甘油，磷脂酰胆碱，神经酰胺 2，氢化卵磷脂，抗坏血酸棕榈酸酯，生育酚（维生素 E），乙氧基二甘醇，对羟基苯乙酮，1，2- 己二醇。

制备工艺：

（1）将 A 组分中的原料加入至烧杯中，搅拌均匀，加热至 80~85℃，溶解完全后，保温 10 分钟后降温。

（2）温度降低到 55℃ 左右，加入 B 组分物料，混合搅拌直至溶解完全均匀。

（3）温度降低到 50℃ 以下，加入 C 组分物料，混合搅拌均匀。

第三节　皮肤护理乳霜体系

皮肤既需要保湿，也需要赋脂，即皮肤是需要适当补充油脂的。油脂与水互不相溶，需要通过乳化形成乳状液作为最终的产品。因此，护肤乳霜类化妆品是化妆品中的主体产品[7]，也是种类最多的产品体系。乳霜类产品的使用性能主要有以下方面：

（1）给皮肤补充适当的油脂；

（2）有较好的保湿性能，防止皮肤开裂；

（3）对皮肤无刺激性，可安全使用；

（4）有较好的铺展性及渗透性；

（5）各种营养添加剂能有效渗透于角质层，长期重复使用不过敏；

（6）产品在使用中和使用后具有悦人的肤感及香气。

乳霜类产品有种类众多的产品体系。按照产品的流动性分为露、乳、霜等；按使用部位可以分为面乳／霜、手乳／霜、体乳／霜、眼乳／霜等；按照产品的功效性可以分为保湿霜、滋润霜、祛斑霜、抗皱霜、防晒霜等；按乳化体系的类型可以分为 O/W 型或 W/O 型。

一、产品配方结构

乳霜体系配方组成主要包括水、油脂、乳化剂、流变调节剂、保湿剂、防腐剂、抗氧化剂、香精、螯合剂、着色剂及其他活性组分，各组分的主要功能及代表性原料见表 8-7[2]。

表 8-7　护肤膏霜乳液的主要配方组成

组分	主要功能	代表性原料
油脂	赋予皮肤柔软性、润滑性、铺展性、渗透性	各种植物油、三甘油酯、支链脂肪醇类、支链脂肪酸酯、硅油等
乳化剂	形成 W/O 或 O/W 体系	非离子表面活性剂、阴离子表面活性剂
流变调节剂	分散和悬浮作用，增加稳定性，调节流变性，改善使用感	羟乙基纤维素、汉生胶、卡波姆等

组分	主要功能	代表性原料
保湿剂	角质层保湿	多元醇及透明质酸钠等
防腐剂	抑制微生物生长	尼泊金酯类、甲基异塞唑啉酮类、甲醛释放体类、苯氧乙醇等
抗氧化剂	抑制或防止产品氧化变质	2,6-二叔丁基-4-甲基苯酚、生育酚
着色剂	赋予产品颜色	酸性稳定的水溶性着色剂
功效活性组分	赋予特定功能（抗皱、营养、美白）	美白、营养、抗皱等活性组分
香精和香料	赋香	酸性稳定的香精

二、原料选择

20 世纪 80 年代以来，合成化学的迅速发展为化妆品生产提供了大量新型原料，包括各种合成的表面活性剂、滋润性物质以及保湿剂、防腐剂、香精、色素及活性成分等。这许多新型原料在配方中的应用，提升了护肤乳霜的品质。

乳霜类化妆品的原料组成一般由水、油脂、保湿剂、乳化剂组成，但为了保证产品的外观、稳定性、安全性和有效性，赋予某些特殊性能，常需加入各种添加剂如流变调节剂、防腐剂、抗氧化剂、香精、色素及功效成分等。

（一）油性原料

油性原料是乳剂类化妆品的基本原料，其主要作用有：使皮肤细胞柔软，增加其吸收能力；抑制表皮水分的蒸发，防止皮肤干燥、粗糙、裂口；使皮肤柔软、有光泽和弹性；涂布于皮肤表面，避免机械和药物所引起的刺激，从而起到保护皮肤的作用，抑制皮肤炎症，促进剥落层的表皮形成[8]。

化妆品中所用的油性原料可分为三类。

1. 天然动植物性油、脂、蜡

人体皮脂中含有 33% 的脂肪酸甘油酯，最好的滋润物质应该和皮脂的组成接近，因此，以脂肪酸甘油酯为主要组成的天然动植物油脂是护肤化妆品的理想原料。如甜杏仁油、橄榄油、蓖麻油、霍霍巴油、乳木果油等植物来源油脂；蜂蜡、鲸蜡、巴西棕榈蜡等动植物蜡；其他如花生油、玉米油、葡萄籽油、玫瑰果油、鲸蜡油、鱼肝油、小烛树蜡等。这些滋润物的缺点是含有大量不饱和键，易氧化酸败，需加入抗氧剂。

2. 矿物性油性原料

矿物油是石油工业提供的各种饱和碳氢化合物。白油、凡士林、地蜡是最常见的、使用频率最高的矿物油脂。白油按碳链长短的不同，分为不同的型号，有不同的性能。低分子量的白油，黏度较低，洗净和润湿效果强，而柔软效果差；高分子量的白油，黏度较高，洗净和润湿效果差，而柔软效果好。凡士林为透明状半固体，是膏霜、唇膏等的原料。地蜡为白色或微黄色固体，是膏霜、唇膏、口红等的原料。这些物质是非极性的，具有很好的滋润、成膜性。

3. 合成油性原料

由动植物油脂经水解而得的脂肪酸、脂肪醇等原料，如硬脂酸（十八酸）、鲸蜡醇（十六醇）、胆甾醇、硬脂醇（十八醇）是护理类化妆品常用的固态油脂原料，也是合成油脂的主要原料。

常用的脂肪酸酯类有肉豆蔻酸异丙酯、肉豆蔻酸肉豆蔻醇酯、棕榈酸异丙酯、亚油酸异丙酯、苯甲酸十二醇酯、异硬脂酸异硬脂醇酯、脂肪酸乳酸酯、油酸癸酯、棕榈酸辛酯、硬脂酸辛酯等。液态酯类物质对皮肤的渗透性较其他滋润物质更好，能促进其他物质，如油溶性活性成分的渗透，其优良的溶剂性能使原来不相混溶的油脂和蜡能相互混合，也能加强矿物油对皮肤表面的黏附。

硅油是非极性的化学惰性物质，不像矿物油有强烈的油腻性。硅油同时具有润滑和抗水作用，在水和油的介质中都能有效地保护皮肤不受外界的刺激[9]。硅油既能抗水又能让水汽通过，因此在封闭性方面硅油较烷烃差，而对既需要柔和的滋润性又要避免出汗的特种制品是十分有利的。硅油品类较多，包括挥发性硅油、聚二甲基硅油、硅凝胶、硅弹性体等。

（二）乳化剂

乳状液是否稳定，主要取决于乳化剂在油水界面所形成界面膜的特性[10]。乳化剂不但要具备优异的乳化性能，使油和水形成均匀、稳定的乳化体系，而且形成的乳化体系要有利于各组分发挥其作用及功效性。

乳化剂的种类很多，有阴离子型、阳离子型、非离子型等。阴离子型乳化剂如脂肪醇硫酸盐，脂肪酸皂等乳化性能优良，但由于涂敷性能差、泡沫高、刺激性大，应尽量少用或不用。常用的乳化剂主要有以下几类。

1. 脂肪醇聚氧乙烯醚系列

脂肪醇聚氧乙烯醚非离子型表面活性剂，其疏水碳链比较短的常用作洗涤剂，作为乳化剂时疏水碳链一般为 C_{16} 或 C_{18}，亲水基的聚氧乙烯 EO 数大部分在 2~30 之间。其 HLB 值主要受到聚氧乙烯 EO 单元数决定，也即主要取决于亲水基 EO 与水分子之间形成的氢键多少，而氢键会受到温度的影响，相对高的温度下氢键比较弱，而低的温度下氢键比较强。因此，对于高 HLB 值的脂肪醇聚氧乙烯醚乳化剂的 HLB 值会随温度的变化而变化，这一特性，也使这类乳化剂可以应用于相转变温度法（PIT 转相法）制备乳状液。

2. 烷基糖苷系列

烷基糖苷乳化剂是由天然植物来源的脂肪醇和葡萄糖合成的糖苷类非离子 O/W 型乳化剂，具有卓越的化学稳定性和抗水解性能；与皮肤相容性好，有利于形成层状液晶，加强了皮肤类脂层的屏障作用，阻止透皮水分散失；烷基糖苷乳化剂通过适当的配伍可以形成液晶型乳状液，液晶结构形成一层坚固的屏障，阻止油滴聚结，确保乳液的稳定性。

3. 司盘吐温系列

失水山梨醇脂肪酸酯（简称 Span 或司盘）及聚氧乙烯失水山梨醇脂肪酸酯（简称 Tween 或吐温）系列产品，为非离子表面活性剂。司盘与吐温的乳化、分散、发泡、湿润等性能优良，广泛用于食品、化妆品行业。

4. 多元醇酯型

多元醇酯中通常指含有两以上的羟基化合物，由多个羟基与脂肪酸的憎水基相结合，因此被称为多元醇型的非离子表面活性剂。它们多为水不溶性，常作为 W/O 型乳状液的乳化剂。

该类表面活性剂是将甘油等多元醇的一部分羟基与脂肪酸发生酯化反应，剩余的羟基保留作为亲水基。这类产品可以含有一个或几个酯键。代表性的有单脂肪酸甘油酯、二脂肪酸甘油酯、失水山梨醇高级脂肪酸酯和蔗糖高级脂肪酸酯等。这类表面活性剂在水中的溶解度不高，属于亲油性表面活性剂，在配方中常与亲水性表面活性剂复配使用。

5. 阳离子表面活性剂

阳离子表面活性剂具有收敛和杀菌作用，也可用作乳化剂。阳离子乳化剂能促使皮肤角质层膨胀并对碱类具有缓冲作用，故这类制品更适用于洗涤剂洗涤织物后保护双手之用。阳离子表面活性剂也可用于护手霜类产品中，以降低高含量矿物油带来的粘腻感。

6. 高分子乳化剂

高分子表面活性剂一般是指相对分子质量在数千以上，具有表面活性功能的高分子化合物，其分子结构上既有亲水性的基团也有疏水性的基团，可吸附于油水界面上起到乳化的作用。常用的高分子乳化剂主要有聚丙烯酸酯类。高分子乳化剂对提高乳液的粒径均匀性、可控性、产品稳定性及应用性能均有一定的优势。

（三）保湿剂

保湿剂在化妆品中的作用有三方面：锁水的作用，以免化妆品干燥、开裂；对化妆品膏体有一定的防冻作用；涂敷于皮肤后，可保持皮肤适宜的水分含量，使皮肤湿润、柔软等。

保湿剂主要类型为醇类保湿剂，常见品种有：甘油、丙二醇、山梨醇、乳酸钠、砒咯烷酮羧酸盐、透明质酸钠、海藻糖、甜菜碱、神经酰胺等。

透明质酸具有调节表皮水分的特殊性能。它存在于动物和人体的皮肤，肌肉，软骨等中，也可以由鸡冠中提取。应用于化妆品中的保湿剂是透明质酸钠，在水中有很好的溶解性，涂抹于皮肤上，可以通过水解释放出透明质酸，与皮肤内固有的透明质酸一样能有效的保持水分，使皮肤滋润、滑爽、具有弹性。透明质酸与甘油等保湿剂的不同之处在于：当外界湿度高时，它的吸湿性可调节至适度，不会使皮肤表面产生黏稠感；而当外界湿度低时，它的吸湿性大大增强，防止皮肤干燥。分子量较大的透明质酸，主要成膜于皮肤表面，起到保湿的作用；而分子量较小者，则渗入真皮层轻微扩展毛细血管，增加血液循环，改善中间代谢，促使皮肤营养的供给和废物的排泄，从而使皮肤光滑、柔嫩、富有弹性，防止皮肤老化，具有抗皱，美容作用。

（四）流变调节剂

适宜的黏度是保证乳化体稳定并具有良好使用性能的主要因素之一。乳液类制品，通常黏度越高（特别是连续相的黏度），乳液越稳定，但黏度太高，不易倒出，也不能成为乳液；而黏度过低，使用不方便且易分层[11]。在膏霜配方中，为保证产品适宜的黏度，通常在O/W型制品中加入适量水溶性高分子化合物作为流变调节剂。由于这类化合物可在水中溶胀形成凝胶，故其主要作用是增稠、悬浮；提高乳化和分散作用；用于制造凝胶状制品；对含无机粉末的分散体和乳液具有稳定作用。

水溶性高分子化合物的主要品种包括卡波树脂、羟乙基纤维素、汉生胶（也叫黄原胶）、羟丙基纤维素等。

三、配方示例与工艺

护肤乳霜按照膏体的流动性可分为乳液、膏霜。乳液一般具有良好的流动性，而膏霜不具备流动性。而在配方设计过程中需要对乳化剂类型的选择、油脂的类型及加入量、流变调节剂的类型，分别予以考虑。

（一）护肤乳液

护肤乳液配方一般以液态油脂为主，复配少量的固态油脂，油脂的加入量一般在 10%~20% 之间，流变调节剂一般选择增稠性能不强的型号，配方示例见表 8-8。

表 8-8　滋润乳液配方

组相	原料名称	质量分数 /%
A 组分	氢化聚癸烯	3.00
	辛酸癸酸三甘油酯	4.00
	二甲基硅油	3.00
	鲸蜡醇	1.20
	山嵛醇	0.50
	异十三醇异壬酸酯	4.00
B 组分	水	加至 100
	卡波 941	0.12
	黄原胶	0.05
	甘油	3.00
	丁二醇	3.00
B 组分	甘油硬脂酸（SE）	1.00
	山嵛醇聚醚 -20	1.50
	乙二胺四乙酸二钠	0.03
C 组分	1%NaOH 水溶液	6.00
D 组分	防腐剂	适量
	香精	适量

制备工艺：

（1）A 组分各原料混合均匀并加热至 80℃；

（2）将 B 组分中卡波姆与黄原胶分散在水中，充分搅拌分散均匀，加热至80℃；

（3）依次加入 B 组分剩余原料，搅拌分散至体系均一；

（4）均质 B 组分，缓慢加入 A 组分，均质 5 分钟，至体系均一；

（5）在搅拌的同时，降温至 40℃，加入 C 组分及 D 组分，搅拌均匀。

（二）护肤膏霜

护肤膏霜配方总油脂量一般高于乳液，以提升体系的黏度，以及在使用过程中的成膜性。配方示例见表 8-9[2]。

表 8-9　保湿霜配方

组相	原料名称	质量分数 /%
A 组分	辛酸癸酸三甘油酯	5.00
	合成角鲨烷	4.00
	甘油硬脂酸酯和 PEG-100 硬脂酸酯	2.50
	单甘脂	0.50
	棕榈酸异丙酯	5.00
	二甲基硅油（100cs）	3.00
	鲸蜡硬脂醇	1.50
	乳木果油	1.00
B 组分	丙二醇	4.00
	甘油	3.00
	卡波 940	0.30
	透明质酸钠	0.03
	聚丙烯酰胺 &C13-14 异链烷烃 & 月桂醇聚醚 -7	0.50
	水	至 100
C 组分	氨甲基丙醇	0.15
D 组分	香精	适量
	防腐剂	适量

制备工艺：

（1）分别将 A 组分各原料加入容器 A 中，加热到 80℃。

（2）同时将 B 组分各原料加入容器 B 中，加热到 90℃（透明质酸钠和卡波姆 940 用甘油和丙二醇预分散）。

（3）在搅拌 B 组分的同时，将 A 组分加入，预乳化 5 分钟，然后均质 3 分钟；

（4）在搅拌的同时，将 C 组分各原料加入；

（5）搅拌降温冷却，待产品冷却到 45℃后，加入 D 组分，均质 2 分钟；

（6）继续搅拌冷却，降到室温即可。

（三）中药护肤乳霜

将中药添加于乳霜体系中，借助于乳霜体系的油相成分，可提升中药活性成分在皮肤上的渗透性，而更好地发挥中药的功效性。配方示例见表 8-10。

表 8-10　舒敏修护霜

组相	原料名称	质量分数 /%
A 组分	水	加至 100
	甘油	3
	硬脂酰谷氨酸钠	0.5
	透明质酸钠	0.05
	丁二醇	3
	EDTA 二钠	0.03
	聚丙烯酸钠	0.4
B 组分	蔗糖多硬脂酸酯、氢化聚异丁烯	1.5
	山嵛醇	2.5
	生育酚乙酸酯	0.5
	辛酸 / 癸酸甘油三酯	3
	牛油果树果脂	2
	碳酸二辛酯	4
	植物仿生皮脂	3
	聚二甲基硅氧烷	1
	聚二甲基硅氧烷，聚二甲基硅氧烷交联聚合物	0.5
	环五聚二甲基硅氧烷、聚二甲基硅氧烷醇	2
C 组分	参芍抗敏剂	0.2
	天然抗菌剂	0.6
	辛二醇、1，2- 戊二醇	0.15

备注：

1. 植物仿生皮脂：辛酸 / 癸酸甘油三酯、植物甾醇类、甘油硬脂酸酯、生育酚乙酸酯、氢化卵磷脂、红没药醇、甘草根提取物；

2. 参芍抗敏剂：丙二醇、水、芍药根提取物、水解人参皂草苷类、忍冬花提取物、齿瓣延胡索根提取物、1，2-己二醇；

3. 天然抗菌剂：辛酸 / 癸酸甘油酯类、甘油、双丙甘醇、香茅提取物、广藿香提取物、山鸡椒提取物、水解人参皂草苷类。

制备工艺：

（1）在 A 烧杯中加入水和其他组分，混合均匀，加热到 85℃待用。

（2）在 B 烧杯中各组分混合均匀，加热到 85℃溶解完全后，缓缓加入到 A 中，均质 5 分钟后，保温 10 分钟，开始降温。

（3）当温度降低至 50℃以下时，缓缓加入 C 组分，搅拌混合均匀。

第四节　面膜体系

面膜的作用是利用覆盖在脸部的短暂时间，暂时隔离外界的空气与污染，提高肌肤温度，加速皮肤的毛孔扩张，促进汗腺分泌与新陈代谢，有利于肌肤排除表皮细胞新陈代谢的产物和累积的油脂类物质，面膜中的水分渗入表皮的角质层，皮肤变得柔软，肌肤自然光亮有弹性。因此，如将中药提取物应用于化妆品中，最可能实现功效性的产品体系即面膜。借助于面膜覆盖于面部，软化角质层、打开皮肤屏障，促进中药成分的渗透。

面膜的类型主要有泥膏型、无纺布型、免洗型三种。泥膏型面膜有海藻面膜、矿泥面膜等；无纺布型是借助于面膜布使用的一种面膜；免洗型面膜类似于乳霜剂型，使用之后不需要清洗面部[12]。本节主要介绍无纺布面膜体系。

无纺布面膜由两部分组成，即面膜布与面膜液。依据无纺布的类型可以分为无纺布面膜、蚕丝面膜、天丝面膜、生物纤维面膜、果浆纤维面膜、竹炭纤维面膜等；按照面膜液可以分为保湿型、祛斑型、滋养肌肤型等不同功效型面膜。

一、产品配方结构

无纺布面膜面膜液的配方结构类似于化妆水，大多数的面膜液都是透明体系。少数不透明体系的面膜液，含有很少量的油脂、乳化剂。类似于化妆水体系的配方结构见表 8–11[2]。

表 8–11　面膜液的主要配方组成

成分	主要功能	代表性原料
水	补充角质层的水分、基质	去离子水
保湿剂	角质层的保湿	甘油、丙二醇、1，3– 丁二醇、甘油聚醚 –26、透明质酸钠等

成分	主要功能	代表性原料
润肤剂	滋润皮肤、保湿软化皮肤、改善使用感	水溶性的植物油脂、水溶性的硅油
流变调节剂	改变流变性、改善肤感	各种水溶性聚合物，如汉生胶、羟乙基纤维素、羟丙基纤维素、丙烯酸系聚合物
增溶剂	油溶性原料增溶	短碳链醇或非离子表面活性剂
香精	赋香	
防腐剂	微生物稳定性	尽可能选择水溶性的防腐剂
其他活性组分	紧缩皮肤、皮肤营养	如收敛剂、营养剂

二、原料选择

（一）面膜布选择

面膜布的原料有无纺布、蚕丝、天丝、生物纤维、果浆纤维、竹炭纤维等，均来源于纤维材料，并非真的蚕丝、果浆等来源。但不同材料的面膜布其持水性与皮肤之间的敷贴性差异性很大，主要选择透气性、持水性、敷贴性等使用性能优良者。

（二）面膜液原料选择

面膜液原料的选择主要考虑以下几个方面。

1. 保湿剂

保湿剂与化妆水保湿剂的选择类型一样，主要依赖于多元醇类保湿剂形成面膜所需的保湿性能，同时通过保湿剂的复配，形成复合保湿体系，以达到保湿功效。

2. 润肤剂

面膜液中可添加水溶性油脂，以实现一定的润肤作用。常用的水溶性油脂包括：水溶性硅油类、水溶性霍霍巴油类及其他。面膜液中润肤剂的添加一般有两种形式：一种是通过形成乳液或纳米乳液添加油脂；另一种是添加水溶性油脂。

3. 流变调节剂

面膜液体系的流变调节剂与化妆水中的一致，可参见相关内容。

4. 增溶剂

由于面膜较长时间黏附于皮肤上，故一般不用乙醇增溶，多选择非离子表面活性剂作增溶剂，常用的有聚氧乙烯氢化蓖麻油、聚氧乙烯油醇醚等。

5. 防腐剂

由于一次性涂敷于皮肤上的面膜液量是一般膏霜的 30~50 倍，防腐剂选用不当极易引起皮肤的过敏。目前在面膜液配方体系中，以多元醇类防腐剂为主，如1，2-戊二醇、1，2-己二醇、辛甘醇、对羟基苯乙酮、辛酰羟肟酸等，通过多种防腐剂的复配形成相对温和的防腐体系。

6. 其他活性成分

在活性成分中，可以添加具有保湿、抗衰、祛斑、祛痘等中药成分，以提升面膜的功效性。

三、配方示例与工艺

（一）无纺布面膜液体系

无纺布膜类面膜液的配方，须结合面膜布的类型，才可能有良好的使用感。不同体系面膜液的配方示例见表8-12、表8-13。

表8-12　保湿面膜液

组相	原料名称	质量分数 /%
A 组分	水	加至 100
	EDTA-2Na	0.1
	卡波姆	0.2
	尿囊素	0.2
	透明质酸钠	0.05
	甘油	10
	1，3- 丁二醇	3
	三乙醇胺	0.2
B 组分	甜菜碱	2
	燕麦 -β 葡聚糖	2
	防腐剂	适量
	香精	0.05
C 组分	PEG-40 氢化蓖麻油	0.5

制备工艺：

（1）将 A 组分各原料依次加入主锅，开启搅拌，分散均匀至无不溶物，开始加热；

（2）加热至 80~85℃，保温 20 分钟，开始降温；

（3）降温至 45℃以下，先加三乙醇胺，搅拌 5 分钟后，加入 B 组分其他原料，搅拌至均匀无不溶物；

（4）预混合 C 组分原料，搅拌至均匀透明，缓慢加入主锅，搅拌至均匀；

（5）降温至常温，使用 400 目以上滤布，过滤出料；

（6）出料检验 pH、黏度。

表 8-13　美白面膜液

组相	原料名称	质量分数 /%
A 组分	水	加至 100
	EDTA-2Na	0.1
	羟乙基纤维素	0.2
	黄原胶	0.2
	尿囊素	0.2
	透明质酸钠	0.01
	甘油	8
	1, 3- 丁二醇	6
B 组分	甘草酸二钾	0.5
	甜菜碱	2
	烟酰胺	1
	传明酸	1
	柠檬酸	0.05
	柠檬酸钠	0.1
	抗坏血酸乙基醚	1
	防腐剂	适量
C 组分	香精	0.1
	PEG 40 氢化蓖麻油	0.5

制备工艺：

（1）将 A 组分各原料依次加入主锅，开启搅拌，分散均匀至无不溶物，开始加热；

（2）加热至 80~85℃，保温 20 分钟，开始降温；

（3）降温至 45℃以下，依次加入 B 组分原料，搅拌至均匀无不溶物；

（4）预混合 C 组分原料，搅拌至均匀透明，缓慢加入主锅，搅拌至均匀；

（5）降温至常温，使用 400 目以上滤布，过滤出料；

（6）出料检验 pH、黏度。

（二）睡眠面膜体系

睡眠面膜是基于护肤凝胶、乳霜体系，添加一些活性成分形成的面膜，这类产品使用后不需要洗去，因此常被称为免洗面膜。在基础配方基础上添加中药成分，即形成中药性面膜。配方示例见 8-14。

表 8-14 琼玉抗衰亮肤睡眠面膜

组相	原料名称	质量分数 /%
A 组分	水	加至 100
	甘油	3
	尿囊素	0.1
	甲基葡糖醇聚醚 -20	3
B 组分	丙烯酰二甲基牛磺酸铵 /VP 共聚物	3.5
C 组分	对羟基苯乙酮	0.5
	1, 3- 丁二醇	3
D 组分	复合清凉剂	0.1
	PEG-40 氢化蓖麻油	0.5
	突厥蔷薇花水	10
E 组分	琼玉方	2
	水、β- 葡聚糖	3
	1, 2- 己二醇	0.5

备注：
1. 复合清凉剂：薄荷醇乳酸酯、甲基二异丙基丙酰胺、薄荷烷甲酰乙胺。
2. 琼玉方：甘油、水、茯苓提取物，人参根提取物、地黄根提取物。

制备工艺：

（1）将 A 组分中的原料加入至烧杯中，搅拌均匀；

（2）在搅拌条件下，将 B 组分的原料加入至烧杯，搅拌均匀后，加热至 80~85℃，保温 10 分钟后降温；

（3）将 C 组分原料预先混匀溶解均匀；

（4）将 D 组分预先混匀至透明；

（5）温度降至 45℃，将 D、E 组分加入至烧杯中，搅拌均匀。

第五节　防晒化妆品体系

　　人类每天都直接或间接地沐浴在阳光下，但过度的日晒对人体，特别是对皮肤会造成伤害。日光对人体的作用程度取决于光的波长和频率、光的强度和个体对光的敏感程度。

　　近年来，皮肤科学研究证明，日光曝晒是促使皮肤老化的重要因素之一，强烈的紫外线照射可能引起皮肤癌[13]。因此，现在普遍认为阳光照射对人体的作用是弊大于利。特别是由于工业污染物使臭氧减少，透过大气层到达地面的紫外线变强，使照射在地球表面和人类皮肤上的长波紫外线（UVA）增加。

　　防止皮肤色素沉着的方法主要有两种：第一种是避免紫外线辐射，防止产生额外的黑素沉着，即晒黑；第二种是使用化妆品活性物抑制色素沉着。这两种方法可以同时使用，以更有效地控制黑素的形成，保养肤色。2016 年 12 月，原国家食品药品监督管理总局重新制定了《防晒化妆品防晒效果标识管理要求》，规定：当产品的实测防晒指数（SPF）值在 2~50 时，应当标识该实测 SPF 值；当产品的实测 SPF 值大于 50 时，应当标识为 SPF50⁺。也即，市场产品可以有 SPF30~SPF50 之间的具体标注。为此，高防晒指数的防晒化妆品成了化妆品行业关注的技术热点之一。防晒化妆品是指具有屏蔽或吸收紫外线作用，减轻因日晒引起皮肤损伤、黑素沉着及皮肤老化的化妆品。随着人们对紫外线危害性认识逐步加深及自身保护意识的加强，防晒化妆品的需求迅速增长，其产品类型和产量大幅度增长，这类化妆品可在水剂、乳霜类的基础上添加防晒剂而制得，其形态有防晒膏、防晒霜、防晒乳液、防晒啫喱、防晒喷雾等。

一、防晒机理

（一）紫外线辐射的基本特征

　　太阳光线在可见光波段表现为各种颜色，在红外线波段主要产生热效应，而在紫外线波段则以光生物反应为特征。这种光生物反应可导致黑素产生，把皮肤晒黑，或者引起遗传信息的改变甚至是细胞行为的异常。

　　光波长越短，辐射能越大；波长越长，散射越少。短波的紫外辐射（UVR）更容易引起光化学反应，而长波的 UVR 能够穿透到皮肤的更深层。因而，由 UVR 引起的生物效应会随着波长的变化而不同。

紫外线波长为 100~400 nm，可分为：UVC、UVB 和 UVA 三部分。

UVC 波长在 100~290 nm 之间，完全被臭氧层吸收，所以对人体一般不会构成伤害。

UVB 波长在 290~320 nm 之间，可穿透臭氧层进入到地球表面，是太阳辐射中对皮肤引起光生物效应的主要波段。它主要作用于表皮层，引发红斑（晒斑）。经常性地暴露于强烈的 UVB 下会损害 DNA，也会改变皮肤的免疫反应。UVB 还会增加各种致命性突变的概率，最终导致皮肤癌，并降低机体识别和清除发生恶性变异细胞的可能性[14]。

UVA 波长在 320~400 nm 之间，穿透力很强，可穿过玻璃窗并穿透皮肤直达真皮层，产生很多光生物学效应，使皮肤变黑、色素沉着以及皮肤老化，甚至引起皮肤癌。

（二）皮肤日晒红斑

皮肤日晒红斑又称皮肤日光灼伤、紫外线红斑等，是紫外线照射后在局部引起的一种急性光毒性反应（Phototoxic reaction）。临床上表现为肉眼可见、边界清晰的斑疹，为淡红色、鲜红色或深红色，可有轻度不一的水肿，重者出现水疱。病人可有不同症状，如灼热、刺痛或出现乏力、不适等轻度全身症状。红斑数日内逐渐消退，可出现脱屑以及继发性色素沉着[15]。

（三）皮肤日晒黑化

皮肤日晒黑化即日晒黑，指日光或紫外线照射后引起的皮肤黑化作用，临床上表现为弥漫性灰黑色色素沉着，无自觉症状。皮肤炎症后色素沉着也可引起肤色加深，但一般限于炎症部位的皮肤，色素分布不均，主要是一系列炎性介质如白三烯C4 和 D4 等和黑素细胞的相互作用所致[16]。皮肤晒黑则是光线对黑素细胞的直接生物学影响所致。

（四）皮肤光老化

皮肤光老化是指由于长期的日光照射导致皮肤衰老或加速衰老的现象。通常把由于遗传及不可抗拒的因素（如地心引力、机体重要器官的生理功能减退等）引起的皮肤内在性衰老称为自然老化，把由于环境因素如紫外辐射、吸烟、风吹及接触有害化学物质引起的皮肤衰老称为外源性老化。由于日光中紫外线辐射是环境因素中导致皮肤老化的主要因素，所以通常所说的外源性皮肤老化即指皮肤光老化。

皮肤光老化是一个缓慢发展的过程，其影响因素多而复杂。不同的光线波长、照射剂量、生理因素如年龄、肤色及饮食起居、病理因素、职业和环境因素等均可影响皮肤光老化的发生[17]。

二、常用防晒剂原料

防晒剂面世已有 60 余年，起初是用来防止晒伤的，即仅对 UVB 具有防护作用，而对 UVA 导致的晒黑无能为力。UVA 会增加黑素瘤和其他肿瘤的发病率，因此，人们在防止因光照引起皮肤癌的同时也越来越重视对 UVA/UVB 全波段紫外线的防护。一种有效的防晒剂不仅要能防止晒伤，而且要把各种引起致命性皮肤变化的有害辐射减少到最低。防晒剂大体可分为两类：物理性的紫外线屏蔽剂和化学性的紫外线吸收剂。

（一）物理性紫外线屏蔽剂

物理性紫外线屏蔽剂也称无机防晒剂，这类物质不吸收紫外线，但能反射、散射紫外线，用于皮肤上可起到物理屏蔽作用，如二氧化钛、氧化锌、高岭土、滑石粉、氧化铁等。二氧化钛和氧化锌已经被美国 FDA 列入批准使用的防晒剂清单，广泛用于防晒产品中，配方中最高用量均为 25%。

与化学性紫外线吸收剂相比，物理紫外屏蔽剂具有安全性高、稳定性好等优点，不易发生光毒反应或光变态反应。当然，物理紫外屏蔽剂也会产生光催化活性而刺激皮肤。用各种材料（如聚硅氧烷、氧化铝、硬脂酸及表面活性剂等）对超细无机粉体进行表面处理，可降低无机粉体的光催化活性，同时还可防止粒子团聚析出或沉淀，并改善产品的稳定性和使用时的肤感。

物理性紫外屏蔽剂通常是能反射和散射紫外辐射的无机化合物，但是有研究表明其具有电子跃迁吸收紫外光波能量的特性，包括二氧化钛、氧化锌、二氧化钛云母复合物等[18]。近年来，这类防晒剂与紫外线吸收剂结合使用，提高了产品日光保护系数。一些新型的金属氧化物，如二氧化锆等也开始应用于化妆品，这类物质对 UVB 和 UVA 防护都有作用，且在正常 pH 范围内，具有化学惰性，使用安全。

（二）化学性紫外线吸收剂

化学性紫外线吸收剂是指能吸收有伤害作用的紫外辐射的有机化合物，通常称为紫外线吸收剂（UV absorber）。按照防护辐射的波段不同，UV 吸收剂可分为 UVA

和 UVB 两种吸收剂[19]。

UVA 吸收剂是倾向于吸收 320~400 nm 波长的紫外光谱辐射的有机化合物（如二苯酮、邻氨基苯甲酸酯和二苯甲酰甲烷类化合物）。

UVB 吸收剂是倾向于吸收 280~320 nm 波长的紫外光谱辐射的有机化合物（如对氨基苯甲酸酯、水杨酸酯、肉桂酸酯和樟脑的衍生物）。

常用的紫外线吸收剂主要有：对氨基苯甲酸及其酯类、水杨酸酯类及其衍生物、邻氨基苯甲酸酯类、二苯酮及其衍生物、对甲氧基肉桂酸类、二苯甲酰甲烷类、樟脑类衍生物、苯并三唑类、二甲氧基硅氧烷丙二酸酯类、三嗪酮类等。

（三）天然防晒剂

化学紫外吸收剂与物理紫外屏蔽剂应用于化妆品时，对皮肤的刺激性及安全性是需要考虑的一个重要因素，因此，天然防晒剂是化妆品行业非常关注的一类原料。天然防晒剂具有防晒性能持久、作用温和、安全性高等特点。

有很多植物包括中药已被发现具有吸收紫外线的能力，具有广谱防晒剂的性能。例如槐米中的芦丁、黄芩中的黄芩苷、芦荟中的芦荟苷、绿茶中的茶多酚、苹果中的苹果多酚（主要是单宁酸、儿茶素以及鞣花酸）、枸杞子中的糖缀合物、黄芪中的总黄酮、草果药和红豆蔻的提取物、藏药镰形棘豆中的黄酮类化合物、苁蓉中的肉苁蓉苷、黄蜀葵花提取液等，都具有一定紫外吸收性能[20]。

三、防晒产品配方示例与工艺

为达到一定的防晒指数，防晒化妆品通常需要添加足够数量的物理防晒剂及化学防晒剂，而这些原料的添加，对配方的开发提出了特殊的要求。

（1）防晒配方按剂型分，通常分为防晒喷雾（包括气雾剂）、防晒乳液、防晒霜、防晒粉底液、防晒修容粉（粉饼、散粉）等。

（2）防晒配方按工艺分，通常分为溶剂型和乳化型，其中乳化型通常分为水包油型及油包水型。

（3）按使用的物理及化学防晒剂区分，可分为全物理防晒剂防晒霜、全化学防晒剂防晒霜及物理化学防晒剂复配防晒霜。

（4）按是否具有防水抗汗效果，可以分为普通型及防水抗汗型。

（一）防晒喷雾

防晒喷雾是一种利用喷头将料体雾化，喷洒到皮肤上，便于涂抹的一种产品。在配方开发过程中，需要控制体系的黏度，黏度太高则无法雾化；但在开发高防晒指数喷雾产品过程中，低黏度产品的稳定性需要引起重视，防晒喷雾配方见表8-15[2]。

表8-15　防晒喷雾配方（约SPF40，PA++++）

组相	原料名称	质量分数/%
A组分	二乙氨羟苯甲酰基苯甲酸己酯	4
	丁基甲氧基二苯甲酰甲氧烷	4
	奥克立林	8
	水杨酸乙基己酯	5
	胡莫柳酯	10
	乙基己基三嗪酮	2
	生育酚乙酸酯	0.3
	癸二酸二异丙酯	5
B组分	C12-15烷基苯甲酸酯	10
	环聚二甲基硅氧烷	至100
	异十二烷	10
C组分	乙醇	20
	防腐剂	适量
	香精	适量
D组分	液化石油气（LPG）	20

制备工艺：

（1）将A组分各原料混合加热至80~85℃，待颗粒完全溶解至透明，然后降温至50℃，加入B组分各原料；

（2）降温至30℃，加入C组分各原料，搅拌均匀后出料；

（3）将料液按比例加入气雾罐后，封口充入D组分推进剂。

（二）W/O 型防晒乳霜

防晒乳霜是防晒化妆品市场的主体产品。由于在乳化体系中容易添加较高含量的各种物理紫外屏蔽剂及化学紫外吸收剂，O/W型产品因其使用过程中相对清爽而深受消费者的喜爱，但其抗水性不如W/O型，需要借助一些成膜性比较好的聚合物提升产品的抗水性。W/O型防晒乳霜配方见表8-16[2]。

表 8-16　W/O 型防晒乳液配方（约 SPF50+，PA+++）

组相	原料名称	质量分数 /%
A 组分	月桂基 PEG-10 三（三甲基硅氧基）硅乙基聚甲基硅氧烷	1.5
	纳米二氧化钛（表面处理：含水硅石 / 氢化聚二甲基硅氧烷）	8
	异构十二烷	8
B 组分	甲氧基肉桂酸乙基己酯	9
	二乙氨羟苯甲酰基苯甲酸己酯	3
	辛基硅氧烷	7
	聚二甲基硅氧烷 / 聚二甲基硅氧烷交联聚合物	4
	异构十二烷	8
	月桂基 PEG-10 三（三甲基硅氧基）硅乙基聚甲基硅氧烷	1.5
	二硬脂二甲铵锂蒙脱石	1.5
C 组分	甘油	8
	聚乙二醇 400	4
	硫酸镁	1
	水	至 100
D 组分	防腐剂	适量
	香精	适量

制备工艺如下：

（1）把 A 组分原料单独高速均质分散 15 分钟，至完全均匀；

（2）把 B 组分原料搅拌加热至 80~85℃至完全溶解，加入 A 组分中，搅拌分散均匀；

（3）C 组分原料均匀混合溶解后，缓慢加入到 A、B 组分混合物中，边搅拌边加，速度以表面没有水珠为准，加完后搅拌 10 分钟，然后高速均质乳化 10 分钟；

（4）降温至 35℃，加入 D 组分原料，搅拌均匀出料。

（三）中药晒后修复霜

通过添加中药提取物，可以对经紫外线照射受伤的皮肤有一定的修复作用。晒后修复霜配方示例见表 8-17。

表 8-17　晒后修复霜

组相	原料名称	质量分数 /%
A 组分	水	加至 100
	硬脂酰谷氨酸钠	0.3
	尿囊素	0.1
	PEG-26 甘油醚	0.5
	丙烯酸（酯）类 /C10-30 烷醇丙烯酸酯交联聚合物	0.3
	黄原胶	0.1
B 组分	鲸蜡硬脂醇（和）鲸蜡硬脂基葡糖苷	2
	蜂蜡，白蜂蜡	1
	植物仿生皮脂	5
	马脂	2
	油茶籽油	3
	碳酸二辛酯	1
	生育酚乙酸酯	0.1
	迷迭香提取物	0.2
	PEG-10 大豆甾醇	0.5
	天然抗菌剂	0.6
C 组分	L- 精氨酸（10%）	3
	中药止痒方	5
	神经酰胺 2 脂质体	1
	亚硫酸氢钠	0.08
	β- 葡聚糖	3
	1，2- 己二醇	0.5

备注：

1. 植物仿生皮脂：辛酸 / 癸酸甘油三酯、植物甾醇类、甘油硬脂酸酯、生育酚乙酸酯、氢化卵磷脂、红没药醇、甘草根提取物。

2. 天然抗菌剂：辛酸 / 癸酸甘油酯类、甘油、双丙甘醇、香芽提取物、广藿香提取物、山鸡椒提取物、水解人参皂苷类。

3. 中药止痒方：丙二醇、水、地肤果提取物、花椒果提取物、蛇床果提取物、苦参根提取物。

4. 神经酰胺 2 脂质体：水、甘油、大豆卵磷脂、甘露糖醇、神经酰胺 2、生育酚乙酸酯、乙氧基二甘醇、对羟基苯乙酮、1，2- 己二醇、聚山梨醇酯 80。

制备工艺：

（1）在 A 烧杯中加入水和其他原料，混合均匀，加热到 85℃ 待用；

（2）在 B 烧杯中各原料混合均匀，加热到 85℃ 溶解完全后，缓缓加入到 A 组分中，均质 5 分钟后，保温 10 分钟，开始降温；

（3）当温度降低至 50℃ 以下时，缓缓加入 C 组分，搅拌混合均匀。

第六节　祛斑化妆品体系

中国有一句俗语"一白遮百丑"，黄皮肤的中国人常以皮肤白净为美。在 20 世纪 80 年代，主要借助于粉质颜料的遮盖，具有物理美白的作用。随着科技的发展，消费者期望通过干扰黑色素形成或去除黑色素，形成自然白皙的肌肤，因此祛斑化妆品受到青睐。

一、祛斑机制

（一）黑色素的形成

人类的表皮基底层中存在着黑素细胞，约占基底层细胞的 4%~5%，能够形成黑色素。黑素细胞的分布密度无人种差异，各种肤色的人基本相同，全身共约 20 亿个。造成不同人种肤色有区别的主要原因是黑素体不同。人皮肤色泽主要取决于各黑素细胞产生黑色素的能力。正常时黑色素能吸收过量的日光光线，特别是吸收紫外线，保护人体。若生成的黑色素不能及时地代谢而聚集、沉积于表皮，则会使皮肤上出现雀斑、黄褐斑或老年斑等。黑色素形成机理如图 8-1 所示。一般认为黑色素的生成是黑素细胞内黑素体上的酪氨酸经酪氨酸酶催化而合成[21]。酪氨酸氧化成黑色素的过程复杂，紫外线能够使酪氨酸酶活性和黑素细胞活性增强，因而会促进这一氧化作用，进而加深，甚至恶化原有色素的沉着。

雀斑、黄褐斑等色素沉着的原因是多方面的，尚未完全清楚。医学上认为主要是内分泌系统的失调、紊乱和色素代谢异常有关，还认为雀斑与遗传有关，中医认为是因肝脾郁结、失和，肾虚所致，而紫外线的照射是外在的诱发因素。

酪氨酸
酪氨酸酶 /TRP-1
多巴
维生素 C 及衍生物还原
谷胱甘肽（还原型）
半胱氨酸
多巴醌
半胱氨酸多巴醌
多巴色素
5,6-二羟基吲哚　5,6-二羟基吲哚羧酸
曲酸
TRP-1
DHICA 氧化酶抑制
TRP-1
5,6-吲哚醌　5,6-吲哚醌羧酸
褐黑素
（黄红色）
真黑素
真黑素

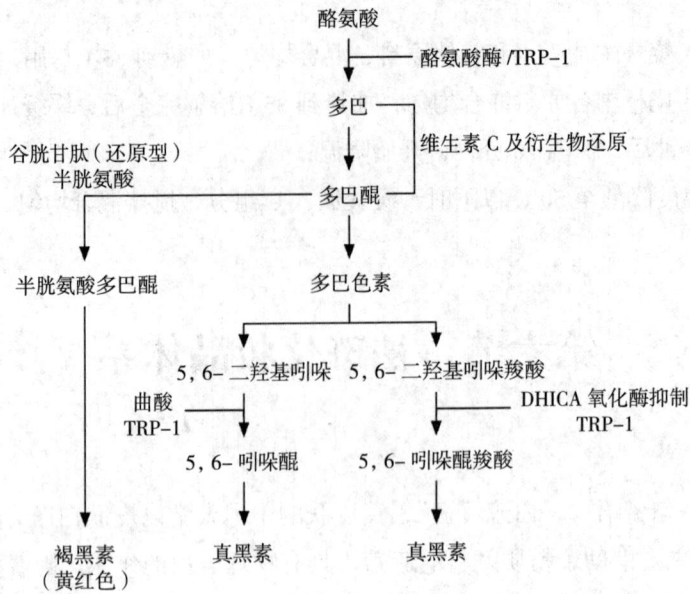

图 8-1　黑色素形成机理

目前公认的黑色素形成途径为：酪氨酸→多巴→多巴醌→多巴色素→二羟基吲哚→酮式吲哚→黑色素，形成的黑色素叫优黑色素或真黑素。多巴醌还可通过另一途径经谷胱甘肽或半胱氨酸催化生成褐黑素，但褐黑素在皮肤中的功效尚不了解。

（二）黑色素生成的抑制机制

以防止色素沉积为目的的祛斑美白化妆品的基本原理有以下几方面：①抑制黑色素生成。通过抑制酪氨酸酶的生成和酪氨酸酶的活性，或干扰黑色素生成的中间体，从而防止产生色素斑的黑色素生成。②黑色素的还原、光氧化的防止。通过角质细胞刺激黑色素的消减，使已生成的黑色素淡化。③促进黑色素代谢。通过提高肌肤的新陈代谢，使黑色素迅速排出肌肤外。④防止紫外线进入。通过有防晒效果的制剂，用物理方法阻挡紫外线，防止形成过多的黑色素。

在黑素细胞内抑制黑色素生成可以通过以下途径：

（1）直接控制、抑制黑色素生成过程中所需的各种酶；

（2）选择性破坏黑素细胞，抑制黑色素颗粒的形成以及改变其结构；

（3）还原多巴醌。

二、常用祛斑剂原料

祛斑化妆品的主要祛斑途径是抵御紫外线、阻碍酪氨酸酶活性和改变黑色素的生

成途径，以及清除氧自由基或对黑色素进行还原、脱色[22]。

最早使用的氯化汞铵（白降汞）对于祛斑有效，但汞盐有毒，在高浓度长期使用时，会引起接触性皮炎，而且汞在体内蓄积不能排出。以氢醌（即对苯二酚）以及氢醌的衍生物（氢醌单苄基醚）为原料制成的祛斑制剂，属于抗氧化剂，主要是阻断被酪氨酸酶催化的酪氨酸到多巴的过程，对抑制表皮色素沉着有一定的效果；但药物性能极不稳定，且氢醌有一定的刺激性，长期使用会产生皮肤异色症等不良作用。因此，氯化汞铵与氢醌都属于化妆品中的禁用原料。

新开发的祛斑剂类型较多，有化学药剂、生化药剂、中药和动物蛋白提取物等。可用于化妆品的祛斑剂包括：动物蛋白提取物、中药提取物、维生素类、壬二酸类、曲酸及其衍生物、熊果苷等，同时，还有安全、高效的新型美白剂被开发出来，如烟酰胺、内皮素拮抗剂等。

（一）间苯二酚类化合物

1. 光甘草定

光甘草定是光果甘草中的主要黄酮类成分之一，其结构式为：

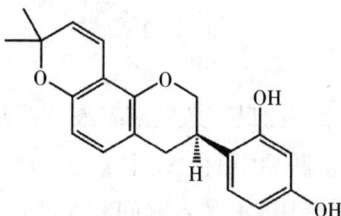

它能明显抑制体内新陈代谢过程中所产生的自由基，使对氧化敏感的生物大分子（低密度脂蛋白 LDL、DNA）和细胞壁等免受自由基氧化损伤。因而可以防治与自由基氧化有关的某些病理变化，如动脉粥样硬化、细胞衰老等[23]。

光甘草定被称为化妆品中的"美白黄金"，能深入皮肤内部并保持高活性，有效抑制黑色素生成过程中多种酶的活性，特别是抑制酪氨酸酶活性。同时还具有防止皮肤粗糙、抗炎和抗菌的功效。

2. 白藜芦醇

白藜芦醇是无色针状晶体，化学名称为（E）-5-[2-（4-羟苯基）-乙烯基]-1,3-苯二酚，其结构式为：

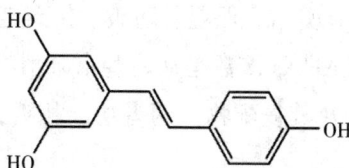

白藜芦醇是非黄酮类多酚化合物，1940 年首次从毛叶藜芦的根部分离获得。白藜芦醇主要来源于花生、葡萄（红葡萄酒）、虎杖、桑葚等植物，是肿瘤的化学预防剂，也是降低血小板聚集，预防和治疗动脉粥样硬化、心脑血管疾病的化学预防剂[24]。

有研究表明，白藜芦醇能够通过抑制黑色素母细胞中酪氨酸酶的 mRNA 的表达，以及抑制 TRP-1 等来实现祛斑的功效[25]。此外，白藜芦醇对 B16 黑色素细胞的增殖有一定的抑制作用。白藜芦醇在相对较低的浓度下就可以达到熊果苷高浓度的祛斑效果；临床研究的结果也证明白藜芦醇具有美白效果，可以改善皮肤色泽，并具有较好的安全性。

3. 苯乙基间苯二酚（377）

苯乙基间苯二酚，化学名称为 4-（1-苯乙基）-1,3-苯二酚，分子量为 214.27。为白色结晶固体、气味清淡，熔点为 78~82℃。在水中溶解度为 0.5%，溶于乙醇、甘油和 1,3-丁二醇等多元醇。

苯乙基间苯二酚结构式为：

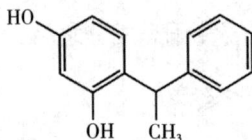

苯乙基间苯二酚是目前报道的最有效的酪氨酸酶抑制剂之一，能有效抑制 B16V 细胞合成黑色素的活性。在护肤品中的建议用量为 0.1%~0.5%。2012 年 12 月初，原国家食品药品监督管理局已正式批准苯乙基间苯二酚作为化妆品原料使用。苯乙基间苯二酚在配方中的应用也有其局限，它具有光不稳定性的缺点，容易与金属离子螯合，光照条件下会从白色渐变为浅黄色，最终变为粉红色。同时还存在生物利用度较低等问题。

（二）果酸及其衍生物

果酸是 α-羟基酸，简记为 AHAs，包括柠檬酸、苹果酸、丙酮酸、乳酸、甘醇酸、酒石酸、葡萄糖酸等，因存在于多种水果的提取物中，故统称为果酸。果酸主要通过渗透至皮肤角质层，加快细胞更新速度和促进死亡细胞脱离两个方面来改善皮肤状态，可使皮肤表面光滑、细嫩、柔软，并有减退皮肤色素沉着、色斑、老年斑、粉刺等功效，对皮肤具有美白、保湿、防皱、抗衰老的作用[26]。

在护肤化妆品中使用的 AHAs 多数是从一些水果植物中提取得到的天然提取物，也有化学合成得到的 AHAs 及其复配物。两者功能相近，但有些天然提取物刺激性较低。

在配制果酸化妆品时，必须注意 AHAs 的使用浓度和 pH 值的调节，由于果酸是酸性的，浓度越高，pH 值越小，酸性越大，对皮肤刺激性就越大，刺激皮肤可使皮肤发红、有灼烧感，更严重的会导致皮炎等。含有 AHAs 的化妆品，其最终产品的 pH 值宜调至 4~6。

（三）维生素 C 及其衍生物

维生素 C 又称为抗坏血酸，是最具有代表性的黑色素生成抑制剂，其作用有两个方面：一是在酪氨酸酶催化反应时，可还原黑色素的中间体多巴醌而抑制黑色素的生成；另一作用是使深色的氧化型黑色素还原成淡色的还原型黑色素。维生素 C 是最早被皮肤病专家认为安全且可使色斑淡化的口服药品，对除去后天性黑色素沉积有明显效果，并且具有抗氧化和清除自由基作用。

黑色素的颜色是由黑色素分子中的醌式结构决定的。而维生素 C 具有还原剂的性质，能使醌式结构还原成酚式结构，结构式有以下几种：

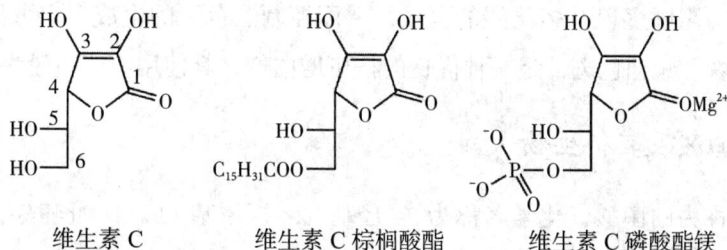

维生素 C　　　　维生素 C 棕榈酸酯　　　　维生素 C 磷酸酯镁

抗坏血酸能美白皮肤，治疗、改善黑皮症、肝斑等。但是维生素 C 易变色，对热极不稳定。维生素 C 的衍生物则很稳定，为使其能在化妆品配方中稳定，可将其制成高级脂肪酸和磷酸的酯类体[27]，如抗坏血酸磷酸酯镁，它经皮肤吸收后，在皮肤内由于水解而使抗坏血酸游离；或者添加抗氧化剂或还原剂。维生素 C 衍生物与维生素 C 协同使用，可取得良好的减少色素、美白、抗皱的效果。

维生素 C 不仅能还原黑色素，而且还能参与体内酪氨酸的代谢，减少黑色素生成以及与黑色素作用，淡化、减少黑色素沉积，达到美白功效。

（四）壬二酸

壬二酸是一种天然存在的二羟酸，能选择性地作用于异常活跃的黑色素细胞，阻滞酪氨酸酶蛋白的合成，但对功能正常的黑色素细胞作用较小。20% 壬二酸的皮肤脱色作用优于 2% 氢醌，且皮肤刺激性和光毒性少见。

壬二酸具有较强的祛斑效果，但由于对乳化体系的不良影响和溶解性等问题，限制了壬二酸在化妆品中的应用。用尿素将壬二酸络合后，形成壬二酸尿素络合物，其水溶性显著增加,即使配入水质乳化体系也不会使其黏度下降;pH 降低时,也不存在析出问题。

(五)熊果苷及其衍生物

熊果苷化学名称为氢醌 –β– 吡喃葡糖苷或 4– 羟苯基 –β–D– 吡喃葡糖苷,是从植物中分离得到的天然活性物质。熊果苷为白色粉末,易溶于水和极性溶剂,不溶于非极性溶剂。它实际上是对苯二酚的衍生物,结构式为:

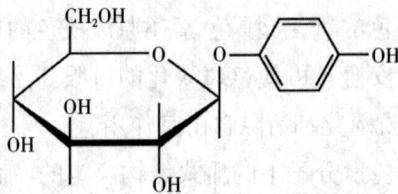

熊果苷是酪氨酸酶抑制剂,能够在不具备黑素细胞毒性的浓度范围内抑制酪氨酸酶的活性,阻断多巴及多巴醌的合成,从而扼制黑色素的生成。它可显著减少皮肤的色素沉着、减褪色斑,是一种优良的祛斑增白剂,其使用浓度一般为 3%。

(六)曲酸及其衍生物

曲酸又称为曲菌酸,化学名称为 5– 羟基 –2– 羟甲基 –1,4– 吡喃酮,分子量为 142.11。为白色针状晶体,熔点 152℃,溶于水、乙醇和乙酸乙酯,略溶于乙醚、三氯甲烷和吡啶,微溶于其他溶剂。属于吡喃酮系化合物,无毒、无刺激、弱致敏,其结构式为:

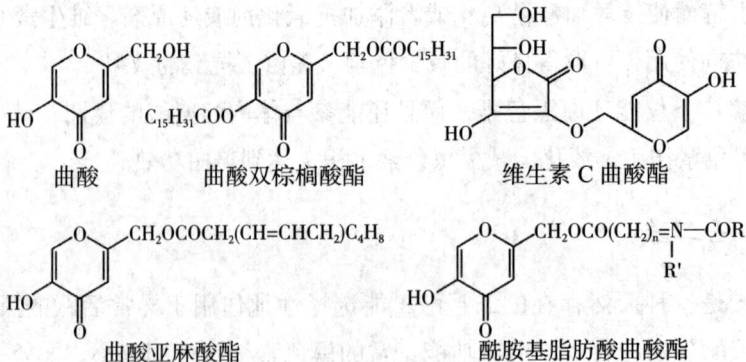

曲酸   曲酸双棕榈酸酯   维生素 C 曲酸酯

曲酸亚麻酸酯   酰胺基脂肪酸曲酸酯

曲酸由葡萄糖或蔗糖在曲酶作用下发酵、提纯而成。除美白作用外,还具有抗菌和保鲜作用。曲酸是环状的吡喃酮化合物,可以进入细胞间质中组成胞间胶质,起到保湿和增加皮肤弹性的作用。曲酸分子中含有两个双键,能够吸收紫外线,因此曲酸也具有良好的防晒功效。

曲酸对黑色素的生成抑制作用体现在以下方面：其一是使酪氨酸氧化成为多巴和多巴醌时所需的酪氨酸的氢化催化剂失去活性；另一是由多巴色素生成 5，6- 二羟基 - 吲哚 - 羧酸的抑制作用。这两个反应都必须有二价铜离子的存在才能进行，而曲酸对铜离子的螯合作用使铜离子浓度降低，进而使缺少铜离子的酪氨酸酶失去催化活性，最终达到抑制黑色素生成、皮肤美白的效果[28]。但曲酸对光、热的稳定性较差，容易氧化、变色，易与金属离子，如 Fe^{3+} 螯合，而且皮肤吸收性较差。

曲酸衍生物克服了曲酸的以上缺点，且美白机制与曲酸相同。曲酸衍生物通常是通过酯化和烷基化曲酸上的两个羟基得到。双酯—曲酸双棕榈酯（KAD-15）是最流行的曲酸美白剂。

（七）泛酸衍生物

双泛酸硫乙胺及其酰化衍生物能抑制酪氨酸酶的活性，黑色素脱除作用显著，有良好的美白作用。

双泛酸硫乙胺是生物体内泛酸的反应产物，与泛酸硫氢乙胺共存于体内。还原的泛酸硫氢乙胺是乙酰辅酶、乙酰载体蛋白的构成成分，在碳水化合物代谢、脂肪酸分解与合成等方面有广泛的生理作用。双泛酸硫乙胺对脂肪代谢有影响，对预防或修复动脉硬化有明显作用，在化妆品中用量为 0.01%~1%。

（八）生物美白剂

能够减少皮肤黑色素生成、使皮肤美白的生化活性物质有多种，它们具有抑制酪氨酸酶、减缓黑色素生成及缓和的脱色作用。一般这种美白剂和防晒剂联合使用，这样不仅能防止皮肤晒黑，而且可以减轻皮肤因使用美白剂而受到的损伤。

（九）天然动植物提取物

动物提取物，如胎盘萃取液、珍珠水解液等，经实践证明均具有良好的美白作用；其他如超氧化物歧化酶（SOD）也可抑制色素沉着[29]。

植物提取物的应用迎合了人们回归自然的意识，天然美白剂的用量在未来的市场将会增加。

我国传统的中药，许多具有良好的美白祛斑作用，如当归、川芎、丹参等，其化学成分主要有酮类、醇类、多种氨基酸、维生素和微量元素等，可清除自由基，改善血循环，即有抗皮肤衰老、美容和增白的功效。

三、祛斑产品配方示例与工艺

祛斑产品多以乳霜体系为主，也有面膜体系。

（一）祛斑美白霜

含植物提取物美白制剂的祛斑美白霜配方见表 8–18[2]。

表 8–18　祛斑美白霜配方

组相	原料名称	质量分数 /%
A 组分	聚氧乙烯十六醇醚	2.0
	单甘酯	1.5
	十六 / 十八醇	1.5
	二甲基硅油	1.5
	牛油树脂	4
	神经酰胺 EC	0.5
	异十六烷	8
	辛酸 / 癸酸三甘油酯	5
	辅酶 Q_{10}	0.2
	油溶维生素 C 酯	3
	维生素 E 醋酸酯	1
B 组分	1，3- 丁二醇	4
	尿囊素	0.2
	吡咯烷酮羧酸钠	4
	甘草根提取物	10
	EDTA 二钠	0.1
	水	至 100
C 组分	防腐剂	适量
	香精	适量

制备工艺：

（1）A 组分和 B 组分分别加热至 80℃；

（2）把 B 组分加入 A 组分中，均质乳化 3 分钟；

（3）搅拌降温到 50℃时，加入 C 组分，继续搅拌降温至 36~38℃时出料。

（二）祛斑美白乳液

祛斑美白乳液配方见表 8-19[4]。

表 8-19　祛斑美白霜配方

组相	原料名称	质量分数 /%
A 组分	聚氧乙烯甘油单硬脂酸酯	2.0
	单硬脂酸甘油酯	4.0
	十六 / 十八醇	3.5
	二甲基硅油	1.0
	角鲨烷	3.0
	植物精油	2.0
	辛酸 / 癸酸三甘油酯	5.0
B 组分	透明质酸钠	0.03
	熊果苷	5.0
	EDTA 二钠	0.1
	水	至 100
C 组分	柠檬酸	适量
	防腐剂	适量
	香精	适量

制备工艺：

（1）将 A 组分和 B 组分分别加热至 80℃，搅拌至全部熔化并均一；

（2）把 B 组分缓慢加入 A 组分中，均质乳化 10 分钟；

（3）搅拌降温到 50℃时，加入 C 组分，继续搅拌降温至 36~38℃时出料。

第七节　毛发护理乳霜体系

目前毛发护理已经上升到头皮护理，不过头皮护理科学尚需针对头皮特性、产品特性做更进一步的研究，目前市场的产品主要还是针对毛发护理。护发制品的名称繁多，较早时期称作养发水、润丝，后又称作护发素、焗油膏。护发产品按照护理特性可以分为保湿、定型、护理等；按照产品体系可以分为水剂、啫喱、摩丝、护发素等。其中护发素是最主要的护发用品。因此，本节主要以护发素为例介绍护发产品。

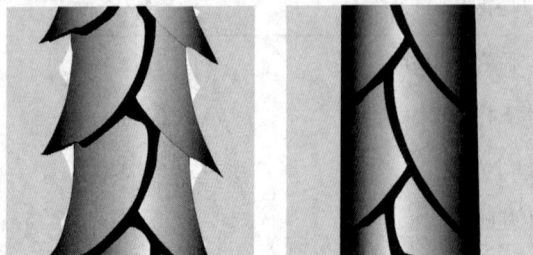

图 8-2　受损头发（左）与正常头发（右）示意图

毛发经洗发水洗去污垢的同时，也会洗去头发表面的油分，头发之间的摩擦力增大，使得头发易于缠结，难以梳理，且特别容易产生静电，易于飘拂，缺少光泽。而在烫发、染发的过程中对头发造成的损伤就更加严重，图 8-2 为受损头发的示意图[30]。一般认为头发带有负电荷，阳离子表面活性剂带正电荷极性部分吸附在头发上，而非极性部分即亲油基部分向外侧排列（即定向吸附），这如同头发上涂上油性物质，在头发表面形成一层油膜。因此，头发被阳离子表面活性剂的亲油基分开，头发变得滑润起来，降低了头发的运动摩擦系数，从而使头发易于梳理、抗静电、光滑、柔软等[31]，即护发素具有调理作用。

理想的护发素应具有以下功能：① 改善干梳和湿梳性能，使头发不缠绕；② 具有抗静电作用，使头发不飘拂；③ 能赋予头发光泽；④ 能保护头发表面，增强头发的体感。

除上述的这些基本要求外，还有一些专门的功能需求，如改善卷曲头发的保持能力（定型作用）、修复受损伤的头发、润湿头发和抑制头屑或皮脂分泌等。

一、产品配方结构

乳液型护发素的主要配方组成见表 8-20[2]。

表 8-20　护发素的基本配方组成

组　分	主要功能	代表性原料
调理剂	乳化、抗静电和抑菌作用	季铵盐类阳离子表面活性剂
乳化剂	乳化作用	非离子表面活性剂
阳离子聚合物	调理、抗静电作用、流变性调节剂、头发定型	季铵化的羟乙基纤维素、水解蛋白、二甲基硅氧烷、壳多糖等
赋脂剂	调理剂、赋脂	各种植物油、乙氧基化植物油、三甘油酯、支链脂肪醇类、支链脂肪酸酯

组 分	主要功能	代表性原料
增稠剂	调节黏度、改善流变性能	盐类、羟乙基纤维素、聚丙烯酸树脂
香精	赋香	
防腐剂	抑制微生物生长	
螯合剂	螯合钙、镁等离子	EDTA 盐类
抗氧化剂	防止油脂类化合物氧化酸败	2，6- 二叔丁基 -4- 甲基苯酚、生育酚
着色剂和珠光剂	赋色、改善外观	
其他活性成分	赋予各种功能，如祛头屑、定型和润湿等	ZPT、PCA-Na、泛醇等

二、原料选择

(一) 主表面活性剂

季铵盐类阳离子表面活性剂是护发素中常用的活性调理剂，它有如下通式：

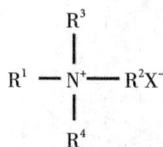

$$R^1 - \overset{\displaystyle R^3}{\underset{\displaystyle R^4}{\overset{|}{\underset{|}{N^+}}}} - R^2X^-$$

式中，X^- 为无表面活性的阴离子，如 Cl^-、Br^- 等；R^1、R^2、R^3 和 R^4 是烷基或其他基团。

季铵盐含有带正电荷的氮原子，并有 1~2 个脂肪链包绕着它，这样的化学结构使它对毛发的亲和性较好，能吸附于毛杆，形成单分子吸附膜，这种膜赋予头发柔软性及光泽，使头发有弹性，并防止静电产生，梳理方便，进而成为较理想的头发调理剂；季铵盐已在化妆品和洗涤用品工业中广泛应用多年，已证实其有效性、稳定性和安全性[32]。

(二) 辅助表面活性剂

辅助表面活性剂主要是起乳化作用的非离子表面活性剂。护发素中主要选用一些非离子型表面活性剂，如单硬脂酸甘油酯、失水山梨醇脂肪酸酯、聚氧乙烯脂肪醇（羊毛醇或油醇等）醚、聚氧乙烯失水山梨醇脂肪酸酯等。其主要作用是乳化，并可起到护发、护肤、柔滑和滋润作用。

（三）阳离子聚合物

常用于护发素中的阳离子聚合物有：季铵化羟乙基纤维素（如 JR-400）、季铵化羟丙基瓜尔胶（如 Jaguar C-14S）、丙烯酰胺 /N, N- 二甲基 -2- 丙烯基 -1- 氯化铵（聚季铵盐 -7）等。用于洗发香波中的阴离子聚合物都可用于护发产品中。

（四）赋脂剂

护发素中的赋脂剂主要指白油、植物油、羊毛脂、脂肪酸、高碳醇、硅油等油性原料，可补充洗发后头发上油脂的不足，起到护发、改善梳理性、柔润性和光泽性，并对产品起到增稠的作用。

（五）特种添加剂

为达到护发素的多效性，往往在配方中加一些具有特殊功能和效果的添加剂，以增强或提高产品的使用价值和应用范围，如增进护发、养发、美发效果，改善头发的梳理性、光泽性等。添加剂的品种很多，可根据需要有针对性地选择。

三、配方示例与工艺

（一）透明护发素

透明护发素在室温下透明，体系均一，易在头发上均匀分布，无黏滞感，不会硬化，使用方便，用后可保持良好发型。典型的透明护发素配方见表 8-21[2]。

表 8-21　透明护发素配方

组相	原料名称	质量分数 /%
	去离子水	至 100
A 组分	聚季铵盐 -7	3.0
	PEG40 氢化蓖麻油	0.5
B 组分	香精	适量
	甘油	6.0
C 组分	吐温 20	1.0
	防腐剂	适量

制备工艺：

（1）准确称取去离子水，加入到主容器中；

（2）将阳离子表面活性剂十六烷基三甲基氯化铵（1631）加入去离子水中，搅拌至完全溶解；

（3）再将已溶解好香精、色素的乙醇溶液加入其中；

（4）在搅拌下加入其他原料，混合均匀即可。

（二）乳化型护发素

乳化型护发素通过运用乳化方法制备而成，体系呈不透明状态，可渗透到头发内部。典型的乳化型护发素配方见表8-22[2]。

表 8-22　乳化型护发素配方

组相	原料名称	质量分数 /%
A 组分	去离子水	至 100
	甘油	3.0
	硬脂基三甲基氯化铵	12.0
	硬脂酸甘油酯（和）PEG100 硬脂酸酯	1.5
B 组分	聚氨丙基二甲基硅氧烷	2.0
	十八烷基二叔丁基 -4- 羟基肉桂酸氢酯	0.03
	十六 / 十八醇	2.0
	棕榈酸异丙酯	1.0
	聚季铵盐 -7	3.0
	聚季铵盐 -44	4.0
C 组分	香精	适量
	防腐剂	适量

制备工艺：

（1）将 A 组分原料混合加热至 90℃；

（2）将 B 组分加热熔化，在 75℃时将 A 组分加入 B 组分中搅拌乳化；

（3）冷却至 45℃时逐一加入 C 组分中其他原料，搅拌均匀冷却至室温即可。

（三）中药型护发素

中药应用于护发产品中，在基础护发的基础上，增加了中药的功效，配方示例见表 8-23。

表 8-23　荷粹护发素

组相	原料名称	质量分数 /%
A 组分	水	加至 100
	山嵛基三甲基氯化铵	3
	硬脂酰胺丙基二甲胺	1
	甘油	2
	聚乙二醇 14M	0.1
	柠檬酸	0.25
B 组分	鲸蜡硬脂醇	5
	甘油硬脂酸酯、PEG100 硬脂酸酯	0.5
	肉豆蔻酸异丙酯	1
C 组分	聚季铵盐 -37、丙二醇二辛酸酯 / 二癸酸酯、PPG-1 十三醇聚醚 -6	0.3
D 组分	氨丙基聚二甲硅氧烷	1.5
	聚二甲基硅氧烷	0.8
	泛醇	0.1
E 组分	荷碱祛屑精粹	2
	苯氧乙醇、乙基己基甘油	0.5
	香精	0.4

备注：荷碱祛屑精粹：丙二醇、水、厚朴树皮提取物、莲叶提取物、白柳树皮提取物、己二醇。

制备工艺：

①A 组分于 85℃搅拌溶解，其中聚乙二醇 14M 用甘油预分散后再加入水中；

②B 组分于 85℃搅拌溶解；

③ 将 B 组分加入 A 组分，随后加入 C 组分，均质 1500~2000 转 / 分钟，5~8 转 / 分钟；

④ 搅拌降温至 55~60℃，加入 D 组分，均质 1500~2000 转 / 分钟，3~5 分钟；

⑤ 搅拌降温至 45~50℃，加入 E 组分，搅拌 5~10 转 / 分钟至均匀。pH: 4.0±0.5（1/10）

第八节 中药功效性化妆品的体外评价

进入 21 世纪以来，在动物实验 3R 原则（减少、优化和代替）和现代科学技术的推动下，减少和代替化妆品及化学品毒性测试中的动物实验逐渐成为共识。在化妆品领域，以欧盟为代表的国家和地区率先在化妆品安全评价中实施了动物实验禁令，使得体外替代技术成为化妆品毒理学评估的唯一方法。标准化的替代实验方法已广泛用于化学品、化妆品、家居用品和医疗产品的毒理学测试，覆盖了细胞毒性、急性毒性预测、经皮肤吸收、皮肤刺激/腐蚀、眼刺激/腐蚀、光毒性、皮肤致敏、遗传毒性、内分泌干扰、构效关系评估、生态毒性等领域。此外，体外替代实验方法还广泛应用于化妆品的功效宣称和产品开发过程中，如用于防晒剂、美白剂、抗衰老等原料和产品的体外测试、高通量筛查、机制研究和配方评估[33]。

一、毒理学评价替代方法

（一）眼刺激（腐蚀）性试验

眼部毒性的试验方法有很多，可用的替代方法也很多。经济合作与发展组织（OECD）认可的试验有 5 种：牛角膜浑浊和渗透性试验（BCOP）、离体鸡眼试验（ICE）、荧光素漏出试验（FLT）、体外短时间暴露试验（STE）、重组人角膜组织试验。欧洲替代动物方法核心实验室（ECVAM）验证过的方法还有鸡胚尿囊膜 – 绒毛膜试验（HET–CAM）、红细胞溶血法（RBC）、中性红释放法和离体兔眼法。目前，国际上最常用的方法是 BCOP。

1. 牛角膜浑浊和渗透性试验

BCOP 法利用离体牛眼角膜，将受试物直接与牛角膜接触，刺激物可导致角膜上皮屏障功能破损和基质蛋白变性，将牛角膜的浑浊度和渗透性作为毒理学的评价指标，根据公式计算与两个指标数值相关的体外刺激分数（*In Vitro* Irritancy Score，IVIS）。通过评分进行分类：若 IVIS > 55，则受试物具有严重眼刺激性，不需要其他方法验证；若 IVIS ≤ 3，则无刺激性；若 3 < IVIS ≤ 55，则无法判断，需结合其他替代方法进一步测试。BCOP 法可用于评估化学物的严重眼刺激性和腐蚀性或无刺激性，无法准确区分轻微、中等刺激，且无法区分严重眼刺激与眼损伤，该方

法不受样品剂型、溶解性的限制。

黄健聪等[34]采用 15 种标准眼刺激化学参考物在国内首次建立 BCOP 实验方法，并对 45 种市售个人护理产品进行眼刺激性预测，测定经测试物暴露后的角膜混浊度和荧光素钠渗透性变化，得到体外评分值，同时以体内兔眼试验为对照进行比较。经 15 种已知分类的眼刺激化合物检测表明，BCOP 方法可区分无刺激性和严重刺激性物质，与体内实验一致。对未知样品的测试表明 BCOP 法对严重 / 腐蚀性的预测敏感性为 100%，对中度 - 轻度刺激性的预测敏感性为 95.8%，对无刺激性的预测特异性为 83.3%。与体内试验总的分类一致性达到 91%，阳性预测值为 89.7%，阴性预测性为 93.8%。

2. 离体鸡眼试验

ICE 法利用短期离体培养的鸡眼球进行眼刺激检测。取鸡眼球固定于夹持器，暴露受试物，通过肉眼检查、测量角膜厚度、表面灌流和荧光素渗透评价角膜损伤程度，将角膜膨胀度、角膜浑浊度和荧光素滞留度的数值作为毒理学终点，根据终点数值分别对三个评价维度进行 ICE 分类，包括 Ⅰ、Ⅱ、Ⅲ、Ⅳ，最后通过三个评价指标的终点组合分析：①若终点组合为 3× Ⅰ、2× Ⅰ 和 Ⅰ × Ⅱ，则无刺激性；②若终点组合为 3× Ⅳ、2× Ⅳ 和 Ⅰ × Ⅱ、2× Ⅳ 和 1× Ⅱ、2× Ⅳ 和Ⅳ ×Ⅰ、30min 时角膜浑浊度 ≥ 3（至少两只眼球）、任何时间点角膜浑浊度 =4（至少 2 只眼球）、上皮严重松弛（至少 1 只眼球），则有严重眼损伤和眼腐蚀；③若为其他情况，则无法判断。ICE 法可用于鉴别化学物的眼腐蚀和严重眼损伤或无刺激性，但无法区分严重眼刺激、眼损伤。该方法适用于固体、液体、乳剂、凝胶状化合物。

3. 荧光素漏出试验

荧光素是一项基于细胞毒性和细胞屏障功能的眼刺激替代试验。将受试物暴露后，以导致培养的单、多层细胞 20% 荧光素漏出的受试物的浓度 FL20（mg/ml）作为评价指标，若 FL20 ≤ 100 mg/ml，即可确定受试物可导致眼腐蚀性和严重刺激性。FL 法在国外获得了大量的验证研究，OECD 指南推荐将 FL 法用于体外试验"自上而下"分层组合策略中，初步筛选眼腐蚀性、严重刺激性的受试物，但不推荐用于轻微、弱刺激性的评估，以及眼刺激性的分类。FL 法仅适用于在规定条件下的水溶性无色物质，不包括强酸、强碱、细胞固定剂、强挥发性物质，会产生凝固、皂化或其他特殊反应的化学物同样不适用。

4. 短期暴露试验

引起角膜上皮细胞的细胞毒性是化学物引起角膜上皮损伤和眼刺激的重要作用方式，STE 法利用兔眼角膜细胞（SIRC），将受试物短期暴露 5 分钟，使用 MTT 法或 CCK-8 法测定细胞吸光度，通过计算受试物暴露后引起角膜上皮的细胞生存率判断受试物的眼刺激性。若受试物 5% 和 0.05% 质量比浓度引起细胞生存率 ≤ 70%，则该受试物有刺激性；反之，若受试物 5% 和 0.05% 质量比浓度引起细胞生存率大于 70%，则无眼刺激性。

（二）皮肤刺激（腐蚀）性试验

目前，OECD 认可的皮肤刺激（腐蚀）性的替代试验有 3 类：大鼠经皮电阻试验（TER）、体外皮肤刺激性和腐蚀性的重组人表皮模型试验（RHE）、体外皮肤腐蚀性膜屏障试验。其中人工皮肤模型类的试验，模拟表皮和真皮的生理结构进行培养，所以结果与人体结果的相关度较高，很多化妆品企业选择皮肤模型进行产品的研发和质量控制。

OECD 指南推荐的重组人皮肤替代模型主要有 EpiSkin™、EpiDerm™、SkinEthic™，将受试物涂抹于皮肤模型，暴露一定时间后用 MTT 法测试细胞存活率，若细胞存活率 > 50%，则该物质对皮肤无刺激；若细胞存活率 ≤ 50%，则该物质有皮肤刺激性，但无法对刺激性进一步分类。目前，重组人皮肤替代模型大多为国外生产，如需在国内使用，培养和运输成本将提高。由于皮肤模型属于生物活性材料，运输和使用的日期将直接影响检测结果的准确性。

1. 人工皮肤模型

（1）EpiSkin™ 模型试验　EpiSkin 是一种三维人体皮肤模型，由法国里昂的 EPISKIN-SNC 公司开发。用于替代皮肤刺激试验时，直接将测试物质局部应用于皮肤表面，然后用 MTT 法评价测试物对细胞活性的作用，以细胞相对活性百分比为检测终点，用于区分皮肤刺激物和非刺激物。商品化的皮肤刺激检测试剂盒含培养基、试剂和 12 个表皮单位，表皮单位由具有屏障功能的重建表皮组成。可以检测所有剂型的化学物质，包括粉剂、液体、分散剂等。

刺激性试验：将受试化妆品（10 μl/mg）涂抹于人工皮肤表面，作用 30 分钟后，去除受试物，继续孵育 42 小时，用 MTT 法测试细胞存活率，必要时辅以 IL-1α 测定。判断标准：与对照组相比细胞活性 > 50% 表明受试物无刺激性，细胞活性 ≤ 50%，表明受试物具有刺激性。

腐蚀性试验：将受试物直接与 EpiSkin 模型作用 3、60 和 240 分钟 3 个时间，用 MTT 法检测受试物对细胞存活率的影响，阳性对照为冰醋酸或氢氧化钾，阴性对照为生理盐水。阴性对照的细胞相对活性设定为 100%，每一样品测得的 OD 值与阴性对照相比，求出样品的细胞相对活性百分比，根据以下标准进行判定：受试物作用 3 分钟后，皮肤细胞活性 ≤ 35%，判定为 EU 分类 R35 类；受试物作用 3 分钟后，皮肤细胞活性 ≥ 35%，作用 1 小时后细胞活性 < 35%，判定为 R34 类；受试物作用 4

小时后，皮肤细胞活性≥35%，结论为没有腐蚀性。

马丹等[35]采用"EpiSkin"3D人工皮肤模型（上海斯安肤诺生物科技有限公司生产，企业技术背景为法国 EPISKIN 公司）对 20 种化学品的刺激性进行评价。该模型由 12 个表皮模型单位（单位表面积 0.38 cm²）、维持培养基和测试培养基共同组成，采用来源于中国成年人志愿者的阴茎包皮角质形成细胞，这些志愿者都经过血清检测确保不携带 HIV1 型、HIV2 型、乙肝和丙肝病毒。该表皮模型由基底层、基底上层、棘层、颗粒层和具备屏障功能的角质层组成，在皮肤刺激性测试的使用中包括两方面：一方面是将测试样品局部滴旋到皮肤模型表面，另一方面是对这些测试样品对细胞活性的影响进行后续评估。20 种化学品中，检测模型特异性为 70%，灵敏度为 90%，能正确分类。

姚丽芳等[36]使用 EpiSkin 重组人皮肤模型（上海斯安肤诺生物科技有限公司生产），对已知分类类别的标准参考物以及未知分类类别的化学物质进行检测，评估其在化学品皮肤腐蚀性分类中的应用。按以下分类标准分类：①受试物作用 3 分钟后细胞活性< 35% 时判定为 1A 类；②受试物作用 3 分钟后细胞活性≥ 35%，同时，作用 1 小时后细胞活性< 35% 时；或受试物作用 1 小时后细胞活性≥ 35%，同时，作用 4 h 后细胞活性< 35% 时判定为 1B/1C 类；③受试物作用 4 小时后细胞活性≥ 35% 时判定为非腐蚀性物质。标准参考物二氯乙酰氯分类为 1A 类，乙醛酸一水合物分类为 1B/1C 类，分类结果与已知分类一致。无磷转化膜为非腐蚀性物质，防腐剂为 1B/1C 类。实验开始之前应检测受试物是否与 MTT 发生还原反应，如果受试物与 MTT 发生还原反应，将影响细胞活性的测定，最终影响实验结果。

（2）EpiDerm™ 模型试验 EpiDerm 重建皮肤模型，由位于美国马里兰州阿什兰德的 MatTek 公司研发并生产。EpiDerm 皮肤模型由来源于正常人皮肤的角质形成细胞生长于特殊制备的 Millicell 细胞嵌入培养板中，形成多层分化的人类表皮模型，模型由基底层、棘层、颗粒层和角化层组成，与体内皮肤结构类似。

刺激性试验：以 EPI-200 为例，试剂盒含 24 块人工皮肤组织，培养 10 天的人工皮肤以特殊制备的嵌入板为支持物，嵌入板包埋于含营养液的琼脂糖凝胶中便于运输，试剂盒还包括维持培养基和 MTT 检测成分。早期的判定方案是通过测定 ET50 值（接触化合物后使组织活性下降 50% 所需的暴露时间），通过与阳性对照相比来评估化合物的刺激性和非刺激性。后来，采纳了与 EpiSkin 类似的方案，即与阴性对照组相比，细胞活性< 50% 表明受试物具有刺激性。

腐蚀性试验：将受试物加在皮肤模型上 3 分钟~1 小时，然后用 MTT 法测定受试物的细胞毒性。暴露时间为 3 分钟和 1 小时。阳性对照为冰醋酸或 KOH，阴性对照为生理盐水。阴性对照的细胞相对活性设定为 100%，每一样品测得的 OD 值与阴性对照相比，求出样品的细胞相对活性百分比，根据腐蚀性判定标准判断受试物是否具有腐蚀性。腐蚀性判定标准为：① 受试物具有腐蚀性：受试物作用 3 分钟后，皮肤细胞活性 < 50%；或受试物作用 3 分钟后，皮肤细胞活性 ≥ 50%，而且作用 1 小时后细胞活性 < 15%；② 受试物没有腐蚀性：受试物作用 3 分钟后，皮肤细胞活性 ≥ 50%，而且作用 1 小时后细胞活性 ≥ 15%。

（3）SkinEthic™ 模型试验　Skinethic 是由位于法国尼斯的 SkinEthic 公司开发的人工皮肤模型。采用无血清培养基制备，制备过程是由培养人正常角质形成细胞于聚碳酸酯嵌入培养板，经气－液界面培养 17 天完全分化形成表皮结构。产品的质量控制，包括组织学观察和组织活性测定（MTT 试验），如果 OD 值大于 0.8，且组织学观察切片显示至少 4 层活性细胞层。

基于该方法的二步法急性和累积性刺激筛选系统已被提出，受试物作用 30 分钟后，去除受试物，再孵育 42 小时检测组织活性，如果细胞活性 < 50% 表明受试物具有刺激性。如果增加 IL-1 释放和形态学改变作为检测终点可提高检测的敏感性。

2. 大鼠皮肤经皮电阻试验

以经皮电阻值为检测终点，通过检测受试物对大鼠离体皮肤角质层完整性和屏障功能的损害能力，评定受试物的腐蚀性。选用 28~30 天龄的 Wister 大鼠的背部皮肤制作皮肤薄片。将其固定于 PTFE 管的末端，另一端连接电极。直接涂抹受试物与皮肤薄片作用 24 小时后，去除受试物，用电极测量经皮电阻。阳性对照用盐酸溶液，阴性对照选用蒸馏水。经皮电阻值 > 5 kΩ，评定该受试物无腐蚀性；如经皮电阻 ≤ 5 kΩ，而且该受试物不是表面活性物质或中性有机溶剂，评定受试物具有腐蚀性；如果受试物为表面活性物质或中性有机溶剂，经皮电阻 ≤ 5 kΩ，可增加罗丹明 B 染色剂穿透试验，以确定是否出现假阳性。

大鼠经皮电阻试验方法可以满足评价皮肤腐蚀性的需要，但因为其试验材料是实验大鼠的背部皮肤，因此该方法只能算对传统动物试验的优化，不能满足化妆品动物试验禁令的法规要求。

3.CORROSITEX™ 皮肤腐蚀试验

CORROSITEX 试验体系由人造的大分子生物膜和检测系统（CDS）两部分组成。蛋白大分子水凝胶生物膜模拟皮肤的正常功能，假定腐蚀性物质作用于生物膜与作用于活体皮肤的机制相似，将受试物作用于人工膜屏障的表面，检测由腐蚀性受试物引起的膜屏障损伤。通过多种方法检测膜屏障的渗透性，包括 pH 指示剂颜色的改变和指示剂溶液其他特性的改变。受试物开始作用于膜屏障到膜屏障渗透改变之间经过的时间（以分钟计）作为受试物腐蚀性分类和 UN 化学品包装分类（如果适用）的依据。对每一个试验方法，都有三种腐蚀性分类的截止时间值。根据截止时间，对受试物腐蚀性的判定应当使腐蚀性危害最小化，即减少假阴性结果的出现。Corrositex 最早由美国运输部认可用于危害化学物分类，美国替代方法验证跨部门协调委员会（ICCVAM）认可其对酸、碱衍生物，以及以其为主要成分的配方的检测。该方法已经过验证，并被推荐为评估化学品皮肤腐蚀性危害分级测试策略的一部分。

（三）皮肤致敏性试验

OECD 认可的皮肤致敏性替代试验主要有小鼠局部淋巴结细胞试验（LLNA）、ARE-Nrf2 荧光素酶检测法（KeratinoSens™）、体外直接反应肽试验（DPRA）。在 2015 年以前，小鼠局部淋巴结试验是为普遍使用的致敏性试验，但其试验材料为试验小鼠的淋巴结细胞，因此该系列方法被认为仅是对传统动物试验的优化。2015 年新增的致敏性化学测试方法和直接反应肽试验是基于过敏反应机制的方法，经过多年验证后发布的体外试验方法。

1. 小鼠局部淋巴结细胞试验

LLNA 是采用纯系小鼠取代传统豚鼠检测皮肤致敏性的替代试验方法，其不需依靠激发出动物皮肤的红斑水肿来作出判断，结果客观、简单快速、更多考虑了动物福利，2002 年已通过欧盟验证并被正式接纳采用（OECD 429）。该方法中的关键技术是淋巴细胞增殖检测，目前国内外普遍使用的检测方法有 ^{3}H-TdR 渗入法（Tdr）、MTT 法和 BrdU 法。

徐剑等[37]将流式细胞术应用到小鼠局部淋巴结实验中，期望建立既可检测化学物致敏性也可同时检测刺激性的方法。受试物分为溶剂对照［AOO（丙酮：橄榄油 =4 : 1）］、阴性对照（NaCl）、致敏阳性物［己基肉桂醛（HCA）、2, 4- 二硝基氯苯（DNCB）、2- 氨基酚（2-APC）］、刺激阳性物［KOH、十二烷基硫酸钠（SLS）］。与溶剂对照比较，中高剂量的 SLS 和 KOH 均可引起小鼠耳缘厚度增加（P < 0.01），可判定 SLS、KOH 对皮肤有刺激性。DNCB、HCA 各剂量组和 2-APC 高剂量组刺激指数均大于 3，可以判断该 3 种化学物为皮肤致敏物。根据刺激指数计算 EC3 的值（刺激指数为 3 时所需化学物浓度的估计值），对致敏物进行分类：DNCB（0.196）为强致敏物，HCA（1.556）和 2-APC（3.156）为中等致敏物。

2.ARE-Nrf2 荧光素酶检测法

Nrf2 是携带有亮氨酸拉链结构的转录因子，几乎能在所有细胞中表达，它含 6 个功能区，分别被命名为 Neh1~6。正常情况下，其在胞质中通过 Neh2 与阻遏蛋白 Keap1 蛋白结合而被降解。当机体处于氧化应激状态或体内的氧化磷酸化作用可以促使 Nrf2 与 Keap1 解体，随后 Nrf2 转位进入细胞核，在各个功能区的密切配合下

与抗氧化 / 亲电反应元件（Antioxidant / electrophile response element, ARE）结合，启动 Nrf2-ARE 信号通路并促使下游 II 相解毒酶和抗氧化酶基因的表达。

HaCaT 细胞株是人类永生化角质形成细胞，包含有 ARE 元件的荧光素酶报告基因，Nrf2-ARE 检测就是利用 HaCaT 细胞检测荧光素酶的活力水平来判断细胞是否有致敏反应。该方法在不同实验室间的可重复率达到 85%，准确性和 LLNA 相比达到 77%，特异性达到 76%，2015 年 2 月 OECD 公布了该方法的指导原则（TG442D）。Andres 等[38]用此方法检测了 4 种植物提取物的致敏性，结果表明该方法可以用于微量污染源的致敏性检测。

3. 体外直接反应肽试验

基于有害结局通路（Adverse Outcome Pathway, AOP）概念，认为皮肤致敏的分子起始事件是外源物质与皮肤蛋白共价结合形成半抗原，随后触发 2 个细胞水平的关键事件，即角质形成细胞炎症反应和树突状细胞的激活。DPRA 法主要针对物质渗透皮肤后与皮肤蛋白的结合反应，其原理是通过研究肽反应动力学，监测肽的损耗来评价化学物的致敏性。直接肽反应试验可较好地评价化学物的皮肤致敏性及致敏能力，该法简单、快速，适宜高通量筛选化学物致敏性，可推广应用于化学物安全性评价。DPRA 方法是化学反应，不涵盖代谢系统，对于需要酶促生物活化反应的非亲电性致敏原易出现假阴性。

胡培丽等[39]将赖氨酸 / 半胱氨酸肽与受试化学物反应 24 小时，经高效液相色谱检测肽损耗评价受试化学物的致敏性及其肽反应活性。12 种不同致敏级别化学物肽损耗率均值大于 6.38%，为致敏阳性，反应活性不同；6 种非致敏物肽损耗率均值小于 6.38%，为致敏阴性，与 LLNA 致敏分类一致；致敏性未知的三氯甲烷和苯肽损耗率均小于 6.38%，为致敏阴性。

（四）皮肤光敏性试验

光敏性包括光毒性和光致敏性，是一种由日光照射所引起的严重的皮肤损伤反应。近年来，化妆品所引发光敏性的报道日益增加，广泛受到了人们的关注。对化妆品的光敏性评价是化妆品上市前评价的重要工作之一，也是化妆品质量安全的重要保障。光敏性传统的评价方法多使用动物试验，随着 3R 原则和动物福利概念的提出，研究开发替代方法来评价化妆品的光敏性成为国内外研究的趋势。

1. 皮肤光毒性试验

光毒性反应是一种非免疫性反应，由活性氧（Reactive oxygen species, ROS）特别是单线态氧介导。某些化学物质经光能（280~320 nm 紫外线）作用，与氧反应生成自由基，通过靶分子反应或者其激发态与靶分子直接作用导致皮肤毒性反应。其病变类似原发刺激，首次接触即可发生。光毒性反应具有剂量依赖性，临床上，光毒反应表现为夸张的晒伤样，一旦发生，反应十分迅速，在几分钟到几小时的紫外光照下就可产生红斑、瘙痒和水肿，严重情况下可发生色素沉着等不良反应。

目前国际上普遍认可的皮肤光毒性体外试验，仅有 3T3 成纤维细胞中性红摄取试验一种（3T3NRU）。日本动物替代试验研究中心还发布了两种试验方法：活性氧试验和酵母红细胞试验，但目前没有其他国家和地区验证或发布这两种方法。

3T3 成纤维细胞中性红摄取光毒性实验方法的原理是化合物在 UVA 光照下直接或代谢产物间接对细胞产生毒性。当正常细胞受到损伤后，吸收生物活性染料（如中性红）的能力降低。利用细胞对中性红的摄取量变化，评价物质的光毒作用。3T3 细胞与不同浓度受试物 在 96 孔板中孵育 1 小时后，暴露在紫外线 / 可见光（有效 UVA 剂量为 1. 67mW·cm^{-2}）50 分钟，24 小时后测试中性红在 540 nm 处的光密度值。同时，加有相同化合物的第二块板放在暗处作对照板。通过剂量 – 反应曲线的非线性拟合模型计算使细胞活性抑制 50% 的受试物浓度（IC$_{50}$）。结果分析可采用 2 种计算模型。国外借助数据处理和分析软件开发了光刺激因子（Photo irritation factor, PIF）预测模型和平均光效应（Mean photo effect, MPE）预测模型。PIF 定义为测得的无 UVA 照射和有 UVA 照射时 IC50 值的比值；MPE 是比较化学物在有 UVA 和无 UVA 时获得的剂量 – 反应曲线下面积，通过数学分析导出数值。

涂宏刚等[40] 用 Balb/c 3T3 小鼠成纤维细胞建立了符合国际规范的体外 3T3 细胞中性红光毒性试验方法。当受试物 PIF ≤ 2，或 MPE < 0.1 时，预测受试物"无潜在光毒性"；受试物 PIF 介于 2~5 或 MPE 介于 0.1~0.15 时，预测受试物"可能具有光毒性"，需重新进行试验再行判定；当受试物 PIF > 5 或 MPE > 0.15 时，预测受试物"有潜在光毒性"。

2. 皮肤光致敏性试验

光致敏性是一种获得性免疫介导反应，发生于少数过敏体质的人，包括诱导（致敏）阶段和激发阶段。光照条件下，光致敏物经皮吸收或通过循环到达皮肤后，与吸收的光线在表皮细胞蛋白发生共价结合，形成具有免疫原性的半抗原 – 蛋白结合物。随后在角质形成细胞（Keratinocyte, KC）提供的危险信号下，激活树突状细胞，使之发育成熟并向局部淋巴结迁移，识别抗原后引起 T 淋巴细胞活化，最终诱导记忆 T 细胞和辅助 T 细胞的产生，导致抗原特异性免疫应答。当再次接触相同或交叉反应的光致敏物，局部淋巴结的记忆细胞迅速活化，触发免疫应答，释放淋巴因子、细胞因子，激活肥大细胞等，引起过敏反应。光过敏性属迟发型过敏反应，其发生时间相对较长，且有一定的潜伏期。通常 5~10 日是的连续用化妆品和光照射可诱导免疫系统产生光过敏反应。再次给予时，化妆品和光照作用 24~48 小时即会有光过敏性反应发生。临床表现为组织损伤、细胞变性坏死炎症反应，产生表皮炎症如红斑、水肿及丘疹等。

目前国际上仍主要使用体内实验进行化合物的光致敏性检测，其中豚鼠光致敏实验是较为主流的评价方法。光致敏体外替代评价方法的研究相对滞后，目前并没有公认的体外替代评价方法。但有很多相关研究正在开展，包括各种计算机模拟模型，多肽反应分析法及多种细胞模型等。其中，细胞实验方法影响因素比较单一，且可人为控制，具有体内试验所不具备的很多优势与特色，成为当今研究的热点。目前各种光体外致敏性模型都是基于致敏机制来设计的。在致敏阶段，KC，朗格汉斯细胞（Langerhans cell, LC）及局部淋巴结的 T 细胞均扮演着十分重要的角色[41]。

（五）急性经口毒性试验

急性经口毒性实验是评价化妆品原料毒性的第一步，可对其进行毒性分级，也为其他毒性试验的剂量设计提供重要参考。传统的急性毒性半数致死剂量（LD_{50}）测定方法有寇氏法、霍恩氏法、概率单位法等，其使用动物多、工作量大、浪费资源，且传统的毒理试验与动物保护、动物福利等观念相悖。

近年来，OECD 发布了数种急性毒性替代试验的方法[42, 43]，如固定剂量程序法（FDP）、上下程序法（UDP）、急性毒性分类法（ATC）以及 BALB/C 3T3 细胞法和 NHK 细胞法。前 3 个方法虽仍需要使用实验动物，但大大减少了实验动物的使用量，而后 2 个试验是基于细胞毒性的体外试验方法。在化妆品安全性评价中，急性经口毒性试验的结果主要作为化妆品原料毒性分级、标签标识以及确定亚慢性毒性试验和其他毒理学试验剂量的依据。毒性分级采用全球化学品统一分类和标签制度（GHS）。GHS 体系是化学品及其混合物对人类和环境的潜在危害进行统一分级分类和标识的方法，共分为 5 个等级。

1. 固定剂量程序法

FDP 试验选用雌性动物，预实验的起始剂量从固定的剂量水平 5、50、300 和 2000 mg/kg 中选择，且染毒剂量可引发明显毒性，一般起始剂量可选择 300 mg/kg。每只染毒动物的间隔时间为 24 小时，每个剂量水平染毒动物总数为 5 只，5 只动物中包含预实验中对应剂量的动物。不同染毒剂量之间的间隔时间依据毒性症状出现时间、延续时间和严重程度而定，下一剂量水平的动物试验将在当前剂量水平动物中有一只肯定能够存活后进行，每个剂量水平之间的时间间隔一般为 3~4 日，根据动物死亡情况确定毒性分级。FDP 无法得到 LD_{50} 具体数值，只能根据测试剂量和观察结果，查流程表得到 GHS 分类。

2. 上下程序法

UDP 是一个阶梯式的染毒程序。使用单一性别的动物，一次染毒 1 只。第 1 只动物的染毒剂量最好低于 LD_{50} 的估计值，后续动物染毒剂量的增减，取决于前 1 只动物的染毒结果（存活或死亡）；在不能获得受试物 LD_{50} 的初步估计值及剂量—反应曲线斜率资料时，计算机模拟结果提示起始剂量可选择 175 mg/kg，所设的剂量系列为 1.75、5.5、17.5、55、175、550 和 2000 mg/kg。

当符合以下停止条件之一时，可以结束试验：①在上限剂量时有连续 3 只或 3 只以上动物存活；②直到连续测试的任意 6 只动物中出现 5 次死亡情况的逆转现象。每次染毒剂量及动物的死活结果要输入 OECD 提供的软件包 AOT425 程序。程序自动给出试验的终点剂量，并计算 LD_{50} 和 95% 可信区间。

3. 急性毒性分类法

ATC 法的每个剂量水平使用 3 只雌性动物，从 5、50、300 和 2000 mg/kg 中选择一个作为起始剂量，起始剂量应可引起部分染毒动物发生死亡，一般考虑应选择 300 mg/kg 作为起始剂量。染毒组之间的染毒间隔应依据毒性反应的开始时间、持续时间和严重程度来决定，下一剂量级别染毒试验应在当前染毒水平中至少有 1 只动物确定存活后才可以进行。根据动物死亡情况确定毒性分级及 95% 可信区间。

FDP、ATC、UDP 3 种方法采用的均是序贯原则，即每个剂量用少量动物（FDP 和 UDP 是每个剂量使用 1 只动物，ATC 每个剂量用 3 只动物）；FDP 观察 24 小时后，ATC 和 UDP 观察 24~48 小时后，决定是否需要选择其他剂量进行试验。FDP 方法是以非死亡的明显中毒体征作为重要的观察和判定指标，动物死亡仅作为剂量选择的指标，动物的死亡数及死亡率较低。ATC 方法是以动物是否死亡作为剂量选择的指标，获得的 LD_{50} 是个范围，动物死亡率也较低。UDP 方法是以动物死亡作为剂量选择和结果分析的主要指标，根据剂量和动物死亡情况，由软件计算确切 LD_{50} 值，该方法中的动物死亡率较大。

4.BALB/C 3T3 细胞法

2010 年 7 月，OECD 正式发布了"利用细胞毒性试验预测急性经口毒性试验的初始剂量"的指导原则 NO.129，明确利用 BALB/c 小鼠 3T3 成纤维细胞和人上皮细胞（NHK 细胞）的细胞毒性中性红试验可预测大小鼠的急性经口毒性试验的初始剂量。

作为急性经口动物试验的体外替代方法，BALB/c 3T3 成纤维细胞中性红毒性试验具有操作简单、费用较低、耗时较短等特点，并且能大量的节约动物的使用数量。其具体方法是将 BALB/c 3T3 细胞接种于 96 孔板中，培养 1 日后染毒，染毒 2 日后，用中性红染色 3 小时后解吸，于 540 nm 下用酶标仪测定吸光度值。将原始数据进行处理和拟合分析，得到 IC_{50}（抑制细胞活性 50% 的化学品浓度）后，代入预测模型计算得到急性经口毒性的 LD_{50} 推测值。

吴智君等[44]通过 3T3 成纤维细胞中性红试验对已知 LD_{50} 的 8 种受试物进行验证，试验结果表明，细胞毒性可以较为准确的判断急性经口毒性试验的初始剂量。但是，中性红细胞试验的稳定性还受到很多因素的影响，主要包括细胞的状态、染毒剂量的设计和受试物的理化性质。因此，在实际工作中，应结合体外试验数据和化学品的相关信息（例如化学品的结构信息以及相似化学品的 LD_{50}）来预测急性经口毒性试验的初始剂量。

（六）遗传毒性试验

遗传毒性试验一般是用于评价化妆品原料及染发（不含涂染型暂时性产品，如可冲洗掉的染料）、育发、美乳、健美类化妆品产品的遗传毒性的试验。遗传毒性的替代试验有 Ames 试验（微生物试验）、体外微核试验（OECD TG487、490）、彗星试验（Comet Assay）。

1.Ames 试验

细菌回复突变试验（Ames 试验）采用鼠伤寒沙门菌组氨酸缺陷型菌株和（或）色氨酸营养缺陷型大肠埃希杆菌，其在缺乏组氨酸（或）色氨酸的培养基上，只有少数自发回变的菌落生长。根据致突变物能灵敏而特异地使组氨酸（或）色氨酸缺陷型突变株回变成拟野生型的特点，故在缺乏组氨酸（或）色氨酸的培养基上可使回变的菌落数增多，从而可判断受试物是否具有致突变作用。

曹易懿等[45]应用鼠伤寒沙门菌 TA98、TA100 和 DNA 修复酶缺陷型 YG7108（Ogt-/Ada-）菌株对三氯生（TCS）进行 Ames 试验，共设定 8 个剂量（0.0005、0.00167、0.005、0.0167、0.05、0.167、0.5 和 1.67 μg/ 皿）组。37℃恒温培养箱培养 2~3 日取出培养皿，用肉眼观察回复突变菌落进行计数；观察背景菌斑，考察各剂量 TCS 对菌株的细菌毒性。毒性表现：①背景菌斑与阴性对照相比减少或消失；②测试组的回复突变菌落数与阴性对照相比明显下降或有剂量依赖性减少。结果表明，TCS 未引起 TA98、TA100 和 YG7108 菌株的回复突变菌落数增加（$P > 0.05$）。

2. 体外微核试验

体外微核试验以观察分裂细胞中微核的形成来检测化合物遗传毒性，是一种常用于检测染色体异常的方法。微核是在细胞的有丝分裂后期染色体有规律地进入子细胞形成细胞核时，仍然留在细胞质中的染色单体或染色体断片。单独形成一个或几个规则的次核，被包于细胞质内而形成，由于比核小得多故称微核。将受试物处理细胞后，经过收集细胞、低渗、固定及染色后，即可通过显微镜直接进行观察。

体外微核试验既可检测非整倍体诱导剂，也可检测染色体断裂剂，操作简便，采用荧光染料进行染色时结果容易判断，可以较少引入人为误差。

曹易懿等[45]应用 TK6 人淋巴母细胞对三氯生（TCS）进行体外微核试验，共设定 5 个剂量（3.5、8.8、17.5、26.3 和 35 μmol/L）组，采用传统镜检技术观察。根据 OECD 指导原则，计算胞质分裂阻滞增殖指数（Cytokinesis-block proliferation index, CBPI）。CBPI 指数 =（单核细胞数 +2× 双核细胞数 +3× 多核细胞数）/ 总细胞数；细胞毒性（%）=［1-（$CBPI_{给药组}$ -1）/（$CBPI_{对照组}$ -1）］× 100%。微核试验表明，TCS 未引起 TK6 细胞微核率升高（$P > 0.05$）。

3. 彗星试验

彗星实验又称单细胞凝胶电泳实验，是一种通过检测 DNA 链损伤来判别遗传毒性的技术，可有效地检测并定量分析细胞中 DNA 单、双链缺口损伤的程度。通过测定 DNA 迁移部分的光密度或迁移长度就可以测定单个细胞 DNA 损伤程度，从而确定受试物的作用剂量与 DNA 损伤效应的关系。该法检测低浓度遗传毒物具有高灵敏性，研究的细胞不需处于有丝分裂期。

曹易懿等[45]应用 TK6 人淋巴母细胞对三氯生（TCS）进行体外彗星试验，共设定 5 个剂量（3.5、8.8、17.5、26.3 和 35 μmol/L）组。与对照组比较，TCS 在各个剂量下均能引起 TK6 细胞的尾长、尾部 DNA 强度和尾矩的增加，差异均具有统计学意义（P 均 < 0.01），且尾部 DNA 强度呈现剂量效应（r=0.943，P=0.017）。结果显示，TCS 能显著引起 TK6 细胞 DNA 损伤，且随着暴露剂量增加而增强。

在化妆品安全性评价方面，国际上已认可的化妆品替代试验方法很多，但替代试验用于评价化妆品终产品的数据并不多。在我国，相对动物试验，替代试验存在原材料未规模化生产、试验材料成本高、必需的配套仪器未国产化以及很难获得等缺点，目前替代试验在我国推广实施存在一定的困难。但是，替代试验是毒理学评价技术的进步，替代试验方法的研究是国际化妆品监管趋势所向。因此，我国应积极推动化妆品替代毒理学方法研究与验证体系的建设，建立一套适应我国国情的化妆品动物体外试验检测标准，完善化妆品质量监管的技术支撑体系，以保障化妆品质量安全，促进化妆品行业发展。

二、功效性评价体外方法

（一）抗衰老功效评价

抗皮肤衰老即为延缓皮肤功能性减退，表现为延缓出现皱纹、干燥、起屑、松弛和色斑。皮肤自然衰老，会导致细胞增殖活性降低，合成胶原蛋白和弹性蛋白的能力下降，因此可通过细胞生物法检测原料对皮肤相关细胞增殖、活性的影响确定其功效。如 HS68 细胞双氧水氧化损伤模型的抗皱功效细胞实验评价方法，是运用细胞氧化模型对待测物质的作用时间进行筛选，在此基础上进一步对细胞的抗氧化指标和胶原蛋白指标进行测试。

吴永祥等[46]以桑白皮多酚（CMP）为原料，体外培养成纤维 HS68 细胞，通过紫外线辐射建立细胞光老化模型，探讨 CMP 对紫外线辐射致成纤维细胞光老化的修复作用，并阐明其作用机制。结果表明，CMP 对紫外线辐射致皮肤光老化有一定的修复作用，其作用机制可能与有效清除自由基、抑制细胞内基质金属蛋白酶 –1（MMP–1）表达及调控 I 型前胶原蛋白（PIP）合成有关。

细胞生物法多是针对单一细胞进行培养和研究，与真实的皮肤细胞尚有一定的差距。细胞共培养皮肤替代物是一种较新的体外培养皮肤模型，实验采用同一人体细胞来源，在统一的生长环境下批量生产，其模型的形态结构特征、脂质组成及排列、对外界物质的屏障功能更接近人类在体皮肤，并且消除了物种之间皮肤结构的差异，使得实验结果稳定性好、可操作性强。细胞生物法涉及领域广泛，科学领域有众多的数据支持，方法相对成熟，可作为功效评价的一种有效手段。

（二）美白功效评价

对于美白化妆品的功效评价，目前仍没有一个统一的评价标准。将分子生物学技术和现代仪器分析手段相结合来评价美白类护肤品的综合功效，是化妆品功效性评价的趋势。美白剂的模型细胞需要强调人种的差别，借鉴于皮肤病理学及皮肤药理学理论与技术，建立中国不同区域、民族人群黑素细胞（MC）– 角质形成细胞（KC）的"表皮黑素单元"共培养模型及三维皮肤模型，发展来源于中国人种的美白类护肤品细胞模型系统及评价系统，对今后我国美白类化妆品的研发、评价乃至个体化配方发展尤为重要。

1. 单一细胞培养模型

体外培养黑色素细胞可用于酪氨酸酶活性测定和细胞中黑色素含量测定，是研究美白活性物质的最常用方法，一般采用分光光度法、图像分析技术法或 MTT 法观察美白活性物质对黑色素细胞生长情况的抑制作用和关键指标的影响。黑色素细胞常用的是小鼠 B16 黑色素瘤细胞，其优点是获得容易、易于培养，但其缺点是与人体黑色素细胞存在差异。

目前，许多实验室都建立了人原代黑色素细胞的培养模型，其培养过程为裂解酶 II 分离表皮和真皮，取表皮部分剪碎，经胰酶消化、过滤、重悬后得到多种表皮细胞（黑色素细胞，角质形成细胞）的混悬液，将其接种于Ⅳ型胶原包被的培养瓶中，采用差速贴壁法获得黑色素细胞，人黑色素细胞的鉴定可用左旋多巴染色、MART-1荧光染色或电镜观察。

2. 单层细胞共培养模型

黑素是一种含氮的复合物，在黑素细胞的特征性器官 – 黑素小体中合成，是决定皮肤颜色的最主要因素。皮肤中每一个黑素细胞（MC）与周围大约36个角质形成细胞（KC）构成"表皮黑素单元"，生理情况下基底层角质形成细胞通过分泌一些生长因子或细胞外基质成分，直接或间接地对黑素细胞形态、黑素合成和转运等活动进行调节。采用黑素细胞与角质形成细胞直接接触的混合培养方式来模拟"表皮黑素单元"的结构，能够使研究者得以使用更符合生理学特点的模型来进行一系列研究。

李海东等[47]首先从正常人表皮中分离出角质形成细胞和黑素细胞，分别培养角质形成细胞和黑素细胞，然后体外建立角质形成细胞和黑素细胞直接接触的共培养模型，采用四甲基偶氮唑盐比色法（MTT法）、紫外分光光度计检测、左旋多巴染色、免疫组织化学染色及透射电镜观察，并对共培养体系中的黑素细胞和角质形成细胞进行生物学鉴定。结果显示，单独培养时，角质形成细胞呈圆形、"铺路石样"生长，黑素细胞呈两极或多级树突状生长；角质形成细胞和黑素细胞按一定比例混合培养后，2种细胞均迅速增殖，黑素细胞树突多为3~5个，与数十个角质形成细胞呈团块状生长，形成类似黑素单元的结构。共培养体系中的黑素细胞和角质形成细胞具备正常的生物学功能，提供了更接近生理状态的体外研究模型。

由于细胞共培养体系更接近正常人皮肤的真实构造，得出的数据更有说服力，所以研究者将筛选药物的方法从黑素细胞单独培养向黑素细胞和角质形成细胞共培养过渡，从而构建更接近人体皮肤结构的体外评价模型，有望成为化妆品功效成分筛选的新方法。

3. 三维皮肤类似物模型

单层混合共培养模型可以对美白药物进行有效的筛选，但黑素瘤细胞单独培养或与角质形成细胞共培养得到的数据与三维皮肤类似物仍有不同。皮肤类似物更能准确地表现组织学构造，所以皮肤类似物模型用于中药美白药物的大范围筛选，可以提高工作效率。

人类正常皮肤主要以Ⅰ型和Ⅲ型胶原为主，其中Ⅰ型胶原含量最多，由于胶原分子结构中含有大量的双羧基及双氨基氨基酸和碳水化合物，适于细胞的黏附；胶原又是一种广泛存在于动物皮肤、肌腱和其他结缔组织中的天然蛋白质，来源广泛。因此，在胶原重组膜上接种人黑素细胞和角质形成细胞可以建立三维皮肤类似物模型。

杨壮群等[48]以儿童包皮为组织来源分离培养黑素细胞、角质形成细胞、成纤维细胞，构建色素化三维皮肤类似物模型，检测芦荟苦素、熊果苷及茶多酚作用于此模型后对细胞形态、黑素细胞酪氨酸酶活性以及黑素合成的影响。结果表明，在体外色素化三维皮肤类似物模型中，黑素细胞处于一个与体内环境相类似的条件，使得模型实验结果与临床实验结果更为接近。熊果苷、芦荟苦素与茶多酚对酪氨酸酶活性呈浓度依赖性抑制，茶多酚在各浓度均有非常强的抑制作用，抑制作用强于芦荟苦素和熊果苷，熊果苷的抑制作用弱于芦荟苦素（P < 0.05）。但茶多酚对细胞的毒性最大，熊果苷和芦荟苦素毒性均较小。Lee JH 等[49]利用含角质形成细胞和黑素细胞的三维皮肤类似物模型检测化合物的光毒性，结果显示光生物学效应与天然皮肤接近。

三维重组皮肤模型是体外构建的具有三维结构的人工皮肤组织模型，其构建方法是利用组织工程技术将人源皮肤细胞培养于特殊的插入式培养皿上。皮肤模型在基因表达、组织结构、细胞因子和代谢活力等方面高度模拟真人皮肤，具有试验周期短、实验条件可控和结果易于定量等优点，已广泛应用于化妆品的美白防晒、皮肤屏障、保湿抗衰、舒敏修复和大气污染防护等功效性评价[50]。

参考文献

［1］李慧良. 中药化妆品—特点、现状与研究［J］. 日用化学品科学，2007，30：10-13.

［2］张婉萍. 化妆品配方科学与工艺技术［M］. 化学工业出版社，2018.

［3］Rawlings AV, Scott IR, Harding CR, et al. Stratum Corneum Moisturization at the Molecular Level［J］. J Invest Dermatol，1994，103：731-741.

［4］徐红，陆志华. 透明质酸钠在化妆品中的应用［J］. 中国生化药物杂志，1998，19：222-223.

［5］Candau D, Khayat C, Nadaud JF, et al. Cosmetic or dermatological composition containing a mixture of ceramides for moisturizing the skin：U. S. Patent 5，776，480［P］. 1998-7-7.

［6］梁辰宇. 化妆品防腐剂及其发展［J］. 科技创新与应用，2015，（22）：10-11.

［7］Mollet H, Grubenmann A. Formulation technology：emulsions, suspensions, solid forms［M］. John Wiley & Sons，2008.

［8］贾艳梅. 化妆品膏霜基础原料与配方技术［J］. 精细与专用化学品，2008，16：21-23.

［9］汪多仁. 硅油的开发及其在化妆品中的应用［J］. 表面活性剂工业，2000，（2）：35-40.

［10］赵国玺，朱步瑶. 表面活性剂作用原理［M］. 北京：中国轻工业出版社，2003.

［11］Tadros TF. Emulsion formation and stability［M］. John Wiley & Sons，2013.

［12］Liu L, Jiang L, Shen F J D, et al. Analysis of mask formulation technology and facial mask cloth ［J］. Deterg Cosmet, 2015, 38：6-9.

［13］Matsumura Y, Ananthaswamy H N. Toxic effects of ultraviolet radiation on the skin ［J］. Toxicol Appl Pharmacol, 2004, 195：298-308.

［14］王雷, 李春英, 高天文. 窄谱中波紫外线的生物学效应及应用［J］. 国外医学：皮肤性病学分册, 2003, 29：282-284.

［15］刘玮. 皮肤日晒红斑［J］. 临床皮肤科杂志, 2005, 34：483-484.

［16］刘玮. 皮肤晒黑的光生物学基础［J］. 中华皮肤科杂志, 2004, 37：744-746.

［17］Fisher G J. The pathophysiology of photoaging of the skin ［J］. J Cutis, 2005, 75：5-9.

［18］Serpone N, Dondi D, Albini A. Inorganic and organic UV filters：Their role and efficacy in sunscreens and suncare products ［J］. Inorganica Chim Acta, 2007, 360：794-802.

［19］丁著明, 刘丽湘, 周淑静. 紫外线吸收剂的研究进展［J］. 精细与专用化学品, 2005, 13：5-10.

［20］陈淑映, 罗德祥, 黄健, 等. 具有提取天然防晒剂价值的中药［J］. 广东药学, 2005, 15：7-9.

［21］Prota G. Melanins and melanogenesis ［M］. Academic Press, 2012.

［22］胡君娇, 李琼, 李想, 等. 祛斑化妆品研究进展及其功效评价［J］. 香料香精化妆品, 2013, （6）：59-63.

［23］骆从艳, 慕春海, 王园姬, 等. 光甘草定抑制酪氨酸酶及体外抗氧化活性的研究［J］. 中药材, 2010, （11）：1776-1780.

［24］Frémont L. Biological effects of resveratrol ［J］. Life Sci, 2000, 66：663-673.

［25］程杏安, 张淑明, 周晓武, 等. 两种天然产物对 B16F10 细胞增殖及黑色素合成抑制机理研究 ［J］. 生物技术通报, 2017, 33：199-205.

［26］Scholz D, Brooks G, Parish D, et al. Fruit acid extracts, a fresh approach to skin renewal ［J］. Int J Cosmet Sci, 1994, 16：265-272.

［27］俞萍. 化妆品配方中的抗坏血酸及其衍生物［J］. 中外轻工科技, 2001, （1）：43-44.

［28］Cabanes J, Chazarra S, Garcia‐Carmona F, et al. Kojic acid, a cosmetic skin whitening agent, is a slow‐binding inhibitor of catecholase activity of tyrosinase ［J］. J Pharm, 1994, 46：982-985.

［29］马旭俊, 朱大海. 植物超氧化物歧化酶（SOD）的研究进展［J］. 遗传, 2003, 25：225-231.

［30］Robbins C R. Chemical and Physical Behavior of Human Hair ［M］. Springer Berlin Heidelberg, 2012：185-185.

［31］庞孝轶, 罗鑫龙, 张蕾, 等. 阳离子在头发上的吸附作用及其附着形态的研究［J］. 日用化

学工业，2003，33：286-288．

［32］徐志军，李锦明．酯基季铵盐在日化产品中的应用［J］．中国洗涤用品工业，2008，（3）：65-67．

［33］程树军．《日用化学品安全评价技术创新—替代方法》专题序．日用化学品科学，2016，39：10．

［34］黄健聪，秦瑶，程树军，等．牛角膜浑浊渗透试验方法预测眼刺激性的研究［J］．中国卫生检验杂志，2014，24：1980-1983．

［35］马丹，赵晓娟，付溥博，等．3D人工皮肤模型用于化学品皮肤刺激性实验的评估［J］．卫生研究，2014，43：149-151．

［36］姚丽芳，蒋伟，陈相，等．重组人皮肤模型 EpiSkinTM 在化学品皮肤腐蚀分类中的应用研究［J］．职业卫生与应急救援，2016，34：282-284．

［37］徐剑，刘芳，林师道，等．流式细胞术在小鼠局部淋巴结试验中的应用研究［J］．中国预防医学杂志，2014，15：253-257．

［38］Andres E, Sá-Rocha VM, Barrichello C, et al．The sensitivity of the KeratinoSens ™ assay to evaluate plant extracts：A pilot study．Toxicol in Vitro，2013，27：1220-1225．

［39］胡培丽，刘师卜，张会亮，等．筛选化学过敏原的直接肽反应试验的建立［J］．癌变·畸变·突变，2018，30：150-154．

［40］涂宏刚，黄鹏程，欧红梅，等．3T3细胞中性红光毒性试验方法的建立与验证［J］．世界临床药物，2015，36：525-528．

［41］赵华琛，淡墨，刘丽，等．光敏性评价体外替代方法的研究进展［J］．中国新药杂志，2017，26：2510-2515．

［42］高珊，童英，郑珊，等．4种急性经口毒性试验对3种化妆品原料的对比研究［J］．毒理学杂志，2012，26：65-67．

［43］孙宇立，董铖，洪新宇，等．4种急性经口毒性试验方法的比较研究［J］．环境与职业医学，2015，32：539-543．

［44］吴智君，王雅文，程娟．利用 BALB/c 3T3 细胞毒性预测急性经口毒性初试剂量的验证研究［J］．毒理学杂志，2012，26：450-453．

［45］曹易懿，奚晶，唐伟锋，等．三氯生的体外遗传毒性评价［J］．癌变·畸变·突变，2018，30：71-75．

［46］吴永祥，吴丽萍，王卫东，等．桑白皮多酚的抗氧化和对ＵＶ辐射致成纤维细胞光老化的修复作用［J］．食品与机械，2018，34：15-18．

［47］李海东，王鹰．正常人角质形成细胞和黑素细胞体外共培养体系的建立［J］．重庆医学，2012，41：769-771．

［48］杨壮群，王正辉，张铁良，等．芦荟苦素对色素化皮肤类似物模型中黑素细胞的影响［J］．
中华整形外科杂志，2008，24：50-53．

［49］Lee JH, Kim JE, Kim BJ, et al．In vitro phototoxicity test using artificial skin with melanocytes
［J］．Photodermatol Photoimmunol Photomed，2007，23：73-80．

［50］孔雪，赵华，唐颖．皮肤模型在化妆品功效评价中的应用研究进展［J］．日用化学工业，
2017，47：228-231．

第九章 中药功效性化妆品
人体功效评价

随着科技的发展，针对皮肤各项生理参数的非创伤检测仪器越来越先进，可以通过多维度针对皮肤的表层状况、屏障功能、颜色、局部微循环和力学参数等进行全面的评价。根据不同化妆品功效的研究目的，可以选择一种或者结合多种检测手段进行科学的人体功效性试验设计。通过试验前与试验过程中不同时间点检测得到的受试者皮肤参数进行比较，可以对化妆品的功效进行科学的评价。本章将系统介绍可用于评估不同皮肤生理参数的方法。

第一节 化妆品功效评价内容

化妆品功效评价涵盖多方面内容，可针对不同的皮肤生理参数，结合非创仪器检测与临床评估进行系统性评价。

一、皮肤表层状况分析评价

（一）油脂

皮肤油脂主要包括表皮脂质和皮脂腺分泌的油脂，对于维持皮肤屏障功能有重要作用。皮肤油脂的含量和组成在人体的不同部位差异很大。皮脂腺主要分布于面部、头皮和胸背部，会分泌大量油脂。而没有皮脂腺的皮肤部位，油脂主要由表皮脂质构成。目前已经研发出多种检测皮肤油脂的仪器，可应用于皮肤、头发及头皮。

（二）酸碱度

皮肤酸碱度，即 pH 值，在健康皮肤的表面通常维持在一定范围内。临床研究表明，皮肤的 pH 值越高，其对水的通透性越低[1]。通常皮肤 pH 可用于评估某些化妆产品的功效性和某些成分的安全性等。

（三）光泽度

光泽度是反映健康皮肤的一项指标，也是众多消费者渴望通过使用化妆品达到的效果。当皮肤纹理整齐、毛孔细致、屏障完整时，皮肤光泽度通常会较高。可以通过检测皮肤表面对光的直接反射和间接反射程度来测定皮肤的光泽度。目前皮肤光泽度的检测已广泛应用于化妆品行业以检测护肤、护发和装饰性（唇膏、彩妆等）等化妆品的功效评价。

（四）温度

人体局部皮肤温度主要受该部位微循环的影响，局部皮肤血液循环越好、新陈代谢越强，该部位温度越高。而人体体表的热量主要是通过皮肤表面的热辐射、空气对流、传导和汗液的蒸发的方式扩散。体表温度越高，其表面的红外辐射能量越大。

（五）纹理、鳞屑

皮肤的纹理和鳞屑可间接的反映皮肤表皮层含水量以及皮肤老化的情况。当皮肤干燥缺水时，皮肤表皮会产生鳞屑，纹理加深且紊乱。此外，敏感性皮肤患者皮肤表面往往较为干燥，会产生鳞屑。一些化妆品的不良反应中也会表现为皮肤鳞屑增加。因此采用相应仪器检测可应用于评价化妆皮的补水保湿功效。

二、皮肤水分和角质层含水量

角质层中含有足够量的水分，对于皮肤维持柔软、光滑与完整的屏障功能至关重要。保湿类化妆品主要通过吸湿和锁水对皮肤起到保湿作用。吸湿是由化妆品中的保湿剂通过渗透压来吸引水分子，使皮肤角质层保持湿润；锁水是化妆品在皮肤表面形成一层封闭的润滑膜，限制皮肤表面的水分向环境中散失。

皮肤角质层的含水量直接反映皮肤的干燥程度，进一步反映产品的保湿功效。目前主要使用是电容法测量皮肤角质层含水量[2]。2011 年我国发布的 QB/T 4256–2011《化妆品保湿功效评价指南》[3] 中推荐使用 Corneometer® 或其他类似仪器，通过测定志愿者使用护肤品前后检测值的变化来评价护肤品的保湿性能。

经表皮水分散失（TEWL）是反映皮肤屏障功能的一个主要参数，完整健康的皮肤 TEWL 值应该处于较低水平。具有保湿以及恢复皮肤屏障功能的化妆品应该可以降低相应皮肤的 TEWL 值。通常情况下将角质层含水量测试仪和经表皮水分散失测试仪结合使用来共同考察护肤品的保湿性能[4]。

三、颜色及血流评价

美白祛斑类化妆品是亚洲女性需求最大的化妆品类型之一。针对该类化妆品的功效评价，最直接的方法即是对皮肤颜色的检测。由于皮肤颜色主要受皮肤黑色素和血红蛋白分布的影响，通过测定特定波长的光线照在人体皮肤后的反射量可确定皮肤中色素含量。常用的评价方法包括直接测量皮肤中黑色素和血红素的值，或采用 Lab 系统评价肤色变化[5]。

皮肤微循环也是皮肤健康状态的一项重要指标。敏感性皮肤常常表现为面部红血丝，在气候、温度、风等条件刺激下发生显著的血流变化。而炎症反应如痤疮也会表现为局部血流增强，除了可以通过检测血红素值反映血流变化以外，也可以使用激光散斑血流成像仪监测皮肤微循环变化，可应用于敏感性皮肤化妆品和抗痤疮化妆品等的功效性评价。

四、皮肤力学相关参数评价

皮肤真皮层主要由胶原纤维和弹力纤维构成，皮肤力学相关参数包括皮肤的弹性、弹力纤维方向、刚度等。皱纹产生是自然衰老和外部环境变化共同作用的结果。随着年龄的增长，细胞增殖活性降低，合成胶原蛋白和弹性蛋白的能力下降，真皮外基质如胶原、弹性纤维、氨基聚糖减少，导致皮肤细胞间质不足，主要表现为皮肤干燥、皱纹增加、色斑产生、皮肤弹性以及弹性纤维方向发生改变。抗皱类化妆品的功效主要是提高皮肤弹性、预防或改善皮肤下垂程度等，可通过相应仪器对皮肤的弹性、弹力纤维方向以及皮肤刚度进行评价[6,7]。

五、皮肤影像学评价

皮肤影像学评价以直观、可视化等优点而倍受青睐，在皮肤非创伤检测领域应用广泛。特别是近年来高端科技的引入，使得图像化皮肤内在结构成为可能。

以 VISIA 为代表的皮肤测试仪可通过不同光源及高像素摄像头对面部进行拍照，能够精确而且大量采集面部信息，科学评估皮肤表面颜色、油脂、皱纹等问题[7,8]。

可应用于美白祛斑、抗痤疮、抗皱类化妆品的功效评价。皮肤镜可观察肉眼看不见的皮肤表面和表面下结构，与整体评价的 VISIA 可以进行很好的互补[9]。皮肤快速三维成像系统 Primos 可以对所研究区域结构的细微变化进行定量分析，部分弥补了皮肤镜的不足。皮肤超声诊断仪能够穿透真皮至部分皮下组织，清晰地显示皮肤各层结构，用于测量皮肤厚度[10]。皮肤共聚焦激光扫描显微镜又被称为"皮肤 CT"，可通过观察皮肤不同断层的细胞结构等，用于细致评估化妆品使用后皮肤的状态改善[11,12]。皮肤光学相干断层扫描仪可观察皮肤不同结构的厚度、纹理、血流信号等，可以与其他光学仪器进行互补，全面评估皮肤的状态[13]。各皮肤影像学手段相互结合互补，为化妆品产业提供了新型有效的图像化评价手段。

六、临床评价

临床评价也是化妆品功效评价的一个重要部分。通过针对不同的化妆品功效，选择对皮肤相应指标的轻重程度制定统一的评分标准，经过训练的研究人员根据该标准直接对使用产品前后的受试者的不同指标进行等级评分，从而得到该化妆品的功效结果。但该方法有一定的主观性，重现性较差，对进行评分的研究人员要求较高，可作为一种辅助的评价方法。

中药功效性化妆品是建立在我国传统中医药基础上开发的具有功能性的化妆品。因其具备药物与天然原材料的特色，在近年来越来越受化妆品企业的重视，也逐渐在化妆品消费者中获得广泛接受与喜爱。作为功效性化妆品，中药化妆品应具备 4 个特征：即安全性、稳定性、使用性、功能性。在确定安全性与稳定性后，中药化妆品的使用性和功能性是赖以生存的前提条件，中药化妆品中的有效成分是体现其功能的基础，而人体试验可以对使用性和功能性进行准确的评价。因此中药化妆品在上市前，合理的根据宣称目的选择并科学的进行相应人体功效评价试验，才能够保证中药化妆品良好的质量及功能。

随着科技的不断进步，目前可应用于检测皮肤各项生理参数的非创伤检测仪器品种日益增多，包括皮肤表皮参数的检测、图像评价和医学影像学检查分析等。不同类型的功效型化妆品可以根据其具体功效评价的目的与特点，通过合理设计人体功效学试验，结合多种仪器手段对化妆品的功效进行多维度全面的评价，从而综合得出科学的化妆品功效评价结果。当今的消费者十分重视对于日化产品，特别是化妆品的安全性及有效性的要求。研发上市前的化妆品只有经过人体功效评价试验后，其对于功效的宣称才可以对消费者的选择负责，而功效评价试验的广泛开展对于未来化妆品产业的整体规范起到至关重要的作用。

在后续章节中，将结合化妆品功效评价中的各相关皮肤生理参数及评价手段，就其原理、仪器使用和目前在化妆品评价中的应用及最新进展进行详细阐述。

第二节　皮肤表层状况分析

表皮是皮肤的最外层，主要由角质形成细胞、黑素细胞、朗格汉斯细胞等组成，角质形成细胞是表皮的主要构成细胞，数量占表皮细胞的80%以上。表皮的最外层角质层在皮肤屏障中起着至关重要的作用。人的表皮细胞处在不断更新的过程中，角质形成细胞由基底层逐渐向最外层进行终末分化，依次形成了致密的棘层、颗粒层、透明层、角质层。在此分化过程中逐渐产生了角蛋白、中间丝相关蛋白以及细胞间脂质，这些脂质主要包括神经酰胺、胆固醇、游离脂肪酸和一些其他脂质等。致密的角质层与角质细胞间的脂质、天然保湿因子以及小分子蛋白形成了皮肤屏障功能的主要结构基础。其中任何成分的变化都会影响皮肤的屏障功能，甚至引发皮肤疾病。此外，过度洗涤、不正确的使用药品或化妆品也会破坏皮肤表面的水化膜，造成皮肤干燥和透皮水分丢失增加，进一步会破坏表层角质层细胞。因此，准确地评估皮肤表层状况相关生理参数，如油脂、酸碱度、水分、光泽度、温度、纹理、鳞屑等，是功效性化妆品评价的重要组成部分。

一、油脂

（一）概述

皮肤油脂是一种复杂的脂质混合物，主要来源于两部分：皮脂腺分泌排泄在皮肤表面的油脂以及表皮脂质，这两种脂质的成分也有很大的差异。表皮脂质主要来源于角质形成细胞，成熟的角质形成细胞脂质含量明显增加，其中神经酰胺占30%~35%，脂肪酸含量占20%~25%，胆固醇占20%~25%以及甘油三酯少量（10%~15%）。而皮脂腺分泌的油脂则包含甘油、游离脂肪酸，这两种成分占50%~60%，以及20%~30%的蜡酯、10%~16%的角鲨烯和2%~4%的胆固醇酯[14-16]。研究表明皮肤的屏障功能主要和表皮角质形成细胞与细胞间的排列有序的脂质有关，表面油脂在屏障功能中起着重要的作用，相当于机体与外界环境之间的过滤器。此外，表面的油脂可以保护皮肤不受到细菌、脱水、炎症以及紫外线辐射等的影响[15, 17]。

表面油脂也是角质层水分的调节器，它与水分乳化之后形成皮脂膜，可以润滑皮肤，使皮肤表面平滑有光泽，同时还可以促进药物和化妆品的吸收。因此，表面油脂通常被用以评价皮肤的健康状况[18]。针对不同类型皮肤的化妆品，通常以减少油脂或者提供外源油脂的方式，帮助其恢复正常皮脂膜的功能。因此对表皮油脂排泄状况的定量评估，对于评价化妆品的功效有着重要的意义。

油脂作为化妆品功效检测的常用参数之一，其检测技术也日渐多样和成熟，由早期的磨砂玻璃片到现今的消光胶带、薄膜，测量方法越来越简单、方便和客观。由于皮脂的个体间差异较大，容易受到各种内外部因素的影响，在检测过程中，需要严格控制测量的条件要求，以保证检测结果的可靠性及客观性。

（二）仪器介绍

常用于评价皮脂腺功能的两个定量参数分别为皮脂分泌水平（Sebum Casual Level, SCL）和皮脂排泄率（Sebum Excretion Rate, SER）。另外，随着新的皮脂收集技术的出现，活性皮脂腺密度这一参数也可以通过测量获得。

SCL 定义为每平方厘米皮肤表面脂质的含量（$\mu g/cm^2$），是使用有机溶剂清除表皮脂质后重新分泌的油脂的饱和水平，通常在 3~4 小时达到峰值。由于皮肤表面皮脂的含量水平大体保持稳定，因此通过测量皮肤表面皮脂也可以反映皮脂腺的水平。正常人群的 SCL 值在 100~200 $\mu g/cm^2$ 之间，油脂分泌过剩的人群可高达约 500 $\mu g/cm^2$。

SER 定义为在单位时间内单位皮肤面积产生的油脂的量，以每平方厘米和分钟多少微克 $[\mu g/(cm^2 \cdot min)]$ 的形式表示。在可控制的条件下，去除皮肤表面的脂质后，测量的是单位时间内皮脂腺管上部的已经分泌和储存的皮脂，反映的是皮脂的排泄水平。额头上的 SER 值大约在 0.5~2.5 $\mu g/(cm^2 \cdot min)$，头皮和脸颊上 SER 值则在 0.1~0.8 $\mu g/(cm^2 \cdot min)$ 之间波动。SER 非常容易受到外部环境的影响，温度每上升 10℃，SER 增加约 10%。因此在测量时需要严格控制实验环境。

在过去的几十年里，已经发展了许多测量皮肤油脂的方法，这些方法的测量原理主要是基于刮擦、清洗和分泌。目前，全世界公认且使用广泛的用于测量皮肤、头皮油脂的仪器是 Sebumeter®，还可以采用 Visioscan®VC98 结合 Sebufix® F16 进行测量。

1.Sebumeter®

20 世纪 70 年代，一种快速简单测量油脂的方法被开发出来，即将一些干净的磨砂玻璃板按压在皮肤上 30 秒，吸收了表皮油脂后的玻璃板变得更加透明，玻璃板的透光变化反映了油脂堆积的状况。Sebumeter® 正是基于这样的原理，通过将油脂测试盒中约 0.1 mm 厚的消光胶带用恒压附在皮肤表面 30 秒，胶带吸收皮肤上的油脂后，会逐渐变半透明，透光量也随之变化，油脂吸收的越多，透光量就越大。仪器内的光读取器测定透光量，再通过内置的微处理机根据透光量计算出皮肤油脂含量。Sebumeter® 用来测量油脂的胶带储存在卷绕式磁带中，将测试盒的侧面滑块向下拉动得到全新的胶带，而使用过的胶带则被卷入测试盒中，测试过程便捷（图 9-1）。

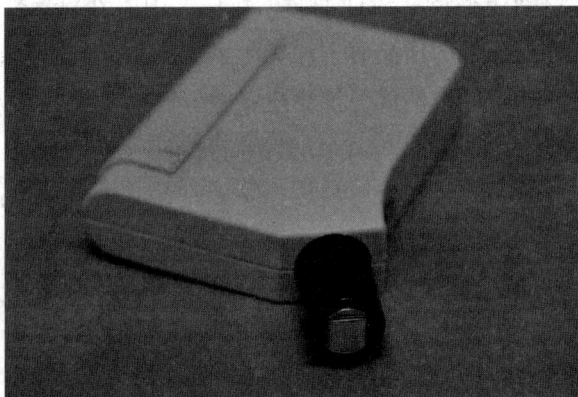

图 9-1　Sebumeter® 测试盒

测试需要将按压过后的探头插入主机仪器上相应的测试孔内，通过孔内的光电感应器检测对应消光胶带的透光率，得出的透光率即反映了被测试皮肤表面的油脂含量。测量得到的结果由微处理器计算并显示，以单位时间每平方厘米的皮肤表面油脂总含量（μg）表示，数值范围在 0~300 之间。

2.Sebufix® F16

基于相似的原理，Sebufix® F16 是一种微孔、疏水性的高分子薄膜，结合 Visioscan®VC98 进行分析，从而检测表皮或者头皮的实时油脂排泄状况，反映的是皮脂腺的活跃程度。测试中将薄膜贴在 VC98 探头上，薄膜接触皮肤的白色面，轻压向被测试区域皮肤。利用油脂对光的散射，吸收的油脂替代了薄膜微孔中的空气后，油脂的接触点位置会失去颜色并且变得透明。软件上相应的监控屏幕内可看到开始后数秒内薄膜上逐渐扩大的油脂斑点，一般持续 20~30 秒，在接触时间内单点表面积与分泌的油脂数量成正比。在此期间内，可以观察到屏幕上出现的油脂曲线逐渐增大，油脂斑点增加的实时动态也显示在捕捉窗口上。通过图像分析，可以得到皮脂的排泄率、面积百分比、面积大小和斑点数量以及最大最小皮脂点。

（三）在化妆品评价中的应用

1.皮肤类型分型

在皮肤护理过程中，需要根据不同肤质选择相应的产品。通过 Sebumeter® 法对皮肤油脂含量进行测试，结合水分测量可以对被测试人群的面部身体皮肤和头皮状况进行初步分型，可分为油性、混合性、中性和干性肌肤。从而可以为研发产品，以及评价产品适合的皮肤类型提供研究依据。

2. 控油、抗痤疮类化妆品功效评价

对于控油化妆品功效性的评价，例如控油洗面奶、去油洗发水、抗痤疮等产品的评价，侧重于产品对平衡皮肤表面油脂的作用。国内外对痤疮患者的研究显示，痤疮的发生与皮脂分泌速率的增高有关，雄激素刺激下的皮脂分泌过量是痤疮的病因之一。通过分析产品中的控油成分抑制皮脂腺分泌的效果，对比使用前后表皮油脂及其分泌状况，可以对抗痤疮产品的功效进行评价。

二、酸碱度

（一）概述

皮肤表面的酸碱度，即 pH 值是皮肤的重要生理参数之一。早在 19 世纪末就有关于皮肤表面酸碱度的研究，认为皮肤表面稳定的 pH 值是在皮肤排出的汗液、角质层的水溶性物质、皮肤表面的水溶性油脂层和皮肤呼吸排出的二氧化碳等各种物质共同作用下形成的[19]。大量研究显示，皮肤表面的酸碱度是机体生物学活动在表皮的表现。机体在生长发育的不同时期、不同的皮肤状态下的 pH 值均有所不同。皮肤 pH 值会直接或间接影响到角质形成细胞的代谢，pH 值升高可引起角质形成细胞增生和分化的异常，引起角质层致密性降低，进而导致皮肤屏障功能受到损害。因此，检测皮肤表面 pH 值可以帮助人们更准确的判断皮肤的健康状态，从而对整个机体的生物状态评价具有重要的参考价值。维持适宜的皮肤 pH 值，对于保护皮肤屏障功能和健康状态具有重要意义。

随着近年来皮肤表面 pH 值对皮肤重要性越来越被重视，正确理解和测量 pH 值对于更好的了解表皮乃至整个机体的生物状态具有重要的参考意义。与传统测定方法相比，最新的玻璃电极测量法操作便捷，速度快，准确性更高，受外界因素影响相对较小，因此被广泛应用于皮肤相关的基础和临床研究中。

（二）仪器介绍

皮肤 pH 值测定仪是由德国 CK 公司（Courage + Khazaka electronic GmbH）研发的一种准确度高、简便快速的测定 pH 值的仪器。该仪器通过测定氢离子（H^+）或氢氧根离子（OH^-）的浓度来测定 pH 值。

1909 年丹麦生物化学家 Sørensen 提出 pH 值表示 H^+ 体积摩尔浓度的负对数

（log［H⁺］）。pH 值的范围从 0（强酸性）到 14（强碱性），数值 7 代表中性。

　　皮肤 pH 值测定仪主要通过一个特殊探头对被测试者表面皮肤的酸碱度进行测量。这个测试探头由玻璃电极和参比电极做成一体，玻璃电极的内部充满了缓冲液（水银 / 氯化亚汞：Hg/Hg_2Cl_2 或银 / 氯化银：$Ag/AgCl$），探头顶端由一个半透膜构成，该半透膜将探头内部的缓冲液与外部待测皮肤表面所形成的被测溶液分隔开，使玻璃隔膜内侧（内部缓冲液中包含有一种金属离子）产生电位。表皮上待测量溶液中含有的氢离子 H⁺ 却可以通过该半透膜，参比电极内充满了电解质并配备有隔膜，这种隔膜可以保证待测溶液与内部缓冲液之间的离子运输，而避免两种物质混合。两个电极均与伏特计相连，通过伏特计可以读取出两个电极之间的电位差，从而测得皮肤酸碱度（图 9-2）。

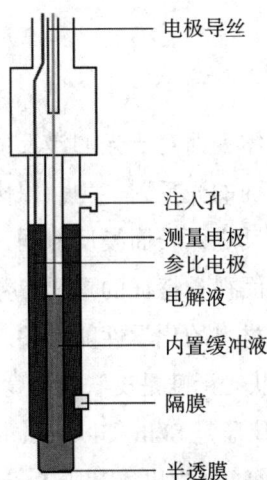

图 9-2　皮肤 pH 测定仪原理示意图

　　皮肤表面酸碱度受到多种因素的影响：①内源性因素。不同生长发育时期，机体皮肤表面 pH 值也相应变化，有研究发现老年人皮肤表面的 pH 值要高于年轻人[20]。pH 值也受到测试部位的影响，主要是由于身体不同部位表皮成分存在差异。皮脂分泌旺盛的前额区，其 pH 值要低于面部其他部位；身体褶皱部位如腋下、腹股沟等，其 pH 值要低于身体其他区域。另外，皮肤疾病对表皮 pH 值的影响也已被证实。皮损处表皮的 pH 值要明显高于健康皮肤区域，越靠近皮损处，pH 值越高。②外源性因素。测试部位经水清洗，或者使用碱性肥皂等，都会使被测试区域皮肤pH 值暂时性的升高。因此，由于工作原因需要经常清洗手部的人群，其手部 pH 值将会较高。此外，测量时间段、环境温湿度对表皮酸碱度的测量也有一定的影响。有研究发现 pH 值随着时间改变的生理规律，下午 2 点到 4 点钟时皮肤表面 pH 值相对最高，而晚上 8 点钟时 pH 值达到最低[19]。

（三）在化妆品评价中的应用

正常人群皮肤表面 pH 值在 4.0~6.5 之间，维持这种弱酸性状态可以保护皮肤免受细菌的侵害。皮肤表面 pH 值的改变会影响皮肤正常菌群的生长，影响某些皮肤病的严重程度[21]。pH 值对皮肤屏障功能的影响，是通过影响屏障功能成熟化相关酶的活性来发挥作用的，一般这些酶的最适 pH 值为 5.5[22]。pH 值的增高会导致皮肤对水的通透性降低。因此，不同人群根据皮肤状况选用适宜 pH 值的产品则很有必要。同时，通过检测使用化妆品后皮肤 pH 值的改变，可用于评价化妆品的安全性，以及其在调节皮肤酸碱度进而预防某些皮肤病、保持皮肤健康状态中起到的作用。

三、皮肤光泽度

（一）概述

物体表面光泽度是表示物体表面对于光的漫反射的强弱，通常指一定标准的光以某一入射角度照射下物体表面的光反射能力。以肉眼看去，表面漫反射强烈，更接近镜面效果，则光泽度高，反之，表面漫反射弱，则光泽度低。因此光泽度又称为镜面光泽度，是构成物质表面视觉特征的重要参数之一。表面光泽度的影响因素和表面的物理性能及表面使用材料的化学性能有关。皮肤光泽度是指皮肤表面对光的反射能力，在一定程度上皮肤光泽度是皮肤光滑度的反映。

皮肤光泽度的常用检测的仪器是 Skin-Glossymeter®（德国 CK 公司）。也有学者提出其他检测方法，如焦志鑫等[23]提出了基于 Retinex 图像增强算法的面部皮肤光泽度的评价方法，利用单尺度 Retinex 算法将读入的人脸皮肤图像转换成反射图像，计算出反射图像的像素均值和方差值，以此评价面部皮肤的光泽度。该方法与 Skin-Glossymeter® 相比虽然有较好的一致性，但是计算相对复杂，且较为耗时，便捷性远不及 Skin-Glossymeter®。

（二）仪器介绍

Skin-Glossymeter® 是由德国 CK 公司研制的专门用于检测皮肤光泽度的探头，其能连接到多功能皮肤测试仪 Multi Probe Adapter（MPA）系统上，通过检测皮肤表面对光的直接反射和间接反射程度来测定皮肤的光泽度。该探头具有体积小、重量轻、精确度高、速度快等特点。

Skin-Glossymeter® 评估皮肤光泽度的原理是通过探头顶端的 LED 灯发出一束平行白光通过一个平面反射镜后以 60° 出角射向皮肤表面，一部分光以同样角度被直接反射后通过另一个平面反射镜射向一个接收传感器，另一部分光被皮肤表面散射后被一个位于皮肤垂直方向上的传感器接收（基于入射光在所有的角度方向上以同样的方式进行散射的假定，散射光的测试是在完全垂直于皮肤表面入射光的 0 射角上进行的）。这样皮肤光泽度测试探头不仅能测试与光泽度有关的被皮肤直接反射的光，也能够测试被皮肤散射的光（图 9-3）。Skin-Glossymeter® 探头在检测皮肤光泽度时不受皮肤结构和肤色的影响，可以检测任何肤色皮肤的光泽度。探头顶端的弹簧施加的恒定压力，确保了持续监测的准确性。另外，Skin-Glossymeter® 探头相对于其他的光泽计测定面积更大，直径约 20 mm。该探头简便易于操作，经过一定的技术培训后即可操作使用。

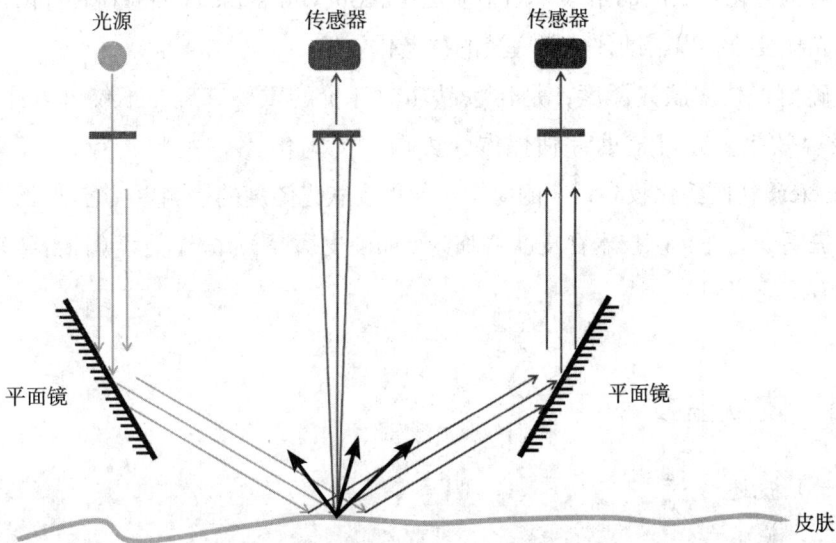

图 9-3　Glossymeter® 原理示意图

（三）在化妆品评价中的应用

皮肤光泽度评估是化妆品人体功效学评价的重要内容，可以用于检测护肤、护发、唇膏、彩妆化妆品等的功效，以及祛斑、美白或提高光泽度等护肤品的面部护理效果。另外皮肤光泽度亦受皮肤水分、纹理等因素影响，皮肤光泽度可联合皮肤水分、纹理等测定共同评估皮肤保湿、抗皱功效。

1. 美白祛斑类产品功效评价

延在昊等[24]评估黑老虎提取物护肤品的临床美白效果研究中，使用 Skin-Glossymeter® 对皮肤光泽度的进行了检测。结果显示使用产品 4 周后皮肤光泽度有所提高，说明皮肤光泽度可以作为美白祛斑类产品的辅助评估方法。

2. 保湿护肤类产品功效评价

保湿类产品可以修复皮肤屏障功能，改善角质层的完整性，使之排列更规则，继而皮肤光泽度得到改善。郭建美等[25]在评价含神经酰胺及白鹤灵芝草提取液产品对于干性皮肤屏障功能的影响和安全性研究中，使用 Skin-Glossymeter® 对皮肤光泽度的进行了检测。结果显示治疗 2 周后皮肤的干燥、脱屑等症状均得到显著改善，另外皮肤的光泽度也有提高，细纹亦减少。因此，皮肤光泽度可以辅助保湿类产品的功效评价。

3. 抗老化产品功效评价

皮肤表面的光泽度是评估皮肤老化程度的指标之一，皮肤光泽度可以联合弹性、水分、纹理等参数一起评估化妆品或者某些药物抗老化功效。高雅倩[26]等评价肌底液产品对抗老化护肤品的增效作用中应用了 Skin-Glossymeter® 测量脸颊部位最高点的皮肤光泽度值，以辅助评估肌底液的抗老化效果。

准确地评估皮肤光泽度，是化妆品功效评价的重要基础。不仅可以评估护肤品的美容效果，亦可辅助评估保湿、美白、抗老化[27]、疤痕治疗[28]等。Skin-Glossymeter® 在医药化妆品行业的应用，使得皮肤光泽度的检测更具客观性，准确性也大大提高。此外，该技术在皮肤科临床（如硬皮病等）、激光美容（面部年轻化等）领域也有广泛应用。

四、皮肤温度

（一）概述

人体温度分为表层温度和深部温度，表层温度即体表温度，包括皮肤、皮下组织和肌肉的温度。皮肤温度是指人体表层最外面的一层表皮的温度。皮肤温度直接影响人体向环境的散热量，是皮肤进行基础代谢和生理活动的必要条件。皮肤分布在身体的外表面，容易受外界因素的影响，因此，相对于深部温度，皮肤温度相对不稳定，各部位之间的差异也比较大，一般在 20~40℃之间浮动。影响人体皮肤温度分布的因素主要分为机体内环境、皮肤、体外环境三类。其中机体内环境包括基础代谢率、情绪激动、精神紧张、疾病状态等；皮肤因素包括局部微循环、炎症等；体外环境因素主要有空气温度、平均辐射温度、风速、相对湿度等。在正常情况下，皮肤温度的变化主要受到皮肤血流量的影响，即皮肤血管的收缩和舒张，同时皮肤温度也可以在一定程度上反映皮肤血管的功能状态。

现有的人体皮肤温度测量的方法可分为两大类：一类是接触性测温法，如热电偶、热敏电阻等；另一类是非接触性测温法，如微波热像仪、红外热像仪等。接触性测温法在测量皮肤温度时必须将传感器紧贴在待测皮肤部位。由于感温元件紧贴皮肤表面，从而影响该部位的热平衡，进而影响局部的皮肤温度，所以此方法测量的皮肤温度有一定的误差。非接触性测温法不需要与人体接触，仅通过接受人体的红外辐射或微波辐射来测定皮温。这种方法测量精度高，同时能够得到完整的人体皮肤温度分布图，但是这种测温仪器价格较高，操作较复杂。

（二）仪器介绍

皮肤表面温度测试探头 Skin-Thermometer® 是由德国 CK 公司研发的用于检测皮肤表面温度的探头，能够连接到多探头皮肤测试仪 MPA 系统上使用。Skin-Thermometer® 探头依靠顶端的菲涅尔透镜（Fresnel lens）收集皮肤表面的红外热辐射并将其传导给探头内部的红外感受器，感受器通过其内部的光电部件将物体发热部位辐射的功率信号转换成电信号，再进一步处理转化为温度（图 9-4，9-5）。

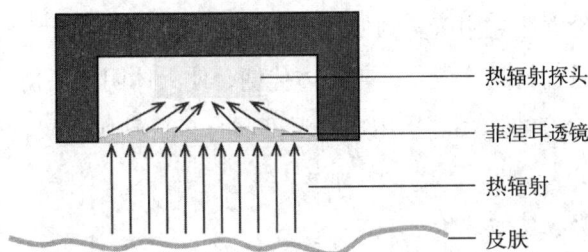

图 9-4　Thermometer® 原理示意图

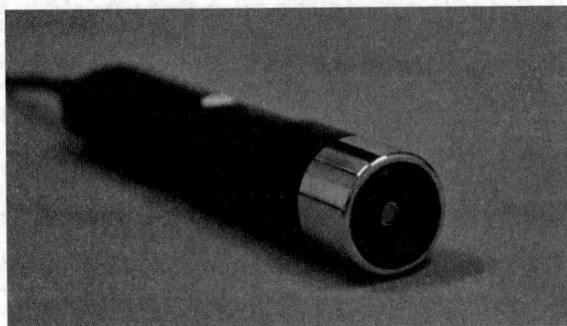

图 9-5　Thermometer® 探头

皮肤表面温度测试探头 Skin-Thermometer® 具有以下特点：①数字化集成的测试探头，体积小，重量轻，可测试人体任何部位的皮肤温度；②操作简单，只需将探头垂直放置于皮肤表面，轻轻按一下探头表面的按钮即可开始测量；③测量时探头内部含有室内温度传感器，可以使皮肤表面温度测试更精确，精确度较高。④可以持续检测，能直观实时反映皮肤温度变化。

（三）在化妆品评价中的应用

皮肤温度是机体生命活动的重要基础参数，不仅可以评估皮肤微循环、透皮吸收，还可影响神经传导速率。对皮肤的生理状况及疾病状态研究至关重要。在化妆品的评价中有着广泛的应用。

1. 改善微循环功效评价

微循环是生命的基本特征之一，是指微（细）动脉和微（细）静脉之间微血管的血液循环，是机体与周围环境不断地进行物质、能量、信息的传递活动。正常情况下，微循环的血流量与组织器官的代谢水平相适应，保证各组织器官的血液灌流量并调节回心血量。如果微循环发生障碍，将会使相应的组织系统或内脏器官受到影响而不能发挥正常功能，易导致机体的各种功能紊乱以及疾病的发生。

皮肤微循环，即局部血流量，直接影响皮肤温度的变化。另一方面，皮肤温度也可反作用于皮肤微循环[29]。因此皮肤温度常与局部血流检测结合用于评估皮肤微循环变化。这些评价方法在中医药领域也得到了应用。如针刺[30]、艾灸、刮痧和拔罐等治疗方法，可通过刺激穴位，改善机体代谢，使人体阴阳平衡，调节穴位温度，对疾病起到缓解或治疗的作用。采用皮肤温度联合多普勒血流仪，可对其皮肤温度和血流量的影响评价。

2. 化妆品透皮吸收功效评价

当皮肤温度升高时，局部血流量增加，水合度增加，物质渗透率提高。这是由于温度的升高可以增加皮肤的弥散速度，使局部皮肤血管扩张、充血、血流增速，促使皮肤表面与深层之间的化妆品有效物质浓度差增大。皮肤温度升高也改变了毛孔状态，即毛孔扩张使吸收增加。有研究表明，皮肤温度每升高 1℃ 能使有效吸收成分增加 10 倍。因此温度是影响透皮吸收的重要因素，在化妆品透皮吸收研究方面，温度是一重要研究指标。

3. 化妆品安全与功效评价

Skin-Thermometer® 目前在化妆品安全与功效性评价中应用较少，但基于其在基础研究领域对微循环、炎症以及神经传导等的影响[31]，该探头在化妆品安全与功效性评估或者药物临床应用的功效检测等方面有一定的应用前景。如化妆品安全性评估中可以进行皮肤温度的测定，以评估其对皮肤的刺激或者炎症反应。此外，皮肤温度的变化可用于评价功效性护肤品的抗痤疮、抗敏感的效果。在检测化妆品和药品功效时，皮肤温度也可联合其他仪器测定协同评估。

4. 其他领域

皮肤温度测定在临床上有较大的指导意义。如测定局部皮肤的表面温度可以检测断指（肢）再植、手指再造、皮肤移植、皮瓣移植等的术后恢复情况[32]；激光术后对皮肤温度的监测可以有效预防激光低温烧伤；对糖尿病患者实施足部皮肤温度监测可以预防糖尿病微血管病变及糖尿病并发症[33]。

五、纹理与皱纹

（一）概述

皮肤纹理（Dermatoglyphy）亦称皮纹，指人体皮肤某些特定部位处的纹理图形。人体的皮肤纹理属多基因遗传，具有个体特异性。皱纹是成年后形成的，是皮肤老化的代表性特征，为皮肤表面一级线的加深，并被科学定义为：当沿垂直于线纹轴的方向拉伸皮肤后留下一条明显的线（该线为皱纹的底）时，则称为"皱纹"。

随着年龄的增长，细胞增殖活性降低，合成胶原蛋白和弹性蛋白的能力下降，真皮外基质如胶原、弹性纤维、氨基聚糖减少，导致皮肤细胞间质不足，主要表现为皮肤干燥、粗糙、皮革样外观、毛细血管扩张、色素异常、甚至癌变等。其中皱纹与色斑是中国女性皮肤老化的主要表现。皱纹产生是自然老化和光老化共同作用的结果。浅皱纹主要源于自然老化，真皮弹性纤维数量减少是导致细浅皱纹形成的主要原因。深皱纹主要源于光老化损伤，由于紫外线的损害，在光暴露部位的皮肤出现深大皱纹，病理特征是大量弹性组织变性物质沉积。

皮肤的含水量、弹性、纹理及粗糙度是评估面部皮肤的老化程度的常用参数，用于抗老化护肤品、激光治疗术和美容手术疗效评价。其中纹理（皱纹）仍然是评价皮肤状况中最具说服力的参数，抗老化抗皱类护肤品效能评估较客观的方法之一就是皮肤纹理和皱纹的测定。

皱纹的评价方法可分为非临床评价与临床评价。临床评价分级标准可分为三大类：描述性分级方法、照片分级方法及视觉模拟方法。该类方法虽然易于操作，但缺乏客观性。非临床评价包括利用超声诊断仪检测真皮浅层皮肤降低的回声影、激光表面光度仪、皮肤在体快速光学表面图像分析等。在已建立的皮肤纹理和皱纹测定方法中，非创伤性检测技术颇受生物医学与化妆品科学家的青睐，通过对皮肤图像的分析处理，能得到皮肤皱纹的量化指标，为抗老化的研究和抗老化类化妆品的功效评价提供客观评估手段。本节主要介绍两种非创伤仪器在抗老化类化妆品功效评价中的应用。

活性皮肤表面分析系统和皮肤皱纹测试仪的出现为精确测量皱纹的变化提供了可能性。活性皮肤表面分析系统的优势在于可对活体皮肤进行直接评价，操作简便、迅速，但对皮肤沟纹的深度无法进行精细的量化分析，而皮肤皱纹测试仪弥补了这一不足。皮肤皱纹测试仪操作相对繁琐，须制作硅模，但分辨率高、精确度高，数秒内就可以完成每个像素的显影和评价。它为抗皱产品功效评价提供了新的方法，可对皮肤表面结构进行更加精细的定量分析和重现皮肤的二维结构，适用于科研机构以及对相关产品功效的量化评价[34]。二者的有机结合对于精确评估皱纹的变化，评价抗老化类化妆品的功效具有重要价值。

（二）仪器介绍

1. 皮肤表面活性分析系统 Visioscan®VC98

皮肤表面活性分析系统 Visioscan®VC98（Courage + Khazaka GmbH, Germany），其原理是依据空间灰度共生矩阵的模型方法，结合活性皮肤表面评价软件（Surface Evaluation of the Living Skin, SELS），对皮肤的纹理、皱纹、光滑度、粗糙度、油脂以及脱落角质层细胞进行定量化分析，广泛应用于化妆品的研发领域。Visioscan®VC98 是专业的图像采集仪器，它主要依靠主机、数字化仪及计算机设备，通过对不同的透光量部位的光电及数字化处理可得到皮肤纹理的三维图像，对拍摄对象放大 40 倍，利于发现一些细小的改变。再通过附带的 SELS 软件对图像进行处理分析，得到评价活性皮肤表面状况的相关参数（图 9-6，9-7）。该仪器与其他方法相比，可对人体任何部位的皮肤进行直接测评，具有准确度高、操作简便易行、可重复性好等特点。

Visioscan®VC98 常用参数包括 4 个 SELS 参数和 5 个质地参数。SELS 参数有皮肤的粗糙度参数 Ser（Roughness, Ser），皮肤的平滑度参数 SEsm（Smoothness, SEsm），皮肤角质层的剥落程度参数 SEsc（Scaliness, SEsc）和皮肤的皱纹程度参数 SEw（Wrinkles, Sew）。质地参数有能（Energy, NRJ），熵（Entropy, ENT），对比度（contrast, CONT），同一性（Homology, HOM）和变异度（Variety，VAR）。

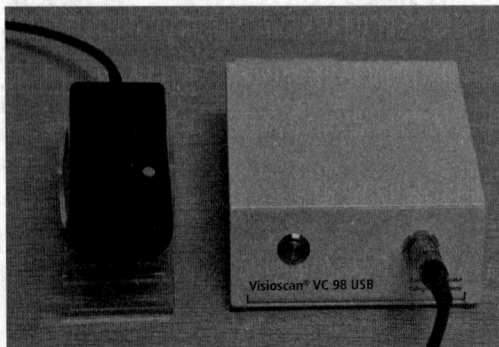

图 9-6　Visioscan® VC98

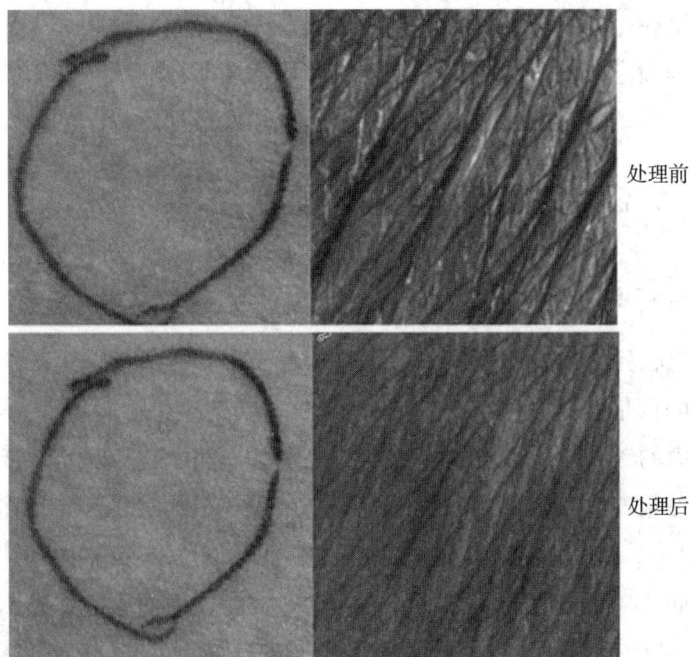

处理前

处理后

图 9-7　Visioscan® VC98 摄取图像

2. 皮肤皱纹测试仪 Visioline®VL650

皮肤皱纹测试仪 Visioline®VL650（Courage + Khazaka GmbH, Germany）通过获得皮肤表面的硅胶复膜样品并进行拍照分析，获得皮肤皱纹深度、宽度等相关参数，能够从不同方面对皮肤皱纹进行量化评价，客观准确，已成为皮肤皱纹评价的标准方法，广泛应用于抗皱类产品功效评估，以及与皱纹相关的临床研究中。

Visioline®VL650 需先制备皮肤表面的硅胶复膜样品，硅胶复制品硬化后物理性能稳定，易于测量。然后将从皮肤上取下的硅胶皱纹膜片放于分析仪器主机的平台上，将一束倾斜的平行光照在硅胶皱纹膜片上，有皱纹的地方就会形成皱纹状的阴影。在硅胶膜片的上方有一个高分辨率的摄像头用于图像拍摄，通过专用软件分析这些阴影部分的面积、长度和图像灰度值的变化，进而得到皮肤皱纹的具体参数。常用参数主要有：皱纹面积（mm^2），即硅胶填充至皱纹的面积、皱纹长度（mm）和皱纹深度（μm）。

应用 Visioline®VL650 客观定量的方法测定皮肤的皱纹具有如下特点：①皮肤膜片可靠地固定在一个实用的坚硬塑料片上，可保证测定结果的准确性和重复性。②这种黏性的硅氧烷液体甚至可以填充进最小的皮肤皱纹内，保持了结果真实、可靠性。③仪器测定可以得到清晰的皮肤表面皱纹的二维立体图像，并同时可得到皮肤表面皱纹的参数，这些参数可被快速计算出来。该方法的效率较高、分析速度快，虽然测量的范围很小，但应用这种方式测定皮肤的皱纹可以保证测定结果的实时性、准确性和可重复性。但由于 Visioline®VL650 是基于一定角度直射光下测量皱纹形成影子的原理，因而它的测定结果会受到光线照射角度与皮肤纹理、皱纹方向和角度的影响；其次，由于较大的皱纹所形成的阴影可能遮盖邻近较小的皱纹，造成低估实际皱纹的程度与分类；此外，一些细小的皮纹或皱纹所形成的阴影有限，造成计算机图像分析时灰度分辨上有困难，降低了测量的灵敏度与精度。

（三）在化妆品评估中的应用

1. 抗老化化妆品的功效评价

在对皱纹的评估及研究中，Visioscan®VC98 多用于检测一些较大的皱纹，如眼角、额部、口周的皱纹变化。皮肤粗糙度指标是抗皮肤老化产品功效或治疗效果评价的一个重要参数，尤其是眼角和颧部的皮肤粗糙度指标常作为功效评估和疗效评估的靶部位。Atif Ali 等让受试者分别使用含有 3% 辣木籽提取物的活性面霜及不含该成分的基础面霜 3 个月，采用 Visioscan®VC98 检测评价使用活性面霜与基础面霜后，皮肤容量、皮肤质地参数及 SESL 参数之间的差异[35]。一项对皮肤黏弹性与皮肤皱纹之间的关系的研究发现皮肤皱纹参数（SEw）随年龄增长增加，水合较低的干燥皮肤其皱纹更多，沟纹更深、更宽。有研究用 Visioscan®VC98 检测眼角皮肤的表面形态，以评估 12 种抗皱化妆品的功效，结果显示不同产品组间 SELS 参数具有明显的差异，并根据 SELS 的 SEw 值选出抗皱效果更好的产品[36]。这种直接评估皮肤表面状况变化的方法可以作为评估皱纹的常规方法。

中国医科大学在进行护肤品对面部皮肤影响的量化评价研究中，使用 Visioscan®VC98 对双眼外眦旁 1 cm 处皮肤进行皱纹取像，结果显示绝大多数灰度参数以及 SELS 参数中平滑度参数向有利于皮肤状态如皮肤变光滑、皱纹减少等方向变化，可见面部护肤品对皮肤状态存在有利的影响，可延缓皮肤老化[37]。有研究者对市售两种护肤抗皱产品进行抗皱功效评价及比对，检测使用产品前后的皮肤水分、弹性和纹理参数（平滑度 SEsm），结果显示使用两种抗皱产品后皮肤的水分、弹性、纹理均有改善，且皮肤水分、弹性改善与皮肤纹理变化（平滑度 SEsm）呈正相关[38]。

一项关于 Visioline®VL650 的技术报告显示，Visioline®VL650 是可靠的检测皮肤纹理的工具，通过阴影分析可有效检测不同皮肤纹理的表面状况，可准确评估不同等级的眼尾纹的严重程度[39]。Visioline®VL650 可利用第三方图像分析软件进行分析，从而提高对图像的分析空间。余慧等[40]研究受试者在使用透明质酸、维生素 B5、甘油保湿剂后皮肤生理参数的变化时，使用 Visioline®VL650 分析眼角细纹硅胶复制品的皱纹变化，评价了护肤品成分的抗皱功效。

2. 对唇及甲相关化妆品的评估

Visioscan®VC98 除用于皮肤纹理的评估外，还可用于唇纹、指甲的纹理检测及分析。阮静等[41]使用 Visioscan®VC98 分析各类手部湿疹指甲的形态学特点，通过裂隙的数量、大小及规则性，沟嵴数量、大小及深浅，空洞的数量和大小，鳞屑的数量等参数比较甲板的差异性，发现上述参数在不同类型手部湿疹间有显著差异。该研究为 Visioscan®VC98 用于甲护理产品的功效评价提供了参考。阮靖等[42]的另一项研究中，使用 Visioscan®VC98 对 263 名中国女性唇部纹理表面形态及其相关客观参数进行分析，研究女性的唇部纹理在不同年龄段的特征和变化，得出上唇熵值在少年组与青年组、青年组与中年组之间比较差异有统计学意义；光滑度在少年组与青年组比较，差异有统计学意义。下唇熵值、SSA 深度值及分辨度在中年组与老年组之间比较，均有统计学差异。女性的唇部老化随着年龄增大，表现为唇纹增多、加深，变得不规则，且下唇比上唇明显。鉴于此，Visioscan®VC98 亦可用于唇部护理产品的功效评价。

3. 妊娠纹相关产品的功效评价

邹颖等[43]采用 Visioscan®VC98 对 32 例产后妊娠纹产品应用后的功效进行评价，结合皮肤色度仪、皮肤弹性检测仪和临床医生评判，评价妊娠纹的改善程度。结果发现，临床评判与仪器检测结果一致，Visioscan®VC98 检测的部分指标可发现临床评判无法察觉的微观变化，并提供各参数的客观依据，二者相结合可为妊娠纹的相关研究提供较为系统的评价方法。

六、鳞屑

（一）概述

皮肤角质层脱落后即形成皮肤鳞屑。鳞屑呈薄片状物，其大小、形态、厚薄、数量、色泽不一，对于正常皮肤而言，鳞屑是由表皮角质细胞的正常代谢及脱落引起，可用于评估皮肤的干燥程度及保湿和去屑类产品的功效性评价。而在病理情况下，鳞屑大多是伴有红斑或丘疹性皮肤病的继发损害，如银屑病、脂溢性皮炎、玫瑰糠疹等。

在临床上对鳞屑的评价主要根据其大小、形态、厚薄、数量等对其程度进行分级，并可摄取图像作为参考依据。临床上对于红斑鳞屑性疾病的研究，多采用主观评估，比如特应性皮炎积分指数（Scoring atopic dermatitis index, SCORAD）和银屑病面积和严重程度指数（Psoriasis area and severity index, PASI）评分中均将鳞屑作为一项评分指标，以等级评分来评价其严重程度。主观评分也可用于敏感肌肤及化妆品功效的评价。鉴于化妆品使用前后皮肤鳞屑参数变化不如病理状态下明显，采用视觉评分标准对其评分精确性欠佳，而非创伤仪器检测可提供客观量化的参数对鳞屑的程度进行分析，从而准确的评价产品的功效性。

（二）仪器介绍

1. 皮肤表面活性分析系统 Visioscan®VC98

皮肤表面活性分析系统 Visioscan®VC98（CK 公司）可直接对活体皮肤表面成像，并使用 SELS 软件分析得到皮肤鳞屑参数 SEsc（Scaliness, SEsc），SEsc 表示皮肤角质层的剥落程度，即鳞屑的程度，间接反映皮肤粗糙度。

2. 皮肤角质层粘贴技术

角质层粘贴技术，是用涂有黏性材料的胶带、圆盘或者玻片粘贴皮肤，作用于表皮角质层的黏附力可使鳞屑脱落，从而观察角质层的生理和病理学变化。此技术被广泛用于药物、化妆品的动力学研究和观察活性物质的渗透深度[44]。常用的角质层黏贴材料有：① D-Squame 圆盘（Cuderm Corp, USA），是由透明聚酯薄膜构成，上面覆盖压力敏感黏合剂。在一定压力下将胶带粘在皮肤测试部位并持续一定的时间后移除，表面即黏附鳞屑。胶带粘取角质层的数量受到粘贴的方式、次数、表面施加的压力的强度与时间等外在因素的影响。② Corneofix（Courage + Khazaka GmbH, Germany）一种透明聚酯薄膜胶带，胶带的一侧延伸出半圆形手柄，方便操作，防止污染待测部位。将胶带的粘着面与皮肤接触用手指以大致相同的压力在胶带上匀速划过固定次数，以均匀的速度撕去胶带，鳞屑即黏附在胶带表面。该方法容易受到外界物质，如头发、灰尘等影响，因此采集到的贴片应立即分析或者保存完整再分析[45]。

胶带粘贴到的鳞屑可以对照标准评估背景卡进行视觉评估，此方法简便快速，作为一种主观评分方法，不能用于测量实际的脱落量，也不能衡量黏附鳞屑的分布情况[46]。研究工作中多采用定量分析法，根据胶带黏附的鳞屑计算其面积，或通过光反射来定量反映鳞屑的量。有研究者用计算机分析 D-Squame 所粘取的鳞屑的图像，并用三个参数来描述，分别为 SURFP（粘贴盘的黏附面积）、SMOD（平均光反射）、HI（异质性指数，即鳞屑平均密度）[47]。还可以用 Visioscan®VC98 拍摄 Corneofix 胶带粘取的鳞屑，然后结合活性皮肤表面评价软件系统分析图像，分析相关鳞屑参数。Corneofix 参数包括：PA（完全覆盖于正常角质层细胞的面积百分比）、AI（每平方毫米所完全覆盖的正常角质层细胞）、DI（脱屑指数，根据不同角质形成细胞的分布来计算）[48]。在进行评估测试时，需注意气候、操作水平等可能干扰试验结果的外界因素，以便得出更客观准确的评估结果。

（三）在化妆品评价中的应用

皮肤鳞屑多用于评价保湿产品的功效性。敏感性肌肤的特征表现为红斑及鳞屑，因此鳞屑也用来评估针对敏感肌护肤品的功效评价；还用于去屑型洗发护发产品的功效评。鳞屑的改善可提高皮肤的光滑度，因此也可用在抗皱护肤品的功效评价中。Visioscan®VC98 对角质层细胞的脱落的定量化分析，可直接应用或结合 Corneofix 胶带粘贴定量评估，广泛应用于化妆品的研发领域。

1. 敏感性皮肤化妆品功效评价

敏感性皮肤是一种特殊的皮肤类型，部分患者有红斑、鳞屑等临床表现，对于此类皮肤的评估可以借助临床评估的方法。

李利等评价温泉浮游生物线状透明颤菌（Vitreoscilla filiformis, VF）提取物用于中国女性敏感性皮肤的功效与耐受性。分别于实验前后由临床医师评估敏感性皮肤受试者的皮肤乳酸刺激分数，以及皮肤的临床表现（干燥、红斑、鳞屑、弹性、光滑度）。同时，检测皮肤颜色及皮肤角质层水合度等皮肤生物学参数的客观指标，采用活体皮肤表面分析系统 Visiometer®SV600 测定皮肤鳞屑，评价了含特定植物提取物的护肤品在改善皮肤的敏感状态和皮肤保健中的作用。皮肤鳞屑评估结合皮肤含水量及弹性等指标，可用于评价化妆品对敏感性皮肤的功效[49]。

2. 保湿类化妆品功效评价

皮肤鳞屑的产生可反映人体皮肤干燥程度，可通过角质粘贴胶带采取鳞屑样本来评价保湿产品的功效性。所取的鳞屑样本在黑色的背景下观察白色的鳞屑，然后在两个对立相反的氙气灯源下观察。该设备提供了一个更加均匀的光源环境，且降低了多余的光源干扰。样本所反射的光在 50 倍的放大镜下捕获视频，然后连接到计算机系统，进行图像的采集、存储、分析，最后通过计算机软件计算 SURFP、SMOD、HI 三个参数，从而比较使用保湿产品前后皮肤的鳞屑参数[47]。

3. 发用类化妆品功效评价

一项随机双盲临床试验评价非焦油类洗发水（含水杨酸、硫黄、吡啶硫酮锌、酮康唑等物质）和 0.5% 焦油类洗发水的功效。用透明胶带膜粘贴头皮屑，比较了两种洗发水的去屑效果及抗马拉色菌的效果[50]。因此鳞屑可用于去头屑产品的功效评估指标。

4. 对化妆品分布均匀度的评价

胶带粘贴皮肤表面物质并分析其分布状况，可用于评估产品在皮肤表面分布的均匀度。如防晒产品的防晒效果部分取决于防晒产品在皮肤表面分布的均匀度，有研究采用胶带粘贴皮肤后通过光谱数据分析皮肤表面物质分布状况，发现使用润肤乳预处理皮肤可提高防晒霜在皮肤表面分布的均匀度并提高防晒效果[51]。

此外，胶带粘贴鳞屑是评估皮肤配方和化妆品质量和功效的简单有效方法，可用于获取皮肤和角质层的均匀性和配方的分布状况，尤其适用于对防晒产品均匀度的检测[52]。

第三节 皮肤水分及角质层含水量

角质层可以避免人体表皮及真皮内水分及脂类等物质的丢失，从而维持其皮肤屏障功能的稳定。多种皮肤疾病以及亚健康状态都会发现皮肤屏障功能的异常。维持皮肤水分是许多化妆品最基础也是最重要的功能。保湿类化妆品中的有效成分能够穿透角质层进入皮肤，通过改变皮肤的结构和功能，从而达到修复皮肤屏障，辅助治疗和预防皮肤病的作用。为了客观评价化妆品对皮肤屏障的修复作用，我们需要借助各种无创检测仪器，其中最基本的是对皮肤角质层含水量和皮肤屏障功能进行检测。

一、皮肤角质层含水量

（一）概述

虽然角质细胞只有薄薄的 20 μm 左右厚度，却在维持皮肤水分和保证皮肤功能结构方面有举足轻重的作用。即使在很干燥的环境中，完整的表皮也能够保证皮肤仅丢失非常少量的水分，而凡士林之类的封闭剂能够为皮肤提供柔软和光滑的外观，维持其功能的正常发挥，阻止水分丢失。角质层含水量降低往往也是皮肤生理老化的象征，同时含水量降低既是某些皮肤病的诱因，也是某些皮肤病的表现。通过检测角质层含水量，有助于了解机体的生理状态，适当调节角质层含水量，有利于延缓皮肤老化及防治皮肤病。因此，维持合适的角质层含水量在临床和化妆品功效方面都有重要意义。

（二）仪器介绍

基于皮肤科学科发展和化妆品产业的发展需要，各种检测皮肤角质层含水量的仪器被广泛应用。检测方法可分为直接检测法和间接检测法。

1. 直接检测法

使用仪器直接对角质层水分进行准确的检测，常见的仪器有核磁共振光谱仪、衰减全反射 – 傅里叶变换红外光谱仪、近红外光谱仪及活体拉曼共聚焦显微镜等。

2. 间接检测法

利用角质层的电生理特性，间接测量含水量。间接检测法简单方便快捷，应用较直接法更为广泛，在皮肤科和化妆品行业中已成为公认的检测方法。间接检测法主要基于以下三种原理：电容、电导和电阻。其代表仪器分别有：电容法—Corneometer® CM820 /825（Courage+Khazaka, GmbH, Germany），MoistureMeter（Delphin TechnologiesLtd., Kuopio, Finland）；电导法—Skicon（Versions 200and 200–EX, ISBS Co., Hamamatsu, Japan），Dermalab（Cortex Technology, Hadsund, Denmark），multifrequency IMP Spectrometer（SciBase AB, Huddinge, Sweden）和电阻法—Nova DPM 900（NOVA Technology Corporation, Portsmouth, USA）。

本章节主要介绍几个常用的皮肤角质层含水量检测仪。

（1）Corneometer® CM820 / 825　由德国 Courage + Khazaka electronic GmbH（CK）公司基于电容原理开发的测量皮肤角质层含水量的仪器（图 9–8，图 9–9）检测原理基于电容法：$Z=（R^2+1/2\pi FC^2）1/2$，其中 Z 代表皮肤总阻抗、F 代表交流电频率、R 代表电阻、C 代表电容[1-2]。

皮肤是一个电阻与电容并联的电模型，这两部分组成了一个完整的交流电的电阻抗，皮肤上呈现的电场的形式和深度取决于电极的几何形状、覆盖电极的电介质材料（恒定电容 Co），以及与电极接触的生物材料的电容（可变电容 C）。整个系统（电极和上层表皮）组成一个可变电极，整个电容受到电极接触的生物材料的介电常数的影响，整个系统的总电容随着皮肤（主要是角质层）水合程度的不同而变化。由于水的介电常数（81）与其他物质（＜7）完全不同，Corneometer® 的测量探头能够检测到皮肤角质层水含量变化引起的电容量改变，即使是轻微的水含量改变也能检测到。探头处的玻璃样薄片将测试探头内的金属记录槽与测试皮肤隔离开来，防止测试探头与皮肤接触时产生电导，影响测试。由于仪器的金属电极与皮肤表面没有直接的电接触，测试时仪器与被测者之间不产生电流，也不存在极化效应。使用老探头进行测试时，会在皮肤上产生一个约 $1.1{\sim}1.8N/m^2$ 的恒定压力，而使用新的电子探头时，压力更小（约为 1N 或更小）。测量电极由低介电质的玻璃材料所覆盖，厚度为 20 μm，探头总表面 $0.95\ cm^2$，测试有效面积为 $0.49\ cm^2$。检测到的角质层含水量深度在 $60{\sim}100\ \mu m$ 之间。过去的检测探头使用模拟技术，现在已更新为数字技术，稳定性更好，干扰更少。

皮肤表面的变量和总电容被转换成皮肤含水量任意单位（a.u.），这一单位不是真正的电单元，而表示为任意水化单位，a.u. 与电容量单位不对应。电容水合作用和水含量之间的数学关系复杂，非线性关系。一些体外实验可以用纤维膜进行校准，校准的范围为 20~120a.u.。用此方法对 Corneometer® CM825 进行校准，得到的范围为 20~110a.u.，准确度为 ±3%。单纯评价 Corneometer® CM825 的绝对值意义不大，该仪器尤其适合用于比较性检测（如使用化妆品前后）。电容法适用于在含水量低的皮肤表面进行检测，灵敏度高；而在含水量高于 110a.u. 的皮肤表面灵敏度则较低。

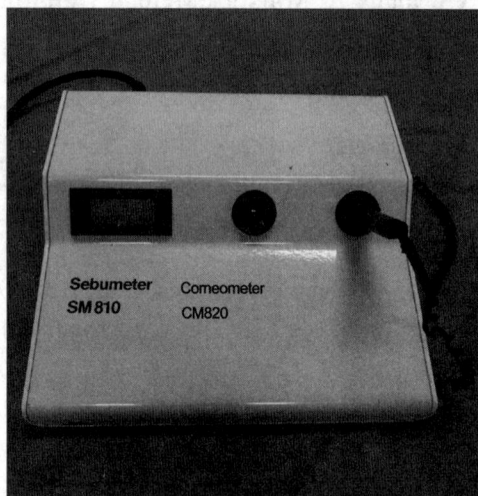

图 9-8　Corneometer® 仪器图

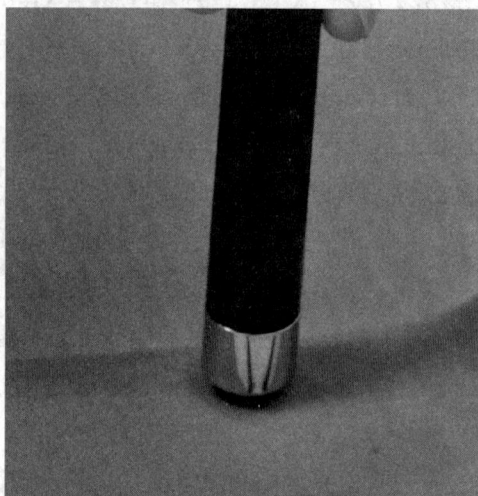

图 9-9　Corneometer® 检测示意图

（2）Skicon 200　由日本工业株式会社（日本滨松）生产，Skicon 200 通过测量一种频率为 3.5MHz 的高频电流的导电率来检测角质层含水量。测量探头（表面积为 0.28 cm²）由两个同心的金属电极组成（外直径分别为 2 mm 和 5 mm），内电极和外电极之间的距离是 1 mm，电极和皮肤之间有直接的电流接触。该仪器所测的数值为皮肤电导，单位是微西门子（μs），范围 0~1999μs。仪器内部带有标准电导（300μs）用于校准仪器。Skicon 200EX 是 Skicon 200 的新版本，新的测量探头由同心数字电极组成，电极之间具有 200 μm 的间隙。电极的外径是 6 mm（探头表面积 0.65 cm²）。由于电极之间的距离很小，电极和皮肤表面之间接触更好，尤其适用于粗糙的皮肤表面。用探头进行测试时，电极和皮肤之间有直接的电流接触，探头作用于皮肤表面的压力是恒定的（190 g/cm²），仪器读数范围为 0~2000μs。

与 Corneometer® 相比，Skicon 200 检测的深度更浅，灵敏度更高，但稳定性也相对较差。相对而言，Skicon 200 更适用于检测含水量较高的皮肤，而 Corneometer® 适用于检测含水量较低的皮肤。

（3）Nova DPM 由 Nova 技术公司（Portsmouth, USA）生产的仪器。可以通过变换电流强度来改变频率，从而选择不同的频率来测量基于阻抗的电容读数。该仪器有一个独立开发的芯片，采用单相弛豫法计算出电容值。读数以任意单位 DPM 表示，与电容直接相关，范围 90~999。标准的 DPM 9103 探头特点由两个同心铜环电极组成，由一个绝缘体分开，其内部和外部直径分别为 4.34 和 8.76 mm，内外电极间的距离为 1 mm。该仪器还配有其他探头，包括 DPM 9105 探头（内部和外部直径分别为 2.54 mm 和 5.08 mm）和 DPM 9107 探头（内部和外部直径分别为 1.52 mm 和 3.81 mm）。

该仪器测量角质层上层含水量，深度与 Skicon 200 接近，读数较 Corneometer® 高，与 Corneometer® 有良好相关性。Nova DPM 900 的变异度比 Corneometer® 小，但不适合检测含水量低的皮肤。

皮肤角质层含水量检测是一种简单、方便、经济的非创性检测方法。在试验条件控制良好的环境中，电容法是一种准确、重复性较高的皮肤含水量测定法，可用于正常及患病皮肤。

（三）在化妆品评价中的应用

角质层含水量测定在皮肤病、药学和化妆品开发研究等各方面运用极为广泛。

1. 化妆品短期保湿功效的检测[53]

应用保湿类化妆品后皮肤表面水分会在短时间内升高，可使用皮肤角质层含水量测试仪检测评价产品的短期保湿功效。目前已有大量关于这方面的试验和研究，常用的试验部位为前臂屈侧和小腿前侧，并用双侧进行对比试验（一侧为试验区域，对侧作为对照区域）。

检测方法：确定试验部位和检测区域后，进行皮肤含水量的基础值检测，之后将各种类型的保湿产品（水包油型及油包水型乳剂、凝胶、霜剂等）涂抹于一定区域大小的皮肤表面，在规定的不同时间点分别对测试区域的皮肤进行含水量检测，与基础含水量相比较，可以评价化妆品的短期保湿性能。检测的时间点通常根据保湿产品的类型进行设定，可从 2 小时持续至 8 小时甚至更久。

叶聪秀等[54]采用 Corneomter®825 测定唇部和前臂屈侧在使用润唇类化妆品后不同时间点的靶部位皮肤角质层含水量，通过 10 小时的短期保湿功效试验，发现在润唇膏类保湿化妆品的保湿功效评价中，测定唇部或前臂屈侧皮肤角质层含水量的方法是可行的；前臂屈侧和唇部皮肤角质层含水量在保湿功效评价中具有良好的一致性，前臂屈侧可能成为润唇膏类保湿化妆品保湿功效评价方法更好的靶部位。

2. 化妆品长期保湿功效的检测

在长期保湿功效的检测试验中，通常选取一定数量皮肤干燥的受试者作为检测对象，受试者每天在家中或到实验室进行保湿产品的使用，根据产品的检测目的确定产品的使用频率和使用时间，使用部位可以为脸部、前臂屈侧或小腿前侧，同样可以设置产品侧和对照侧。在产品使用前和使用后的不同时间点使用皮肤角质层含水量测试仪进行水分检测，并比较差异，从而评价化妆品的长期保湿功效。

王昌涛等[55]通过测定不同质量分数保湿剂的皮肤水分和经表皮失水率的研究，显示具有某种配方的化妆品可以增加皮肤含水量，降低皮肤经表皮失水率，具有优异的保湿功效。表皮含水量检测和经表皮失水率这2种功效评价方法具有准确度高、灵敏度好且操作简单的优点，能够全面综合地评价化妆品保湿功效，是保湿化妆品功效评价的有效方法。袁超等[56]通过乳酸刺痛后使用保湿剂，观察该保湿剂对敏感人群皮肤屏障功能的影响。黄晓凤等[57]通过8周试验，测定测试区域皮肤表皮含水量和经表皮失水率两个参数的基础值和变化值，评价某霜剂类化妆品对皮肤屏障功能的改善功效。杨文林等[58]通过4周保湿试验，研究保湿剂对成人轻度特应性皮炎治疗前后皮肤角质层神经酰胺含量及含水量的变化，发现使用保湿剂能显著提高皮损部位角质层含水量、辅助治疗疾病。刘方等[59]的研究中，通过志愿者4周半脸随机使用不同保湿化妆品，检测皮肤角质层含水量、经表皮失水率和pH值，比较两种化妆品的长期保湿功效。周笑同等[60]选取下肢皮肤中度干燥女性，采取自身左右对照方法，通过使用2种不同类型保湿化妆品6小时及1周后评价皮肤屏障功能，比较两种化妆品的保湿功效。

3. 临床应用

由于许多临床皮肤疾病都表现为皮肤屏障功能破坏、皮肤含水量降低，因此结合皮肤角质层含水量测试仪与其他无创检测仪器，可以对临床疾病的严重程度和转归进行评价。涉及的疾病包括干燥症、特应性皮炎、湿疹皮炎类皮肤病、白色糠疹、银屑病及光老化等。

对银屑病患者皮损和非皮损部位的皮肤进行含水量检测，发现皮肤的干燥程度可能与疾病严重性相关；银屑病患者皮损部位经表皮失水率和蛋白结构 β 折叠 /α 螺旋比例显著高于非皮损部位，而角质层含水量、天然保湿因子和自由脂肪酸含量显著低于非皮损部位。当疾病临床治愈后，经表皮失水率和角质层含水量逐渐恢复正常。

特应性皮炎患者皮损部位较非皮损部位经表皮失水率显著升高、含水量降低，使用神经酰胺类保湿剂进行涂抹后，皮肤屏障和含水量显著改善。

二、皮肤经表皮失水率

（一）概述

皮肤角质层含水量通常为 10%~20%，如果低于 10% 皮肤就会干燥、粗糙、脱屑。正常情况下保持良好的皮肤屏障功能，防止丢失水分，对皮肤的健康十分重要。一旦角质形成细胞或细胞间质发生病变，细胞排列紊乱、灰浆脱落、水分从松散的细胞缝隙中逸出，外界各种因素也会随之侵入，屏障功能发生障碍就容易引发多种皮肤疾病。由于防止水分的流失是皮肤屏障的重要功能之一，因此通常使用经表皮失水率（Transepidermal water loss, TEWL）来评价皮肤的屏障功能[61-62]，即单位时间内单位面积皮肤内的水分经表皮逸出的量，显示了经过角质层被动扩散的水蒸气的量。这一测试通常反映了在汗腺没有活动的情况下（非显性出汗）角质层的水屏障功能。

（二）仪器介绍

测定 TEWL 值的仪器根据测试原理可分为两大类，一类是开放式经表皮失水率测定仪，例如 Tewameter® TM210 和 Tewameter® TM300（Courage + Khazaka, Köln, Germany），另一类是封闭式经表皮失水率测定仪，例如 AF 200（英国 Biox Systems Ltd 公司）和 VapometerTM（芬兰 Delfin Technologies 公司）。

1.Tewameter®

由德国 Courage + Khazaka electronic GmbH（CK）公司生产的开放式经表皮失水率测试仪（图 9-10），主要用于测量皮肤表面水蒸气的损失 TEWL 值。检测原理来源于菲克扩散定律，其计算公式如下：$dm/dt = -D \cdot A \cdot dp/dx$。其中 A= 面积（$m^2$）；D= 扩散常数 $[0.0877 \text{ g}/(m \cdot h \cdot mmHg)]$；P= 大气压力（mmHg）；x= 皮肤表面到测定点的距离（m）；t= 时间（h）。扩散率 dm/dt 表示的是一段时期内，每平方厘米皮肤上流水的水分量，它和面积 A 及每米的浓度成比例，D 是水蒸气在空气中的扩散系数。这个公式只适用于纯的空圆柱体扩散区域，通过探头中的两个传感器（温度和相对湿度）来间接地测定密度梯度，并通过微处理器来分析。

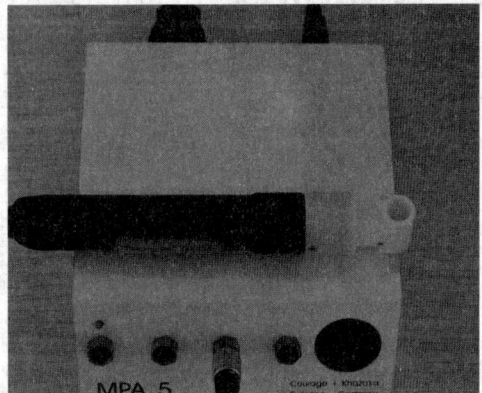

图 9-10 Tewameter® TM 210

测量探头由两组温度和湿度传感器组成，仪器能显示流经两组传感器之间的皮肤水分数据，并绘制成曲线，根据测量时间间隔可得出平均皮肤水分流失速率，单位为g/hm^2。由于仪器测试探头完全开放，检测对外界环境要求非常高。

此仪器的应用有以下几方面的目的：评价皮肤屏障功能，皮损部位的 TEWL 高于非皮损部位，如特应性皮炎、银屑病、烧伤组织、硬皮病、胆碱性荨麻疹患者等；评价临床情况下的汗腺活动，如帕金森综合征的 TEWL 升高，因为出汗较正常人多；暴露于刺激物后的预测性刺激试验；评价保湿产品的功效。

2.AquaFlux Model AF200

由英国 Biox Systems Ltd 公司生产的封闭式皮肤经表皮失水率测定仪（图 9-11）。

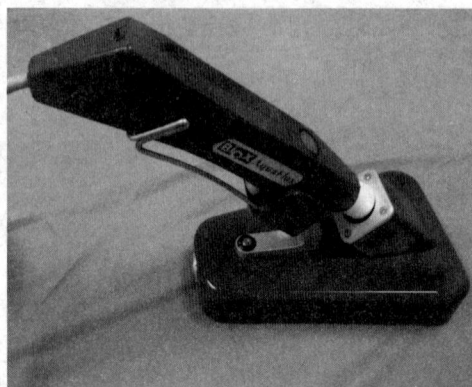

图 9-11　AF200

AF200 使用有专利的冷凝器腔体来测量水蒸气流量（PCT/GB99/02183，1999）。原理采用菲克第一扩散定律（Fick's first law）：$J= -D\ d\rho/dx$。J= 扩散通量，D= 水蒸气的扩散系数，x= 和腔体的轴线平行的轴，$d\rho/dx=$ 水蒸气浓度梯度。由于 AF200 检测腔体是封闭式而非开放式，因此检测非常敏感和准确，通过结合不同的探头，可在身体任何部位进行检测（包括头皮、指甲和鼻唇沟）。

开放式与封闭式经表皮失水率测定仪的测定值，以及不同仪器的测定值之间不能直接进行比较。且不同仪器的应用领域有所区别，开放式 TEWL 的应用在皮肤 TEWL 值高时有所限制，而封闭式 TEWL 在皮肤 TEWL 值低时敏感性较差。

Farahmand S 等同时使用开放式 Tewameter® TM 210、封闭式 VapoMeter SWL-2 和 AquaFlux AF200 检测经过 10 次胶带粘贴前后的上臂的 TEWL 值，发现只有 AquaFlux AF200 能比较出基础值和处理后 TEWL 值的区别；且 AquaFlux AF200 能显示出保湿剂使用前后的 TEWL 值差异；AquaFlux AF200 还能显示保湿剂和凡士林处理后对皮肤产生的差异。使用 SLS 对皮肤进行处理后，VapoMetert SWL-2 和 AquaFlux AF200 能显示出处理前后的差异；这三种仪器均不能检测出蒸馏水和 SLS 对皮肤产生的作用差异；三种仪器的检测值间具有良好的相关性[63]。

1/TEWL 与胶带从皮肤角质层粘贴下来的角质重量存在高度线性关系（负相关），1/TEWL 能够间接反映角质层厚度，根据 TEWL 值能计算屏障损伤或恢复速率[64]。

经表皮失水率检测的影响因素较多，在进行检测时，需注意控制好可能影响检测结果的各种条件，从而提高检测结果的可重复性，减少误差。

（三）在化妆品评价中的应用

1. 化妆品的温和性与刺激性评价

含有表面活性剂的清洁类化妆品有时会引起皮肤刺激和炎症，导致皮肤粗糙和干燥。通过检测比较使用清洁产品前后的经表皮失水率，能够评估清洁类产品的温和性。

任海毅[65]对皮肤进行角质层含水量和经表皮失水率检测，并联合其他试验方法，分别从生物相容性、皮肤渗透性与皮肤安全性3个方面综合评定保湿活性成分的皮肤特性。

2. 保湿类化妆品的功效评价

保湿类化妆品最直接的功效即是增加皮肤含水量，同时降低皮肤的经表皮失水率。通过检测比较使用保湿类化妆品前后的经表皮失水率和角质层含水量，可以有效评价保湿产品的功效，并指导相关产品的开发。

余慧[66]对透明质酸、维他命原 B_5 和甘油3种保湿剂进行皮肤水分含量、经表皮失水率、弹性和皱纹的检测。结果显示，甘油在涂抹6小时内对 TEWL 降低效果明显；透明质酸长期使用则能改善皮肤屏障功能，有效降低皮肤 TEWL；维他命原 B_5 由于对细胞的生长代谢起到促进作用，长期使用对皮肤弹性有明显的改善作用。李晓芹等[67]对添加不同质量分数甘油的保湿化妆品作用前后皮肤角质层含水量值和经表皮水分率进行测定，探索某成分在化妆品中保湿效果评价中的应用价值，对保湿类化妆品中保湿剂的最佳添加量做出指导。

3. 化妆品修复皮肤屏障的功效评价

敏感性皮肤、多种皮肤疾病和皮肤处于亚健康状态时，皮肤屏障均有一定程度的损伤。使用含丰富脂质，含保湿因子的成分（如尿素）及含保护分子的成分（如高岭土和淀粉）的产品可以快速修复皮肤屏障，降低皮肤刺激易感性。因此通过检测比较化妆品使用前后皮肤经表皮失水率，可以对化妆品修复皮肤屏障进行评价，也可根据结果对产品的成分进行调整。

袁超等[68]应用临床评估、皮肤水分测定仪及皮肤经表皮失水率测定仪评价某保湿霜和氢化可的松霜在短期内对干燥皮肤的屏障修复功能。其中，TEWL 值和 TC 值（TEWL/Corneometer）可以直观的比较两种产品对屏障功能的修复功效。谈益妹等[69]对皮肤进行物理损伤（胶带粘贴），利用4种生理性脂质配比的屏障修复剂对皮肤进行修复，根据经表皮失水率、角质层厚度和密度的检测结果，评价不同脂质配比的屏障修复剂对皮肤屏障修复作用的功效差异。

4. 临床应用

TEWL 值的检测可用于辅助临床诊断或监测皮肤病的改善过程。研究发现多种皮肤疾病的皮肤屏障功能均有显著异常，如特应性皮炎及银屑病。Shahidullah 等人早在 1969 年就提出在皮炎患者的皮损和非皮损部位进行 TEWL 检测，以提示疾病的严重程度[70]；Kam-lun Ellis Hon 等[71]对特应性皮炎患者的病情进行 SCORAD index、NESS（Nottingham Eczema Severity Score）及 CDLQI（Children's Dermatology Life Quality Index）三个评分，探讨 TEWL 与临床评分间的关系及对病情严重程度的提示作用。

经表皮失水率检测是用于评价皮肤屏障功能最常用的方法，已广泛应用于化妆品安全性评价、功效评价以及临床疾病辅助检查中。采用皮肤含水量和经表皮失水率联合评价皮肤状况及化妆品功效，已经得到了广泛的应用与认可[72, 73]。

第四节　皮肤颜色和血流

皮肤颜色是人体最直观的外在表现，健康的皮肤不仅具有良好的皮肤颜色，如亚洲人偏爱的白皙，还应该有内在的丰富的血流作为支撑，表现为皮肤的红润。因此皮肤颜色和血流是皮肤的两大重要生理特征。针对市场的需要，化妆品公司不断开发出众多的改善肤色的产品，包括美白祛斑类产品、"祛红"类化妆品等，因此建立有效的评价方法对于此类化妆品功效研究和市场应用十分必要。

一、皮肤颜色

（一）概述

肤色是由皮肤各层中的载色体所决定，载色体主要是黑色素和血红素。表皮具有光学滤波器的特性，光在表皮中的散射可以忽略不计，光的透射率取决于波长和表皮中黑色素的含量。在真皮中，光线被散射和吸收，吸收光线的主要是血液中的血红素、胆红素和类胡萝卜素等成分[74]。由此可知，决定皮肤颜色的因素主要有黑色素、血红蛋白、类胡萝卜素、胆红素等。此外生活环境和疾病等也会影响上述因素对皮肤颜色造成影响。

常用的皮肤颜色评价主要包括主观评分法、比色卡评价法以及仪器检测法。主观评分是由评判人员依据皮肤颜色量尺对皮肤颜色的等级进行评价；比色卡评价法是将不同颜色的皮肤图像制备成皮肤颜色比色卡，然后对比待评价的皮肤颜色程度；仪器检测法大多是基于皮肤对光线的反射来评价，目前可以用于检测皮肤颜色的设备很多。相对于前两种评价方法，仪器检测法更加客观，但是仪器检测方法也有一定的限制因素，例如仪器按压皮肤会导致皮肤变红，检测范围小导致结果差异比较大等。本章节将对常用的皮肤颜色评价设备进行介绍。

皮肤色度是皮肤颜色的重要评价指标，也是化妆品美白功效评价的重要参数之一，常用的皮肤色度的评价仪器有很多种，大部分是基于颜色色彩模型理论进行的。

皮肤本身的光学特性对皮肤色度检测有重要的影响。目前对皮肤色度测量主要采用反射式的光学系统。测量的波长可以分为：紫外 – 可见光（250~800 nm）或可见光 – 近红外（400~2100 nm）的波长范围，或是这两种波长范围的结合。其中 400~700 nm 是皮肤表面特征表示区，与表皮的血红素、黑色素含量有关。700~1000 nm 是皮肤内部特征表示区，与血液内的血色素，脂肪等有关。

皮肤色度的检测大多基于色彩模型进行。色彩模型是指使用一些特定的数值（通常使用三个、四个值或者颜色成分）表示颜色方法的抽象数学模型。为了更好的将色彩空间应用与颜色描述，在色彩模型和一个特定的参照色彩空间之间加入一个特定的映射函数，该函数将二者紧密联系起来，并且与色彩模型一起定义为一个新的色彩空间。色度评价中常用到的色彩模型有三原色光模式（RGB）和国际照明委员会（CIE）提出的色彩空间（CIE L*a*b*）。

光的三原色是红色、绿色和蓝色，三种光相加成为白色光。三原色的色光以不同的比例相加，以产生多种多样的色光。目前常用的 RGB 颜色模型的主要目的是在电子系统中表示和显示图像，比如电视和电脑但 RGB 颜色模型是一种依赖于设备的颜色空间：不同设备对特定 RGB 值的检测和重现度不同，因为颜色物质（荧光剂或者染料）和它们对红、绿和蓝的单独响应水平随着制造商的不同而不同，甚至是同样的设备不同的时间也不同。

Lab 色彩空间是 1931 年 CIE 指定的标准颜色空间，是颜色 – 对立空间，其中 L 表示亮度，a 和 b 表示颜色对立维度。其 L*a*b* 值是基于非线性压缩的 CIE XYZ 色彩空间坐标，可以用简单的公式从 XYZ 三刺激值计算出来，但比 XYZ 在感知上更线性，更接近人类视觉。目前，国内外普遍采用国际照明委员会（CIE）规定的色空间（Lab 色空间）来表示颜色：其中 L 为亮度空间，ab 为色度空间，L*、a*、b* 为三维直角坐标系统的坐标值。L* 值反映颜色亮度（L* = 0 生成黑色而 L* = 100 指示白色）。a* 表示红色 / 品红色和绿色之间的位置（a* 负值指示绿色，正值指示品红），b* 表示黄色和蓝色之间的位置（b* 负值指示蓝色，正值指示黄色）。CIE L*a*b*

（CIELAB）是通常用来描述人眼可见的所有颜色的最完备的色彩模型。它致力于感知均匀性，它的 L 分量密切匹配人类亮度感知。因此可以被用来通过修改 a 和 b 分量的输出色阶来做精确的颜色平衡，或使用 L 分量来调整亮度对比。这些变换在 RGB 或 CMYK 中是困难或不可能的。L*a*b* 色彩模型色域范围广泛，而且超出了人类的视觉色域。

（二）仪器介绍

常用的皮肤色度检测仪有日本美能达公司的色彩色差计 CR-400、德国 CK 公司研制的皮肤色差测试探头 Skin-Colorimeter®CL400 和 Mexameter MX16®/MX18®。

1. 色差计 CR-400

新型色彩色差计 CR-400 是由日本美能达公司为广泛领域内的绝对测量和微分测量而研发的高精度轻便色差计。CR-400 是 CR 系列最新的版本，不仅完全保留了全光学特性，而且还具备大量的附加功能，用途更加广泛。CR-400 的测量区域为 8 mm，适于测量各行业领域的反射色和色差，如化工、食品、农林、住宅建设、医疗等领域。

色差计 CR-400 使用脉冲氙灯（Pulsed xenon lamp）作为光源，通过检测皮肤对光反射的光谱特性和强度来评估皮肤的颜色和色差。CR-400 不仅可以通过 XYZ、Yxy、L*a*b、Hunter Lab、L*C*H、Munsell 和其他色空间测量反射的物体颜色，还可以通过检测前预设置探头的目标色，在不同色空间测量色差目标色与样本之间的色差。

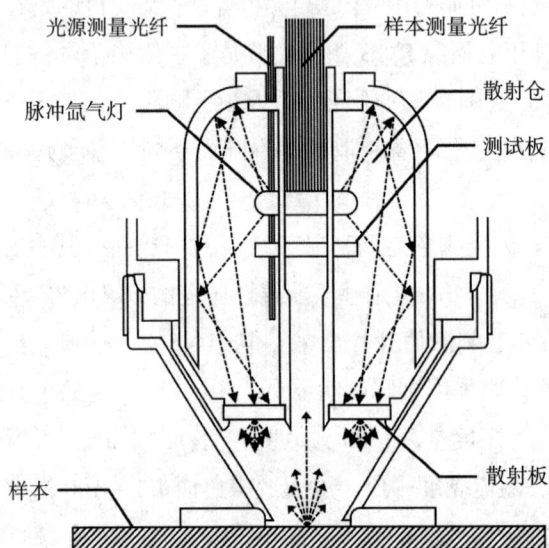

图 9-12　色差计 CR-400 的照明系统模式图

CR-400 采用 d/0 光学结构（包含镜面光成分）的照明方式，用几乎完全相同的亮度的光源从全方向照射样本，从样本表面垂直地接收反射光和散射光（图 9-12）。探头分为测量样本反射光线的样本测量和直接测量照明光源光线的检测照明部分。每个测量部分均配备相同的 x2λ、yλ、zλ 彩色函数灵敏度的传感器。探头从样本获得颜色信息后，再将其转换为探头的各种显示模式之一显示出来。数据处理器还将数据转换到各种颜色空间模式之一并显示出来。CR-400色差计将检测到的颜色信息转换到XYZ色空间的三刺激值后,再经数据处理器将三刺激值转换到Lab色空间的L*a*b*值。

2.Skin-Colorimeter® CL400

Skin-Colorimeter® CL400是由德国Courage+Khazaka公司研制的皮肤色差测试探头,其通过连接到多功能皮肤测试仪Multi Probe Adapter(MPA)系统上检测皮肤的颜色。该探头具有体积小、重量轻、灵敏度高、检测范围大、便携性好等特点。Skin-Colorimeter® CL400探头检测皮肤颜色的精确度高,使其广泛应用于检测化妆品的功效,以及临床上用于色素相关性疾病诊断和疗效评估。

Skin-Colorimeter® CL400探头顶端有8个环形分布的LED灯,能从各个方向将光均匀地照射到皮肤表面,探头的检测面积也较大,充足的光源使得检测结果更加精确。探头内的光感受器再接收并检测被皮肤反射的光,将反射光用特殊的色度矩阵进行校正后,使其检测结果更接近标准值(图9-13)。被测对象的皮肤颜色最终表示为L*a*b(色度空间)值,使得检测结果更精确、更具有可比性;另外,探头还可以自动计算出受试皮肤的ITA(个体类型角),便于皮肤的分级。Skin-Colorimeter® CL400探头检测皮肤颜色的方法不仅简便、快捷,而且检测结果精确高、可重复性强。该设备检测原理与CR-400检测原理类似,均采用L*a*b*色彩模型对皮肤颜色进行检测。但与CR-400结构不同,Skin-Colorimeter® CL400探头的顶端有8个环形分布的LED灯,LED灯能发射的光能从各个方向均匀地照射到皮肤表面。Skin-Colorimeter® CL400探头将检测到的颜色量化,使得检测结果更加精确、更具有可比性。

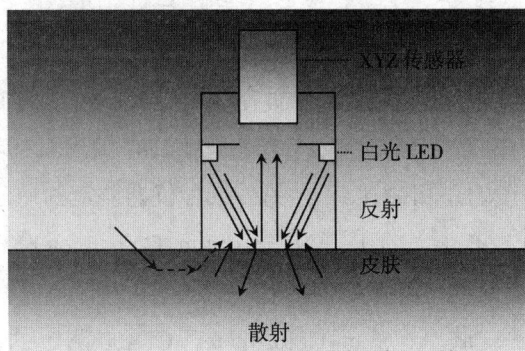

图9-13 Skin-Colorimeter® CL400探头检测原理图

3.Mexameter MX16®/MX18®

Mexameter MX16®/MX18®是由德国Courage+Khazaka公司生产的一种窄谱反射分光光度计。该仪器测定主要基于光谱吸收原理(图9-14)。仪器探头的发射器发出波长分别为 568 nm（绿光）、660 nm（红光）、880 nm（红外光）三种波长的光照射在皮肤表面，接收器测得皮肤反射的光。发射器和接收器的位置保证了只有漫射光和散射光可以被测到，由于发射光的量是一定的，因此可测出被皮肤吸收的光的量。用公式可以计算皮肤的黑素指数（Melanin value）和红斑指数（Hemoglobin values）。测定结果将在两个数字显示屏上清晰的显示（"E"代表红斑值，"M"代表黑素值），范围从 0~1000。测定数值越高，测得的黑素和血红素的含量就越高。

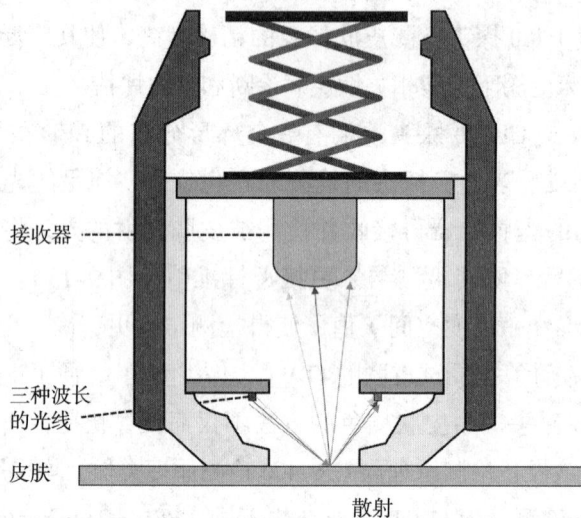

图 9-14　Mexameter 原理图

皮肤黑素和血红素测试仪在皮肤科学与化妆品领域中被广泛应用，常用于评估皮肤对各种物理化学损伤产生的生理病理反应，以判断皮肤损伤的种类和程度，以及化妆品功效评定。

上述三个设备均常用于皮肤色度的检测，虽然三个设备构造光源有区别，但是均是集运色彩模型对皮肤进行评价，有研究也对上述仪器之间的相关性进行比较。研究发现 CR-400/CL400 的 L* 值与 Mexameter MX18® 的黑素指数呈明显的负相关；a* 值与红斑指数呈高度的正相关性[75]；另外三种仪器测定的疤痕组织的色差参数与 POSAS 血管评分之间也有很大的相关性[76]。Skin-Colorimeter® CL400 测定的 ITA° 值分级法与 Fitzpatrick 肤色分类法之间的相关性为 -0.74，与色素过度沉着之间的相关性为 -0.80；在正常皮肤上，Skin-Colorimeter® CL400 测定的 ITA° 值和 L* 值与 Mexameter 测定的黑素值、CR-400 测定的 L* 之间具有较好的相关性。此外由于检测都是通过测量反射光谱，因此检测的角度不同对检测结果有很大影响。被检测区域的表面状态也是影响因素之一，平整的物体表面和崎岖的表面对光谱的反射及散射是不同的，因此每次检测应该选择较平整的表面，或者相同的测试位置，避免由于检测位置不同造成的差异。

随着科学技术的进步，精确测量皮肤表面组分含量的仪器已经开始逐渐应用于化妆品功效的评价，今后将会有更加准确客观的检测方法用于评价皮肤颜色。

（三）化妆品人体功效评价中的应用

皮肤颜色作为最直观的皮肤参数，已经是众多化妆品厂商研究关注的重点。随着大量美白祛斑类化妆品的开发，对于产品的功效性评价的重要性开始显现。

CR-400 常用于化妆品功效中美白祛斑功效的评价，评价美白祛斑功效时比较不同检测时点的 L* 值，根据 L* 值前后差异来判断化妆品的美白祛斑功效性。该设备还可以用于评价化妆品抗痤疮效果和色斑淡化的功效性，都是基于仪器检测参数的改变来对化妆品功效性进行评估[77]。此外，该设备还被用于皮肤疾病的辅助诊断，如使用该设备测定皮肤颜色的微小变化，有助于色素性疾病的早期鉴别诊断，如白癜风、蓝痣、Addision 病、特应性皮炎、早期黑色素瘤、苯丙酮尿症等；以及黄褐斑病程程度的评估和疗效判定[78]。

Skin-Colorimeter® CL400 常用于化妆品和药品的功效，检测肤色变化可用于化妆品（如防晒、美白、彩妆等）、药品以及胡萝卜素食物添加剂等的功效性检测；也有研究用于评估皮肤的老化程度[79]，老年斑是皮肤老化的标志之一，检测皮肤的色差变化有助于辨别早期的老年斑，以评估皮肤的老化程度[80]；此外还用于检测食品安全以及义齿材料颜色的评定等。

Mexameter 广泛用于化妆品功效评价和皮肤疾病的辅助诊断，常用于测定黑素瘤和瘢痕颜色的改变[81, 82]；评估皮疹颜色的性质和程度；监测不同刺激所引起的皮肤反应，炎症和过敏反应[83]；白癜风和无色素痣的临床鉴别诊断等。此外还用于研究药物对临床疾病的治疗效果，如评估不同成分药物对酒渣鼻患者皮肤红斑的治疗效果；评价与皮肤相关药物的临床效果（如 α- 硫辛酸减少敏感性皮肤红斑、改善皮肤屏障的临床疗效的评估）[84]；评估药物治疗的量效关系；研究叶酸对放射疗法导致皮肤损伤的修复效果；评价局部抗痘治疗导致的皮肤光刺激性和色素沉着等[85]。

二、皮肤血流

（一）概述

皮肤颜色的另一种影响因素是皮肤下的血流系统，皮肤血管中的血液容量、红细胞的数量、氧合血红蛋白和血红蛋白的相对比例的不同使皮肤呈现不同的颜色。

在角质层较薄或没有角质层的部位，例如眼周、唇部和虹膜等，氧合血红蛋白的红色更明显，黑眼圈即是眼周含血红蛋白为主的静脉血引起的皮肤变深现象。此外血液中的胆红素、类胡萝卜素含量的改变也会对皮肤颜色产生影响，"胡萝卜素血症"患者皮肤会发黄，而高胆红素血症患者也会出来黄疸等皮肤颜色的改变。由此可见皮肤血流对皮肤颜色也有很重要的影响作用。

皮肤血流不仅能直观反映皮肤颜色，而且可以反映皮肤炎症状况、血液循环等病理生理状态。当皮肤受到损伤或者发生炎症反应时，炎症因子会引起局部血管扩张、血液缓慢，同时血细胞等血液成分也会渗出，表现为皮肤发红、肿胀等。而血液循环出现障碍时，会造成毛细血管形态改变，最终导致血液淤积，使得皮肤出现淤青，例如黑眼圈等。因此皮肤颜色的改变也是皮肤血流状态的一种表现。

随着科学的发展，皮肤血流已可通过无创仪器进行检测，从而对皮肤的颜色、炎症反应、血液循环状态等进行客观的评价，在化妆品功效评价以及皮肤临床中具有广泛的应用。

（二）仪器介绍

目前可用于检测皮肤血流的设备很多，大部分均是基于多普勒效应的原理。当波谱发射源与波谱接收器之间有相对运动时，反射波谱的频率会发生改变，该现象即为多普勒效应。血流检测设备有使用高频声波的超声多普勒血流仪，也有使用激光作为检测介质的激光多普勒血流仪。随着科学技术的发展，激光多普勒血流仪已经成为市场的主流，而且衍生出很多类型，如实时成像、散斑成像等。激光多普勒血流仪基于发射激光通过光纤传输，激光束被所研究组织散射后有部分光被吸收。击中血细胞的激光波长发生了改变，而击中静止组织的激光波长没有改变。这些波长改变的强度和频率分布与监测体积内的血细胞数量和移动速度直接相关[86]。

1.Moor FLPI 激光散斑全帧血流灌注成像系统

Moor FLPI 是美国 Moor 仪器公司基于多普勒血流仪原理开发的新血流监测设备。其配备高分辨率的 CCD，采用高速拍摄系统，可以每秒采集 25 张微循环中的血流变化影像，实时记录和检测血流的改变情况，并对结果进行统计分析。其有效采样深度为 1 mm，可以对皮下组织的血流情况清晰成像，更适合皮肤组织血流灌注量的研究。

Moor FLPI 检测皮肤的血流灌注量是通过对比分析仪器采集到的图像数据进行的。对单张图片或一帧图像结果分析时，仪器可以分析 5×5 像素区域的血流量变化，而连续动态观测时，可以分析最少 25 帧视频数据的血流改变。

MoorFLPI 对皮肤血流的检测主要得到两个参数，即血流量（Flux），与组织中血液红细胞的平均移动速度和浓度有关；散射补偿（DC），表示反向散射激光的光线强度，可以用来指示检测仪器的功能是否正常。

2. 激光多普勒血流仪 PeriFlux 5000

PeriFlux 5000 是瑞典派瑞医学公司开发的应用于检测皮肤血流灌注的仪器。该设备也可以实时监测微循环血流灌注量，可监测包括毛细血管、微动脉、微静脉以及微动静脉吻合支在内的微循环血流。此外，还配备了经皮氧分压和（或）二氧化碳分压；温控模块和压力模块可配合激光多普勒探头使用，可以获得更多的生理参数。可以根据实际使用需要选择设备对皮肤血流进行检测。

（三）化妆品人体功效评价中的应用

早期的激光散斑成像技术大多应用在大脑皮层和眼部的监测。随着实时成像技术的出现，激光散斑成像的拍摄面积和范围得到了很大的提升，该技术的应用范围也得到了很大扩展。

1. 美白类化妆品功效评价

许多美白类化妆品含有活血化瘀成分，并对此类功效进行宣称。对于该类功效的评价，可采用多普勒血流仪结合皮肤颜色检测设备。如黑眼圈修复的化妆品[87]，通过改变眼周附近微循环状况，改善局部血流淤积所致的黑眼圈，通过多普勒血流仪检测到眼周血流的改善情况，可对这类产品的功效进行评价。

2. 敏感性皮肤化妆品功效评价

敏感性皮肤由于屏障功能异常，使得抵抗异源物质和环境刺激的能力降低，容易引起皮肤过敏反应或刺激性反应，出现皮肤红斑、血流改变等表现。多普勒血流仪可以精确测量皮肤浅表层的血流分布情况，并可以对血流的流速进行实时监测。针对敏感性皮肤皮下红血丝或其他血流的异常情况可以准确客观地进行测量[88]，因此该设备也可以用来评价改善皮肤敏感化妆品的功效性。

3. 抗痤疮类化妆品功效评价

痤疮发生与皮脂分泌过多、毛囊皮脂腺导管堵塞、细菌感染和炎症反应等因素密切相关。炎症性皮损局部有血流改变，皮损消退后常常遗留色素沉着、凹陷性或肥厚性瘢痕等。多普勒血流仪可以对痤疮前后炎症性皮损周围的血流分布情况进行定量检测[89]，对痤疮的严重程度进行评估，从而对痤疮类化妆品功效性进行评价。

4. 其他

多普勒血流仪不仅可以用于化妆品功效评价，也常用于临床检测皮肤浅表层的血流状态，例如：烧伤、外科手术和皮肤表面等的血流观测；肿瘤内微血管的监测等[90]。还有研究使用激光多普勒用于评价瘢痕愈合情况，因为瘢痕内血流灌注的强弱与瘢痕的严重程度和愈合情况都有密切联系。

第五节　皮肤力学相关参数评价

人体皮肤结构复杂、功能多样，维持着人体内、外环境的相对稳定。在皮肤所具备的诸多生理功能中，部分功能的实现有赖于其生物力学特性的作用，如皮肤黏弹性、张力、刚度、各向异性等。皮肤力学在临床和化妆品领域的应用中非常广泛，如整形手术、伤口恢复、疾病检测、药物给药以及化妆品功效评估等[91]。全面掌握和评价这些皮肤力学参数对于医疗、制药以及化妆品行业的技术研发、产品改进具有重要意义。本节将就皮肤弹性、弹性纤维方向、刚度这三个主要的力学相关参数，对其基本特性、仪器评估以及在化妆品评价中的应用作系统性介绍。

一、皮肤弹性

（一）概述

皮肤弹性是指皮肤在受到外力作用之后能够发生形态变化，而在除去作用力之后又能恢复原来形状的特性，是皮肤生物力学的重要特征之一[92]。皮肤的弹性主要由皮肤真皮层中的弹性纤维决定。由于胶原纤维及其他组织成分的共同作用，使得皮肤呈现出黏弹性的特征——皮肤对应力的反应相应兼有弹性固体（弹性）和黏性流体（黏滞性）的双重特性。

作为皮肤的一种基础生理参数，皮肤弹性的测量在近二十多年来被广泛应用于各研究领域，包括皮肤老化的研究[93]、银屑病等皮肤相关疾病的研究[94]、化妆品功效及激光疗效评价的研究[95]等，具有十分广阔的应用前景。

目前，评价皮肤弹性特征的主要方法是通过使用无创性仪器采集相应的各项参数，并对所得的参数进行分析。这些无创性仪器包括皮肤弹性测定仪、皮肤弹性纤维方向检测仪等，它们根据不同的原理获取皮肤表面弹性和机械性能等信息，客观且量化的评价皮肤弹性。

（二）仪器介绍

在体测定皮肤弹性的方法根据其测定原理的不同可分为吸力法、扭力法、测量弹性切力波传导速度等[91]。其中吸力法主要用于测定皮肤的弹性和黏弹性特性，测试程序迅速简便，所采用的参数不受皮肤厚度的影响，已经被广泛应用于皮肤弹性的相关研究中；扭力法主要获取皮肤的弹性、塑性等信息，优点是较适合对皮肤硬度做评价；而测量弹性切力波传导速度则主要用于测算皮肤的弹性和各向异性。

1. 皮肤弹性测定仪

皮肤弹性测定仪（Cutometer® dual MPA 580）由德国Courage+Khazaka electronic GmbH（CK）公司生产，用于测试皮肤弹性，是目前国际上使用最广泛的测定皮肤黏弹性的设备之一（图9-15）。其基本测定原理基于吸力法，即通过使用负压机械地改变皮肤的形状来测定皮肤的弹性（图9-16）。在测定过程中，皮肤对负压的抵抗力（硬度）和回复初始位置的能力（弹性）可通过电脑以曲线

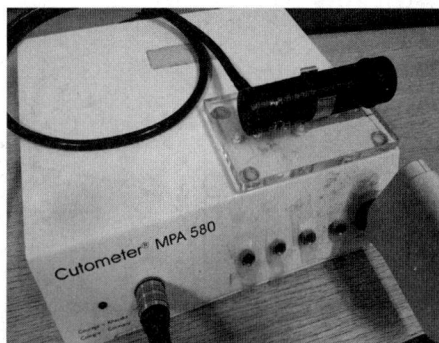

图9-15　Cutometer® dual MPA 580

的形式（吸入深度［mm］/时间）实时显示。通过分析所获得的曲线可以获得相应的测定参数。此种测定方法能获取皮肤表面弹性和机械性能等信息，并能客观地量化皮肤老化程度。该测试仪具有体积小、重量轻，非入侵性、客观、检测灵敏度高和便捷性好等特点，是研究皮肤弹性的较好方式。其不足之处主要包括测定所选取的部位较为局限，不能测定较硬皮肤的黏弹性，也不能评价皮肤的各向异性特征等。

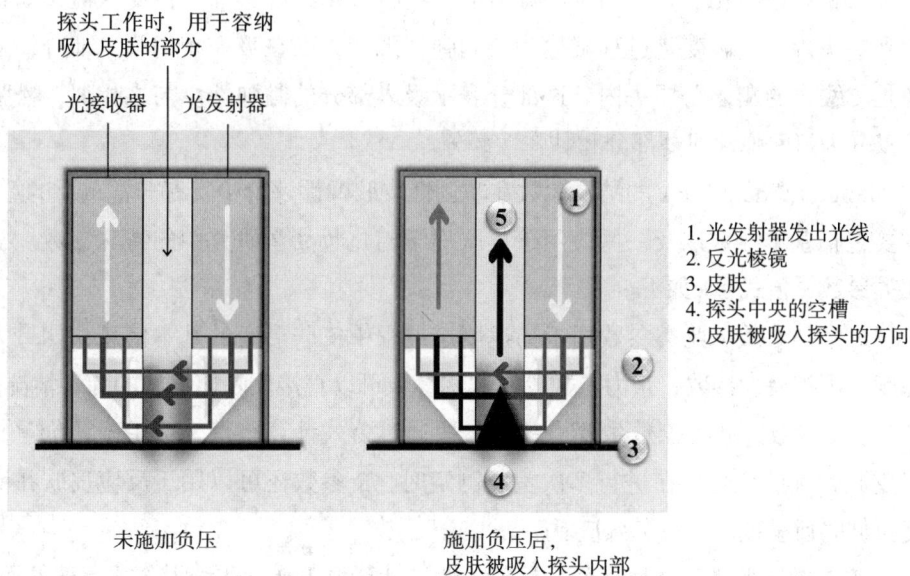

图9-16　Cutometer® 工作原理图

Cutometer® dual MPA 580针对不同的研究需求提供了四种不同的测定模式。其中，

模式 1 应用最为广泛，已被研究证实为该仪器测量皮肤弹性最重要的一种模式。在此模式下，测定过程中，皮肤会被恒定负压吸入探头开口的孔槽内。随后负压消失，皮肤逐渐回复到其初始形态。随着皮肤被吸入探头内，显示器上会同步出现一条测定曲线，以显示吸入探头内皮肤的深度和拉伸－松弛过程。整个结果曲线如图所示（图 9-17）。

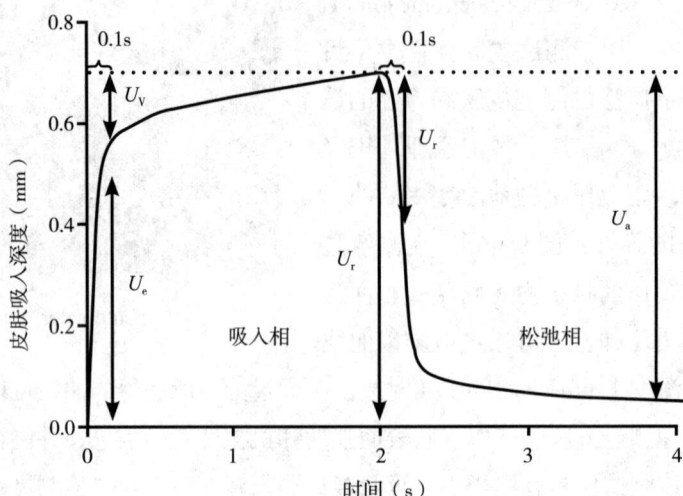

图 9-17 模式 1 下的皮肤弹性测定结果曲线

从上图中可以看到，对比诸如气球之类的完全弹性材料，皮肤曲线的每一个时相（吸入相和松弛相）都有两个部分组成。在吸入相的第一部分，皮肤被瞬间直接吸入到探头内。这一变化过程被称为瞬间弹性形变；而在吸入相的第二部分，皮肤更像是"缓慢的爬入"探头内。这部分表示吸入部分的黏弹性。与之相似，松弛相也可以分为瞬间弹性回复部分和黏弹性部分。

Cutometer® dual MPA 的结果参数在非创性皮肤弹性评价中具有非常重要的意义。其主要包括基本参数以及一些应用于皮肤病学与化妆品学研究中的特殊参数。常用的几类参数（模式 1）如下。

（1）基础参数 此类参数用于描述测定过程中皮肤形变的基本信息，如最大吸入深度、可扩展性参数、张力参数等，这些参数可以直接反映出皮肤的弹性情况。

（2）R 参数 此类参数主要由基础参数通过公式计算获得，可用于评价重复测定时皮肤弹性的变化，在进行多次重复测定时，R 参数还可以用于反应皮肤在受到反复拉伸时所呈现出的疲劳效应。

（3）F 参数 此类参数属于面积参数，通过计算位于弹性曲线上部或下部的面积，可直观的反应皮肤的弹性情况。该参数可应用于评估多次重复测定时（重复次数＞10）皮肤的弹性变化。

（4）Q参数　此类参数也属于面积参数，用于测定在单次测定过程中，吸入时间与松弛时间相等时皮肤弹性的变化。

（5）其他参数　此类参数是对上述传统的皮肤弹性参数的补充，弥补了传统参数在皮肤弹性曲线回折点定位上的缺陷，且分析方法采用了更能反映皮肤真实弹性的面积参数以代替传统的线性参数，大大提高了皮肤黏弹性测量的精确度。

2. 皮肤弹性纤维方向测定仪

皮肤弹性纤维方向测定仪 Reviscometer® 也可用于测定皮肤弹性，其相关内容将在下文详细介绍。

（三）在化妆品评价中的应用

目前，临床研究人员及化妆品行业研究人员在对皮肤弹性无创性评价的应用上已经开展了大量的研究工作，例如其在皮肤老化相关研究、临床相关疾病的辅助诊断及疗效评价等。使用 Cutometer® 对皮肤弹性进行测量已被广泛地应用于各研究领域当中，如皮肤衰老的相关因素的研究、病理状态皮肤的相关研究、烧伤科、外科、妇产科等[43, 96]其他临床相关应用的研究等。除此之外，对皮肤弹性的测量在化妆品功效评价方面亦具有十分广阔的应用前景。

1. 抗老化类化妆品功效评价

随着年龄的增长，自然老化和光老化的进程，皮肤必然出现松弛、皱纹产生以及弹性降低等一系列的问题。无论是内源性还是外源性老化的过程，都会对皮肤胶原纤维和弹性纤维的数量和质量产生影响，从而导致皮肤弹性的改变[97]。因此，使用无创性仪器对皮肤弹性相关参数进行测定，可间接反映皮肤的老化情况。

在对抗老化类化妆品进行功效评价研究时，可通过皮肤弹性测定仪测定来比较化妆品应用后对于皮肤弹性的改善情况。在一项复方当归提取物的抗老化作用的功效研究中，通过测定实验对象在使用其前后一段时间内的皮肤弹性变化，并与相关的皮肤生理学参数如皮肤纹理、皮肤水分含量等评价相结合，对试验物的抗老化功效进行了系统性评价[98]。

2. 保湿类化妆品功效评价

随着皮肤的逐渐老化，皮肤角质层的保水能力也会逐渐变弱，使得皮肤最终变得越来越干燥。而皮肤水分含量的降低又会引起蛋白酶活性的降低，从而加重皮肤的老化[99]。由此可见，皮肤含水量与皮肤弹性之间具有非常密切的联系。因此，在研究保湿类化妆品功效时，常结合反映皮肤老化程度的皮肤弹性作为评价指标之一。

在一项含桑叶和荔枝核提取物的眼霜的临床研究中，使用皮肤弹性测试仪测定试验区域皮肤的弹性改善情况，并结合含水量的检测，评价了该类化妆品的保湿性能和弹性改善功效[100]。在保湿类化妆品评价中，监测化妆品使用前后皮肤水分含量变化的同时，结合皮肤弹性测试仪测定皮肤弹性变化，可以在评价保湿功效的基础上，探索皮肤含水量改善与弹性增加的相关性，从而为保湿类化妆品在改善皮肤弹性功效中的作用提供依据。

二、皮肤弹性纤维方向

（一）概述

皮肤真皮层中的结缔组织主要由胶原纤维和弹性纤维、基质以及细胞成分组成，其中胶原纤维较为丰富，而弹性纤维较胶原纤维细得多。在乳头层，胶原纤维束不但细小，而且无一定行走方向；在真皮中部和下部，胶原纤维束的方向几乎与皮肤表面平行，并相互交织在一起，在同一水平面上向各个方向延伸。弹力纤维呈波浪状，围绕在胶原束之间，散乱排列呈网状。在表皮下的乳头体中，细小的弹性纤维几乎呈垂直方向上升至表皮下，终止于表皮–真皮交界处的下方；而在真皮下部，弹性纤维的排列方向与胶原纤维束相同，与表皮平行[101]。

皮肤弹性纤维的不同方向，决定了皮肤弹性力学的各向异性，是皮肤生物力学特征之一[91]。通过测定皮肤弹性纤维方向，可以评价皮肤某一部位弹性纤维的具体分布方向，从而应用于整形外科的皮肤整形评估、不同皮肤疾病的鉴别以及病程的判断[102]，还可以判断皮肤的老化程度、评估皮肤的下垂程度、评估紧致类、保湿类化妆品的功效等[103]。目前临床上常用于检测皮肤弹性纤维方向的无创性仪器为皮肤弹性纤维方向检测仪。

（二）仪器介绍

Reviscometer® 是由德国 CK 公司研制的检测皮肤弹性纤维方向的仪器，它能够连接在多功能皮肤测试仪 Multi Probe Adapter（MPA）系统上，非创性检测皮肤对共振波的传导性。该探头具有体积小、重量轻、灵敏度高、能检测不同方向上皮肤的共振传导性等特点。

Reviscometer® RVM600 基于共振的原理进行皮肤弹性纤维方向检测（图 9–18）。在探头上有间距 2 mm 的发射极和接收极，其发射极能够发出频率为 4.5MHz 的稳定的共振波，在经过皮肤内 2 mm 的间距后被接收极所接收。共振波在皮肤内传导时，传导的时间差异不仅受到皮肤水分和弹性的影响，更会受到弹性纤维的质和量、弹力纤维的排列方向的影响。探头配有标有刻度的圆环，检测时将圆环固定在被检测部位，探头可根据研究需要在圆环内旋转至不同的角度以检测该部位皮肤的弹性纤维的方向。同时 MPA 系统配备了分析皮肤弹性纤维的技术软件，通过测定分析共振波在皮肤内的传导时间（Resonance Running Time, RRT），可以得到皮肤的弹性值，并判断出弹性纤维的组织排列方向。该设备测定皮肤弹性的方法简单、可重复性强，且可同时评估皮肤的弹性力学各向异性。

在通常情况下，对皮肤不同位点分别进行测量时，RRT 的平均值越大，则表示该部位的皮肤弹性越好[104]。Ruvolo 等研究发现，共振波沿着弹性纤维的方向传导时间最短，垂直于弹性纤维方向时传导时间最长。并且在同一测量位点上，RRT_{min} 的方向即为皮肤 Langer 皮纹的方向[105]。RRT_{max}/RRT_{min} 比值越小，说明检测部位的皮肤弹性越好。目前，弹性纤维测定仪已成为化妆品研究人员和皮肤科医生有效的检测工具。

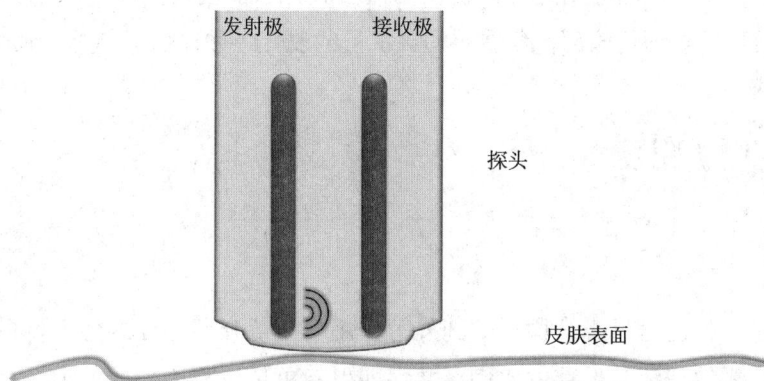

图 9-18　Reviscometers® 检测原理示意图

（三）在化妆品评价中的应用

皮肤弹性纤维的不同方向，是皮肤生物力学特征之一。Reviscometers® 通过检测皮肤不同方向上的 RRT 值，能灵敏地分析皮肤角质层硬度和柔韧性的微小变化。通过测定皮肤某一部位弹性纤维的走向分布，结合一些其他的皮肤特性参数（如弹性、含水量等），可广泛应用于临床领域，如整形外科、皮肤科等的疾病诊断与疗效评估；以及化妆品领域，如抗老化类及保湿类化妆品的功效评价。

1. 抗老化类化妆品

随着年龄的增长，皮肤弹性以及弹性纤维方向会发生改变，体现在身体不同解剖部位或同一部位不同方向上，共振波传导的时间各不相同。因此，通过使用该设备测量皮肤弹性纤维的方向变化，可评估皮肤的老化程度。此外，共振波在同一部位不同方向上的传播的 RRT 差异性主要跟真皮胶原纤维的方向相关。鉴于沿着皮纹方向测定的 RRT 最短，垂直于皮纹方向测定的 RRT 最长。该设备还常被用于评估皮肤下垂程度，提示皱纹的出现。

目前对于中药化妆品在延缓皮肤老化方面作用的研究方面已取得了一些成绩，其抗老化功效也已在体外试验中得以确认[106]，对于抗老化的人体功效研究也得到越来越多的关注。在对抗老化类化妆品进行功效测试时，可比较测试部位在使用该化妆品前后的皮肤弹性纤维方向，结合其他皮肤生理参数，综合分析评估化妆品对皮肤老化的改善功效[107]。

2. 保湿类化妆品

由于皮肤角质层含水量主要影响某特定方向的共振波传导时间，因此随着皮肤角质层含水量的增加，共振波在某特定方向的传导速度则会相应地减慢。有文献报道，在女性的前臂外侧使用保湿霜 15 分钟以后，与前臂平行方向的共振传导时间明显延长[108]。因此，通过测定并分析使用保湿类化妆品前后皮肤某特定方向的 RRT 的变化，可以间接评价该部位角质层的含水量的改变，并评估保湿类化妆品的功效。

三、皮肤刚度

（一）概述

刚度是指弹性材料或结构在受到外力作用时抵抗弹性形变的能力。在弹性范围内，刚度是零件载荷与位移的比例系数，即引起单位位移所需要的力。它不仅与物质固有组成有关，与物质的结构亦有关联。皮肤具有弹性的生物力学特性，因此皮肤刚度也是皮肤的主要力学特性之一[91]。通过测定皮肤刚度的变化，不仅可以反映皮肤的健康状况、评估临床治疗效果和预后分析，也可以用于保湿类、抗老化类以及祛皱类化妆品的功效评价。目前在临床上常用于测定皮肤刚度的非创性设备为皮肤刚度测试仪。

（二）仪器介绍

传统的在体测量皮肤刚度的方法为压痕法，即施加一个垂直于皮肤表面的压力，并通过测量垂直的位移来测定皮肤的刚度。采用这种方法在体测量的有硬度测定仪、微压痕硬度仪等。而日本 Axiom 公司生产的 Venustron 皮肤刚度测试仪是一款手持式无创性软组织刚度测量设备，它通过检测与被测物质接触后自身共振频率的改变间接获得被测物质的刚度（图 9-19）。它具有体积小、操作简便、检测结果直观和功能多样等特点，目前已广泛应用于心血管系统、妇科、体育医学、癌症检测等领域，其在皮肤疾病诊断、美容和化妆品功效评价方面的应用也逐步得到认识。

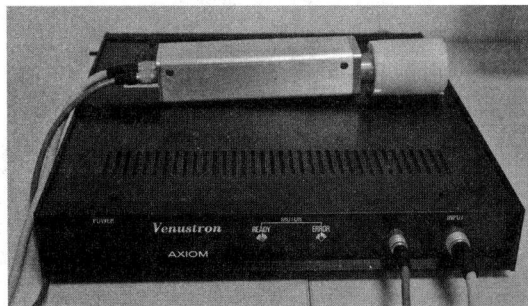

图 9-19 Venustron 皮肤刚度测试仪

Venustron 皮肤刚度测试仪除了用于测量皮肤刚度之外，也可以测量皮肤的杨氏模量（Young's modulus），从而能更全面的反应皮肤的力学特征，更好评价皮肤生理状态。Venustron 皮肤刚度测试仪的检测结果主要以数据文件和图像形式显示，其中迟滞曲线图中包含有丰富的信息（图 9-20）。在其频率 - 位移曲线或压力 - 位移曲线图中，斜率表示被测物质的刚度，斜率越大则刚度越低；曲线间的距离表示物质的黏弹性，距离越大说明该物质黏弹性越大。此外，迟滞曲线还包含有被测物质不同层的特征信息。被测物质的黏弹性和厚度也可通过转换测量模式分析获得。

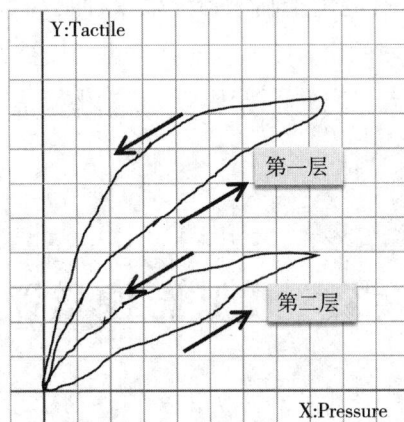

图 9-20 迟滞曲线图

使用该设备进行刚度测量时，根据不同的设置可以获得包括一定压力下共振频率改变值（Δ）、皮肤厚度、杨氏模量等多个结果参数。Δ 值越大，则表示皮肤的刚度越大；在其他条件不变的前提下，皮肤的厚度越大，则表示皮肤的刚度越大；杨氏模量的值越大，则表示皮肤发生一定弹性变形的盈利就越大，越不容易发生形变，即与皮肤的刚度正相关。

（三）在化妆品评价中的应用

皮肤刚度是皮肤的重要参数之一，反映皮肤的健康状况，目前在皮肤临床及化妆品功效评价领域得到相关的应用。

1. 保湿类化妆品功效评价

由于皮肤的刚度主要由角质层水合能力和真皮层的基质和胶原状态决定，因此各种因素所致的角质层水合能力下降，都会使得皮肤的刚度随之增加[109]。根据角质层水合能力与皮肤刚度成反比这一关系，通过测定皮肤刚度的变化可以间接反映保湿类化妆品的保湿功效。

2. 抗老化类化妆品功效评价

已有研究表明皮肤的刚度与皮肤的黏弹性成反比，且使用迟滞曲线图可以获得皮肤的黏弹性信息[110]。同时应用 Venustron 和 Cutometer® 检测同一受试者皮肤刚度与黏弹性，可了解受试者皮肤的老化情况。而通过测定使用抗老化类化妆品前后皮肤刚度与黏弹性的变化，则可对抗老化类化妆品的功效进行评价。

3. 临床应用

目前该参数应用于皮肤科疾病的诊断的文献报道较少，主要集中于特应性皮炎皮肤的病理改变[111]、创伤的愈合的评价[112]。

对皮肤刚度的测量已被应用于临床治疗效果评估与愈后分析，皮肤疾病的临床诊断以及美容等相关领域的研究中。同时，它也可以被用于保湿类、抗老化类化妆品的产品功效评估。随着研究的不断深入，其在化妆品领域将具有更广阔的应用前景。

第六节　皮肤影像学评价

皮肤影像学是利用现代的光学和超声等技术对皮肤进行原位、无创、实时和动态图像获取和分析的一门新兴技术学科，是医学影像学的重要分支之一。皮肤影像技术有效弥补了既往皮肤病诊断主要依靠肉眼判断，准确率低的不足，已被广泛用于皮肤病的辅助诊断和疗效评价。随着影像学技术和计算机技术的快速发展，皮肤影像学已从二维成像跨越到三维图像重构，能够清晰显示皮肤表面形态结构，如粗糙度和皱纹深浅等，借助图像分析软件也可以分析皮肤毛孔大小和颜色变化。同时，皮肤影像学技术已成功"突破表皮"，可以直观地观察表皮、真皮的厚度和密度变化，以及血管的形态和分布。此外，随着皮肤影像学分辨率的不断提高，有些光学设备的分辨率已达到细胞水平，能够清楚地显示表皮细胞形态、基底层黑素细胞数量和大小的变化，以及真皮浅层纤维的形态和密度信息。上述生理参数除应用于皮肤疾病诊断和疗效评估，在化妆品功效评价中的作用也越来越受到重视。

建立并完善化妆品功效评价体系是化妆品科学发展的必然趋势，也是引导消费者正确选择、科学使用化妆品的基础。其中，应用皮肤影像学技术开展的人体化妆品功效评价法具有评价效率高、重复性好，以及便于直观比较前后差异等优点。目前常用于化妆品功效评价的皮肤影像学设备主要包括：皮肤图像摄取和分析系统（Visia CR）、皮肤镜、皮肤快速三维成像系统、皮肤超声诊断仪和反射式共聚焦扫描显微镜等。它们能获取皮肤颜色、色斑、毛孔、粗糙度、皱纹、皮下低回声带和基底层黑素等皮肤生理参数，广泛用于美白类、抗皱类、抗老化类和保湿类等化妆品的功效评价。

本节内容将详细介绍几种常用的皮肤影像学技术的原理、主要评价参数的意义以及在临床和化妆品功效评价中的应用现状及前景。

一、图像摄取 VISIA-CR

（一）概述

皮肤表面的颜色、斑点、毛孔和纹理等可以直观地反映皮肤的不同状态，通过对皮肤的图像摄取和定量分析，可以用于评价皮肤健康程度以及化妆品的各项功效。VISIA 皮肤图像摄取和分析系统（VISIA-CR，以下简称 VISIA）是目前最常用的图像摄取分析仪器，可以通过应用多种光源即时拍摄并分析皮肤表面的不同参数：白光成像可观察分析皮肤表面可见的斑点、毛孔及细纹；偏振光成像可以更清晰的观察分析皮肤的血管情况和肤色均匀程度；紫外光下拍摄时，皮肤会显示出紫外色斑和面部炎症问题，如卟啉、褐色斑、红斑等。通过可视化图像，可以直接观测到影响皮肤健康的各类问题：皱纹／纹理、斑点、毛孔、紫外斑点等；而数字化面部皮肤分析系统，可以量化地评估皮肤的健康程度；还可通过对比检测部位前后相关参数变化，进行功效评估。

目前，VISIA 在美白祛斑、抗老化、抗痤疮等化妆品功效评价中发挥重要作用。通过对化妆品使用前后面部图像的摄取以及定量分析，直观地评价上述化妆品的功效。

（二）仪器介绍

VISIA 皮肤图像摄取和分析系统由美国 CANFIELD 科技公司研发，配备有 1200 万像素的摄像机，并在左右两边安装紫外线发射器，运用先进的光学成像技术，采用标准白光、UV 光、交叉偏振光、平行偏振光，或组合多重光源模式，可以清晰、客观地拍摄出受试者面部的状态（图 9-21）。

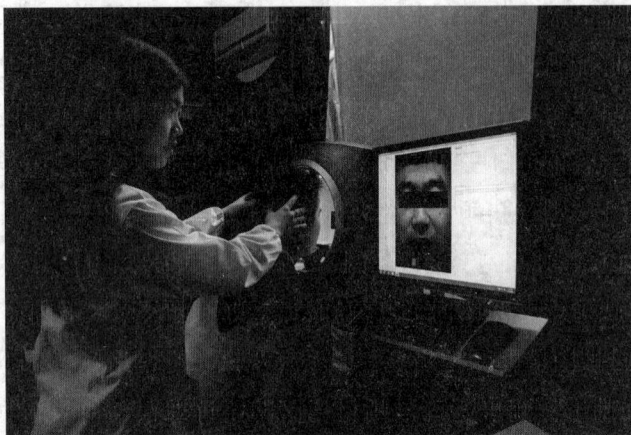

图 9-21　VISIA 的现场操作演示

VISIA 通常有以下 7 种不同光源的图像模式，可以分别提供不同的皮肤参数信息，可视化面部皮肤的大部分特征，如质感、颜色、亮度、皮损、血管、皱纹和细纹，以及卟啉等（图 9-22）。该 7 种光源及其特点具体如下：普通白光，利用平衡交叉照明提供了大多数的皮肤特征；平光，带有少量闪光的白色光图像能防止局部亮光和阴影，能提供比较理想的图像定量分析应用；斜光，对面部的双侧及上部都打闪光灯；交叉偏振光（垂直方向过滤片），可对血管病变、色素沉着清楚显示；平行偏振光（平行方向过滤片），可用于皱纹、细纹等皮肤表面的数据分析；UV 光（阻挡紫外线过滤器），对于真皮色素沉着的观察；UV 荧光，可用于观察卟啉[113-115]。

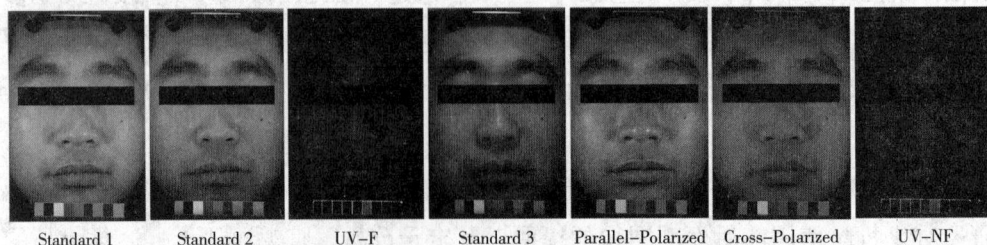

| Standard 1 | Standard 2 | UV-F | Standard 3 | Parallel-Polarized | Cross-Polarized | UV-NF |

图 9-22　VISIA 不同光源面部成像图（现场拍摄）

VISIA 拍摄仪设有相应的额头和下颌支架，可以较好地对拍摄角度进行定位，从而便于图像的前后对比。VISIA 的分析软件可以针对不同皮肤特征进行定量分析。使用 RBX® 技术，将拍摄到的 RGB 图像转换成 RBX（红棕 X）色彩空间，红色和棕色分别代表血红蛋白和黑色素[116]，从而对皮肤血管（红色）和色素沉淀（棕色）的结构分开可视化。VISIA 面部图像摄取和分析系统功能强大，利用软件对拍摄的图片进行分析，获得的皮肤数据可以存入资料库中，可用于跟踪肤质状况的改善，保证整个评价过程科学、有效、可追溯，目前已广泛应用于化妆品、美容及临床医疗和相关研究中[117-119]。

（三）在化妆品评价中的应用

1. 美白祛斑类化妆品功效评价

VISIA 运用多重光谱影像技术，从色斑、黄褐斑、紫外斑、毛孔、肤色均匀度、皱纹、面部感染等 8 个皮肤健康的范畴进行分析。色斑、紫外斑、黄褐斑和红色区域能够显著影响皮肤的颜色。因此，对于美白祛斑类化妆品的评价主要从上述 4 个方面分析，结果以绝对分值、百分比值、斑点个数和脸部照片的方式呈现，通过定量分析和图像比对，直接比较化妆品使用前、后面部斑点的变化，对美白产品进行多角度、直观的功效评价。例如：利用 VISIA 的 UV 光照片上对每个研究时间节点的 UV 斑点进行定量，通过量化每张照片中斑点的面积百分比，进行美白效果分析[120, 121]。

2. 抗老化类化妆品功效评价

VISIA 也可以评估相关化妆品在光老化和色素沉着方面的效果。VISIA 可以对皮肤的斑点、毛孔和皱纹的数量和大小，褐色斑以及毛细血管等进行定量化分析，评估光老化程度。并且可以根据评估结果，提出预防建议以及指导护肤产品的使用[122-124]。

VISIA 图片利用软件自动生成受试者皱纹、纹理和毛孔 3 项指标的绝对分值，作为分析标准，绝对分值代表选定区域皮肤特征的面积和密度，分值越小，反映皮肤状态越好[125]。其中，在测量过程中，VISIA 通过可重复头部定位系统、标准化照明、计算机分析数字图像，对皱纹数量、皱纹深度和毛孔的数量准确、可重复测量。其中，毛孔分析采用 Vaestro 图像分析工具包 V2.0（Canfield, Fairfield, NJ）中的毛孔算法，分别计数两侧脸部的毛孔，合并后得到总毛孔数。其毛孔识别原理为毛孔比周围肤色更深的圆形区域，并且比皮肤斑点更小[126-128]。

VISIA 也可以通过定量的方法表征面部图像特征与皮肤机械性能的关系，皮肤机械性能被认为是影响皮肤老化过程中至关重要的因素，在皮肤老化过程中，表皮、真皮和皮下组织由于内外因素的影响使皮肤机械性能下降，皱纹和皮肤粗糙明显加重，呈现典型的老化迹象。一项调查研究中发现，男性皱纹量出现早且更严重；同时，各年龄段男性皮肤比女性皮肤更粗糙，表明男性护肤品的配方可以有针对性地从改善面部皮肤的粗糙度进行开发[129]。VISIA 通过面部图像特征与机械特征的相关性研究能够为完善化妆品配方提供基础数据。

3. 抗痤疮类化妆品功效评价

痤疮皮损包括非炎症性皮损和炎症性皮损，其中非炎症性皮损表现为开放性和闭合性粉刺。粉刺进一步发展会演变成各种炎症性皮损，皮损还可融合形成大的炎性斑块；炎症性皮损消退后常常遗留色素沉着、持久性红斑、凹陷性或肥厚性瘢痕。对于痤疮的分类如果仅靠肉眼观察，其主观性较强，很难精准地评判各类皮损的变化以及化妆品在使用过程中带来的效果，而且能否保持客观性、重复性和一致性也非常关键。VISIA 多光谱成像中，使用标准光，偏振光和 UV 摄影记录并且测量表面和表面下的皮肤状态，利用 RBX 技术和软件进行分析，能够同时获得皮肤表面可见斑点、毛孔及细纹、真皮色斑、卟啉以及血管情况等信息（表 9-1）。通过软件分析还可以区分炎症性和非炎症性病变，并根据红斑和痤疮后色素沉着的变化进行自动分类，为痤疮的分类、评价提供客观量化的数据[130-131]。

表 9-1　VISIA 不同光源观察痤疮不同相关因素

序号	观察类型	VISIA 光源
1	皮肤油脂	平行偏振光
2	毛孔	平行偏振光
3	角化过度	荧光
4	痤疮丙酸杆菌	荧光
5	红斑	光谱成像和交叉偏振光
6	水肿	红外光谱成像
7	炎症后色素沉着	光谱成像、交叉偏振光和荧光
8	痤疮疤痕	平行偏振光
9	凸起皮损的形态学	平行偏振光

VISIA 可以检测面部油脂和毛孔，并自动分析相关参数数量、绝对分值及百分数，其中，绝对分值代表出现在选定区域的皮肤特征检测值的面积和强度，用于跟踪观察皮肤性质的改变情况，作为分析标准和数据统计。紫色斑点是对卟啉的分析，反映皮脂腺内痤疮丙酸杆菌情况，该指标还能对近期内皮肤痤疮加重的概率进行预测。

此外，在化妆品功效评价过程中，VISIA 的测量参数和其他类似仪器也有一定的相关性。在与皮肤黑色素和血红素测定仪 Mexameter® 比较研究中，VISIA 对所测量的范围选择更加准确，且结果更具可视化，缺点在于其检测范围仅限于脸部。UV 无荧光对色素沉着的观察更明显，而 UV 荧光对面部粉刺和细菌感染的量化更明确。对于皮肤纹理、皱纹的定量化分析，皮肤快速三维成像系统 Primos 更加精确，但是测试范围较小，而 VISIA 的定位更精确。本仪器所采集的图像放大后不够清晰，可以结合皮肤放大镜 I-scope 进行局部摄像并放大分析。不同的评价方法相结合，可更为客观全面地进行化妆品功效评价。

二、皮肤镜

（一）概述

皮肤镜技术（Dermoscopy）是一种在体观测皮肤表面以下微细结构的非创伤性技术，应用皮肤镜可以观察到表皮下部、真皮乳头层和真皮深层等肉眼见不到的影像结构与特征。该技术可将皮肤病学的临床宏观图像与组织病理学的微观图像科学地联系起来，对皮肤疾病进行实时动态监测与随访，从而减少不必要的活检，方便疾病的大规模普查与随访评估。目前，皮肤镜在皮肤疾病特别是色素性皮肤病的临床诊断、鉴别诊断、评价疗效、判断预后等方面均已显示了良好的应用前景[132]。近年来，在化妆品功效评价上，皮肤镜的应用也取得了一些新的进展[133~135]，有效弥补了化妆品的疗效评价中依靠肉眼或借助放大镜进行观察的缺陷，即定性描述，主观因素影响较大，缺乏客观和科学的评价指标等。采用皮肤镜进行图像摄取后，通过计算机数字图像分析可精确计算各种目标皮损的面积，实时观察化妆品应用过程中的皮肤表面形态和皮下结构的变化情况，具有客观定量、重复对比、安全可靠等优点[136]。

（二）仪器介绍

皮肤镜是利用放大原理，观察皮肤表面结构的一种皮肤显微镜技术，能将观察到的部位拍摄下来，在专业级多功能皮肤图像分析系统软件包的支持下，进行图像的存储、观察、处理、分析以及彩色图文诊断报告输出。具有终端对终端、诊断结果客观、减少人为误差、重复性好的优点[137]。

传统的皮肤镜技术需要在被测皮肤滴加油脂等浸润液以增加皮肤的透光性和减少反射光。现代皮肤镜则是通过偏振滤光片滤掉表皮的漫反射光线，选择性收集透射光线观察，无需使用浸润液。目前常用的观察设备主要包括手持式显微镜、外科立体显微镜和数码图像捕获设备 3 类，各有优缺点，可根据需要选用。

皮肤镜主要用于观察和分析皮肤的颜色和结构。常见的颜色有褐色、黑色、蓝色、蓝灰色、红色、黄色和白色。皮肤镜下所见的结构主要包括色素网状结构、点状结构、球状结构、分支条纹结构、辐射状结构、伪足、退化结构、蓝白色"面纱"、血管结构和粉刺样开口等。根据皮肤镜的基本参数和对应指征，可以诊断和鉴别诊断多种皮肤疾病，特别是色素性皮肤病。

皮肤镜的应用中，光源的选择也十分关键。其中蓝光 430~450 nm 可用于观察皮肤黑色素；绿光 500~540 nm 可用于皮肤毛细血管、血红素沉着或出血斑等的图像观察。选择相匹配的特定光源色谱，可提高皮损与非皮损区域图像的对比度，使靶目标图像更加清晰。在临床应用中，根据不同色素性皮损的特征选用相应波长的 LED 光源，结合偏振光皮肤镜图像采集技术，可有效弥补传统皮肤镜技术的不足，减少或排除了不必要的杂光反射的干扰。

皮肤镜作为一种非创性皮肤科检查手段，操作简便、适应证广、无痛，结果报告及时，且图像采集及保存方便，便于长期随访观察和病变的发展变化对比，有助于多维、立体化观察皮损的变化，为皮肤病诊断学的发展开创一个新的局面。

皮肤镜在化妆品功效评价中，兼具其临床应用中的优势和自身优点：它可以直接接触人体皮肤表面，观察结果不受体内外环境差异的影响；有客观的观测指标，可保证图像采集部位的目标前后一致性、有利于使用前后的功效对比，还可区分皮肤表面特征和较深部位的特征。因此，皮肤镜在化妆品功效评价中有着广阔的应用前景。

（三）在化妆品功效评价中的应用

1. 美白祛斑类化妆品功效评价

美白祛斑类化妆品主要针对皮肤局部区域的色素沉着，使其淡化或消退。皮肤镜对美白祛斑化妆品的功效评价除了用图像做直观对比展示，还可通过分析计算色素含量从而进行比对[138]。皮肤镜下所见的皮损图像是由表皮下多种组织结构的轮廓和色彩彼此叠加而成，其中最主要的结构成分之一是黑色素：黑色素在角质浅层呈黄色，在角质深层和表皮上层呈黑色，表皮下层呈浅棕褐色或深棕褐色，乳头层显示灰色及灰蓝色，在真皮网状层或更深层显示蓝色，如黑色素同时分布在皮损的多层并有图像叠加时也可呈黑色。血管数量的增多或扩张则显示红色。组织退化或瘢痕区域显示为白色[139, 140]。结合数字化图像处理技技术，可以对皮肤不同区域黑色素含量进行对比分析，并计算出皮损的大小和边缘情况，在不同时间点进行比较，从而评价化妆品的美白祛斑效果[141]。

因此，使用皮肤镜可以对美白祛斑类化妆品的功效进行实时的监测和评价，使得疗效信息量化，结果精确可靠。同时拍摄并储存的图片便于不同时间点的分析比较以及直观的展示效果。

2. 育发类产品功效评价

目前对于育发类产品的应用与观察以安全性评价为主，对功效性的评价研究较少。而对于其功效评价往往局限在肉眼判断或半定量方法上，其结果存在着较大的主观性和盲目性。目前，采用皮肤镜图像分析系统对使用者靶目标区皮损的宏观图像和微观图像的观察和分析，可以得到较为客观的量化结果[142]。

应用皮肤镜观察毛发，可以具体观察到毛干的直径、色泽、粗细是否均匀、末端是否异常；毛囊开口存在与否、有无黄点或黑点、毛囊口角栓等结构；皮表结构如白点、色素性网状结构、鳞屑、痂皮、脓疱；毛细血管扩张的形态和排列特点。同时结合皮肤镜图像分析系统给出客观的量化指标，主要包括靶目标区终毛根数和终毛数密度及毛发平均直径。对毛发的基础研究和育发类产品功效评价具有重要的意义。

在应用皮肤镜对头发生长和育发类产品功效判定的研究中，参照临床功效肉眼判定标准的基础上，测量受试者靶目标区的受试前后皮损宏观和微观图像的变化[143]，包括：每幅图像的终毛根数、终毛数密度（毛发根数/靶目标面积）、毛发平均直径（作为筛选终毛的依据），最后取其受试前后各次终毛图像参数的平均值。经自身对照评价功效。痊愈：≥80%以上；显效：≥60%以上；有效：≥30%以上；无效：≤30%以下。有效率为痊愈、显效及有效百分比之和。

应用皮肤镜[144]也可以对使用育发类产品后皮下血流系统和皮肤附属器的状况进行观察。通常育发类产品具有改善局部血液微循环的作用，应用皮肤镜可以观察到靶目标区的皮肤明显充血，毛细血管扩张。另外，有研究认为某些育发类产品可能是通过清除油脂和改善毛囊栓塞的方式来促进毛发生长与发育的，应用皮肤镜通常可以清晰观察到毛囊口，及油脂情况。通过在实验组与对照组使用产品前后的不同时间点进行皮肤镜的观察与图像摄取，结合图像分析系统能够客观定量地评估毛发的生长情况并对育发产品的功效可以进行实时监测和评价。

三、皮肤快速三维成像系统

（一）概述

皮肤快速三维成像系统是应用相位测量光栅投影技术对皮肤表面进行快速、无创的三维扫描技术。由于皮肤表面凹凸不平，该系统发射的条纹光照射皮肤后弯曲变形，仪器上的电荷耦合元件（CCD）摄像头能准确记录这些变化，形成被测部位皮肤的高度图。相对于经典的硅胶局部复制方法，该技术操作简单，能够在体、重复地测量表皮的粗糙度、皱纹和脂肪颗粒等生理参数。其中，皮肤粗糙度即狭义的皮肤纹理，由人皮肤表面微小的、呈多边形的皮嵴和皮沟构成，是反映皮肤光滑度和细腻度的参数。皮肤粗糙度作为皮肤表面主要的形态学特征之一，是综合评价皮肤表面状态的重要指标，广泛用于抗老化[145]和保湿类化妆品的功效评价。皮肤快速三维成像系统也能够准确测量皱纹数量、面积和体积等指标，全面客观地分析抗老化产品和临床治疗的去皱效果。

皮肤扫描仪和皮肤皱纹测试仪也可以用于测量皮肤的粗糙度和皱纹，并已广泛用于抗老化、保湿和口红类产品等功效性评价。但皮肤扫描仪仅能提供总的表面粗糙度和皱纹参数，而皮肤皱纹测试仪只能检测皱纹的面积、长度和深度。相比前两者，皮肤快速三维成像系统体统不仅能够同时测量皮肤的粗糙度和皱纹情况，且测量参数更丰富，能够更灵敏、准确观察粗糙度和皱纹的变化。

（二）仪器介绍

皮肤快速三维成像系统采用 LED 光源，利用数字微镜技术（DMD），将 LED 光源分割为红、绿和蓝三色光，再合成一束纯白色光进行条纹投影，最终获得皮肤表面的纹理信息。目前，常用的皮肤快速三维成像系统有 2 种，分别是微型单探头成像系统和 4 探头广域扫描成像系统。前者拍摄范围为 18 mm × 13 mm~40 mm × 30 mm，垂直分辨率为 2~5 μm，根据应用需要可以选择 4~8 位相移，相应的图像采集时间为 68~136ms；后者可用于全脸和身体大范围的扫描分析。

为了保证图像拍摄时不受检测部位解剖结构的影响，诸如眼角皱纹，由于解剖曲率的缘故将会导致原始图像高度差异很大，皮肤三维快速成像系统通过特别设计的辅助支撑结构进行定位。同时，根据定位结果提供合适的自由度，实现测量区域的高度范围最小化，使得重复测量的粗糙度和皱纹误差控制在容许的范围内。不仅如此，在分析阶段，对于图片中存在可能影响结果的毛发，可以通过剔除毛发功能进行清除，提高检测结果的准确性。此外，皮肤三维快速成像系统还可以通过平行条纹模式清楚发现诸如眨眼和微小移动造成的图像位移，以及设备角度的不同造成的测量位点与探头距离差异，提高拍摄图像的质量，使得最终的皮肤粗糙度和皱纹信息分析结果更为准确。

皮肤快速三维成像系统除了能够获得精确的皱纹和粗糙度测量值外，还能提供测量部位皮肤粗糙度二维曲线图，通过图像重合，可以直观的观察局部皮肤粗糙度的变化，并可以选取相应的测量工具，灵活地测量粗糙度的深度、角度和半径等参数值（图9-23）。不仅如此，该技术还能提供测量部位皱纹的三维图像，以不同颜色代表不同皱纹深度，对于阐述抗皱效果更加直观和有说服力（图9-24）。

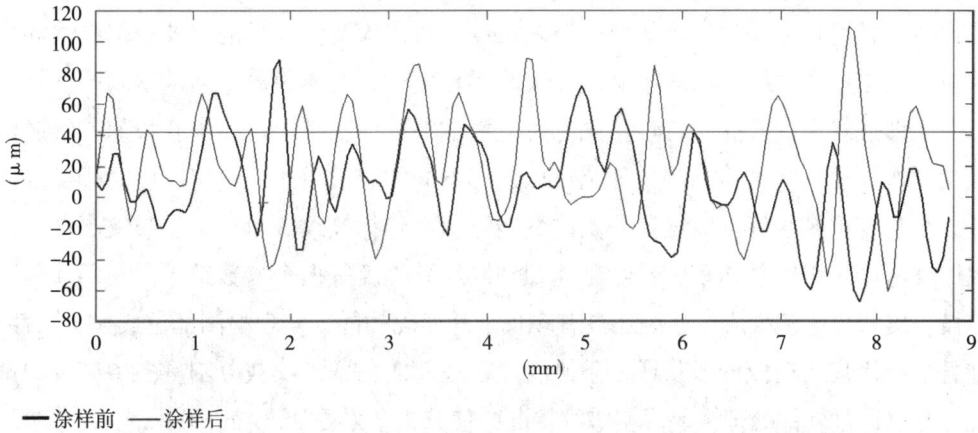

━涂样前　━涂样后

图9-23　皮肤粗糙度二维曲线图

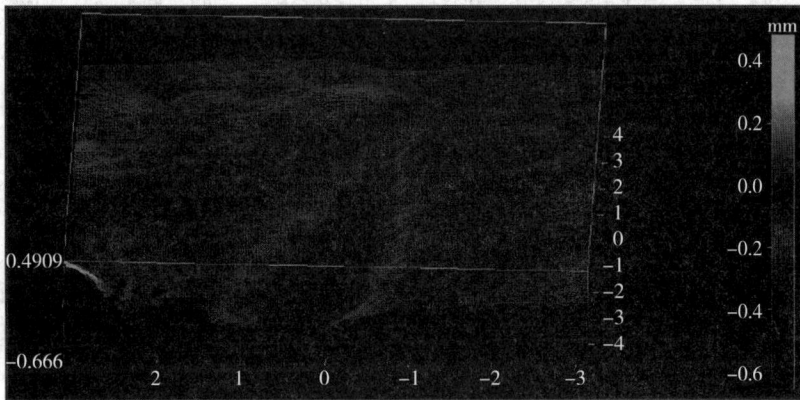

图9-24　皮肤皱纹三维图像

右侧为颜色直方图，颜色越偏向黄色表示该点皮肤位置越高于皮肤表面；反之，越偏向蓝色表示皮肤越低于皮肤表面，两者的差值即为皱纹的深度。

在粗糙度测量方面，皮肤快速三维成像系统能够提供3种模型的粗糙度参数，分别是线性粗糙度、星型粗糙度和表面粗糙度。其中线性粗糙度和星型粗糙度参数相同，为一条或多条直线区域内皮肤的粗糙程度，常用指标包括Ra、Rq、Rz、Rp、Rmax和Rt等；表面粗糙度参数包括Sa、Sq、Sz、Sp、Smax和St等，反映所选区域或整个拍摄范围内皮肤垂直方向的粗糙程度。线性粗糙度可以灵活地选择分析区域，测量结果更灵敏；而表面粗糙度更加稳定，误差更小。由于两者计算方法不同，测量参数间不具有完全可比性。

皱纹是皮肤快速三维成像系统另一个主要测量参数，目前常用的皱纹严重程度评估方法包括视觉评分法和仪器检测法。视觉评分法包括 Fitzpatrick 等提出的口周及眶周皱纹的 3 级分级，主要用于激光重塑皮肤效果评价；Lemperle 等的 5 级分级法，常用于整形美容外科皱纹改善的疗效评估。视觉评分法对于细微的皱纹变化无法评估，且对临床评估医生的经验要求较高。仪器检测法常见的有硅胶覆膜法和皮肤快速三维成像系统等。其中硅胶覆膜法操作复杂，对覆膜质量要求很高，如覆膜过程中形成气泡以及硅胶特性不同都可能影响皱纹评估结果。而皮肤快速三维成像系统操作简便，针对不同测量部位可以选择不同的定位模式，使得前后测量位置偏差最小化，重复性好。该设备一次测量能够获得包括皱纹数量、平均皱纹深度、最大皱纹深度、皱纹总体积、皱纹总面积和皱纹总长度等多个参数结果。在图片分析阶段，皮肤快速三维成像系统还具有多重图片匹配功能，实现检测部位最大一致性。并且对于因皮沟造成的 2 条或多条皱纹连在一起或一条皱纹被分割呈多条皱纹的情况，可以通过软件处理恢复真实皱纹情况，使分析结果更加准确、可靠。

目前，皮肤快速三维成像系统因其简便、快速的测量优势和准确、可靠的测量结果，已被大量应用于临床疾病的病情评估和疗效评价，如银屑病[146]和瘢痕[147~149]等。另外，该技术也被用于皮肤肿瘤形态大小量化的研究，通过动态观察面积、体积和高度等差异，为区分良恶性肿瘤提供参考。而通过观察皮肤粗糙度和皱纹的变化，该技术也被广泛应用于人体化妆品功效评价。

（三）在化妆品人体功效评价中的应用

皮肤快速三维成像系统对皮肤粗糙度和皱纹的全面、准确地的测量，使得其在抗老化和保湿等化妆品功效评价中得到了广泛应用。

1. 抗老化类妆品功效评价

皮肤三维快速成像系统能够同时测量皱纹的数量、平均深度、最大皱纹深度、皱纹总体积、皱纹总面积和皱纹总长度等皱纹参数，能多维度、准确、客观地测量皱纹的变化，已广泛用于各类抗老化类产品的功效性评价。

透明质酸是一种细胞外基质的主要成分之一[150]，在真皮代谢过程中发挥着重要作用。有研究将含 0.1% 的不同分子量（50、130、300、800 和 2000kDa）的透明质酸应用于健康受试者脸部，使用皮肤快速三维成像系统检测使用前和连续使用 2 个月后皮肤的皱纹参数，发现 50 和 130kDa 组受试者脸部的 Ra（粗糙度算术均数）和 Rz（轮廓线上皮嵴最高点和皮沟最低点之间的平均距离）值显著降低。该研究采用皮肤快速三维成像系统证实了不同分子量透明质酸对于化妆品抗皱功效的差异。

维生素 C 具有良好的抗氧化功效，一项应用皮肤快速三维成像系统检测添加有化学促渗透剂的维生素 C 精华液功效研究中，观察了使用产品后皮肤的 Ra 和 Rz 值的变化，并证实了检测数据与临床皱纹评估结果的一致性[151]。

鉴于此，皮肤快速三维成像系统在抗老化化妆品原材料开发和功效评价方面均具有良好的应用前景。

2. 保湿类化妆品功效评价

保湿类化妆品通过增加皮肤角质层含水量，减轻皮肤干燥、脱屑，让粗糙的皮肤变得光滑、柔软。应用硅胶复制技术研究证实，角质层含水量增加可降低皮肤粗糙度、减少细纹的产生。应用皮肤快速三维成像系统观察到，含有保湿剂成分的抗老化产品使用后，角质层水量与 Ra 和 Rz 之间显示出良好的负相关性，说明该检测技术可间接反映角质层含水量。因此，应用皮肤快速三维成像系统检测皮肤粗糙度和皱纹系数变化，科学地评价产品的保湿效果，为保湿类化妆品的功效评价方法提供了新的手段。

3. 抗痤疮类化妆品

抗痤疮产品作为市场热销的化妆品之一，目前该类化妆品的功效性评价方法包括痤疮丙酸杆菌抑制试验和皮损严重程度评价等。针对痤疮皮损临床表现——粉刺、丘疹、脓疱、囊肿和结节等。皮肤快速三维成像系统通过检测面部多个区域的表面粗糙度，能综合反映丘疹、脓疱、结节，乃至粉刺等痤疮临床症状的改善情况，结合激光散斑全帧血流灌注成像系统，可以全面评价抗痤疮产品的抗炎和去角质化等功效。

四、皮肤超声检测仪

（一）概述

肉眼可见是皮肤病的特性之一。因此，早期的临床工作中，皮肤科医生主要依靠临床表现对疾病进行诊断。但临床医生无法肉眼判断皮下病变情况，限制了临床诊断的准确性。皮肤超声检测仪能够快速、安全地提供大量皮肤病皮下病变信息，越来越得到皮肤科医生关注。

早期的超声诊断仪主要用于脏器的检测，由于分辨率低，无法检测皮肤生理结构的变化。直到 1975 年中心频率达到 7.5MHz 的高频超声检测仪问世，开启了超声检测仪在皮肤科的应用。1979 年 Miller 首次应用 15MHz 脉冲超声检测皮肤厚度，随后 15~20MHz 超声诊断仪发展成熟。在过去的 20 多年里，25MHz 超声检测仪被广泛用于手术前肿瘤边缘定位和炎症性皮肤病进程的动态监测。同时，也被用斑贴试验和结核菌素试验结果的客观评判。在皮肤超声图谱中，表皮为最上层薄的线状强回声带，真皮为中高回声区域。由于分辨率不高，25MHz 超声诊断仪仍无法区分表皮各层结构。近年来，中心频率高达 100MHz 超声技术也取得成功，但由于检测深度仅为 2 mm，且成本高昂，限制了其在临床中的应用。

皮肤超声检测仪、反射式共聚焦扫描显微镜和光学相干层析成像技术等均可用于测量皮肤厚度。皮肤超声检测仪优势在于可同时检测皮肤致密度，并且能够灵活地选择测量任何靶区域的皮肤厚度和致密度。相关研究显示，随着表皮和真皮含水量的增加，表皮、真皮的厚度和密度相应增加；但随着年龄的增长，表皮的厚度逐渐降低。基于的上述皮肤生理特征，皮肤超声检测仪可用于相关化妆品功效性评价。

（二）仪器介绍

皮肤超声检测仪利用各层皮肤声学特征的不同，获得皮肤的断面图像。目前，常用的皮肤超声检测仪的中心频率范围从 5~150MHz，扫描深度最低为 2 mm，最深 > 3 cm，轴向分辨率为 0.4 mm~11 μm。随着中心频率的增加，分辨率提高，但扫描深度随之降低。因此，需要根据检测目的的不同，选择合适频率的超声扫描仪。

常用的皮肤检测仪具有两种分析模式，即 A 模式和 B 模式。其中 A 模式以波形图形式提供皮肤厚度信息；B 模式为二维平面彩图形式，主要提供皮肤各层声像学信息，用于测量皮肤密度和观察各种病变的深度、大小等信息。正常皮肤的超声影像图表现为表皮层呈高回声，真皮层呈中高回声，皮肤下组织呈低回声。随着皮肤老化或局部病变，在表皮与真皮回声带之间将产生一条低回声带，其厚度和密度受皮肤老化程度及病变严重程度影响，可能与表皮过度增生、角化不全、炎性细胞浸润和表皮水肿有关。而在 B 模式下，可以清晰观察并准确地测量出皮肤低回声带的厚度和面积，为皮肤老化和相关研究提供客观评价数据。

随着皮肤超声学特征的不断更新，加之该技术无创、廉价、快速和安全性的优点，使得皮肤超声检测仪越来越得到皮肤科医生的青睐，并为患者所接受。目前已广泛用于基底细胞癌[152]、恶性黑素瘤[153]和日光性角化病等皮肤肿瘤的辅助诊断。此外，在肿瘤切除术中，皮肤超声检测仪可用于手术边界的确定[154~156]，提高手术切除的准确性。并且通过连续观察，可以早期发现肿瘤复发迹象，及时进行干预。

皮肤超声检测仪不仅具有常规超声仪器风险低、无创伤性及可重复性高等优点，还具备高分辨率，广泛用于术前确定皮肤肿瘤边缘，评估各种炎症性、纤维化性皮肤疾病的严重性和治疗效果。此外，皮肤超声检测仪在整形美容治疗方案选择和美容效果评价方面显示出很高的应用价值。通过术前观察皮下脂肪的分布，选择合适的抽脂部位，可以有效提高美容效果[157]。而通过超声定位，也可清楚观察皮下填充物位置是否正确，并可通过连续监测，确定植入手术效果[158]。

（三）在化妆品功效评价中的应用

目前相对于皮肤超声诊断仪在临床及美容领域的普遍应用，该技术在化妆品功效性评价方面的应用还处于起步阶段。皮肤厚度、致密度和皮下低回声带作为重要的皮肤生理参数，与表皮含水量、皮肤老化以及炎症等密切相关，将成为化妆品的"热点"评价指标。在保湿类、抗老化和健美类等化妆品的功效性评价中具有广阔的应用前景。

1. 保湿类化妆品功效评价

相关研究已证实，随着水合量的增加，表皮层和真皮层的厚度和密度均相应增加。因此，通过测量和比较皮肤各层厚度和密度的变化，可以评价保湿类化妆品的功效性。同时，通过观察真皮厚度和密度的变化，还可以评价保湿类化妆品的深层补水功效。

2. 抗老化类化妆品功效评价

促进胶原蛋白和弹性蛋白的合成，是抗老化妆品的主要作用机制之一。相关研究显示，随着真皮上层胶原蛋白变性加重，以及真皮乳突粘多糖堆积和水肿，皮下低回声带的厚度增加。相反，随着皮肤的老化，表皮的厚度和致密度随之降低[159]。因此，比较抗老化产品使用前后，皮下低回声带、表皮厚度和致密度的变化，可以客观地评价抗老化妆品的效果。皮肤超声检测仪的应用，不仅进一步丰富了评价皮肤老化的参数，也为抗老化化妆品的功效评价提供了一种新的方法。

3. 健美类化妆品功效评价

健美类化妆品主要通过促进皮肤脂肪代谢，帮助人体保持和调节局部完美形态。因此，皮下脂肪厚度的变化是衡量健美类化妆品功效的主要指标之一。由于脂肪组织含水量低，在皮肤超声检测仪（5MHz 或 7.5MHz）检测时，皮肤下脂肪组织呈相对低回声，其内散在有强回声条索，与前方的皮肤及后方的肌肉有明显的界限。通过测量一个部位或多个部位的皮下脂肪厚度可用于客观评价健美化妆品的功效性。

4. 抗痤疮化妆品功效评价

相关调查研究显示，痤疮皮损部位真、表皮厚度高于正常皮肤，但真、表皮致密度低于正常部位。随着痤疮症状的改善，皮损部位的皮肤的厚度和致密度与正常皮肤之间的差异性减小。因此，利用皮肤超声检测仪测量皮损部位皮肤厚度和致密度的变化，可用于抗痤疮类化妆品功效的客观评价。

5. 化妆品透皮吸收评价

皮肤厚度和致密度参数不仅在化妆品功效评价中具有很高的应用价值，该参数也是影响经皮分配系数的主要因素之一，与化妆品的透皮吸收和使用效果相关。因此，测量皮肤的厚度和致密度对于化妆品的透皮吸收评价和研发工作具有重要的指导意义。

随着皮肤超声扫描仪技术的发展，其分辨率也将得到更大的提高，也更有利于新的皮肤生理参数的开发。因此，皮肤超声诊断仪在化妆品功效性评价中的应用价值将更深入地探讨开发。

五、反射式共聚焦扫描显微镜

（一）概述

20 世纪 90 年代中期，以哈佛大学医学院 Anderson R.R. 等为首的研究团队通过对激光共聚焦扫描显微镜的改造，首次实现了对在体皮肤进行无创、实时、动态成像，由此奠定了其在皮肤科推广应用的基础。1997 年首台商用化的皮肤科专用反射式共聚焦扫描显微镜问世，随后该技术不断得到改进，而无创性也使其具备高依从性，使得反射式共聚焦扫描显微镜在皮肤科得到了迅速推广应用。

随着化妆品市场的迅猛发展和消费者美容观念的改变，人们越来越重视化妆品的功效性。由于化妆品是一种多原料复方配剂，单一原料的功效性不能代表终产品的功效，体外实验的结果也不完全反映体内使用后的效果。因此，体内试验对于化妆品功效性评价有着不可替代的意义。反射式共聚焦扫描显微镜利用高分辨率和能深入真皮的优势，可直观地观察黑素细胞的密度和分布位置变化以及真皮浅层纤维形态的改变，更有利于在皮肤外观未发生改变时，早期评估美白和抗老化等化妆品的功效。

（二）仪器介绍

反射式共聚焦扫描显微镜由点光源、样品和探测器组成，点光源照射待检组织，来自组织的散射光经过特殊装置过滤，只允许焦点反射的光线被探测器接受，获得被测对象不同深度皮肤组织的灰度图像。该设备单次最大扫描范围为 0.5 mm × 0.5 mm，最大深度为 150 μm，横向分辨率 < 1.25 μm，纵向分辨率 < 5.0 μm。由于细胞内不同物质的反射系数不同，如黑素、角蛋白等反射系数越高，图像越明亮，反之越暗。反射式共聚焦扫描显微镜能够清晰显示细胞形态特征、黑素细胞密度和分布，以及真皮浅层纤维组织的形态等。

反射式共聚焦扫描显微镜具有类似临床 CT 的断层扫描功能，获得不同深度皮肤的横断面图像，故又被称为"皮肤 CT"。目前，皮肤 CT 已被广泛应用于皮肤科疾病的辅助诊断和疗效评估。其中"真皮乳突环"是反射式共聚焦扫描显微镜最重要的参数之一，相对于角质层细胞，黑素细胞的折光率更高，位于真表皮交界处的由黑素细胞形成高折光的环状结构即为"真皮乳突环"。该结构不仅是判断扫描位置的主要参照物，也是直观评价皮肤颜色的重要参数，在临床疾病诊断中具有重要价值。此外，正常皮肤棘层细胞在反射式共聚焦扫描显微镜下呈现为中等折射率的颗粒状包浆和低折射率的中央暗色胞核构成的多边形形状，规则地排列成典型的"蜂窝状"结构，伴随着细胞形态和分布的异常，该结构出现紊乱和消失，是诊断很多皮肤疾病的依据之一。实际临床应用中，基于真皮乳突环结构的完整性、有无缺失、黑素细胞的分布位置的变化，以及蜂窝状结构是否正常，反射共聚焦扫描显微镜已广泛用皮肤色素异常性皮肤病[160,161]、皮肤肿瘤[162~164]和炎症性皮肤病[165~168]的辅助诊断。

多种图像获取模式是反射式共聚焦扫描显微镜的另一个特点。当需要观察"局部"组织病理性改变时，可选取单帧图像拍摄模式，该模式有利于"固定"病变证据和量化某些评价参数；在某些疾病诊断，如脂溢性角化、银屑病和扁平疣疾病诊断中采用 Vivablock 横断面完全扫描模式更有利发现病变特征，以及皮损涉及的范围；Vivastack 纵切面逐层扫描模式可以根据需要选择拍摄深度和每层间隔距离，准确掌握病变位的位置和累及深度，在色素沉着性皮肤病的鉴别诊断中具有重要的应用价值。同时，利用软件还可以对纵切面扫描图像进行三维重构，获得的三维图像对于临床疾病诊断、教学和科研均具有很高的应用价值。此外，反射共聚焦扫描显微镜还具有录像功能，能实时观察血流情况。

细胞水平的分辨率和灵活的拍摄模式，以及实时、无创、安全的特点，使得反射式共聚焦扫描显微镜很容易被接受，从而广泛用于皮肤病临床的诊断。年来，随着反射式共聚焦扫描显微镜临床应用的不断推广，越来越多的炎症性皮肤病典型特征被发现，为炎症性皮肤病的鉴别诊断、发病机制研究和药效评价提供了新的手段。

反射式共聚焦扫描显微镜在临床诊断和基础研究方面的广泛应用和不断发掘，特别是在色素性疾病和光老化治疗效果方面的研究进展，也为其在化妆品功效评价中应用中奠定了基础。

（三）在化妆品人体功效评价中的应用

自 20 世纪末应用于皮肤科临床以来，反射式共聚焦扫描显微镜已经形成比较完备的皮肤结构参数，如表皮角质形成细胞形态、黑色素细胞结构和分布、真皮浅层血管血流和纤维形态特征等。上述各皮肤结构参数的建立为其在人体化妆品功效评价中的应用奠定了基础。目前，反射式共聚焦扫描显微镜应用于化妆品功效性评价的研究尚未见报道，但该技术所检测的皮肤相关特征，为其在美白、抗老化和保湿类等化妆品无创性人体评价中的应用提供了可能。

1. 美白祛斑类化妆品功效评价

黑色素的含量及分布是决定皮肤颜色的最主要因素之一。通过观察和分析观察黑素细胞的数量、亮度和分布位置的变化，可以准确、直观地评价皮肤颜色的变化。目前，常用的皮肤色差计、皮肤黑素和血红素测定仪以及数码相机图像色彩分析，能客观快速地测量皮肤颜色，是美白祛斑类产品人体功效性评价最常用的检测仪器。但上述仪器评价皮肤颜色具有一定的滞后性，仅对皮肤颜色进行评估，并未能从皮肤结构上反映黑素细胞的变化。反射式共聚焦扫描显微镜能准确获取黑素细胞的分布信息，借助图像分析软件能够定量分析不同位置的黑素细胞的数量和灰度值，能早期、灵敏地评估美白化妆品的功效性。

2. 抗老化类化妆品功效评价

目前采用的皮肤皱纹参数和弹性参数能比较全面地定量评价抗老化化妆品的功效性，但其检测结果受测量环境因素和受试者的体位等因素的影响。二者的主要病理基础是皮肤胶原和弹性纤维减少、变化或排列紊乱。通过反射式共聚焦扫描显微镜可观察上述病理改变，其特征为真皮浅层呈网格状的细小纤维结构消失，取而代之的是呈片状或束状结构。通过比较应用抗老化产品使用前后真皮浅层纤维结构的变化，可直观评价产品的效果。结合皮肤皱纹和弹性参数，有助于明确抗老化产品的作用机制。

3. 保湿类化妆品功效评价

分析皮肤角质层含水量的变化，是评价化妆品保湿效果的经典方法之一。反射式共聚焦扫描显微镜并不能直接测量角质层含水量，但该技术能够提供高分辨率的角质层图像，清晰地显示出使用保湿产品后皮沟变化，较深皮沟构成的斜方形皮野中细线数量改变，从结构上直观反映保湿产品的效果，为保湿产品的功效评价提供了组织学上的评价方法。

4. 敏感性皮肤用化妆品功效评价

研究表明[169]，敏感性皮肤者棘层蜂窝状结构紊乱的比例显著高于非敏感性皮肤人群，且该参数受外界环境和操作者间差异的影响小，不同研究之间具有更好的可比性。因此，通过观察比较敏感性皮肤用化妆品使用前后，棘层蜂窝状结构紊乱比例下降程度，可作为敏感性皮肤用化妆品的功效性评价的手段。

5. 发用类化妆品功效评价

针对不同类型脱发的发病机制，常用的育发类化妆品主要通过改善微循环、营养毛囊、调节和抑制皮脂分泌等途径促进头发生长。头发脱落计数和毛囊计数是目前常用的育发产品功效性评价方法，其中毛囊计数对在功效评价中尤为重要。反射式共聚焦扫描显微镜不仅能够精确计算单位面积内毛囊数量，还能观察毛囊有无栓塞，能更准确评价育发类化妆品的功效性。而基于清晰观察毛囊状况，该设备也可以准确地评估脱毛类产品功效性。

目前，该技术在人体化妆品功效评价中应用尚处于起步阶段，很多评价参数还需要进一步完善。特别是相关参数的量化方面，在充分利用现有图像分析软件进行定量分析的同时，针对反射式共聚焦显微镜的图像特征，开发专用的分析软件，以提高分析的准确性，进一步推动该技术在化妆品功效性评价中的应用。

六、光学相干断层扫描

（一）概述

传统的对皮肤组织结构的观察，通常是通过组织取样后以病理检测的技术来完成。现代 X-CT、MRI 技术以及图像成像技术的发展，使无创性观察皮肤结构成为可能。光学相干断层扫描技术（Optical Coherence Tomography，简称 OCT）是近年来发展较快的一种的新型层析成像技术，该技术可以精确的对组织各层结构进行成像，便于观察内部结构变化，图像分辨率可以达到微米级。在生物组织活体检测和成像方面具有广泛的应用前景。随着该技术的不断发展成熟，目前该设备不仅可对眼睛、皮肤部位的组织结构进行成像，还可以观察血流分布状态，从而应用于药物透皮吸收以及化妆品功效评价等方面的研究。

（二）仪器介绍

光学相干断层扫描是一种新型非接触性光学影像诊断技术，利用干涉成像的原理，将光源发出的光线分成两束，一束发射到被测物体（组织），这段光束被称为信号臂，另一束到参照反光镜，称为参考臂。然后把从组织（信号臂）和从反光镜（参考臂）反射回来的两束光信号叠加。当信号臂和参考臂的长度一致时，就会发生干涉。从组织中反射回来的光信号随组织的形状而显示不同强弱。该信号与从反光镜反射回来的参考光信号叠加，光波定点一致时信号增强（增加干涉），光波定点方向相反时信号减弱（削减干涉）。形成干涉的条件是频率相同，相位差恒定。利用干涉原理，OCT 比较标准光源与反射信号以增强单一反射，减弱散射光线的放射。由于干涉只发生在信号臂和参考臂长度相同时，所以改变反光镜的位置，就改变了参考臂的长度，则可以得到不同深度的组织的信号[170]。这些光信号经过计算机处理便可得到组织断层图像。由于 OCT 使用近红外线，在成像深度相同的情况下，OCT 较超声仪具有更高的分辨率（< 10 μm）。

VivoSight Scanner 是英国 Michelson Diagnostics 公司研发的一种高分辨率多光束光学相干断层扫描仪，是目前唯一一个被 FDA 批准用于医疗用途的皮肤 OCT。其扫描范围为 6 mm×6 mm，分辨率< 7.5 μm，能够很好的观察至皮下 1.2~1.8 mm 深的皮肤组织结构。该仪器不仅可对皮肤组织结构进行成像，而且其基于光学多普勒层析成像技术并结合了多普勒测速来测量皮肤组织中离散空间位置的血细胞移动速度。可以捕捉到血流速率低至 20 mm/s 的微血管血流。同时配合专有软件分析，可分析得到皮肤表面的粗糙度、表皮厚度、血流信号以及衰减系数等信息。

当发射光从皮肤表面穿透皮肤组织时，光线随着被吸收或散射，光线强度随深度而减小。一般来说，对光吸收更多的组织会显得更暗，而散射更多的组织会显得更亮。近红外光能被皮肤中的物质吸收，其中最重要的成分是水。血液含有大量的水，所以血管显示出的颜色会深（图 9-25）。此外，干性皮肤可能比潮湿的皮肤吸收性差。光的波长是影响吸收量的关键因素，OCT 使用 1200~1300 nm 的"吸水窗"，以最大化穿透深度。一些使皮肤脱水的化学物质，例如甘油或一些醇类可能会减少吸收从而导致深度穿透增加。近红外光也可以被皮肤中的结构散射。如果光线向 OCT 扫描仪"漫反射"，则会被检测到，并将在图像中显示为亮的区域。角蛋白是强烈散射物质，因此富含角蛋白的结构通常显得更亮。此外，还有一些实验证据表明，致密胶原蛋白可能比正常或非结构胶原蛋白更强烈地散射。实际应用中 OCT 图像中可见的皮肤层可能更亮或更暗，因为它们中具有不同量的角蛋白或其他散射物质。细胞的形状也可能是对散射量的影响。例如，健康皮肤组织中的细胞水平排列或聚集成紧密的整体，而异常或者疾病的皮肤细胞则没有规律，因此与健康组织相比，疾病组织在 OCT 图像中显得较暗。

图 9-25　OCT 检测结果图

（三）在化妆品评价中的应用

OCT 分辨率高，操作快速灵活，近年来，已广泛应用于包括皮肤、心血管、胃肠道和口腔科等多个研究领域，并成功应用于眼部疾病的临床诊断。OCT 的分辨率和检测深度使其非常适合于皮肤的相关检测与研究[171~173]。VivoSight OCT 将光学相干断层扫描与多普勒进行结合，不仅能对皮肤结构进行成像，而且可以显示皮肤的血管信息，进一步提升了 OCT 在皮肤疾病诊断以及化妆品功功效评价领域的应用。

1. 皮肤厚度改变的检测

OCT 可以精确的显示皮肤组织的结构图像，而且根据不同皮肤结构对光的反射不同，可以得到不同皮肤结构的图像，在专用软件中可以准确测量皮肤表皮、真皮甚至角质层的厚度。因此该设备可以用于测量使用化妆品前后皮肤厚度的改变情况。

2. 抗皱类化妆品功效评价

VivoSight OCT 可以扫描 6 mm × 6 mm 面积的皮肤，由于其扫描时从皮肤最外表开始，因此可以得到该区域皮肤最外层的形态结构图，根据需要可以对该部位皮肤表面的纹理进行分析。该设备带有专用的分析软件，可以对皮肤表面的纹理情况进行分析，分析结果为常用的描述皱纹严重程度的参数，因此也可以用于对化妆品的抗皱效果的评价。

3. 敏感性皮肤用化妆品功效评价

敏感性皮肤抵抗异源物质能力低，常表现为皮肤炎症所致毛细血管扩张、血流分布异常等。该设备可以对扫描区域内不同深度皮肤血流进行成像，因此可以定量的对毛细管扩张、血流分布异常进行检测。从而对宣传改善敏感性皮肤的化妆品进行功效评价。

4. 化妆品的透皮吸收评价

当皮肤组织中有其他药物或者化妆品组分时，OCT 图像会发生相应改变。如皮肤组织中液体成分增加时，OCT 图像中该组织颜色显示会加深，而且这种改变随着渗透深度而不同[174]。该仪器可以通过比较不同深度皮肤组分颜色的改变，对化妆品或药物在皮肤中的透皮吸收情况进行评估。

目前 OCT 已广泛应用于皮肤、心血管、消化系统、口腔和眼科等多个临床及研究领域，具有较为广泛的应用价值。

参考文献

［1］蒀茂强，辛淑君，Peter M Elias．皮肤表面 pH 值及其临床意义［J］．中国皮肤性病学杂志，2007，21：503-505．

［2］Berardesca E．EEMCO guidance for the assessment of stratum corneum hydration：electrical methods［J］．Skin Res Technol，1997，3：126-132．

［3］中华人民共和国工业和信息化部. 化妆品保湿功效评价指南: QB/T 4256–2011［S］. 北京: 2011.

［4］Rogiers V. EEMCO Guidance for the Assessment of Transepidermal Water Loss in Cosmetic Sciences［J］. Skin Pharmacol Appl Skin Physiol, 2001, 14: 117–128.

［5］Piérard G E. EEMCO guidance for the assessment of skin colour［J］. J Eur Acad Dermatol Venereol, 1998, 10: 1–11.

［6］Piérard G E. EEMCO guidance to the in vivo assessment of tensile functional properties of the skin. Part 2: Instrumentation and Test Modes［J］. Skin Pharmacol Appl Skin Physiol, 2001, 14: 52–67.

［7］Ma L, Tan Y, Zheng S, et al. Correlation study between image features and mechanical properties of Han Chinese facial skin［J］. Int J Cosmet Sci, 2017, 39: 93–100.

［8］Saedi N, Petrell K, Arndt K, et al. Evaluating facial pores and skin texture after low–energy nonablative fractional 1440–nm laser treatments［J］. J Am Acad Dermatol, 2013, 68: 113–118.

［9］孟如松, 赵广. 皮肤镜图像分析技术的基础与临床应用［J］. 临床皮肤科杂志, 2008, 37: 264–267.

［10］Seidenari S, Giusti G, Bertoni L, et al. Thickness and Echogenicity of the Skin in Children as Assessed by 20–MHz Ultrasound［J］. Dermatology, 2000, 201: 218–222.

［11］Rajadhyaksha M, Grossman M, Esterowitz D, et al. In Vivo Confocal Scanning Laser Microscopy of Human Skin: Melanin Provides Strong Contrast［J］. J Invest Dermatol, 1995, 104: 946–952.

［12］Ma YF, Yuan C, Jiang WC, et al. Reflectance confocal microscopy for the evaluation of sensitive skin［J］. Skin Res Technol, 2017, 23: 227–234.

［13］Welzel J. Optical coherence tomography in dermatology: a review［J］. Skin Res Technol, 2001, 7(1): 1–9.

［14］Feingold K. The outer frontier: the importance of lipid metabolism in the skin［J］. J Lipid Res, 2009, 50Suppl: S417–S422.

［15］Camera E, Ludovici M, Galante M, et al. Comprehensive analysis of the major lipid classes in sebum by rapid resolution high–performance liquid chromatography and electrospray mass spectrometry［J］. J Lipid Res, 2010, 51: 3377–3388.

［16］Son T, Han B, Jung B, et al. Fluorescent image analysis for evaluating the condition of facial sebaceous follicles［J］. Skin Res Technol, 2008, 14: 201–207.

［17］KR Smith, DM Thiboutot. Thematic review series: skin lipids. Sebaceous gland lipids: friend or foe?［J］. J Lipid Res, 2008, 49: 271–281.

［18］A Ezerskaia, SF Pereira, HP Urbach, et al. Quantitative and simultaneous non-invasive measurement of skin hydration and sebum levels［J］. Biomed Opt Express, 2016, 7：2311-2320.

［19］AB Stefaniak, JD Plessis, SM John, et al. International guidelines for the in vivo assessment of skin properties in non-clinical settings：part 1. PH［J］. Skin Res Technol, 2013, 19：59-68.

［20］Youn SH, Choi CW, Choi JW, et al. The skin surface pH and it's different influence on the development of acne lesion according to gender and age［J］. Skin Res Technol, 2013, 19：131-136.

［21］Schmid-Wendtner MH, Korting HC. The pH of the skin surface and its impact on the barrier function［J］. Skin Pharmacol Physiol, 2006, 19：296-302.

［22］Kim SA, Kim BR, Chun MY, et al. Relation between pH in the Trunk and Face：Truncal pH Can Be Easily Predicted from Facial pH［J］. Ann Dermatol, 2016, 28：216-221.

［23］焦志鑫, 王瑜, 王小艺, 等. 基于 R etinex 图像增强算法的面部皮肤光泽度评价研究［J］. 日用化学工业, 2015, 45：443-446.

［24］延在昊, 高雅倩, 孔令义, 等. 含黑老虎提取物护肤品的美白功效观察［J］. 中国皮肤性病学杂志, 2015, 29：528-530.

［25］郭建美, 孙楠, 仲少敏, 等. 含神经酸胺及白鹤灵芝草的产品对于干性皮肤屏障功能的影响［C］. 全国中西医结合皮肤性病学术年会论文汇编, 2013：156-157.

［26］高雅倩, 金银珠, 孙楠, 等. SPLIT-FACE 模式评价肌底液产品对抗衰老护肤品的增效作用［J］. 中国美容医学, 2014, 23：640-644.

［27］Lee DE, Huh CS, Ra J, et al. Clinical Evidence of Effects of Lactobacillus plantarum HY7714onSkinAging：A Randomized, Double Blind, Placebo-Controlled Study［J］. J Microbiol Biotechnol, 2015, 25：2160-2168.

［28］Seo SR, Kang NO, Yoon MS, et al. Measurements of scar properties by SkinFibroMeter$^®$, SkinGlossMeter$^®$, and Mexameter$^®$ and comparison with Vancouver Scar Scale［J］. Skin Res Technol, 2017, 23：295-302.

［29］Tang YL, He Y, Shao HW, et al. Skin temperature oscillation model for assessing vasomotion of microcirculation［J］. Acta Mech Sin, 2015, 31：132-138.

［30］She YF, Ma LX, Zhu J, et al. Comparative study on skin temperature response to menstruation at acupuncture points in healthy volunteers and primary dysmenorrhea patients［J］. J Tradit Chin Med, 2017, 37：220-228.

［31］许雅芳, 胡琼. 冬季皮肤温度变化对周围神经传导速度的影响及护理干预［J］. 中国临床神经科学, 2011, 19：299-301.

［32］木明江·依沙克. 膝关节皮肤温度及 sICAM-1 在诊断全膝关节置换术后感染中的价值［D］. 浙江大学，2014.

［33］王峥，白姣姣，李晶，等. 对社区糖尿病人群足部皮肤温度的调查研究［J］. 护理研究，2008，22：458-459.

［34］De Paepe K1，Lagarde JM，Gall Y，et al. Microrelief of the skin using a light transmission method［J］. Arch Dermatol Res，2000，292：500-510.

［35］Ali A，Akhtar N，Chowdhary F. Enhancement of human skin facial revitalization by moringa leaf extract cream［J］. Postepy Dermatol Alergol，2014，31：71-76.

［36］Pena Ferreira MR，Costa PC，Bahia FM. Efficacy of anti-wrinkle products in skin surface appearance：a comparative study using non-invasive methods［J］. Skin Res Technol，2010，16：444-449.

［37］吴严，李远宏，舒春梅. 护肤品对面部皮肤影响的量化评价［J］. 中国美容医学，2007，16：789-792.

［38］汪秀平. 抗皱护肤品的保湿性、弹性与纹理功效的相关性研究［C］. 第二届中国中医美容与体质养颜学术研讨会论文集，2012：17-21.

［39］HouserT，ZerweckC，GroveG，et al. ShadowanalysisviatheCK Visioline：Atechnicalnote［J］. Skin Res Technol，2017，5：1-5.

［40］余慧，李琼，张婉萍，等. 3 种保湿剂对皮肤性能影响研究［J］. 日用化学工业，2013，43：139-143.

［41］阮靖. 各类手部湿疹指甲的形态学特点［D］. 安徽医科大学，2012.

［42］阮靖，王学民. 不同年龄的唇部纹理分析［J］. 临床皮肤科杂志，2011，40：715-718.

［43］邹颖，王学民，吴琰瑜，等. 妊娠纹的评价方法学研究［J］. 临床皮肤科杂志，2012，41：399-402.

［44］EseobarChavez JJ，MerinoSanjuan V，LopezCervantes M，et a1. The tape-stripping technique as amethod for drug quantification in skin［J］. J Pharm Pharm Sci，2008，11：104-130.

［45］张蕾. 皮肤角质层粘贴技术及其应用［J］. 中国美容医学，2012，21：873-875.

［46］王曦，李利. 皮肤角质粘贴技术与临床应用［J］. 皮肤病与性病，2011，33：151-152.

［47］Black D，Boyer J，Lagarde JM. Image analysis of skin scaling using D-Squame samplers：comparison with clinical scoring and use for assessing moisturizer efficacy［J］. Inter J Cosme Sci，2006，28：35-44.

［48］Kim JH，Kim BY，Choi JW，et a1. The objective evaluation of the severity of psoriatic scales with desquamation collecting tapes and image analysis［J］. Skin Res Technol，2011，3：1-8.

［49］李利，黄俊，张大为，等. 1% 线状透明颤菌面霜在中国女性敏感性皮肤的功效与耐受性评

价［J］. 中华医学美学美容杂志，2006，12：195-197.

［50］Pierard Franchimont C, Pierard GE, Vroome V, et al. Comparative antidandruff efficacy between a tar and a non tar shampoo［J］. Dermatology，2000，200：181-184.

［51］Weigmann HJ, de Sainte Claire MS, Schanzer S, et al. Determinationof theprotectionefficacyandho mogeneityof thedistributionofsunscreens applied onto skin pre-treated with cosmetic products［J］. Skin Res Technol，2012，18：245-250.

［52］Lademann J, Jacobi U, Surber C. The tape stripping procedure-evaluation of some critical parameters［J］. Eur J Pharm Biopharm，2009，72：317-323.

［53］Galzote C, Estanislao R, Suero MO, et al. Characterization of facial skin of various Asian populations through visual and non-invasive instrumental evaluations：influence of seasons［J］. Skin Res Technol，2014，20：453-462.

［54］叶聪秀，赖维，易金玲，等. 润唇类化妆品唇部保湿功效评价方法的研究［J］. 中国美容医学，2010，19：75-77.

［55］王昌涛，王双，潘妍，等. 化妆品保湿功效评价研究［J］. 日用化学品科学，2010，33：32-35.

［56］袁超，王学民，谈益妹. 保湿剂短期内对乳酸刺痛者皮肤屏障的修复作用［J］. 中国美容医学，2011，20：1121-1123.

［57］黄晓凤，王银娟，郭美华，等. 旁氏无暇透白日霜改善黄褐斑及其皮肤屏障功能的疗效观察［J］. 皮肤病与性病，2014，36：125-128.

［58］杨文林，尹嘉文，杨健，等. 保湿剂对成人轻度特应性皮炎皮肤角质层神经酰胺含量的影响［J］. 中国皮肤性病学杂志，2016，30：981-984.

［59］刘方，孙晓岩，张秀英，等. 两种维生素 E 乳剂保湿性的比较［J］. 中国中西医结合皮肤性病学杂志，2014，13：156-158.

［60］周笑同，郭建美，陶荣，等. 含透明质酸及白藜芦醇成分护肤品对干性皮肤屏障功能的影响［J］. 实用皮肤病学杂志，2016，9：175-179.

［61］Pinnagoda J, Tupker RA, Agner T, et al. Guidelines for transepidermal water loss（TEWL）measurement. A report from the Standardization Group of the European Society of Contact Dermatitis［J］. Contact Dermatitis，1990，22：164-178.

［62］Rogiers V1，EEMCO Group. EEMCO guidance for the assessment of transepidermal water loss in cosmetic sciences［J］. Skin Pharmacol Appl Skin Physiol，2001，14：117-128.

［63］Farahmand S, Tien L, Hui XY, et al. Measuring transepidermal water loss：a comparative in vivo study of condenser-chamber, unventilated-chamber and open-chamber systems［J］. Skin Res Technol，2009，15：392-398.

[64] Lu N, Chandar P, Tempesta D, et al．Characteristic differences in barrier and hygroscopic properties between normal and cosmetic dry skin．Ⅰ．Enhanced barrier analysis with sequential tape–stripping [J]．Int J Cosmet Sci，2014，36：167–174．

[65] 任海毅，董银卯，孟宏，等．芦荟保湿活性成分筛选及皮肤适应性研究 [J]．中国实验方剂学杂志，2013，19：252–256．

[66] 余慧，李琼，张婉萍，等．3种保湿剂对皮肤性能影响研究 [J]．日用化学工业，2013，43：139–143．

[67] 李晓芹，郑利，倪梦嘉．丝素共混膜在化妆品保湿效果评价中的应用初探 [J]．香料香精化妆品，2013：42–44．

[68] 袁超，谈益妹，杨丽洁，等．霏丝佳Ａ．Ｉ．对干燥皮肤屏障修复的研究 [J]．中国美容医学，2011，20：1756–1758．

[69] 谈益妹，王学民，樊国彪，等．不同配比生理性脂质对皮肤屏障功能修复作用的比较 [J]．中国美容医学，2011，20：1726–1729．

[70] ShahidullahM, Raffle EJ, Rimmer AR, et al．Transepidermal water loss in patients with dermatitis [J]．Br J Dermatol，1969，81：722–730．

[71] Hon KE, Wong KY, Leung Tf, et al．Comparison of Skin Hydration Evaluation Sites and Correlations among Skin Hydration, Transepidermal Water Loss, SCORAD Index, Nottingham Eczema Severity Score, and Quality of Life in Patients with Atopic Dermatitis [J]．Am J Clin Dermatol，2008，9：45–50．

[72] Chao Y, Ying Z, Yao XQ, et al．Properties of Skin in Chinese Infants：Developmental Changes in Ceramides and in Protein Secondary Structure of the Stratum Corneum [J]．Biomed Res Int，2017，2017：3594629．

[73] GaoY, Wang X, Chen S, et al．Acute skin barrier disruption with repeated tape stripping：an in vivo model for damage skin barrier [J]．Skin Res Technol，2013，19：162–168．

[74] Pie´rard GE．EEMCO guidance for the assessment of skin colour．J Eur Acad Dermatol Venereol，1998，10：1–11．

[75] 宋为民，潘虹，沈静，等．两种皮肤颜色测量仪器间测量参数的相关性研究 [J]．中国中西医结合皮肤性病学杂志，2010，9：409–411．

[76] Martijn van der Wal, Monica Bloemen, Pauline Verhaegen, Objective Color Measurements：Clinimetric Performance of Three Devices on Normal Skin and Scar Tissue [J]．J Burn Care Res，2013，34：e187–194．

[77] 李玲，苏瑾，李竹．采用Lab色度系统评价某种美白化妆品的美白功效 [J]．环境与职业医学，2003，20：28–30．

［78］Yilmaz KU, Zengin Y, Ercisli S, et al．Biodiversity, Ex-Situ Conservation and Characterization of Cornelian Cherry（Cornus Mas L．）Genotypes in Turkey［J］．J Biotechnol Biotec Eq, 2009, 23：1143-1149．

［79］刘娜，王学民，陈力，等．日光对暴露皮肤颜色参数的影响［J］．中华医学美学美容杂志，2007, 13：34l-344．

［80］刘玮，王学民，赖维，等．四城市407例女性皮肤颜色测定和分级［J］．中华皮肤科杂志，2005, 38：772-773．

［81］Chardon A, Cretois I, Hourseau C．Skin colour typology and suntanning pathways［J］．Int J Cosmet Sci, 1991, 13：191-208．

［82］程英，王学民，袁肖海．皮肤颜色客观评估方法的比较［J］．临床皮肤科杂志，2005, 34：424-426．

［83］Park ES, Na JI, Kim SO, et al．Application of a pigment measuring device – Mexameter® – for the differential diagnosis of vitiligo and nevus depigmentosus．Skin Res Technol, 2006, 12：298-302．

［84］Angelova-Fischer I, Neufang G, Jung K, et al．A randomized, investigator-blinded efficacy assessment study of stand-alone emollient use in mild to moderately severe atopic dermatitis flares［J］．J Eur Acad Dermatol Venereol, 2014, 28Suppl 3：9-15．

［85］Atochin DN, Murciano JC, Gürsoy-Özdemir Y, et al．Mouse Model of Microembolic Stroke and Reperfusion［J］．Stroke, 2004, 35：2177-2182．

［86］Bolay H, Reuter U, Dunn AK, et al．Intrinsic brain activity triggers trigeminal meningeal afferents in a migraine model［J］．Nat Med, 2002, 8：136-142．

［87］Okuno T, Sugiyama T, Kohyama M, et al．Ocular blood flow changes after dynamic exercise in humans［J］．Eye, 2006, 20：796-800．

［88］Briers JD, Fercher AF．Retinal blood-flow visualisation by means of laser speckle photography［J］．Invest Ophthalmol Vis Sci, 1982, 22：255-259．

［89］Cheng H, Luo Q, Liu O, et al．Laser Speckle Imaging of Blood Flow in Microcirculation［J］．Phys Med Biol, 2004, 49：1347-1357．

［90］Kubota J．Effects of diode laser therapy on blood flow in axial pattern flaps in the rat model［J］．Lasers Med Sci, 2002, 17：146-153．

［91］卢天健，徐峰．皮肤的力学性能概述［J］．力学进展，2008, 38：393-426．

［92］Berardesca E, Maibach HI, Wilhelm KP．Non Invasive Diagnostic Techniques in Clinical Dermatology［M］．Springer, 2014：315

［93］Rao S, Muia F, Bennett S, et al．Improving barrier function to address premature ageing．Personal

Care February，2014．

［94］Kirkham S, Lam S, Nester C, et al．The effect of hydration on the risk of friction blister formation on the heel of the foot［J］．Skin Res Technol，2014，20：246-253．

［95］唐莉，李利．皮肤弹性无创性评价及在皮肤科的应用［J］．中国美容医学杂志，2007，16：710-712．

［96］Augustyniak A, Rotsztejn H．Nonablative fractional laser treatment for the skin in the eye area - clinical and cutometric analysis［J］．J Cosmet Dermatol，2016，15：399-401．

［97］刘国宁，陈斌．皮肤老化中弹性组织变性机制的研究进展［J］．临床皮肤科杂志，2013，42：325-328．

［98］陆绮，赵晖，穆阳．复方当归提取物对皮肤抗氧化作用实验研究［J］．中国美容医学杂志，2007，16：1574-1576．

［99］牛文霞，曹艳亚，符移才，等．化妆品保湿和皮肤弹性间的关系初探［J］．香料香精化妆品，2014，（4）：53-58．

［100］田富饶，杨兰花，程树军．含桑叶和荔枝核提取物的眼霜对皮肤保湿性能和弹性的临床研究［J］．华南国防医学杂志，2014，28：863-865．

［101］刘辅仁．实用皮肤科学［M］．北京：人民卫生出版社，2005．

［102］Verhaegen PD1，Res EM, van Engelen A, et al．A reliable, non-invasive measurement tool for anisotropy in normal skin and scar tissue［J］．Skin Res Technol，2010，16：325-331．

［103］Paye M, Macmary S, Elkhyat A, et al．Use of the Reviscometer for measuring cosmetics-induced skin surface effects［J］．Skin Res Technol，2007，13：343-349．

［104］蔺茂强，宋顺鹏，Peter M．Elias．皮肤共振传导时间的测量及其意义［J］．中国皮肤性病学杂志，2010，24：766-768．

［105］Ruvolo EC Jr, Stamatas GN, Kollias N．Skin viscoelasticity displays site-and age-dependent angularanisotropy［J］．Skin Pharmacol Physiol，2007，20：313-321．

［106］张玲，王文君．中药延缓皮肤老化作用的研究进展［J］．中西医结合学报，2009，7：276-279．

［107］Ma L, Tan Y, Zheng S, et al．Correlation study between image features and mechanical properties of Han Chinese facial skin［J］．Int J Cosmet Sci，2017，39：93-100．

［108］Vexler A, Polyansky I, Gorodetsky R．Evaluation of skin viscoelasticity and anisotropy by measurement of speed of shear wave propagation with viscoelasticity skin analyzer［J］．J Invest Dermatol，1999，113：732-739．

［109］Sugawara T, Kikuchi K, Tagami H, et al．Decreased lactate and potassium levels in natural moisturizing factor from the stratum corneum of mild atopic dermatitis patients are involved with the reduced hydration state [J]. J Dermatol Sci, 2012, 66 : 154–159.

[110] Sakai S, Sasai S, Endo Y, et al. Characterization of the physical properties of the stratum corneum by a new tactile sensor [J]. Skin Res Technol, 2010, 6 : 128–134.

[111] Sugawara T, Kikuchi K, Tagami H, et al. Decreased lactate and potassium levels in natural moisturizing factor from the stratum corneum of mild atopic dermatitis patients are involved with the reduced hydration state [J]. J Dermatol Sci, 2012, 66 : 154–159.

[112] Duliń ska-Molak IL, Pasikowska M, Pogoda K, et al. Age-Related Changes in the Mechanical Properties of Human Fibroblasts and Its Prospective Reversal After Anti-Wrinkle Tripeptide Treatment [J]. Int J Pept Res Ther, 2014, 20 : 77–85.

[113] Pootongkam S, Asawanonda P. Purpura-free treatment of lentigines using a long-pulsed 595 nm pulsed dye laser with compression handpiece : a randomized, controlled study [J]. J Drugs Dermatol, 2009, 8 : S18–24.

[114] Yu CS, Yeung CK, Shek SY, et al. Combined infrared light and bipolar radiofrequency for skin tightening in Asians [J]. Lasers Surg Med, 2007, 39 : 471–475.

[115] Kulick MI, Gajjar NA. Analysis of histologic and clinical changes associated with Polaris WR treatment of facial wrinkles [J]. Aesthet Surg J, 2007, 27 : 32–46.

[116] Taylor S, Westerhof W, Im S, et al. Noinvasive techniques for the evaluation of the skin [J]. J Am Acad Dermatol, 2006, 54 : S282–90.

[117] Costa A1, Moisés TA, Cordero T, et al. Association of emblica, licorice and belides as an alternative to hydroquinone in the clinical treatment of melasma [J]. An Bras Dermatol, 2010, 85 : 613–620.

[118] Demirli R, Otto P, Raviviswanathan MS, et al. RBX ™ Technology Overview [J]. 1988.

[119] 陈兰. 黄褐斑的健康管理及临床疗效观察 [J]. 医学美学美容（中旬刊）, 2014, (11) : 126–126, 127.

[120] 温竹, 黄正梅, 高艳玲, 等. VISIA 全脸分析与黑红色素测定相结合评价化妆品的美白功效 [J]. 日用化学品科学, 2009, 32 : 23–26.

[121] Chajra H, Redziniak G, Auriol D, et al. Trihydroxybenzoic acid glucoside as a global skin color modulator and photo-protectant [J]. Clin Cosmet Investig Dermatol, 2015, 8 : 579–589.

[122] Saedi N, Petrell K, Arndt K, et al. Evaluating facial pores and skin texture after low-energy nonablative fractional 1440–nm laser treatments [J]. Am Acad Dermatol, 2013, 68 : 113–118.

[123] Chan NP, Shek SY, Yu CS, et al. Safety study of transcutaneous focused ultrasound for non-invasive skin tightening in Asians [J]. Lasers Surg Med, 2011, 43 : 366–375.

[124] Yu CS, Yeung CK, Shek SY, et al. Combined infrared light and bipolar radiofrequency for skin

tightening in Asians ［J］. Lasers Surg Med, 2007, 39 : 471–475.

［125］回蔷, 穆晓驰, 常鹏, 等. 射频技术用于面部年轻化的疗效观察 ［J］. 中国美容整形外科杂志, 2016, 27 : 407–409.

［126］吕佩红. 贵阳地区 104 名中老年健康女性面部皮肤老化相关因素的分析 ［D］. 贵阳医学院, 2013.

［127］Kulick MI, Gajjar NA. Analysis of histologic and clinical changes associated with Polaris WR treatment of facial wrinkles ［J］. Aesthet Surg J, 2007, 27 : 32–46.

［128］Shigeki, Inui, Ayako, Mori, et al. Reduction of conspicuous facial pores by topical fullerene : possible role in the suppression of PGE2production in the skin ［J］. Journal nanobiotechnol, 2014, 12 : 6.

［129］Ma L, Tan Y, Zheng S, et al. Correlation study between image features and mechanical properties of Han Chinese facial skin ［J］. Int J Cosmet Sci, 2017, 39 : 93–100.

［130］Patwardhan SV, Kaczvinsky JR, Joa JF, et al. Auto–classification of acne lesions using multimodal imaging ［J］. Drugs Dermatol, 2013, 12 : 746–756.

［131］Georgios N, Kollias SN. Pathogenesis and Treatment of Acne and Rosacea ［M］. Verlag Berlin Heidelberg. Springer, 2014 : 331–340.

［132］孟如松, 孟晓, 赵广, 等. 偏振光皮肤镜图像技术对头面部肿瘤的诊断价值 ［J］. 中华医学美学美容杂志, 2008, 14 : 177–179.

［133］孟如松, 蔡瑞康, 赵广, 等. 皮肤图像分析系统对祛斑类化妆品功效评价的研究 ［J］. CT 理论与应用研究, 2002, 11 : 20–25.

［134］程艳, 王超, 王星, 等. 斑化妆品功效评价 ［J］. 日用化学工业, 2006, 36 : 384–387.

［135］朱卫江, 韩启明, 曹丽蒙, 等. 计算机图像分析系统评价驱虫斑鸠菊软膏治疗白癜风的疗效观察 ［J］. 中国医院用药评价与分析, 2008, 8 : 297–298.

［136］孟如松, 蔡瑞康, 赵广, 等. 皮肤镜图像分析技术在育发类产品的功效评价研究 ［J］. CT 理论与应用研究, 2010, 19 : 71–76.

［137］陶丽莉, 刘洋, 吴金昊, 等. 化妆品美白功效评价方法研究进展 ［J］. 日用化学品科学, 2015, 38 : 15–21.

［138］郭海, 王莹. 皮肤镜在皮肤科的应用进展 ［J］. 中国中西医结合皮肤性病学杂志, 2016, 15 : 125–127.

［139］D'Oyly–Claridge E. Developing a predictive model of human skin colouring ［J］. Proc SPIE Med Image, 1996, 27 : 814–825.

［140］欧阳军. 古代对皮肤美容中药的应用 ［J］. 成都中医学院学报, 1990, 13 : 18–21.

［141］Wang SQ, Rabinovitz H, Kopf AW, et al. Current technologies for the in vivo diagnosis of cutaneous melanomas [J]. Clin Dermatol, 2004, 22 : 217-222.

[142] 孟如松, 赵广, 蔡瑞康, 等. 偏振光皮肤镜图像分析技术在临床上开发应用的研究 [J]. CT 理论与应用研究, 2009, 18 : 88-93.

[143] 孟如松, 蔡瑞, 康赵广, 等. 皮肤镜图像分析技术在育发类产品的功效评价研究 [J]. CT 理论与应用研究, 2010, 19 : 71-76.

[144] Van Neste MD. Assessment of hair loss : Clinical relevance of hair growth evaluation methods [J]. Clin Exp Dermatol, 2002, 27 : 358-365.

[145] Griffiths CE. The clinical identification and quantification of Photodamage [J]. Br J Dematol, 1992, 127 : 37-42.

[146] Ahmad Fadzil MH, Prakasa E, Asirvadam VS, et al. 3D surface roughness measurement for scaliness scoring of psoriasis lesions [J]. Comput Biol Med, 2013, 43 : 1987-2000.

[147] Barolet D, Boucher A. Prophylactic low-level light therapy for the treatment of hypertrophic scars and keloids : a case series [J]. Lasers Surg Med, 2010, 42 : 597-601.

[148] Chapas AM, Brightman L, Sukal S, et al. Successful treatment of acneiform scarring with CO2ablative fractional resurfacing [J]. Lasers Surg Med, 2008, 40 : 381-386.

[149] Xu TH, Chen JZ, Li YH, et al. Split-face study of topical 23. 8% L-ascorbic acid serum in treating photo-aged skin [J]. J Drugs Dermatol, 2012, 11 : 51-56.

[150] Pavicic T, Gauglitz GG, Lersch P, et al. Efficacy of cream-based novel formulations of hyaluronic acid of different molecular weights in anti-wrinkle treatment [J]. J Drugs Dermatol, 2011, 10 : 990-1000.

[151] Bloemen MC, van Gerven MS, van der Wal MB, et al. An objective device for measuring surface roughness of skin and scars [J]. J Am Acad Dermatol, 2011, 64 : 706-715.

[152] Uhara H, Hayashi K, Koga H, et al. Multiple hypersonographic spots in basal cell carcinoma [J]. Dermatol Surg, 2007, 33 : 1215-1219.

[153] Harland CC, Kale SG, Jackson P, et al. Differentiation of common benign pigmented skin lesions from melanoma by high-resolution ultrasound [J]. Br J Dermatol, 2000, 143 : 281-289.

[154] Nassiri-Kashani M, Sadr B, Fanian F, et al. Pre-operative assessment of basal cell carcinoma dimensions using high frequency ultrasonography and its correlation with histopathology [J]. Skin Res Technol, 2013, 19 : 132-138.

[155] 卢漫, 岳林先, 戴耕武, 等. 皮肤恶性肿瘤术前超声检查的临床价值 [J]. 中国超声医学杂志, 2010, 26 : 359-362

[156] Marmur ES, Berkowitz EZ, Fuchs BS, et al. Use of high-frequency, high-resolution ultrasound before Mohs surgery [J]. Dermatol Surg, 2010, 36 : 841-847.

［157］De Lucia Rolfe E, Sl igh A, Finucane FM, et al. Ultrasound measurements of visceral and subcutaneous abdominal thickness to predict abdominal adiposity among older men and women ［J］. Obesity（Silver Spring）, 2010, 18：625-631.

［158］Josse G, H aftek M, Gensanne D, et al. Follow up study of dermal hyaluronic acid injection by high frequency ultrasound and magnetic resonance imaging ［J］. J Der atol Sci, 2010, 57：214-216.

［159］Gniadecka M, Jemec GB. Quantitative evaluation of chronological ageing and photoageing in vivo：studies on skin echogenicity and thickness ［J］. Br J Dermatol, 1998, 139：815-821.

［160］赖来桂, 许爱娥. 几种色素减退性皮肤病的共聚焦激光扫描显微镜图像特点 ［J］. 中华皮肤科杂志, 2011, 44：273-275.

［161］Lai LG, Xu AE. In vivo reflectance confocal microscopy imaging of vitiligo, nevus depigmentosus and nevus anemicus ［J］. Skin Res Technol, 2011, 17：404-410.

［162］Scarff CE. Reflectance confocal microscopy of cutaneous tumors：an atlas with clinical, dermoscopic and histological correlations ［J］. Australas J Dermatol, 2009, 50：152-152.

［163］Nori S, Rius-Díaz F, Cuevas J, et al. Sensitivity and specificity of reflectance-mode confocal microscopy for in vivo diagnosis of basal cell carcinoma：a multicenter study ［J］. J Am Acad Dermatol, 2004, 51：923-930.

［164］孔令卓, 吴信峰. 反射式共聚焦扫描显微镜在乳房外 Paget 并的应用进展 ［J］. 国际皮肤性病学杂志, 2017, 43：14-16.

［165］Ulrich M, González S, Lange-Asschenfeldt B, et al. Non-invasive diagnosis and monitoring of actinic cheilitis with reflectance confocal microscopy ［J］. J Eur Acad Dermatol Venereol, 2011 25：276-284.

［166］Ardigo M, Cota C, Berardesca E, et al. Concordance between in vivo reflectance confocal microscopy and histology in the evaluation of plaque psoriasis ［J］. J Eur Acad Dermatol Venereol, 2009, 23：660-667.

［167］胡亚莉, 马秋茹, 王砚宁. 扁平苔藓皮损组织共聚焦激光扫描显微镜特征分析 ［J］. 实用皮肤病学杂志, 2013, 6（1）：19-21.

［168］Astner S, González S, Gonzalez E. Noninvasive evaluation of allergic and irritant contact dermatitis by in vivo reflectance confocal microscopy ［J］. Dermatitis, 2006, 17：182-191.

［169］Ma YF, Yuan C, Jiang WC, et al. Reflectance confocal microscopy for the evaluation of sensitive skin ［J］. Skin Res Technol, 2017, 23：227-234.

［170］Jon H. OCT technology development：Where are we now? A commercial perspective ［J］. J Biophoton, 2009, 2：347-352.

［171］Ulrich M, Themstrup L, Carvalho N, et al. Dynamic Optical Coherence Tomography in Dermatology［J］. Dermatology, 2016, 232：298-311.

［172］Gambichler T, Moussa G, Sand M, et al. Applications of optical coherence tomography in dermatology［J］. J Dermatol Sci, 2005, 40：85-94.

［173］Martina U, Lotte T, Nathaliede C, et al. Dynamic optical coherence tomography in dermatology［J］. Dermatology, 2016, 232：298-311.

［174］Sattler E, Kaestle R, Rothmund G, et al. Confocal laser scanning microscopy, optical coherence tomography and transonychial water loss for in vivo investigation of nails［J］. Br J Dermatol, 2012, 166：740-746.

第十章　功效性化妆品的监管

第一节　概述

化妆品的功效是其存在的基础，对化妆品应当具有什么功效的不同认识决定了化妆品不同的发展方向。一种观点认为由于皮肤的屏障功能，营养物质不易通过表皮进入皮肤深层，而采用各种方式改变皮肤的通透性具有安全性风险，化妆品不宜采用。化妆品应当是传统意义上的滋润皮肤、防止皮肤失水干燥，化妆品的发展方向就是开发更温和的原料、更科学的配方及生产工艺，使化妆品具有更好的亲肤性。另一种观点认为通过现代科技可以使营养成分通过表皮进入皮肤深层，可以在保障安全的条件下，开发具有调整皮肤深层机能作用的化妆品。目前，两类产品均有较大的市场空间，大多数国家或者地区的政府监管部门也是要求化妆品企业保证产品使用安全，并不干预产品朝哪个方向发展。

政府管理部门对化妆品，包括对功效性化妆品监管的目的首先是保障消费者使用安全，而从产品安全性以及保护消费者不受虚假宣称的误导出发，也会对产品的功效给予必要的关注。如防晒化妆品的防晒作用既是产品的功效也与消费者使用安全密切相关，没有功效的防晒化妆品会给消费者造成安全性危害。而保湿化妆品如果没有宣称的保湿功效则会耽搁消费者选用具有相应功效的产品，只是造成的危害没有防晒功效那么明显。另外，政府部门通过对产品功效的关注可以发现不法企业为了达到所宣称的功效添加违禁物质。总的来说，政府部门一般不会通过直接检测化妆品是否具有所宣称功效的方式对化妆品进行监管，而是会检查企业是否有相应的数据支持其功效宣称，让消费者自己选择所需要的产品。

我国对化妆品实施备案与注册管理，这是化妆品监管的重要环节，也是做好化妆品卫生监督管理工作的基础，对化妆品日常卫生监督管理和突发安全事件的应对亦具有重要作用。

第二节 化妆品监管法律法规

一、国外化妆品监管法律法规

（一）美国化妆品监管法律法规

美国化妆品的法规和安全性是建立在企业自律的基础之上，无需食品和药品管理局（FDA）进行事前审批。在美国，管理化妆品和药物的法律基础是1938年的联邦《食品药品和化妆品法案》（《FD& C法案》）。《FD&C法案》规定化妆品和药品不能掺假伪劣和错误标注，也就是说，化妆品按照预期用途使用必须是安全的，并且必须进行正确的标注。出售化妆品和药品的公司有责任使其产品符合所有相关的法规并确保使用者的安全。否则，将会导致FDA以错误标注或产品掺假伪劣对责任者进行制裁。

美国的监管政策是以法律形式建立的，即由国会表决通过，经由总统签署生效的法律条款。与化妆品有关的法规就是《FD&C法案》。FDA是美国卫生与公众服务部的下属机构，负责《FD&C法案》的实施，通过保证食品、药品和化妆品的质量、安全性和有效性来保护美国消费者的利益。由于《FD&C法案》相对笼统，因此FDA通过发布规章、指南、政策声明、函件和讲话来为《FD&C法案》的具体实施提供框架。其中，规章用于正式贯彻实施《FD&C法案》，具有法律约束力，在《联邦规章法典》（CFR）中发布。CFR每年更新一次，将此前12个月内发布的规章收录其中。指南是用于解释规章的技术或政策性文件，并且代表着FDA在某个问题上的最新的思想。虽然指南没有法律约束力，但是它们对于了解FDA实行的标准提供了有用的参考。以上全部资料，包括FDA官员的讲话及函件都可以通过FDA网站（www.fda.gov）获得，或通过《信息自由法》获得。

规章的实施是由FDA的科学家们来完成的。FDA食品安全与应用营养学中心（CFSAN）负责化妆品的安全性和标注的管理，而FDA药品评价与研究中心（CDER）则负责处方药、非处方药和非专利药的管理。FDA希望公司能够完全遵循与它们的产品有关的全部规章。如果某家公司没有遵守规章，FDA拥有多种途径来促使产品符合法规要求。这些途径包括：与公司的讨论、正式的FDA警告信、对生产设施的检查、对市售化妆品的检查以及更加严厉的手段，例如扣押化妆品，并停止其销售。

FDA 主要负责化妆品和非处方药的标签管理,另一个政府机构,联邦贸易委员会(FTC)主要负责化妆品和非处方药的广告管理。FTC 主要负责对不正当和欺诈性行为的管制。所有广告宣传必须真实可靠、不带有误导性,并且必须有可以证明其宣传合理性的依据。在进行宣传之前,公司必须证实这些宣传的正确性,化妆品的广告宣传只有在有数据支持时才可以做出。FTC 负责监控刊载的(例如,产品标签、杂志、因特网)或播放的(例如收音机、电视)产品宣传,并且将对做虚假或者无确实根据的宣传的公司采取行动。有时,针对化妆品和药品欺骗性声明的行为,FDA 和 FTC 会采取联合行动,特别是涉及产品标签上的宣传时。

由于 FDA 不对化妆品的有效性和安全性或其标签进行审批,生产者对其化妆品的安全性、产品成分及产品与规章的相符负有完全的责任。所有的化妆品,即使是从美国以外进口的,都会以这种同样的方式加以管理。只要化妆品符合所有适用的美国法规,就可以合法地进行销售。

《FD&C 法案》禁止掺假伪劣或者错误标注的化妆品和药品在各州之间进行交易。关于掺假伪劣或者错误标注的规定如下:

1. 掺假伪劣的情形

(1)产品或者容器中含有有毒或有害的物质,这些物质在使用时可能引起危害;煤焦油染发剂除外。

(2)含有污秽、腐烂或被分解的物质。

(3)含有不安全或非法的色素添加剂。

(4)在不卫生的条件下生产、包装或存储。

2. 错误标注的情形

(1)标注是虚假的或具有误导性。

(2)标签没有包括必要的标签内容和警示用语。

(3)容器的制作、成形或填充的方式能使人产生误解。

(4)包装或者标签违反了《防止有毒物包装法案》。

3. 有关原则

(1)化妆品成分对于其预期用途而言是安全的。

(2)化妆品的预期用途与化妆品的定义是一致的。

(3)化妆品的标注与广告正确无误。

(4)化妆品具有优良的品质。

(5)化妆品符合全部适用的美国法律的要求。

（二）欧盟化妆品监管法律法规

欧盟化妆品监管法规始于 1976 年的《欧盟化妆品规程》，该规程发布后，历经多次修改和补充，一直是指导欧盟成员国进行化妆品监管的法律依据。2009 年，欧盟又发布了《欧盟化妆品法规》，现已取代原规程，作为欧盟化妆品监管的基础法律。法规体现了原规程的主要制订原则，对其进行了完善，进一步加强了其约束力。各成员国不需要将其转换，直接适用于本国。此外，法规还强制性规定了在欧盟生产及上市的化妆品及其原料均不得进行动物试验。

无论是规程还是法规，其目的都是确保化妆品消费者的人身安全。其核心理念是一体化，消除技术法规壁垒，以促进产品在欧盟成员国之间以公平的方式自由流通。建立一个统一的市场，并使法规在各成员国国家法规中得到统一的推广实施。在法规实施上，如果出现任何偏差或不同操作都将造成商品流通的障碍，并为不公平竞争创造条件。

立法过程中的关键点是要意识到化妆品管理的特有情况，以及因为化妆品具有特定的作用和组成成分，所以需要明确特别的措施进行监管。法规首要的目的是在各个方面维护公众的健康，其中包括向潜在的消费者提供正确的信息。在法规讨论过程中，工业界代表也参与进来，这样可以依靠工业界的实际经验和专长确保讨论具有建设性和成效性。人们早已认识到，化妆品的安全性应当由生产者或进口商负责。让公司承担这样的职责是为了保证上市产品的高质量，并为消费者提供更高水平的保护；欧盟化妆品市场的安全记录和不断扩大的消费群体已充分证明了上述观点的正确性。在建立法规时的另一项重要概念是消除技术性贸易壁垒，并摒弃过时的观点和数据资料；法规提供了一套程序，用以确保及时和经常地采纳技术知识的进步，这样就可使人们广泛预见到科学技术的发展，如皮肤生物学和生物工程学方面的进展。成员国与欧盟委员会之间为此进行的紧密合作体现在"技术进步采纳委员会"中，并且几乎每年都要对法规进行更新。

（三）日本化妆品监管法律法规

日本是除我国之外，目前世界上对化妆品保留注册许可制的为数不多的国家之一。我国 9 大类特殊品中有 6 类在日本作为医药部外品进行管理。九类特殊品中的"美乳"、"健美"在日本化妆品和医药部外品中，没有相对应的类别。而"防晒"在日本属于普通化妆品。抗痤疮、晒美（无 SPF）、晒后修护（无 SPF）在我国属于普通化妆品，在日本则归为医药部外品。

在日本，关于化妆品的最高法律是药事法。除了药事法，有关化妆品的法律还有很多。化妆品的制造销售业者，从化妆品的计划、研究到销售、废弃，相关的所有业务都必须遵守法规制度。日本有关法规制度的主要内容如下：

1. 对化妆品的制造销售业者的要求

（1）将化妆品销售给销售店或消费者的行为，即将化妆品销售到市场时，需要制造销售的许可。制造销售业中必须配置制造销售总负责人、品质保证负责人、安全管理负责人。制造销售总负责人对化妆品的市场销售负最终的责任。药事法实施规则中，规定了制造销售总负责人要遵守的事项。

a. 要精通关于品质管理及制造销售后相关业务的法令及实际业务，公正且恰当地进行该业务。

b. 为公正且恰当地进行业务，当认为需要时，对制造销售业者用书面写出必要意见，其复印件要保存 5 年。

c. 品质保证负责人及安全管理负责人之间要谋求相互紧密的合作。

（2）根据厚生劳动省令而进行化妆品及医药部外品（以下简称"医药部外品等"）制造销售的业者，为恰当且顺利地进行品质管理业务，必须制定关于以下步骤的文件（以下简称"品质管理步骤书"）。关于销售到市场时进行记录的步骤：

a. 关于确保恰当地制造及品质管理的步骤。

b. 关于与品质有关的情报及品质不良时进行处理的步骤。

c. 关于回收处理的步骤。

d. 关于文件及记录的管理的步骤。

e. 其他必须有的品质管理的步骤。

（3）基于上述品质管理业务步骤书的内容，医药部外品等的制造销售业者，必须进行以下业务：

a. 要做关于销售到市场的记录。

b. 制造销售业者要确认制造销售的医药部外品是恰当且顺利制造的，并做记录。

c. 当得到关于与产品有关的品质等情报时，要进行该情报的相关事项对人的健康是否有影响的评价和原因调查，需要改善时，要制定所需的措施并做记录。

d. 要将第二条的情报中关于确保安全措施的信息，毫不拖延地用书面提供给制造销售后安全管理标准第十四条中准用的第十三条第二项规定的安全管理负责人（在以下各章中，简称为"安全管理负责人"）。

e. 当判明制造销售的医药部外品等为品质不良或有这种可能时，要立刻采取回收等必要的措施并做记录。

f. 进行其他与品质管理业务相关的所需业务。

在此，医药部外品等的制造销售业者，在将品质管理业务步骤书放在制造销售总负责人进行其业务的办公室的同时，还要将其复印件放在进行品质管理业务的其他办公室中。

2. 对化妆品标识的要求

（1）关于化妆品、医药部外品的主要标识，药事法、公平竞争规约规定如下：

a. 制造业者或进口销售业者的姓名或名称及地址〔平成 17 年（2005 年）4 月 1 日 随着修改药事法的实施，制造业者或进口销售业者统一变更为制造销售业者〕。

b. 在医药部外品的情况下，"在医药部外品"的文字。

c. 名称

d. 制造编号和制造记号

e. 重量、容器或个数等内容量

f. 成分的名称

g. 使用期限

h. 取得外国制造许可者的姓名及居住国的名称及国内管理人的姓名及地址。

i. 用法、用量及其他使用及操作上需注意的事项、标准中规定的事项（关于使用上的注意事项，有日本化妆品工业联合会制定的有关表示的自主标准）。

（2）在化妆品标识的公平竞争规约实施规则中，规定了每种化妆品应表示的使用上的注意事项。

a. 儿童用化妆品。这是儿童用化妆品，必须在保护者的监护下使用。

b. 香波。香波误入眼内时，请立刻用流动水冲洗。

c. 塑料袋或类似的东西使用时，请避开眼睛周围。

d. 整发剂。若沾染到树脂的梳子或眼镜上有可能变色，因此请擦干净。

e. 防晒化妆品。"本品请每 2~3 小时重新涂抹"或"用毛巾擦拭过肌肤后，请重新涂抹。"

f. 喷雾化妆品。只能正立使用的产品，表示为"请勿倒置使用"或"请头部朝上使用"。

关于其他的化妆品的表示，在公平交易协会的规定、消防法、高压气体保全法、日本化妆品工业联合会指南等中都有规定。

3. 对医药部外品的管理

在药事法中规定化妆品是指"为了清洁人的身体、美化、增加魅力、改变容貌或保持皮肤或毛发的健康而在身体上涂抹、散布或用其他与此类似的方法为使用目的的产品，是对人体作用缓和的产品"。在制造销售化妆品时，每个产品的制造销售意图都要向都道府县提出申请。另一方面，还规定医药部外品是指"以下所载的内容为目的，且对人体作用缓和的、非机械器具等及符合这些标准的、厚生劳动大臣指定的产品"，具体的有口中清凉剂、腋臭防止剂、生发剂、除毛剂、染发剂、烫发用剂、药用化妆品等。为制造销售医药部外品，每个产品都必须向都道府知事或厚生劳动大臣提出申请并得到许可。即关于医药部外品要经都道府知事或厚生动大臣审查。提出申请的产品是否能被批准为医药部外品，其前提是每个产品的使用目的是药事法规定的范围内，要根据其成分、含量、功能、效果、用法、用量、剂型等综合判断。

医药部外品的必要审查项目如下所示：

（1）销售名称。

（2）成分及含量或本质；配方成分的名称、含量、规格及配方目的。

（3）制造工艺。

（4）用法及用量。

（5）功能或效果。

（6）储藏方法及有效期。

（7）规格及试验方法。

二、我国化妆品监管法律法规

我国化妆品监管从 20 世纪 80 年代开始逐步走上法制化轨道，对化妆品的管理一直是由多部门、多个法规和多个标准进行管理的。2013 年，国务院机构改革，将化妆品监管职能划归国家食品药品监督管理总局，但相应的法律法规制尚在制修订过程中，未能完全整合为系统的化妆品监管法律法规体系。本书主要介绍《化妆品卫生监督条例》及与之相关的法律性文件。

（一）化妆品卫生监督条例

1. 制定的历史背景

随着我国改革开放，人民生活水平的日益提高，化妆品已进入普通百姓家庭，成为增进人们身心健康的生活必需品。由于化妆品市场的繁荣，经营者为了追求暴利，不顾消费者的身心健康，生产劣质化妆品充斥市场，严重损害了消费者健康，与此同时化妆品的卫生安全性也逐渐引起人们的重视。而化妆品卫生管理却处于缺乏统一法规、多部门多头管理的混乱局面。为改变这一状况，20 世纪 80 年代后期各省相继制定了地方性法规、规章和管理办法。1986 年 10 月上海市出台了《上海市化妆品卫生监督办法》，1987 年北京市人民政府发布了《关于化妆品卫生监督管理的暂行规定》，以后辽宁、黑龙江、山东、吉林、宁夏、河南等省市相继发布了化妆品管理办法。截止到 1989 年，全国已有 8 个省（市）颁布了政府文件，17 个省（市）颁布多部门联合起草的管理办法，9 个省（市）卫生部门发布了化妆品管理规定。这些地方性法规、规章，对促进本地区化妆品生产、经营的管理，提高产品质量，保证人民健康起到了积极的作用。

由于化妆品市场的规范管理受地方法规局限性的影响。各地对化妆品生产、经营的管理卫生要求和方法不一致，甚至受地方保护等因素的影响，存在一系列卫生问题。因此，制定我国化妆品卫生管理法规，规范化妆品市场，依法管理化妆品生产经营活动，确保消费者身体健康是非常必要的。为此，1985 年 7 月卫生部组织了《化妆品卫生监督条例》《化妆品卫生标准》等系列的起草工作。并征集了各省、市卫生部门化妆品卫生调查及各地对化妆品卫生管理方面的经验，广泛听取有关方面意见，同时参考了日本、英国、美国、阿根廷等国以及我国台湾省的化妆品法规，经反复修改完善，1989 年 9 月 26 日经国务院批准，由卫生部颁布，自 1990 年 1 月 1 日起在全国施行。这是第一部化妆品卫生监督管理的国家行政法规，是我国化妆品监管的主要法律依据，是化妆品行业法规的根源，标志着我国化妆品卫生管理工作纳入了法制化管理的轨道。

2. 主要内容

《化妆品卫生监督条例》[1]（以下简称《条例》）分总则、化妆品生产的卫生监督、化妆品经营的卫生监督、化妆品卫生监督机构与职责、罚则和附则六章，共三十五条。主要内容包括：制定条例目的、化妆品概念、化妆品卫生监督性质、化妆品生产的卫生监督、化妆品经营的卫生监督、化妆品卫生监督机构与职责及对违反条例的行为处罚规定。条例对化妆品生产的卫生监督、化妆品经营的卫生监督、化妆品卫生监督机构与职责和罚则作了相应规定。化妆品行业的规章和规范性文件都应当以此为准则。

3. 制定目的

《条例》第一条规定了条例制定的三个目的：一是加强化妆品的卫生监督；二是保证化妆品的卫生质量和使用安全；三是保障消费者健康。前两个是条例的直接目的，后者是条例要通过直接目的而实现的根本目的与长远目的。

4. 化妆品卫生监督的性质

国家实行化妆品卫生监督制度。它表明化妆品卫生监督是国家卫生监督的性质，卫生行政机关是行政执法的主体。国务院卫生行政部门主管全国化妆品的卫生监督工作；县级以上地方各级人民政府的卫生行政部门主管本辖区化妆品的卫生监督工作，后经职能转变，现属于国家食品药品监督管理总局主管。

5. 化妆品生产的卫生监督

《条例》的第二章对化妆品生产的卫生监督进行了规定。该章分 8 条，分别为化妆品生产企业的卫生许可证；化妆品生产企业的卫生要求；化妆品生产的人员要求；生产化妆品所需的原料、辅料以及直接接触化妆品的容器和包装材料；化妆品新原料；生产特殊用途的化妆品；化妆品卫生质量检验；化妆品标签标识。

（1）化妆品生产企业卫生许可。《条例》第五条规定，对化妆品生产企业的卫生监督实行卫生许可证制度，凡从事化妆品（除牙膏、香皂外）生产的企业，必须取得省、自治区、直辖市卫生厅（局）批准核发的《化妆品生产企业卫生许可证》方可生产。卫生许可证由省级人民政府卫生行政部门批准并颁发，卫生许可证有效期四年，每二年复核一次。未取得卫生许可证的单位不得从事化妆品生产活动。

此外，卫生部于1996年9月9日发布的"关于1996年全国化妆品抽检情况的通报"中指出："对美容院、理发店自行配制的化妆品和外购给顾客使用的化妆品，分别按化妆品生产和销售行为进行卫生监督管理"。此项规定表明，如果理发美容单位要自行配制化妆品，其生产条件必须符合《规范》要求，必须取得生产企业卫生许可证后方可生产。由于理发美容院一般不具备《规范》所要求的生产条件，此项规定的实际意义是就是不允许理发美容店自行配制化妆品。

（2）化妆品生产人员卫生监督。直接从事化妆品生产的人员，如果是传染病的患者，则极有可能通过与产品的接触，造成疾病的传播。《条例》第七条规定，凡患有手部的手癣、指甲癣、手部湿疹、银屑病或者鳞屑、渗出性皮肤病以及患有痢疾、伤寒、病毒性肝炎、活动性肺结核等传染病者，不得直接从事化妆品生产活动。生产人员必须每年进行健康检查，取得健康证后方可从事化妆品的生产活动。

（3）化妆品原料、新原料卫生监督。《条例》第八条规定，生产化妆品所需的原料、辅料以及直接接触化妆品的容器和包装材料必须符合国家卫生标准。

新原料是指在国内首次使用于化妆品生产的天然或人工原料，《条例》第九条规定，使用化妆品新原料生产化妆品，必须经卫生部批准。对在我国首次使用的化妆品新原料进行审查，是保证产品安全性的有力措施之一。卫生部近年来加大了对化妆品新原料的管理，卫生部于2003年4月发布了《中国已使用化妆品成分名单》[2]。

（4）生产特殊用途的化妆品卫生监督。特殊用途化妆品是指用于育发、染发、烫发、脱毛、美乳、健美、除臭、祛斑、防晒的化妆品。不同于一般化妆品，特殊用途化妆品具有一定的效果和功能，有些含有一些特殊成分，如不严格审查和经过安全性实验，就可能对消费者造成一定的危害。因此，《条例》第十条规定，生产此类化妆品，必须经国务院卫生行政部门批准，取得批准文号后方可生产。

（5）产品检验。《条例》第十一条规定，企业在化妆品出厂投放市场前，按照《化妆品卫生标准》要求必须进行产品卫生质量检验合格出厂，不合格不准出厂。

（6）化妆品标签标识卫生监督。《条例》第十二条规定，化妆品标签上应当注明产品名称、厂名，并注明生产企业卫生许可证编号；小包装或者说明书上应当注明生产日期和有效使用期限。特殊用途的化妆品，还应当注明批准文号。对可能引起不良反应的化妆品，说明书上应当注明使用方法、注意事项。同时《条例》还规定化妆品标签、小包装或者说明书上不得注有适应证，不得宣传疗效，不得使用医疗术语。

6. 化妆品经营的卫生监督

《条例》的第三章是关于化妆品经营的卫生监督，该章分4条，主要对化妆品经营单位、化妆品的广告宣传、进口化妆品的卫生监督进行了规定。根据规定，化妆品经营单位在进货时必须严格审查产品的生产企业是否有卫生许可证，特殊用途化妆品和进口化妆品是否有卫生部颁发的卫生许可批件，化妆品标签是否符合国家标准规定。

（1）化妆品广告宣传的卫生监督。《条例》第十四条规定，化妆品的广告宣传不得有下列内容：

a. 化妆品名称、制法、效用或者性能有虚假夸大的；

b. 使用他人名义保证或以暗示方法使人误解其效用的；

c. 宣传医疗作用的。

为加强对化妆品广告的管理，国家工商管理局于1993年7月13日发布了《化妆品广告管理办法》[3]，自1993年10月1日起施行。《办法》第四条规定，化妆品广告的管理机关是国家工商行政管理局和地方各级工商行政管理机关。

（2）进口化妆品的卫生监督。《条例》第十五条、第十六条规定，首次进口的化妆品须经国务院卫生行政部门许可；化妆品进口时，还须经国家商检部门检验合格。为贯彻《行政许可法》，卫生部自2004年8月1日起简化了对进口非特殊用途化妆品的卫生许可程序，对进口非特殊用途化妆品实行备案管理。

7. 化妆品卫生监督机构与职责

《条例》第四章为化妆品卫生监督机构与职责，规定了各级卫生行政部门行使化妆品卫生监督职责，指定化妆品卫生监督检验机构，并设化妆品卫生监督员，对化妆品实施卫生监督。

《条例》还规定卫生部聘请有关专家组成化妆品安全性评审组，对进口化妆品、特殊用途的化妆品和化妆品新原料进行安全性评审，对化妆品引起的重大事故进行技术鉴定。

对因使用化妆品引起不良反应的病例，《条例》要求各医疗单位应当有义务向当地卫生行政部门报告。

8. 行政处罚

《条例》第五章为罚则。对化妆品生产和销售企业违反《条例》有关规定的行为，

《条例》规定的处罚种类有：警告、没收产品及违法所得、罚款、责令生产企业停产、责令经营单位停止经营、吊销化妆品生产企业卫生许可证、撤销特殊用途化妆品批准文号和进口化妆品批准文号。在予以上述行政处罚的同时，应通知其限期改进。对企业予以停产或停止经营的处罚时，一般是对具有违法行为部分进行停产或停止经营。对化妆品卫生监督员滥用职权，营私舞弊以及泄露企业提供的技术资料的，《条例》规定由卫生行政部门给予行政处分，造成严重后果，构成犯罪的，由司法机关依法追究刑事责任。

（二）化妆品卫生监督条例实施细则

《化妆品卫生监督条例实施细则》[4] 1991 年 3 月 27 日卫生部令第 13 号发布，2005 年 5 月 20 日卫生部对其进行了修改。

《实施细则》是卫生部根据《条例》34 条的规定而制定的，共分八章 62 条，分别为总则、审查批准《化妆品生产企业卫生许可证》、化妆品卫生质量和使用安全监督、审查批准进口化妆品、经常性卫生监督、化妆品卫生监督机构与职责、罚则和附则。

1. 总则

总则有两条，一是《实施细则》的制定依据，二是各级地方人民政府和县级以上卫生行政部门的化妆品卫生监督工作要求。

2. 审查批准《化妆品生产企业卫生许可证》

本章规定了《化妆品生产企业卫生许可证》的审查批准程序，许可证的复核、换发、遗失补领和歇业注销，联营的化妆品生产企业的许可证管理，化妆品生产场地的选址和建筑设计的卫生学审查，直接从事化妆品生产人员的健康检查。

卫生部于 2001 年 7 月 30 日印发了《化妆品生产企业现场审核表》（卫法监发〔2001〕214 号），对化妆品生产企业卫生许可证发放的现场审查进行了量化。3. 化妆品卫生质量和使用安全监督

本章规定了特殊用途化妆品的卫生安全性评价和人体试用实验，批准文号的审查批准程序，批准文号的每 4 年重新审查，已获批准的特殊用途化妆品的技术转让，联营厂生产特殊用途化妆品。

3. 审查批准进口化妆品

本章规定了进口化妆品卫生审查批准程序，产品的卫生安全性评价或产品卫生质量检验，进口时的产品质量检验。

4. 经常性卫生监督

本章规定了化妆品生产、经营和化妆品产品的卫生监督。同时对化妆品的广告

宣传提出了要求。

5. 化妆品卫生监督机构与职责

本章规定了县级以上各级卫生行政部门的化妆品卫生监督职责，化妆品卫生监督检验机构的资质要求和职责，化妆品卫生监督员条件、守则和职责。

6. 罚则

本章分别对需处以警告、停产或停止经营化妆品、吊销许可证的行为进行了规定；对没收产品、没收违法所得、罚款等进行了规定；对卫生监督员的违纪和违法行为进行了规定。

7. 附则

附则部分对特殊用途化妆品等有关术语进行了定义，对出口化妆品的卫生监督管理、监督监测收费进行了规定。

为加大化妆品卫生监督力度，提高执法效率，卫生部于 2005 年 5 月 20 日对《实施细则》的第四十九条、第五十条进行了修改。第四十九条修改为：《条例》中规定没收的产品，由卫生行政部门监督销毁。第五十条修改为：吊销《化妆品生产企业卫生许可证》、撤消批准文号由原批准机关批准。

（三）规范性文件及有关补充性文件

为了更好贯彻《化妆品卫生监督条例》，原卫生部、原国家食品药品监督管理局、国家食品药品监督管理总局在承担化妆品监管职责期间，均发布了大量的规范性文件、通知、通告、批复和函件等，这些都是化妆品监管的重要法律性依据。因文件数量多、涉及事项广，本书从化妆品监管环节对此类文件进行分类，并简单介绍。

1. 化妆品生产许可有关文件

（1）《国家食品药品监督管理总局关于化妆品生产许可有关事项的公告》（2015年第 265 号）。国家食品药品监督管理总局按照国务院规定承担化妆品监管职责后，将原由国家质量监督检验检疫总局发放的《全国工业产品生产许可证》和省级食品药品监督管理部门发放的《化妆品生产企业卫生许可证》"两证合一"，发放《化妆品生产许可证》。本文件于 2015 年 12 月 15 日发布，规定了生产许可证式样以及许可工作规范。其中许可工作规范规定了《化妆品生产许可证》申请与受理，审查与决定，许可证管理，许可证的变更、延续、补办和注销，以及监督检查等程序可和要求，其附件《化妆品生产许可检查要点》是生产许可的技术要求。

（2）"总局关于统一启用《化妆品生产许可证》有关事项的公告"（2017 年第 12号）。本文件由国家食品药品监督管理总局于 2017 年 1 月 25 日发布，明确了启用《化妆品生产许可证》的有关事宜。

2. 化妆品注册备案有关文件

（1）《国家食品药品监督管理局化妆品卫生许可文书编号体例及说明》，文件就化妆品受理号通知书编号体例及化妆品卫生许可批件（备案凭证）做了相关说明，并展示了化妆品卫生许可批件（备案凭证）的式样。

（2）《关于加强国产非特殊用途化妆品备案管理工作的通知》（国食药监许〔2009〕118号）国家食品药品监督管理局于2009年04月03日印发。文件要求各省市食品药品监督管理局加强国产非特殊用途化妆品备案管理工作，并统计各省市的化妆品生产企业及国产非特殊用途化妆品备案情况。

（3）《关于加强以滑石粉为原料的化妆品卫生许可和备案管理工作的紧急通知》（食药监办许〔2009〕36号）国家食品药品监督管理局于2009年04月27日印发。文件就以滑石粉为原料的化妆品申报和备案有关问题做了相关规定。

（4）《关于化妆品委托加工企业申请卫生条件审核有关问题的通知》（食药监许〔2009〕177号）国家食品药品监督管理局于2009年07月29日印发。文件对申请委托加工企业卫生条件审核的有关事宜做了相应规定。

（5）《关于实施化妆品卫生许可批件（备案凭证）纠错办理程序的通知》（食药监许）〔2009〕287号）国家食品药品监督管理局于2009年10月30日印发。文件进一步明确化妆品纠错申请受理范围、办理条件、资料要求和化妆品卫生许可批件（备案凭证）纠错办理程序。

（6）《关于印发化妆品行政许可申报受理规定的通知》（国食药监许〔2009〕856号）国家食品药品监督管理局于2009年12月25日印发。发布了国家食品药品监督管理局许可的特殊用途化妆品和进口非特殊用途化妆品的申报受理规定，并对首次申请许可的申报材料，延续、变更许可及补发批件的申报材料提出了具体要求，规范化妆品行政许可申报受理工作。

（7）《关于对化妆品行政许可抽样有关要求的通知》（食药监办许〔2010〕31号）国家食品药品监督管理局于2010年04月12日印发。文件通知了国产化妆品和进口化妆品的抽样要求及抽样申请表。

（8）《关于化妆品配方中香精原料申报有关问题的通知》（国食药监许〔2010〕258号）国家食品药品监督管理局于2010年07月02日印发。文件就化妆品配方中香精原料申报有关问题进行通知。

（9）《关于印发化妆品中可能存在的安全风险物质风险评估指南的通知》（国食药监许〔2010〕339号）国家食品药品监督管理局于2010年08月23日印发。文件发布了化妆品中可能存在的安全性风险物质风险评估指南，指导开展化妆品安全性评价工作。

（10）《关于印发化妆品技术审评要点和化妆品技术审评指南的通知》（国食药监许〔2010〕393号）国家食品药品监督管理局于2010年09月28日印发。文件发布了化妆品技术审评要点和化妆品技术审评指南，规范化妆品行政许可技术审评工作。

（11）《关于进一步明确化妆品行政许可申报受理有关事项的通知》（国食药监许〔2010〕397号）国家食品药品监督管理局于2010年09月30日印发。文件对现就执行《化妆品行政许可申报受理规定》（国食药监许〔2009〕856号）过程中有关化妆品行政许可申报受理、申报资料要求等事项作出进一步明确。

（12）《关于印发化妆品行政许可受理审查要点的通知》（食药监办许〔2010〕115号）国家食品药品监督管理局于2010年11月02日印发。文件发布了化妆品行政许可受理审查要点，规范化妆品行政许可受理工作，统一化妆品形式审查标准。

（13）《关于进一步简化有关进口非特殊用途化妆品申报资料要求的通知》（国食药监许〔2010〕447号）国家食品药品监督管理局于2010年11月15日印发。该文件就进口非特殊用途化妆品申报资料作出相应简化规定。

（14）《关于印发化妆品产品技术要求规范的通知》（国食药监许〔2010〕454号）国家食品药品监督管理局于2010年11月26日印发。该文件发布了化妆品产品技术要求规范，规范了化妆品申报资料项目中化妆品产品技术要求的文本格式，同时发布了化妆品产品技术要求编制指南。

（15）《关于印发化妆品中禁用物质和限用物质检测方法验证技术规范的通知》（国食药监许〔2010〕455号）国家食品药品监督管理局于2010年11月29日印发。文件公布了《化妆品中禁用物质和限用物质检测方法验证技术规范》，规范化妆品检测方法的验证程序。

（16）《关于实施化妆品产品技术要求规范有关问题的通知》（国食药监〔2011〕119号）国家食品药品监督管理局于2011年03月09日印发。该文件进一步明确了化妆品产品技术要求的编制要求和网上相关填写说明。

（17）《关于印发国家食品药品监督管理局国产特殊用途化妆品行政许可批件等式样的通知》（国食药监许〔2011〕134号）国家食品药品监督管理局于2011年03月28日印发。文件中，国家食品药品监督管理局根据《化妆品行政许可申报受理规定》《化妆品产品技术要求规范》等制定了特殊用途化妆品行政许可批件的式样和进口非特殊用途化妆品备案凭证的式样。

（18）《关于化妆品行政许可批件（备案凭证）补发申请有关问题的通知》（食药监办许〔2011〕58号）国家食品药品监督管理局于2011年04月11日印发。文件对化妆品行政许可批件（备案凭证）补发申请有关事宜做了规定。

（19）《关于印发化妆品行政许可延续技术审评要点的通知》（国食药监〔2011〕

189 号）国家食品药品监督管理局于 2011 年 04 月 28 日印发。文件规范了化妆品行政许可延续技术审评工作。

（20）《关于国产保健食品化妆品批准证书变更有关事项的通知》（国食药监〔2011〕260 号）国家食品药品监督管理局于 2011 年 06 月 13 日印发。该文件对涉及公司吸收合并或新合并以及公司分立成立全资子公司的，进一步明确了其国产保健食品、国产特殊用途化妆品批准证书变更的程序和相关申报资料。

（21）《关于终止或撤回化妆品行政许可申请有关事项的通知》（国食药监保化〔2011〕367 号）国家食品药品监督管理局于 2011 年 08 月 04 日印发。该文件发布了终止或撤回化妆品行政许可申请办理工作的详细办理程序和有关要求。

（22）《关于注销化妆品行政许可批件（备案凭证）有关事项的通知》（国食药监保化〔2011〕368 号）国家食品药品监督管理局于 2011 年 08 月 04 日印发。该文件发布了化妆品行政许可批件（备案凭证）注销办理工作的办理程序和有关要求。

（23）《关于进一步明确化妆品行政许可申报资料项目要求的通知》（国食药监保化〔2011〕427 号）国家食品药品监督管理局于 2011 年 08 月 04 日印发。该文件在《化妆品行政许可申报受理规定》和《化妆品产品技术要求规范》的基础上，对申报资料项目有关要求进一步详细说明。

（24）《关于进一步明确化妆品行政许可申报资料项目要求的通知》（国食药监保化〔2011〕427 号），于 2011 年 09 月 21 日印发。进一步明确化妆品行政许可申报有关工作，通知申报资料项目有关要求。

（25）《关于进一步明确进口化妆品行政许可在华申报责任单位备案与变更有关事项的通知》（国食药监保化〔2011〕428 号）国家食品药品监督管理局于 2011 年 09 月 21 日印发。该文件进一步明确了进口化妆品行政许可在华申报责任单位（以下简称在华申报责任单位）备案与变更有关事项，并发布了新的进口化妆品行政许可在华申报责任单位授权书（参考模版）。

（26）《国家食品药品监督管理总局关于调整化妆品注册备案管理有关事宜的通告》（2013 年第 10 号）。该文件于 2013 年 12 月 26 日发布，规定国产非特殊用途化妆品备案由上市后两个月备案调整为上市前备案，备案方式由企业按照规定留存资料备查，并将产品基本信息通过国家食品药品监督管理总局国产非特殊用途化妆品备案信息服务平台报送省级食品药品监督管理部门。同时，文件将美白类化妆品由非特殊用途化妆品归类为祛斑类特殊用途化妆品，进行审批管理。

（27）总局关于发布防晒化妆品防晒效果标识管理要求的公告（2016 年第 107 号）。该文件由国家食品药品监督管理总局于 2016 年 5 月 26 日发布，进一步明确了防晒化妆品标识要求。

（28）总局关于实施化妆品安全技术规范（2015年版）有关事宜的公告（2016年第108号）该文件由国家食品药品监督管理总局于2016年5月26日发布，进一步明确了实施《化妆品安全技术规范（2015年版）》[5]涉及化妆品注册备案的有关事宜。

3. 关于化妆品行政许可检验的有关文件

（1）《关于印发化妆品行政许可检验管理办法的通知》（国食药监许〔2010〕82号），国家食品药品监督管理局于2010年2月11日印发。该文件发布里《化妆品行政许可检验管理办法》，对许可检验工作的相关责任进行了明确。该《办法》共八章三十一条，自2010年2月11日起施行。此前发布的相关文件与本办法不一致的，按本办法执行。同时发布的《化妆品行政许可检验规范》共六章三十九条.

（2）《关于印发化妆品行政许可检验机构资格认定管理办法的通知》（国食药监许〔2010〕83号），国家食品药品监督管理局于2010年2月11日印发。该文件发布了《化妆品行政许可检验机构资格认定管理办法》对化妆品行政许可检验机构的资格认定进行了明确。该《办法》共五章二十三条，自2010年2月11日起施行。此前发布的相关文件与本办法不一致的，按本办法执行。同时发布的《化妆品行政许可检验机构资格认定规范》共五章三十一条。

（3）《关于印发食品药品监督管理系统保健食品化妆品检验机构装备基本标准（2011–2015年）的通知》（国食药监许〔2010〕402号），国家食品药品监督管理局于2010年10月11日印发。该文件明确了省级、地（市）级食品药品监督管理部门化妆品检验机构设施、设备和县级食品药品监督管理部门化妆品监督检验、快速检测设备的基本标准。

（4）《关于进一步明确化妆品行政许可检验机构有关事项的通知》（食药监办许〔2011〕36号），国家食品药品监督管理局于2011年3月8日印发。

4. 关于化妆品原料使用的有关文件

（1）《国家食品药品监督管理局公告》（2009年第41号，关于以滑石粉为原料的化妆品行政许可和备案有关要求的公告），国家食品药品监督管理局于2009年7月17日发布。公告规定，自2009年10月1日起，凡申请特殊用途化妆品行政许可或非特殊用途化妆品备案的产品，其配方中含有滑石粉原料的，申报单位应当提交具有粉状化妆品中石棉检测项目计量认证资质的检测机构，依据《粉状化妆品及其原料中石棉测定方法》（暂定）出具的申报产品中石棉杂质的检测报告。

（2）《关于印发化妆品原料标准中文名称目录（2010年版）的通知》（国食药监许〔2010〕479号），国家食品药品监督管理局于2010年12月24日印发。文件发布了《国际化妆品原料标准中文名称目录》（2010年版），规范国际化妆品原料标准中文名称命名。

（3）《关于印发化妆品新原料申报与审评指南的通知》（国食药监许〔2011〕207号），国家食品药品监督管理局于2011年05月12日印发。文件发布了化妆品新原料申报与评审指南，对化妆品新原料申报的资料项目及要求做出详细说明。

（4）《卫生部、国家质检总局公告》（2002年第1号），卫生部、国家质检总局于2002年3月4日联合发布。公告要求自公告之日起，禁止进口（包括采用携带、邮寄等方式进口）和销售含有发生"疯牛病"国家或地区牛、羊的脑及神经组织、内脏、胎盘和血液（含提取物）等动物源性原料成分的化妆品。

（5）《卫生部公告》（2002年第3号），卫生部于2002年4月23日发布。公告要求来自发生"疯牛病"国家或地区的进口化妆品，应当按要求提供官方检疫证书，证明其含有的动物源性原料成分不属于"牛、羊动物源性原料成分清单（Ⅰ类）"和"牛、羊动物源性原料成份清单（Ⅱ类）"范围的，方可在我国境内销售；含有"牛、羊动物源性原料成分清单（Ⅱ类）"所列成分的，除应当按要求提供官方检疫证书外，还应当提供该成分的风险性评估报告，经卫生部化妆品专家评审委员会评审认可后，方可在我国境内销售。公告的附件1和附件2为两类原料清单。

（6）《国家食品药品监督管理总局关于发布已使用化妆品原料名称目录（2015版）的通告》（2015年第105号）。该文件于2015年12月23日发布，收录了在我国已使用的化妆品原料，作为判断新原料的依据。

5. 化妆品生产和经营监管的有关文件

为做好化妆品生产经营监管工作，规范化妆品生产经营监督行为，根据《化妆品卫生监督条例》及其实施细则，国家食品药品监督管理局组织制定了《化妆品生产企业日常监督现场检查工作指南》和《化妆品经营企业日常监督现场检查工作指南》[7]。

（1）化妆品生产企业日常监督现场检查工作指南　该指南适用于食品药品监督管理部门对已取得《化妆品生产企业卫生许可证》的化妆品生产企业，按照《化妆品卫生监督条例》及化妆品相关规定进行的现场监督检查。

（2）化妆品经营企业日常监督现场检查工作指南　该指南适用于食品药品监督管理部门对已取得许可证的化妆品经营企业，按照《化妆品卫生监督条例》及化妆品相关规定进行的现场监督检查。

6. 其他部门对化妆品监管的有关文件

目前，国家正在对化妆品监管的现行法规《化妆品卫生监督条例》进行修订，国务院法制办公室已经公布起草了《化妆品监督管理条例》征求意见稿。在新条例发布实施前，国家质量监督检验检疫总局承担化妆品生产监管制定的有关文件，如

《化妆品标识管理规定》《消费品使用说明化妆品通用标签》等也作为食品药品监督管理部门监管的依据。

此外，出入境检验检疫部门依照《进出口化妆品监督检验管理办法》，承担进出口化妆品监督检验工作。国家工商行政管理总局依照《广告法》对化妆品广告进行监管。

第三节　化妆品技术标准规范

一、化妆品安全技术规范

我国的化妆品专业监管最早起源于制定化妆品标准，在《化妆品卫生监督条例》发布前，原卫生部于1987年发布4项有关化妆品卫生的标准，即《化妆品卫生标准》、《化妆品卫生化学标准检验方法》《化妆品微生物学标准检验方法》《化妆品安全性评价程序和方法》，这些强制性技术标准在控制化妆品质量和确保化妆品安全性方面发挥了重要作用。

随着社会发展和技术的进步，为了能把最新科技发展引入技术标准，原卫生部于1998年发布了《化妆品卫生规范》，并于2002年、2007年分别对其进行了两次修订。

国家食品药品监督管理总局承担化妆品监管职能后，为了顺应国内外化妆品市场的需要，同国际化妆品管理规范接轨，我国化妆品原料管理需要更加规范化、标准化和国际化，促进我国化妆品提高整体水平。按照"梳理法规、理清思路、完善监管"的总体要求和"夯实基础、强化监管、深化整治、提升能力"的工作思路，以产品安全为中心，组织开展对《化妆品卫生规范》（2007年版）的进一步修订和完善工作，并于2015年12月23日发布了《化妆品安全技术规范（2015年版）》，作为化妆品产品和原料必须符合的强制性要求，于2016年12月1日起施行。

《化妆品安全技术规范（2015年版）》（以下简称《规范》）共分八章，第一章为概述，包括范围、术语和释义、化妆品安全通用要求。第二章为化妆品禁限用组分要求，包括1388项化妆品禁用组分及47项限用组分要求。第三章为化妆品准用组分要求，包括51项准用防腐剂、27项准用防晒剂、157项准用着色剂和75项准用染发剂的要求。第四章为理化检验方法，收载了77个方法。第五章为微生物学检验方法，收载了5个方法。第六章为毒理学试验方法，收载了16个方法。第七章为人体安全性检验方法，收载了2个方法。第八章为人体功效评价检验方法，收载了3

个方法。本书主要介绍第一章概述的内容，其他部分为原料使用的具体要求及各种检测、试验方法及评价。

1. 规范的适用范围

本规范规定了化妆品的安全技术要求，包括通用要求、禁限用组分要求、准用组分要求以及检验评价方法等。本规范适用于中华人民共和国境内生产和经营的化妆品（仅供境外销售的产品除外）。

2. 术语和释义

（1）化妆品原料：化妆品配方中使用的成分。

（2）化妆品新原料：在国内首次使用于化妆品生产的天然或人工原料。

（3）禁用组分：不得作为化妆品原料使用的物质。

（4）限用组分：在限定条件下可作为化妆品原料使用的物质。

（5）防腐剂：以抑制微生物在化妆品中的生长为目的而在化妆品中加入的物质。

（6）防晒剂：利用光的吸收、反射或散射作用，以保护皮肤免受特定紫外线所带来的伤害或保护产品本身而在化妆品中加入的物质。

（7）着色剂：利用吸收或反射可见光的原理，为使化妆品或其施用部位呈现颜色而在化妆品中加入的物质，但不包括第三章准用组分规定的染发剂。

（8）染发剂：为改变头发颜色而在化妆品中加入的物质。

（9）淋洗类化妆品：在人体表面（皮肤、毛发、甲、口唇等）使用后及时清洗的化妆品。

（10）驻留类化妆品：除淋洗类产品外的化妆品。

（11）眼部化妆品：宣称用于眼周皮肤、睫毛部位的化妆品。

（12）口唇化妆品：宣称用于嘴唇部的化妆品。

（13）体用化妆品：宣称用于身体皮肤（不含头面部皮肤）的化妆品。

（14）肤用化妆品：宣称用于皮肤上的化妆品。

（15）儿童化妆品：宣称适用于儿童使用的化妆品。

（16）专业使用：在专门场所由经过专业培训的人员操作使用。

（17）包装材料：直接接触化妆品原料或化妆品的包装容器材料。

（18）安全性风险物质：由化妆品原料、包装材料、生产、运输和存储过程中产生或带入的，暴露于人体可能对人体健康造成潜在危害的物质。

3. 安全通用要求

（1）一般要求

a. 化妆品应经安全性风险评估，确保在正常、合理的及可预见的使用条件下，不得对人体健康产生危害。

b.化妆品生产应符合化妆品生产规范的要求。化妆品的生产过程应科学合理，保证产品安全。

c.化妆品上市前应进行必要的检验，检验方法包括相关理化检验方法、微生物检验方法、毒理学试验方法和人体安全试验方法等。

d.化妆品应符合产品质量安全有关要求，经检验合格后方可出厂。

（2）配方要求

a.化妆品配方不得使用《规范》第二章所列的化妆品禁用组分。

若技术上无法避免禁用物质作为杂质带入化妆品时，国家有限量规定的应符合其规定；未规定限量的，应进行安全性风险评估，确保在正常、合理及可预见的适用条件下不得对人体健康产生危害。

b.化妆品配方中的原料如属于《规范》第二章化妆品限用组分中所列的物质，使用要求应符合表中规定。

c.化妆品配方中所用防腐剂、防晒剂、着色剂、染发剂，必须是对应的《规范》第三章准用组分中所列的物质，使用要求应符合表中规定。

（3）微生物学指标要求 《规范》中列出了化妆品中微生物指标应符合表 10-1 中规定的限值。

表 10-1 化妆品中微生物指标限值

微生物指标	限值	备注
菌落总数（CFU/g 或 CFU/ml）	≤ 500	眼部化妆品、口唇化妆品和儿童化妆品
	≤ 1000	其他化妆品
霉菌和酵母菌总数（CFU/g 或 CFU/ml）	≤ 100	
耐热大肠菌群 /g（或 ml）	不得检出	
金黄色葡萄球菌 /g（或 ml）	不得检出	
铜绿假单胞菌 /g（或 ml）	不得检出	

（4）有害物质限值要求 《规范》中列出了化妆品中有害物质不得超过表 10-2 中规定的限值。

表 10-2 化妆品中有害物质限值

有害物质	限值（mg/kg）	备注
汞	1	含有机汞防腐剂的眼部化妆品除外
铅	10	
砷	2	

续表

有害物质	限值（mg/kg）	备注
镉	5	
甲醇	2000	
二噁烷	30	
石棉	不得检出 *	

（5）包装材料要求　直接接触化妆品的包装材料应当安全，不得与化妆品发生化学反应，不得迁移或释放对人体产生危害的有毒有害物质。

（6）标签要求

a. 凡化妆品中所用原料按照本技术规范需在标签上标印使用条件和注意事项的，应按相应要求标注。

b. 其他要求应符合国家有关法律法规和规章标准要求。

（7）儿童用化妆品要求

a. 儿童用化妆品在原料、配方、生产过程、标签、使用方式和质量安全控制等方面除满足正常的化妆品安全性要求外，还应满足相关特定的要求，以保证产品的安全性。

b. 儿童用化妆品应在标签中明确适用对象。

（8）原料要求

a. 化妆品原料应经安全性风险评估，确保在正常、合理及可预见的使用条件下，不得对人体健康产生危害。

b. 化妆品原料质量安全要求应符合国家相应规定，并与生产工艺和检测技术所达到的水平相适应。

c. 原料技术要求内容包括化妆品原料名称、登记号［CAS 号和（或）EINECS 号、INCI 名称、拉丁学名等］、使用目的、适用范围、规格、检测方法、可能存在的安全性风险物质及其控制措施等内容。

d. 化妆品原料的包装、储运、使用等过程，均不得对化妆品原料造成污染。

直接接触化妆品原料的包装材料应当安全，不得与原料发生化学反应，不得迁移或释放对人体产生危害的有毒有害物质。

对有温度、相对湿度或其他特殊要求的化妆品原料应按规定条件储存。

e. 化妆品原料应能通过标签追溯到原料的基本信息（包括但不限于原料标准中文名称、INCI 名称、CAS 号和 / 或 EINECS 号）、生产商名称、纯度或含量、生产批号或生产日期、保质期等中文标识。

属于危险化学品的化妆品原料，其标识应符合国家有关部门的规定。

f. 动植物来源的化妆品原料应明确其来源、使用部位等信息。

动物脏器组织及血液制品或提取物的化妆品原料，应明确其来源、质量规格，不得使用未在原产国获准使用的此类原料。

g. 使用化妆品新原料应符合国家有关规定。

二、化妆品生产许可检查要点

1986 年 12 月原国家轻工业部颁布了《化妆品生产管理条例》（试行），国家轻工业部开始对化妆品生产企业实行生产许可证管理。1989 年《化妆品卫生监督条例》施行后，卫生行政部门开始对化妆品生产企业实行卫生许可证管理。两个部门均发布了相应的许可审查技术规范和要求。经过多次行政体制改革，职能部门多次调整，但对化妆品生产企业两证并行的状态持续了近三十年。2013 年国家食品药品监督管理总局成立后，按照《国务院办公厅关于印发国家食品药品监督管理总局主要职责内设机构和人员编制规定的通知》（国办发〔2013〕24 号）的规定，原有两个部门分别承担的化妆品生产企业监管职能均由国家食品药品监督管理总局承担。为此，国家食品药品监督管理总局在原两部门审查要求的基础上，制定了《化妆品生产许可审查要点》，其主要内容包括：

（一）机构和人员

1. 原则

（1）企业应建立与生产规模和产品结构相适应的组织机构，规定各机构职责、权限。企业应保证组织架构及职责权限的良好运行。

（2）企业法定代表人是企业化妆品质量的主要责任人。

（3）企业应设置质量负责人，应设立独立的质量管理部门和专职的质量管理部门负责人。

（4）企业质量负责人和生产负责人不得相互兼任。

（5）企业应建立人员档案。应配备满足生产要求的管理和操作人员。所有从事与本要点相关活动的人员应具备相应的知识和技能，能正确履行自己的职责。

2. 人员职责与要求

（1）企业质量负责人应具有相关专业大专以上学历或相应技术职称，具有三年以上化妆品生产相关质量管理经验。主要职责：①本要点的组织实施；②质量管理制度体系的建立和运行；③产品质量问题的决策。

（2）质量管理部门负责人应具有相关专业大专以上学历或相应技术职称，具有三年以上化妆品生产相关质量管理经验。主要职责：①负责内部检查及产品召回等质量管理活动；②确保质量标准、检验方法、验证和其他质量管理规程有效实施；③确保原料、包装材料、中间产品和成品符合质量标准；④评价物料供应商；⑤负责产品的放行；⑥负责不合格品的管理；⑦负责其他与产品质量有关的活动。

（3）企业生产负责人应具有相应的生产知识和经验。企业生产负责人主要职责：①确保产品按照批准的工艺规程生产、储存；②确保生产相关人员经过必要和持续的培训；③确保生产环境、设施设备满足生产质量需求。

（4）检验人员应具备相应的资质或经相应的专业技术培训，考核合格后上岗。

3. 人员培训

（1）企业应建立培训制度。

（2）企业应建立员工培训和考核档案，包括培训计划、培训记录、考核记录等。

（3）培训的内容应确保人员能够具备与其职责和所从事活动相适应的知识和技能。培训效果应得到确认。

（4）企业应对参与生产、质量有关活动的人员进行相应培训和考核。

4. 人员卫生

（1）企业应制定人员健康卫生管理制度。企业从业人员应保持良好个人卫生，直接从事产品生产的人员不得佩戴饰物、手表等以及染指甲、留长指甲，不得化浓妆、喷洒香水，不得将个人生活用品、食物等带入生产车间，防止污染。

（2）企业应建立人员健康档案，直接接触产品的人员上岗前应接受健康检查，以后每年进行一次健康检查。凡患有手癣、指甲癣、手部湿疹、发生于手部的银屑病或者鳞屑、渗出性皮肤病患者、手部外伤，不得直接从事化妆品生产活动。

（3）进入生产区的所有人员必须按照规定程序更衣。外来人员不得进入生产和仓储等区域，特殊情况确实需要进入，应事先对个人卫生、更衣等事项指导。

（二）质量管理

1. 原则

（1）企业应建立与生产规模和产品结构相适应的质量管理体系，将化妆品生产和质量的要求贯彻到化妆品原料采购、生产、检验、储存和销售的全过程中，确保产品符合标准要求。

（2）企业应制定质量方针，质量方针应包括对满足要求和持续改进质量管理体系有效性的承诺，且得到沟通。

（3）企业应制定符合质量管理要求的质量目标，质量目标应是可测量的，并且与质量方针保持一致，且分解到各个部门。

（4）企业应制定评审方针并定期检讨质量目标的完成情况，保证质量目标的实现。

2. 质量管理制度

企业应制定完善的质量管理制度，质量管理制度应至少包括：

（1）文件管理制度；

（2）物料供应管理制度；

（3）检验管理制度；

（4）放行管理制度；

（5）设施设备管理制度；

（6）生产工艺管理制度；

（7）卫生管理制度；

（8）留样管理制度；

（9）内部检查制度；

（10）追溯管理制度；

（11）不合格品管理制度；

（12）投诉与召回管理制度；

（13）不良反应监测报告制度。

3. 文件管理

（1）企业应建立必要的、系统的、有效的文件管理制度并确保执行。确保在使用处获得适用文件的有效版本，作废文件得到控制。

（2）外来文件如化妆品法律法规应得到识别，并控制其分发。

（3）企业与本要点有关的所有活动均应形成记录，包括但不限于：批生产记录、检验记录、不合格品处理记录、培训记录、检查记录、投诉记录、厂房设备设施使用维护保养记录等，并规定记录的保存期限。

（4）每批产品均应有相应的批号和生产记录，并能反映整个生产过程，并保证样品的可追溯性。

4. 实验室管理

（1）企业应建立与生产规模和产品类型相适应的实验室，并具备相应的检验能力。实验室应具备相应的检验场地、仪器、设备、设施和人员。企业应建立实验室管理制度和检验管理制度。

（2）实验室应按检验需要建立相应的功能间，包括微生物检验室、理化检验室。微生物检验室的环境控制条件应能确保检测结果准确可靠。

企业应建立原料、包装材料、中间产品和成品检验标准，按照相应质量标准对原料、包装材料、中间产品和成品进行检验。

（3）检验过程应有详细的记录，检验记录应至少包括以下信息：①可追溯的样品信息；②检验方法（可用文件编号表示）；③判定标准；④检验所用仪器设备。

（4）企业应按规定的方法取样。样品应标识清晰，避免混淆，并按规定的条件储存，应标识名称、批号、取样日期、取样数量、取样人等。

（5）企业应建立实验室仪器和设备的管理制度，包括校验、使用、清洁、保养等。校验后的仪器设备应有明显的标识。

（6）检测仪器的使用环境应符合工作要求。

（7）企业应根据以下规定对试剂、试液、培养基进行管理：①应从合格供应商处采购，并按规定的条件储存；②已配制标准液和培养基应有明确的标识；③标准品、对照品应有适当的标识。

（8）实验室应建立检验结果超标的管理制度，对超标结果进行分析、确认和处理，并有相应记录。

（9）委托检验的项目，须委托具有资质的检验机构进行检验，并签定委托检验协议。委托外部实验室进行检验的项目，应在检验报告中予以说明。

5. 物料和产品放行

（1）质量管理部门应独立行使物料、中间产品和成品的放行权。

（2）企业应严格执行物料放行制度，确保只有经放行的物料才能用于生产。成品放行前应确保检查相关的生产和质量活动记录。

6. 不合格品管理

（1）企业应建立不合格品管理制度，规定不合格品的处理、返工、报废等操作。

（2）不合格的物料、中间产品和成品的处理应经质量管理部门负责人批准。企业应建立专门的不合格品处理记录，应对不合格品进行相应的原因分析，必要时采取纠正措施。

（3）不合格的物料、中间产品和成品应有清晰标识，并专区存放。对于不合格品应按照一定规则进行分类、统计，以便采取质量改进措施。

（4）工厂应保留返工产品记录且记录表明返工产品符合成品质量要求，得到质量管理部门的放行。

7. 追溯管理

企业应建立从物料入库、验收、产品生产、销售等全过程的追溯管理制度，保证产品的可追溯性。

8. 质量风险管理

（1）企业应实施质量风险管理，对物料、生产过程、储存等环节进行质量风险的评估。

（2）企业应根据质量风险评估结果，制定相应的监控措施并保证实施。相应的风险评估记录应保留。

（3）应定期确认并更新风险评估。

9. 内部检查

（1）企业应制定内审制度，包括内审计划、内审检查表，规定内审的频率等。企业应定期对本要点的实施进行系统、全面的内部检查，确保本要点有效实施。

（2）内审员不应检查自己部门，内审人员应获得相应资格或者通过培训以及其他方式证实能胜任，知悉如何开展内审。

（3）检查完成后应形成检查报告，报告内容包括检查过程、检查情况、检查结论等。内审结果应反馈到上层管理层。

（4）对内审不符合项应采取必要的纠正和预防措施。

（三）厂房与设施

1. 原则

厂房的选址、设计、建造和使用应最大限度保证对产品的保护，避免污染及混淆，便于清洁和维护。

2. 生产车间要求

（1）厂房应有与生产规模相适应的面积和空间，并合理布局；应按生产工艺流程及环境控制要求设置功能间（包括制作间、灌装间、包装间等）；应提供与生产工艺相适应的设施和场地；更衣室应配备衣柜、鞋柜等设施。生产车间应配备足够的非手接触式流动水洗手及消毒设施。

（2）应规定物料、产品和人员在厂房内和厂房之间的流向，避免交叉污染。厕所不得建在车间内部。

（3）应规定清洁消毒的操作，制定相应的清洁消毒制度。

（4）生产车间应按产品工艺环境控制需求分为清洁区、准清洁区和一般区。制定车间环境监控计划，定期监控。

（5）生产眼部用护肤类、婴儿和儿童用护肤类化妆品的灌装间、清洁容器存储间应达到30万级洁净要求。

（6）生产区之间应根据工艺质量保证要求保持相应的压差，清洁区与其他生产区保持一定的正压差。

（7）生产车间温度、相对湿度控制应满足产品工艺要求。

易燃、易爆、有腐蚀性、易产生粉尘、不易清洁等工序，应使用单独的生产车间和专用生产设备，具备相应的卫生、安全措施。

（8）易产生粉尘的生产操作岗位（如筛选、粉碎、混合等）应配备有效的除尘和排风设施。

生产过程产生的废水、废气、废弃物不得对产品造成污染。

（9）地板、墙壁和房顶结构、管道工程、通风、给水、排水口和渠道系统应便于清洁和维护。

（10）管道安装应确保水滴或冷凝水不污染原料、产品、容器、设备表面。

（11）应根据生产作业需求提供足够照明，安装符合各类操作的照明系统。照明设施应能防止破裂及其碎片造成污染，或者采取适当措施保护产品。

（12）企业应建立成文的有效的虫害控制程序和控制计划。建立虫鼠害设施分布图。生产车间应配备有效防止鼠虫害的进入、聚集和滋生的设施并及时监控。现场布置合理，工作状态良好，定期检查和清洁，并保留相应的记录。

（13）生产车间应不存在任何虫害、虫害设施或杀虫剂污染产品的实例，未有鼠、蚊、蝇等的孳生地。应保留杀虫剂使用清单并归档相关资料。

3. 仓储区要求

（1）仓储区应有与生产规模相适应的面积和空间，应设置原料、包装材料、成品仓库（或区）。

（2）应设置合适的照明和通风、防鼠、防虫、防尘、防潮等设施。

（3）合格品与不合格品分区存放。

（4）对易燃、易爆、有毒、有腐蚀性等危险品应设置专门区域或设施储存。

（四）设备

1. 原则

（1）企业应具备符合生产要求的生产设备和分析检测仪器或设备。

（2）应建立并保存设备采购、安装、确认的文件和记录。

2. 设备设计及选型

（1）生产设备的设计及选型必须满足产品特性要求，不得对产品质量产生影响。设备的设计与安装应易于操作，方便清洁消毒。

（2）所有与原料、产品直接接触的设备、工器具、管道等的材质应得到确认，确保不带入化学污染、物理污染和微生物污染。

（3）与产品直接接触的生产设备（包括生产所需的辅助设备）表面应平整、光洁、无死角、易清洗、易消毒、耐腐蚀，

（4）所选用的润滑剂、清洁剂、消毒剂不得对产品或容器造成污染。

3.设备安装及使用

（1）应根据化妆品生产工艺需求及车间布局要求，合理布置生产设备，设备摆放应避免物料和设备移动、人员走动对质量造成影响。

（2）生产设备都应有明确的操作规程。应按操作规程要求进行操作和记录。

4.设备清洁及消毒

（1）应制定生产设备的清洁、消毒操作规程，规定清洁方法、清洁用具、清洁剂的名称与配制方法、已清洁（消毒）设备的有效期等。

（2）设备的清洁消毒应保留记录。

（3）在生产操作之前，需对设备进行必要的检查，并保存检查记录。

（4）连续生产时，应在适当的时间间隔内对设备进行清洁消毒。

（5）应能随时识别设备状态，如正在生产的产品及批次，已清洁，未清洁等。

（6）已清洁（消毒）的生产设备，应按规定条件存放。

5.设备校验及维护

（1）企业应根据国家相关计量管理要求、生产工艺要求对仪器仪表等制定合理的校验计划并执行。

（2）当发现校验结果不符合要求时，应调查是否对产品质量造成影响，并根据调查结果采取适当措施。

（3）企业应制定生产设备维修保养制度；生产、检验设备均应有使用、保养、维修等记录。

（4）维修保养不得影响产品质量。

（5）水处理设备及输送系统的设计、安装、运行、维护应确保工艺用水达到质量标准要求。不同用途的生产用水的管道应有恰当的标识（包括热、冷、原水、浓水、纯水，清洁的水，冷却水，蒸汽或者其他）应标识水系统的取样点。

（6）水处理系统应定期清洗、消毒，并保留相应的记录。

（7）企业应确定所需要的工艺用水标准，制定工艺用水管理文件，规定取样点及取样的频率，取样点选择应合理。对水质定期监测，确保工艺用水符合生产质量要求。

（五）物料与产品

1.原则

物料和产品应符合相关强制性标准或其他有关法规。企业不得使用禁用物料及超标使用限用物料，并满足国家化妆品法规的其他要求。

2. 物料采购

（1）应建立供应商筛选、评估、检查和管理制度以及物料采购制度，确保从符合要求的供应商处采购物料。供应商的确定及变更应按照供应商的管理制度执行，并保存所有记录。

（2）供应商的选择：包括收集供应商相关资料；确认供应商的资料符合要求；验证供应商提供的样品符合产品要求；必要时企业需对供应商进行实地评估。

（3）供应商的管理：建立供应商档案，建立合格供应商清单，定期对供应商进行评估和检查。

（4）建立索证索票制度，认证查验供应商及相关质量安全的有效证明文件，留存相关票证文件或复印件备查，加强台账管理，如实记录购销信息。对进口原料应有索证索票要求。

（5）企业应制定采购计划、采购清单、采购协议、采购合同等采购文件，并按采购文件进行采购。

3. 物料验收

应按照物料验收制度验收货物，确保到货物料符合质量要求：

（1）来料时应核对物料品种、数量是否与采购订单一致，并查验和保存当批物料的出厂检验报告。

（2）应检查物料包装密封性及运输工具的卫生情况，核查标签标识是否符合要求。

（3）按抽样制度进行抽样，并按验收标准检验，保存相关检验记录。

4. 物料和产品储存

（1）应建立物料和产品储存制度，如物料应离墙离地摆放，应确保存货周转，定期盘点，任何重大的不符应被调查并采取纠正行动。

（2）原辅材料、成品（半成品）及包装材料按批存放，定位定点摆放，并标示如下信息：供应商/代号、物料名称（INCI）/代号、批号、来料日期/生产日期、有效期（必要时）。

（3）对于人工管理的原料和包装材料应分区储存，确保物料之间无交叉污染，原料库内不得存放非化妆品原料。物料和产品应标识检验状态，将物料和产品按待检、合格、不合格三种状态区分。

（4）易燃、易爆等危险化学品应按国家有关规定验收、储存和领用。

（5）应明确物料和产品的储存条件，对温度、相对湿度或其他有特殊储存要求的物料和产品应按规定条件储存、监测并记录。

（6）企业应制定产品保质期和物料的使用期限的制度，并建立重新评估的机制，保证合理性。

5. 物料发放与使用

（1）物料应按先进先出的原则和生产指令，根据领料单据发放，并保存相关记录。领料人应检查所领用的物料包装完整性、标签等，核对领料单据和发放物料是否一致。

（2）生产结存物料退仓时，若确认可以退回仓库，应重新包装，包装应密封并做好标识，标识包括名称、批号、数量、日期等。质量存疑物料退仓时，应由质量管理人员确认，并按规定处置。仓库管理人员核对退料单据与退仓物料的名称、批号、数量是否一致。

6. 产品

（1）产品的标签、说明书内容应符合相关法规要求。

（2）每批产品均应按规定留样；留样保存时间应至少超过产品保质期后6个月，按产品储存条件进行留样管理。留样数量应至少满足产品质量检验需求的两倍。

（3）应明确产品运输管理要求；应确保储存和运输过程中的可追溯性。应清晰地记录发货，以表明货物在转交过程中已进行完全检查。同时对运输的车辆进行卫生检查，并保留记录。

（4）出厂后返回的产品应专区存放，经检验和评估，合格后方可放行；不合格的按规定处理并记录。

（六）生产管理

1. 原则

（1）企业应建立与生产相适应的生产管理制度。

（2）生产条件（人员、环境、设备、物料等）应满足化妆品的生产质量要求。

（3）企业应建立并严格执行生产工艺规程。

2. 生产准备

（1）应建立产品批的定义，生产批次划分应确保同一批次产品质量和特征的均一性，并确保不同批次的产品能够得到有效识别。

（2）应建立生产区域清洁程序及清洁计划，生产区域应定期清洁、消毒。企业应根据生产计划制定生产指令。生产操作人员应根据生产指令进行检查。

（3）物料应经过物料通道进入车间。进入清洁区和准清洁区的物料应除去外包装或进行有效的清洁消毒。

（4）使用的内包装材料应经过清洁必要时经过消毒，应建立文件化的包材消毒方法，消毒的方法需经过验证并保留记录，如未对包材进行清洁消毒，需提供证据证实产品的符合性。

3. 生产过程

（1）生产使用的所有物料、中间产品应标识清晰。

（2）配料、称量、打印批号等工序应经复核无误后方可进行生产，操作人和复核人应签名。

（3）生产过程应严格按生产工艺规程和岗位操作规程实施和控制，及时填写生产记录。产品应建立批记录，记录应完整。中间产品应规定储存条件和期限，并在规定的期限内使用。

（4）以下情况应特别注意防止混淆、差错、污染和交叉污染：①产生气体、蒸汽、喷雾物的产品或物料；②生产过程使用敞口容器、设备、润滑油；③流转过程中的物料、中间产品等；④重复使用的设备和容器；⑤生产中产生的废弃物等。

（5）灌装作业前调机确认后，方可以进行正式生产。按照文件化的检查要求，进行首件检查，并保留检查记录。

（6）企业在生产过程中应按规定开展过程检验，应根据工艺规程的有关参数要求，对过程产品进行检验。作好检验记录，并对检验状态进行标识。（过程检验包括首件检验、巡回检验和完工检验）

4. 生产后

（1）每一生产阶段完成后应按规定进行清场，并填写清场记录。

（2）每批产品应进行物料平衡计算，确保物料平衡符合要求，若出现偏差，须查明原因，确认无质量风险后方可进入下道工序。

（3）物料退仓前应重新包装、标识，标识包括名称、批号、数量、日期等。

（七）验证

1. 原则

企业应建立验证管理组织，制定验证管理制度和验证计划，根据验证对象制定验证方案，并经批准。

2. 验证

（1）验证应按照批准的方案实施，并形成验证报告，经检查后存档。

（2）应对空气净化系统、工艺用水系统、与产品直接接触的气体、关键生产设备及检验设备、生产工艺、清洁方法、检验方法及其他影响产品质量的操作等进行验证。

3. 持续验证

应根据产品质量回顾分析进行再验证，关键的生产工艺、设备应定期进行再验证。

4. 变更验证

当影响产品质量的主要因素，如生产工艺、主要物料、关键生产设备、清洁方法、质量控制方法等发生改变时，应进行验证。

（八）产品销售、投诉、不良反应与召回

1. 产品销售

（1）产品销售应有记录，记录应包括产品名称、规格、批号、数量、发货日期、收货单位和地址。产品销售记录应保存至产品保质期后一年。

（2）企业应建立产品销售退货制度。

2. 投诉

（1）企业应建立产品质量投诉管理制度，应指定人员负责处理产品质量投诉并记录。

（2）质量管理部门应根据产品质量投诉内容，分析投诉产品质量情况，采取相应措施改进。

3. 不良反应

（1）企业应建立化妆品不良反应监测报告制度，指定部门和人员负责。重大群体性化妆品不良反应应及时报告，并采取有效措施，防止化妆品不良反应的重复发生。

（2）不良反应案例的记录内容包括投诉人或引起不良反应者的姓名、化妆品名称、化妆品批号、接触史和皮肤病医生的诊断意见。

4. 召回

（1）企业应制定产品召回制度。

（2）应建立召回紧急联系人名录，规定召回时的职责权限。

（3）当产品出现严重安全隐患或重大质量问题需要召回时，应按规定报告，并调查处理。

（4）召回的实施过程应有记录，记录的内容应包括产品名称、批号、发货数量、已召回数量等。

（5）已召回的产品应标注清晰，隔离存放；应对召回的产品进行检验和评估，根据评估结果，确定产品的处理，并形成报告。

第四节　化妆品的备案与注册

一、化妆品备案与注册的意义

化妆品的备案与注册不仅是监管的要求，也是企业接受社会监督的重要途径。我国的化妆品分为特殊用途化妆品和非特殊用途化妆品两类。特殊用途化妆品是指用于育发、染发、烫发、脱毛、美乳、健美、除臭、祛斑、防晒的化妆品。生产特殊用途的化妆品，必须经国务院卫生行政部门批准，取得批准文号后方可生产[1]。自 2013 年 12 月 16 日起，美白化妆品纳入祛斑类化妆品管理，生产企业应按照《美白化妆品管理要求》进行注册申请。对通过物理遮盖形式达到皮肤美白增白效果的，应在产品标签上明确标注仅具有物理遮盖作用。其检验要求、资料要求及审批程序参照现行进口非特殊用途化妆品相关规定执行。批件备注栏注明"仅具物理遮盖作用"。仅具有清洁、去角质等作用的产品，不得宣称美白增白功能[8]。

除此之外均纳入非特殊用途化妆品管理，对国产非特殊用途化妆品实行备案管理，进口非特殊用途化妆品实行试点备案管理[9]。

二、非特殊用途化妆品备案

（一）国产非特殊用途化妆品备案

根据国家食品药品监督管理总局《关于调整化妆品注册备案管理有关事宜的通告》的有关规定，自 2014 年 6 月 30 日起，国产非特殊用途化妆品正式实行产品信息网上备案[8]。

1. 备案所需材料

生产企业应当在产品上市销售前整理、归档下列资料[8]：

（1）产品配方（不包括含量，限用物质除外。下同）；

a. 全部原料应当详细列明标准中文名称、原料序号、限用物质含量、使用目的等内容。

b. 复配原料应当以复配形式填报，应当标明各组分的标准中文名称。香精不须列明具体香料组分的种类和含量。

c. 除复配原料外，化妆品原料（含复配原料中的各组分）应当按《国际化妆品原料标准中文名称目录》使用标准中文名称。无标准中文名称的，应当使用《中华人民共和国药典》收录的名称、化学名称或植物拉丁学名，不得使用商品名或俗名。

d. 着色剂应当提供《化妆品卫生规范》载明的着色剂索引号（简称 CI 号），无 CI 号的除外。

e. 来源于石油、煤焦油的碳氢化合物（单一组分的除外）的原料，应当标明化学文摘索引号（简称 CAS 号）。

表 10-3　产品配方表示例

原料序号	标准中文名称	INCI 名称	限用物质含量	使用目的
1	水	Water		溶剂
2	甘油	Glycerin		保湿剂
3	乙酰基六肽 -8	Acetyl hexapeptide-8		皮肤调理剂
4	EDTA 二钠	Disodium EDTA		螯合剂
5	对羟基苯乙酮	Hydroxyacetophenone		抗氧化剂
6	氢化聚异丁烯	Hydrogenated polyisobutene		润肤剂
7	积雪草（CENTELLA ASIATICA）提取物	CENTELLA ASIATICA EXTRACT		皮肤调理剂
8	苯扎氯铵	Benzalkonium chloride	0.1%[1]	防腐剂

注：[1] 非淋洗类产品

（2）产品销售包装（含产品标签、产品说明书）：套装、组合包装或配合使用的产品，分别按以下方式报送产品备案信息：①套装产品内有两个以上（含两个）独立包装，每个产品分别报备；②不可拆分的组合包装，以一个产品名称报备的，分别报送产品配方；③两个或两个以上配合使用的产品，按一个产品报备，分别报送产品配方。④包装应包含以下信息：产品设计包装需要上传附件。产品包装要求上传两张，一张为六个面的平面图或带标签信息的包装面图片，另一张为产品包装的立体图展示面的视图，如果有说明书请附带说明书。产品为系列产品时，如包装相同，仅容量大小不同时，上传一种容量产品包装即可，但要备注全部容量信息；如包装不同，则需把所有产品包装图片上传。

包装一般应有表 10-4 所列信息。

表 10-4　化妆品包装信息示例

	产品名称[1]	商标名＋通用名＋属性名
	成分	成分排序应按加入量的降序列出[2]
	功效	功效不可用禁用语，夸张宣传
	使用方法	
	注意事项（警示语）	
	储存方式	
设计包装	委托方名称、地址	企业信息需和营业执照上一致
	被委托方名称、地址	
	化妆品生产许可证号	
	执行标准	
	净含量[3]	
	产地	
	保质期	
	条形码	条码印刷需白底黑字

注：1. 化妆品名称一般应当由商标名、通用名、属性名组成。名称顺序一般为商标名、通用名、属性名。具体要求见国家食品药品监督管理局《化妆品命名规定》及《化妆品命名指南》[10]。

2. 如果加入量 ≤ 1%，可在加入量 > 1% 的成分后面按任意顺序排列成分名称。

3. 定量包装的化妆品应按国家质量监督检验检疫总局令第 75 号规定标注净含量[11]。

（3）产品生产工艺简述　简要列出工艺过程及关键工艺控制点。

例如：Ⅰ产品配方，成分 1、2、3…7、8；Ⅱ生产工艺简述及简图（图 10-1）。

a. A1 相预先加热到 60° 混匀，加入 A2 相，混合均匀。

b. B 相依次加入，搅拌均匀。

c. 取样，pH 测定。

d. 半制品检验合格后，罐装，包装，成品检验合格后，入库。

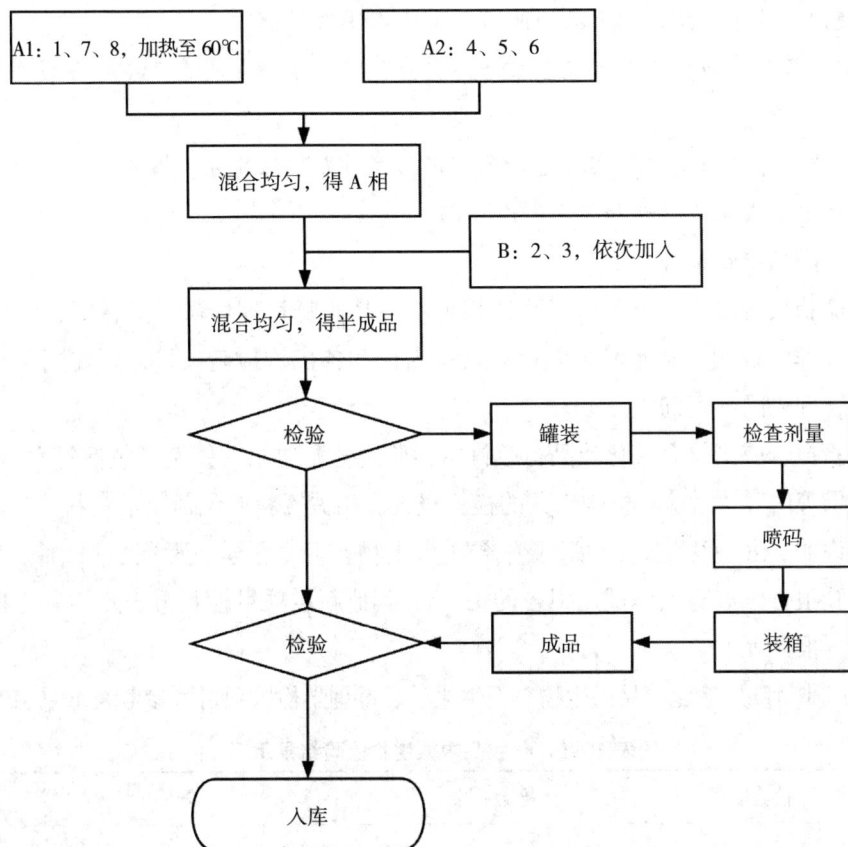

图 10-1　生产工艺简图示例

（4）产品技术要求　产品技术要求的编制参照《关于印发化妆品产品技术要求规范的通知》（国食药监许〔2010〕454号）要求执行。产品检验要求参照《关于印发化妆品行政许可检验管理办法的通知》（国食药监许〔2010〕82号）执行。

化妆品产品技术要求（文本格式）示例

中文名称 XXXX

汉语拼音名 XXXX

【配方成分】参考本节1（1）。

【生产工艺】应用文字简要描述完整的生产工艺。

【感官指标】分别对产品内容物应有的颜色、性状、气味等感官指标依次进行描述，并用分号分开。例如，颜色：白色；性状：液体；气味：无味。

【卫生化学指标】参照《化妆品安全技术规范》2015版。建议以表格形式列出。

【微生物指标】参照《化妆品安全技术规范》2015版。建议以表格形式列出。

【检验方法】参照《化妆品安全技术规范》2015版。建议以表格形式列出。

【使用方法】应阐述化妆品的使用方法及其注意事项。

【贮存条件】应根据产品包装及产品自身稳定性等特点阐述产品贮存条件，如温度、避光保存等。

【保质期】应根据相关实验结果确定产品保质期，保质期的格式应标注为：生产日期和保质期或生产批号和限用使用日期。

（5）产品检验报告

a. 检验报告要求　产品应送至国家食品药品监督管理局认可的备案检测机构检测。国产非特殊用途化妆品备案检验机构名单和各机构检验项目，可在国家食品药品监督管理局网站查询。

检验报告应当符合《化妆品行政许可检验规范》要求的体例，包括封面、声明、检验结果等内容[12]。检验机构出具的检验报告及相关资料应包括以下资料[13]：Ⅰ.产品使用说明；Ⅱ.卫生安全性检验报告（微生物、卫生化学、毒理学）；Ⅲ.人体安全性检验报告（如有人体试用报告的）；Ⅳ.其他新增项目检测报告（如有化妆品中石棉检测报告等）。

国产非特殊用途化妆品微生物、卫生化学、毒理学检验项目可参考表 10-5~10-7[8]。

表 10-5　化妆品中微生物检验结果示例

检验项目	检验结果	限值
菌落总数 （CFU/g 或 CFU/ml）	< 10	≤ 500（眼部化妆品、口唇化妆品和儿童化妆品） ≤ 1000（其他化妆品）
霉菌和酵母菌总数 （CFU/g 或 CFU/ml）	< 10	≤ 100
耐热大肠菌群 /g（或 ml）	未检出	不得检出
金黄色葡萄球菌 /g（或 ml）	未检出	不得检出
铜绿假单胞菌 /g（或 ml）	未检出	不得检出

注：① 指甲油卸除液不需要测微生物项目。
② 乙醇含量 ≥ 75%（W/W）者不需要测微生物项目。

表 10-6　化妆品中卫生化学检验结果示例

检验项目	检验方法	检验结果	方法检出浓度	限值
汞（mg/kg）	氢化物原子荧光光度法	< 0.0050	0.0050	≤ 11
铅（mg/kg）	氢化物原子荧光光度法	< 0.050	0.050	≤ 10
砷（mg/kg）	火焰原子吸收分光光度法	< 0.50	0.50	≤ 2
镉（mg/kg）	火焰原子吸收分光光度法	< 0.59	0.59	≤ 5

续表

检验项目	检验方法	检验结果	方法检出浓度	限值
二噁烷（μg/g）	第一法 气相色谱－质谱法	< 3	3	≤ 30

注：1 含有机汞防腐剂的眼部化妆品除外。

2 根据需要，增加其他有害物质的检测。例如，乙醇、异丙醇含量之和 ≥ 10%（W/W）的产品需要测甲醇项目。

表 10-7 非特殊用途化妆品毒理学试验项目①②③⑦[12]

试验项目	发用类	护肤类		彩妆类			指（趾）甲类	芳香类
	易触及眼睛的发用产品	一般护肤产品	易触及眼睛的护肤产品	一般彩妆品	眼部彩妆品	护唇及唇部彩妆品		
急性皮肤刺激性试验④	○						○	○
急性眼刺激性试验⑤⑥	○		○		○			
多次皮肤刺激性试验		○	○	○	○			

注：① 修护类指（趾）甲产品和涂彩类指（趾）甲产品不需要进行毒理学试验。

② 对于防晒剂（二氧化钛和氧化锌除外）含量 ≥ 0.5%（W/W）的产品，除表中所列项目外，还应进行皮肤光毒性试验和皮肤变态反应试验。

③ 对于表中未涉及的产品，在选择试验项目时应根据实际情况确定，可按具体产品用途和类别增加或减少检验项目。

④ 沐浴类、面膜（驻留类面膜除外）类和洗面类护肤产品只需要进行急性皮肤刺激性试验，不需要进行多次皮肤刺激性试验。

⑤ 免洗护发类产品和描眉类眼部彩妆品不需要进行急性眼刺激性试验。

⑥ 沐浴类产品应进行急性眼刺激性试验。

⑦ 一个样品包装内有两个以上独立小包装或分隔（如粉饼、眼影、腮红等），且只有一个产品名称，原料成分不同的样品，应分别检验相应项目；非独立小包装或无分隔部分，且各部分除着色剂以外的其他原料成分相同的样品，应按说明书使用方法确定是否分别进行检验。

表 10-8 化妆品中安全性风险物质危害识别表

序号	原料标准中文名称	INCI 名称	是否可能存在安全性风险物质	备注
1	水	WATER	否	纯净水，不存在安全性风险物质，不会对人体健康造成潜在的危害。
2	聚二甲基硅氧烷	DIMETHICONE	否	CIR 评价结论是在化妆品中可以安全使用，不存在安全性风险物质，不会带健康危害。

序号	原料标准中文名称	INCI 名称	是否可能存在安全性风险物质	备注
3	聚季铵盐 -39	POLYQUATERNIUM-39	是	本成分属聚丙烯酰胺类。是《化妆品安全技术规范》（2015版）化妆品限用组分中原料。其中要求驻留类体用产品，产品中丙烯酰胺单体最大残留 0.1 mg/kg。经检测，产品中丙烯酰胺单体残留量 < 0.1 mg/kg，符合《化妆品安全技术规范》（2015版）要求，不会带来健康危害。

根据《国产非特殊用途化妆品备案要求》，参照《关于印发化妆品中可能存在的安全性风险物质风险评估指南的通知》（国食药监许〔2010〕339 号）要求进行风险评估。风险评估结果能够充分确认产品安全性的，可免予产品的相关毒理学试验[8]。

b. 风险评估报告　化妆品中可能存在的安全性风险物质是指由化妆品原料带入、生产过程中产生或带入的，可能对人体健康造成潜在危害的物质。风险评估基本程序包括：危害识别、危害特征描述（剂量反应关系评估）、暴露评估、风险特征描述[15]。

评估资料的提交形式[15]如下。申请人可按以下两种形式提交化妆品中可能存在的安全性风险物质评估资料：

Ⅰ. 申请人通过危害识别，判断产品中不含可能存在的安全性风险物质的，可以提交相应的承诺书。承诺书应当陈述申请人对产品进行危害识别的分析过程及该产品不含可能存在的安全性风险物质的理由等。

Ⅱ. 经危害识别后申请人认为产品中含有可能存在的安全性风险物质的，则应当提交相应的风险评估资料。

《产品安全性承诺书》示例

本产品生产企业按照化妆品中可能存在的安全性风险物质风险评估指南的要求，对化妆品原料带入、生产过程中产生或带入的风险物质进行了危害识别分析，并提供了《化妆品中安全性风险物质危害识别表》（表 10-8），表明本产品不存在危害人体健康的安全性风险物质。如有不实之处，本企业承担相应的法律责任，对由此造成的一切后果负责。

《化妆品中安全性风险物质危害识别表》示例

产品名称：XXXX

对原料的分析：

共同杂质综合分析说明：

1. 重金属

由于重金属分布广泛，在化妆品中重金属杂质难以避免，但在技术可行的情况下应尽力消除。目前任何重金属含量都属于微量，而且在制造过程中不是有意添加。在经过 CFDA 资质认证的检测机构进行的终产品检测分析结果（汞、铅、砷、镉）符合《化妆品安全技术规范》（2015 版）的相关要求。因此，以下逐一分析时，不再赘述。

2. 微生物

在经过 CFDA 资质认证的检测机构进行的终产品检测分析结果（菌落总数、霉菌和酵母菌总数、耐热大肠菌群、金黄色葡萄球菌、铜绿假单胞菌）符合《化妆品安全技术规范》（2015 版）的相关要求。因此，以下逐一分析时，不再赘述。

本产品从原料、包装材料、生产设备、参与生产的人员、生产过程、产品储存等多方面进行了卫生控制，保证了产品的卫生安全。

1. 对原料进行严格把关，严禁一切无质检报告的原料及不合格原料用于生产。

2. 产品在生产过程中，凡接触化妆品原辅料、半成品的设备、用具、管道均采用无毒、无害、防腐蚀的材料制作，内壁光滑无脱落，生产设备进行定期清洁、维修和保养，故生产设备不会引入安全性风险物质。对车间、生产设备、容器等进行严格的消毒、灭菌，确保产品在生产过程中不会受到污染。

3. 对参与生产的人员进行严格的岗前培训，在岗人员必须严格遵守卫生管理相关规定。

4. 严格执行企业自检制度，每批产品在半成品生产完成后，厂内质检部门均完成相应的取样及检测，检测合格后才进行灌装及包装。成品完成后质检部门也对应进行取样和检测，合格后方可入库备销。

本产品在按照使用方法正常使用的情况下，不会对使用者的身体健康造成不良影响，特此保证。

（6）委托生产协议复印件（委托生产的产品）。

委托生产的产品，委托双方应当分别向所在地行政区域内的省级食品药品监督管理部门报送备案信息。境外企业委托国内企业生产的产品及国内企业生产的仅供出口的产品，由实际生产企业向所在地行政区域内的省级食品药品监督管理部门报送备案信息[13]。

以上资料，第 1、2 项资料应当按要求通过统一的网络平台报送至所在地行政区域内的省级食品药品监管部门，其他资料由企业存档备查。

2. 备案流程（图 10-2）

网上接收备案信息后，省级食品药品监督部门在 5 个工作日给出反馈。对于产品备案信息符合要求的，经省级食品药品监管部门确认后，在食品药品监管总局政务网站统一公布产品部分信息，供公众查询。若备案不符合要求，监管部门告知企业并说明理由。

完成网上备案后，省级食品药品监管部门在三个月内完成现场检查。

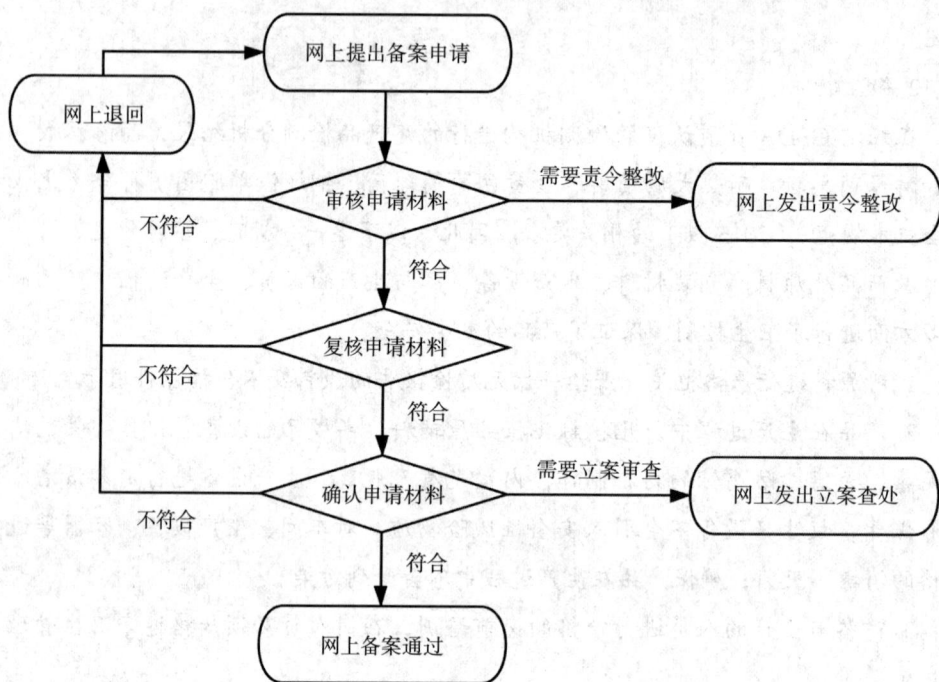

图 10-2　网上备案流程示意图

备案网址：http：//125.35.6.80：8080/ftba/

首次备案企业需先注册账号。注册后，可进行注册状态查询。注册信息经省级食品药品监督管理局确认后，注册邮箱会收到一封激活邮件。激活后，方可办理备案业务。

提交产品备案信息后，可登陆系统查询备案进度（图 10-3）。网上备案信息包括：申请类别：一般产品、仅供出口，生产方式：自主生产、境内委托、境外委托境内，产品名称，检验报告编号，检验机构，生产企业，实际生产企业，上市日期，产品配方，产品包装，包装说明：如 10 ml，20 ml，其他补充材料，申请日期，备案记录等。

可在备案记录项目下查看备案环节及处理信息。如未通过备案，可在此处查询处理意见。

备案记录:	环节	处理信息
	备案审核	产品标签未按照相关法规要求进行标注。【标签标注信息与备案系统填报信息不一致；】地址信息与标注不一致。
	备案审核	通过
	备案复核	通过
	备案确认	通过

图 10-3 网上备案处理信息示例

产品网上备案信息上传后，可登陆系统查询备案进度、审核状态等信息。网上备案审核通过后，还需要进行现场备案复审。电子资料应与纸质资料一致。

以上海市国产非特殊用途化妆品备案为例。审批内容是网上提交的国产非特殊用途化妆品备案信息是否完整、规范。各区市场监督管理局接收、审核，上海市食品药品监督管理局复核、确认。

（二）进口非特殊用途化妆品备案

自上海市浦东新区口岸进口且境内责任人注册地在上海市浦东新区的首次进口非特殊用途化妆品，在 2017 年 3 月 1 日至 2018 年 12 月 21 日期间以备案方式进口[9]。2018 年 3 月 8 日起，试点范围扩大到天津、四川等全国 10 个自贸试验区[16]。

试点方案是在不降低产品安全监管要求的基础上，在产品管理方式上进行的制度创新。备案管理不降低安全监管要求。除免予提交产品样品外，应提交的备案资料与许可申报资料一致，企业自身应当履行的检验检测、安全性评估等安全保障义务不变[17]。

1. 备案所需材料[12][18]

所有外文（境外地址、网址、注册商标、专利名称、SPF、PFA 或 PA、UVA、UVB 等必须使用外文的除外）均应译为规范的中文，并将译文附在相应的外文资料前。

（1）进口非特殊用途化妆品备案申请表；

（2）产品中文名称命名依据；

（3）产品配方；

（4）产品质量安全控制要求；

（5）产品包装（含产品标签、产品说明书）图片；拟专为中国市场设计包装的，需同时提交产品设计包装（含产品标签、产品说明书）；

（6）生产工艺简述；

（7）产品技术要求；

（8）经国家食品药品监督管理局认定的许可检验机构出具的检验报告及相关资料；

（9）产品中可能存在安全性风险物质的有关安全性评估料；

（10）已经备案的行政许可在华申报责任单位授权书复印件及行政许可在华申报责任单位营业执照复印件并加盖公章；

（11）化妆品使用原料及原料来源符合疯牛病疫区高风险物质禁限用要求的承诺书；

（12）产品在生产国（地区）或原产国（地区）生产和销售的证明文件；

（13）可能有助于备案的其他资料。

2. 备案流程（图 10-4）

（1）网上备案　电子版资料通过国家药品监督管理局进口非特殊用途化妆品备案信息系统递交。境内责任人应当办理备案系统用户名注册，领取备案系统用户名称和初始密码后，在国家食品药品监督管理总局政务网站提交电子备案资料。

（2）窗口接收　以上海市为例。纸质备案资料由上海市食品药品监督管理局进口非特殊用途化妆品备案受理窗口接收。上海市共设立两个接收点。

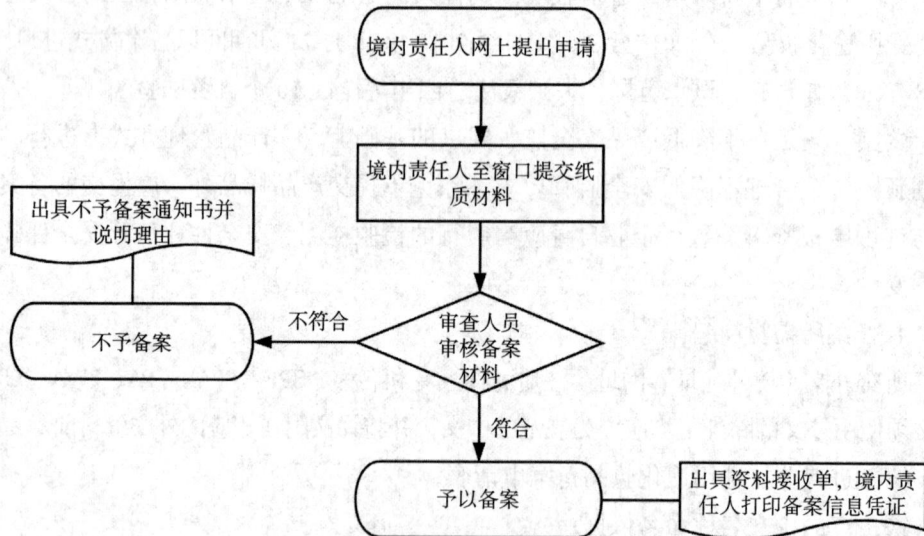

图 10-4　进口非特殊用途化妆品备案办事流程[18]

三、特殊用途化妆品与新原料的注册

申请特殊用途化妆品和新原料，必须通过行政许可。

（一）注册资料[14]

1. 国产特殊用途化妆品

（1）国产特殊用途化妆品行政许可申请表；

（2）产品名称命名依据；

（3）产品质量安全控制要求；

（4）产品设计包装（含产品标签、产品说明书）；

（5）经国家食品药品监督管理局认定的许可检验机构出具的检验报告及相关资料；

（6）产品中可能存在安全性风险物质的有关安全性评估资料；

（7）省级食品药品监督管理部门出具的生产卫生条件审核意见；

（8）申请育发、健美、美乳类产品的，应提交功效成份及其使用依据的科学文献资料；

（9）可能有助于行政许可的其他资料。

另附省级食品药品监督管理部门封样并未启封的样品1件。

2. 进口特殊用途化妆品

（1）进口特殊用途化妆品行政许可申请表；

（2）产品中文名称命名依据；

（3）产品配方；

（4）生产工艺简述和简图；

（5）产品质量安全控制要求；

（6）产品原包装（含产品标签、产品说明书）；拟专为中国市场设计包装的，需同时提交产品设计包装（含产品标签、产品说明书）；

（7）经国家食品药品监督管理局认定的许可检验机构出具的检验报告及相关资料；

（8）产品中可能存在安全性风险物质的有关安全性评估资料；

（9）申请育发、健美、美乳类产品的，应提交功效成份及其使用依据的科学文献资料；

（10）已经备案的行政许可在华申报责任单位授权书复印件及行政许可在华申报责任单位营业执照复印件并加盖公章；

（11）化妆品使用原料及原料来源符合疯牛病疫区高风险物质禁限用要求的承诺书；

（12）产品在生产国（地区）或原产国（地区）生产和销售的证明文件；

（13）可能有助于行政许可的其他资料。

另附许可检验机构封样并未启封的市售样品 1 件。

3. 申请化妆品新原料

化妆品新原料是指在国内首次使用于化妆品生产的天然或人工原料。

（1）化妆品新原料行政许可申请表；

（2）研制报告：①原料研发的背景、过程及相关的技术资料；②原料的来源、理化特性、化学结构、分子式、分子量；③原料在化妆品中的使用目的、依据、范围及使用限量。

（3）生产工艺简述及简图；

（4）原料质量安全控制要求，包括规格、检测方法、可能存在安全性风险物质及其控制等；

（5）毒理学安全性评价资料，包括原料中可能存在安全性风险物质的有关安全性评估资料；

（6）代理申报的，应提交已经备案的行政许可在华申报责任单位授权书复印件及行政许可在华申报责任单位营业执照复印件并加盖公章；

（7）可能有助于行政许可的其他资料。

各项资料申报要求应按照《化妆品新原料申报与审评指南》编写[19]。

4. 行政许可检验项目

化妆品行政许可检验项目包括微生物、卫生化学、毒理学、人体安全性等（表10-9~表10-13）[12]。化妆品行政许可检验机构名单、机构类别和检验项目可在国家食品药品监督管理总局网站查询。

表 10-9　微生物许可检验项目[2]

检验项目	特殊用途化妆品								
	育发类[1]	染发类[1]	烫发类[1]	脱毛类[1]	美乳类	健美类	除臭类[1]	祛斑类	防晒类
菌落总数	○				○	○		○	○
粪大肠菌群	○				○	○		○	○
金黄色葡萄球菌	○								
铜绿假单胞菌	○								
霉菌和酵母菌	○				○	○		○	○

注：1.一个样品包装内有两个以上独立小包装或分隔（如粉饼、眼影、腮红等），且只有一个产品名称，原料成分不同的样品，应当分别检验相应项目；非独立小包装或无分隔部分，且各部分除着色剂以外的其他原料成分相同的样品，应当按说明书使用方法确定是否分别进行检验。

2.配方中没有微生物抑制作用成分的产品（如物理脱毛类产品、纯植物染发类产品等）需测微生物项目。

表 10-10　卫生化学许可检验项目[7]

检验项目	特殊用途化妆品								
	育发类	染发类[6]	烫发类	脱毛类	美乳类	健美类	除臭类	祛斑类	防晒类
汞	○	○	○	○	○	○	○	○	○
砷	○	○	○	○	○	○	○	○	○
铅	○	○	○	○	○	○	○	○	○
甲醇[1]									
甲醛							○		
巯基乙酸			○	○					
氢醌、苯酚								○	
性激素	○				○	○			
防晒剂[2]									○
氧化型染发剂中染料		○							
氮芥、斑蝥素	○								
pH 值[3]			○	○				○	
α-羟基酸[3]									
抗生素、甲硝唑[4]									
去屑剂[5]									

注：1. 乙醇、异丙醇含量之和≥10%（*W/W*）的产品需要测甲醇项目。

2. 除防晒产品外，防晒剂（二氧化钛和氧化锌除外）含量≥0.5%（*W/W*）的其他产品也应当加测防晒剂项目。

3. 宣称含 α-羟基酸或虽不宣称含 α-羟基酸，但其总量≥3%（*W/W*）的产品需要测 α-羟基酸项目，同时测 pH 值。

4. 宣称祛痘、除螨、抗粉刺等用途的产品需要测抗生素和甲硝唑项目。

5. 宣称去屑用途的产品需要测去屑剂项目。

6. 染发类产品为两剂或两剂以上配合使用的产品，应当按剂型分别检测相应项目。

7. 一个样品包装内有两个以上独立小包装或分隔（如粉饼、眼影、腮红等），且只有一个产品名称，原料成分不同的样品，应当分别检验相应项；非独立小包装或无分隔部分，且各部分除着色剂以外的其他原料成分相同的样品，应当按说明书使用方法确定是否分别进行检验。

表 10-11　特殊用途化妆品毒理学试验项目[1,2,7]

试验项目	育发类	染发类[6]	烫发类	脱毛类	美乳类	健美类	除臭类	祛斑类	防晒类
急性眼刺激性试验	○	○	○						
急性皮肤刺激性试验			○						
多次皮肤刺激性试验[3]	○				○	○	○	○	○

续表

试验项目	育发类	染发类[6]	烫发类	脱毛类	美乳类	健美类	除臭类	祛斑类	防晒类
皮肤变态反应试验	○	○	○	○	○	○	○	○	○
皮肤光毒性试验	○							○	○
鼠伤寒沙门氏菌/回复突变试验[4]	○	○[5]		○		○			
体外哺乳动物细胞染色体畸变试验	○	○[5]				○			

注：1. 除育发类、防晒类和祛斑类产品外，防晒剂（二氧化钛和氧化锌除外）含量 ≥ 0.5%（W/W）的产品还应进行皮肤光毒性试验。

2. 对于表中未涉及的产品，在选择试验项目时应根据实际情况确定，可按具体产品用途和类别增加或减少检验项目。

3. 即洗类产品不需要进行多次皮肤刺激性试验，只进行急性皮肤刺激性试验。

4. 进行鼠伤寒沙门菌/回复突变试验或选用体外哺乳动物细胞基因突变试验。

5. 涂染型暂时性染发产品不进行鼠伤寒沙门菌/回复突变试验和体外哺乳动物细胞染色体畸变试验。

6. 染发类产品为两剂或两剂以上配合使用的产品，应按说明书中使用方法进行试验。

7. 一个样品包装内有两个以上独立小包装或分隔（如粉饼、眼影、腮红等），且只有一个产品名称，原料成分不同的样品，应分别检验相应项目；非独立小包装或无分隔部分，且各部分除着色剂以外的其他原料成分相同的样品，应按说明书使用方法确定是否分别进行检验。

表 10-12　特殊用途化妆品人体安全性许可检验项目

检验项目	育发类	脱毛类	美乳类	健美类	除臭类	祛斑类	防晒类
人体皮肤斑贴试验[1]					○	○	○
人体试用试验安全性评价	○	○	○	○			

注：1. 粉状（如粉饼、粉底等）防晒、祛斑化妆品进行人体皮肤斑贴试验，出现刺激性结果或结果难以判断时，应当增加开放型斑贴试验。

表 10-13　防晒化妆品防晒效果人体试验项目

	检验项目
防晒化妆品防晒效果人体试验	防晒指数（SPF 值）测定[1]
	长波紫外线防护指数（PFA 值）测定[2]
	防水性能测定[3]

注：1. 宣称防晒的产品必须测定 SPF 值。

2. 标注 PFA 值或 PA+~PA+++ 的产品，必须测定长波紫外线防护指数（PFA 值）；宣称 UVA 防护效果或宣称广谱防晒的产品，应当测定化妆品抗 UVA 能力参数—临界波长或测定 PFA 值。

3. 防晒产品宣称"防水"、"防汗"或"适合游泳等户外活动"等内容的，根据其所宣称抗水程度或时间按规定的方法测定防水性能。

（二）注册流程

行政许可审查要点参考《化妆品行政许可受理审查要点》[20]。

1. 特殊用途化妆品的注册（图10-5）

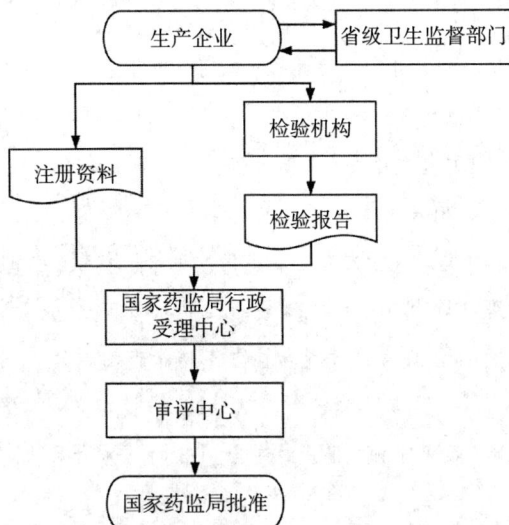

图 10-5 特殊用途化妆品行政许可流程

2. 化妆品新原料的注册（图10-6）

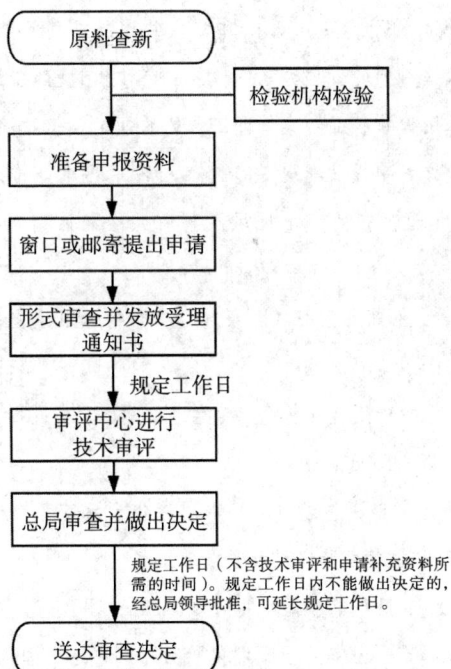

图 10-6 化妆品新原料行政许可流程

参考文献

［1］《化妆品卫生监督条例》［S］. 中华人民共和国卫生部令（第3号）.

［2］《中国已使用化妆品成分名单》（2003年版）［S］. 中华人民共和国国家卫生和计划生育委员会. 卫法监发［2003］104号.

［3］《化妆品广告管理办法》［S］. 中华人民共和国工商行政管理局令（第12号）.

［4］《化妆品卫生监督条例实施细则》［S］. 中华人民共和国卫生部令（第3号）.

［5］《国家食品药品监督管理总局关于发布化妆品安全技术规范（2015年版）的公告》［S］. 国家食品药品监督管理总局. 2015年第268号.

［6］《国家食品药品监督管理总局关于发布已使用化妆品原料名称目录（2015版）的通告》［S］. 国家食品药品监督管理总局. 2014年第11号.

［7］《关于印发化妆品生产经营日常监督现场检查工作指南的通知》［S］. 食药监办许［2010］89号.

［8］《关于调整化妆品注册备案管理有关事宜的通告》［S］. 国家食品药品监督管理总局. 2013年第10号.

［9］《关于发布上海市浦东新区进口非特殊用途化妆品备案管理工作程序（暂行）的公告》［S］. 国家食品药品监督管理总局. 2017年第10号.

［10］《关于印发化妆品命名规定和命名指南的通知》［S］. 国食药监许［2010］72号.

［11］《消费品使用说明 化妆品通用标签》［S］. 中华人民共和国国家标准 GB 5296.3-2008.

［12］《关于印发化妆品行政许可检验管理办法的通知》［S］. 国食药监许［2010］82号.

［13］《关于印发国产非特殊用途化妆品备案管理工作的通知》［S］. 国食药监许［2011］181号.

［14］《关于印发化妆品行政许可申报受理规定的通知》［S］. 国食药监许［2009］856号.

［15］《关于印发化妆品中可能存在的安全性风险物质风险评估指南的通知》［S］. 国食药监许［2010］339号.

［16］《食品药品监管总局关于在更大范围试点实施进口非特殊用途化妆品备案管理有关事宜的公告》［S］. 2018年第31号.

［17］《上海市浦东新区进口非特殊用途化妆品备案管理工作程序（暂行）》解读［S］. http：//samr. cfda. gov. cn/WS01/CL1169/169871. html

［18］《关于在上海市浦东新区试点实施进口非特殊用途化妆品备案管理有关事宜的公告（2017年第7号）》［S］. 食品药品监管总局、质检总局.

［19］《关于印发化妆品新原料申报与审评指南的通知》［S］. 国食药监许［2011］207号.

［20］《国家食品药品监督管理局办公室关于印发化妆品行政许可受理审查要点的通知》［S］. 食药监办许［2010］115号.